日常臨床の疑問に答える

泌尿器科臨床病理学

Northwestern大学名誉教授
大保亮一

京都大学名誉教授・奈良県立医科大学名誉教授
吉田　修

東北大学大学院医学系研究科泌尿器科学分野教授
荒井陽一

インターメディカ

序に代えて

泌尿器科医と病理医

　近年の分子生物学なかんずく分子遺伝学の進歩により、病理学においても遺伝子など分子レベルでの機序なしに疾病を語ることはできなくなった。しかし、病理形態学は研究の場においても、臨床の場においても方法論の主たるものであることに変わりはない。また、病理学は疾病概念の学であるが、もっとも臨床医学に結びついた領域であることも不変である。病理学教科書として有名なAnderson's Pathology（1948年）の序文でW.A.D. Andersonは、"Pathology should form the basis of every physician's thinking about his patients."と述べている。このように病理学は、すべての臨床医が患者について考える上での基盤を形作るものであるという考えはアメリカ病理学の基本になっており、臨床病理学として近代医学の中に確たる地位を占めている。

　しかし、形態学というのは最も科学的解析の困難なものである。これは臨床医と病理医の《言語》と《概念》が共通でない場合が生じる可能性を示唆する。すなわち、臨床医は病理医の考えを正確に把握し納得するための学習が必要であり、病理医も言語と概念の臨床医との不一致の可能性を心に留めておかねばならない。このことは泌尿器科医と病理医との間についてもいえる。

　高齢化社会において泌尿器科疾患は増加し、病態も複雑になった。その上、高齢者は複数の疾患を有し合併症を起こしやすく治療に難渋することも多い。よい例は日本で近年急激に増加している前立腺癌である。50年前と比べると死亡率は17倍になっているが、罹患率は60歳以降急カーブで上昇し、60〜64歳は38.0であるに比して85歳〜は372.1（いずれも男性人口10万人対：「がんの統計'05」による）である。すなわちいわゆる後期高齢者にきわめて多い癌であり、どのような治療法を選択するかを決めかねる場合が多い。泌尿器科医

で生検標本から癌か否かの報告だけで満足する者はいない。治療方針を決める上で必要なものを可能な限り知りたい。さらに摘出標本からは、根治性を知るための情報、詳しい進展度と悪性度、予後を推定するための所見も可能な限り報告してほしい。すなわち、生検や摘出標本から病理医は泌尿器科医が必要とする情報を最大限に引き出し、それを提供していただきたいと望む。

　病理医はこれらの要望に十分にこたえているであろうか？　また泌尿器科医は病理医から報告された所見を正しく理解し、治療に反映しているであろうか？　両者の間の《言葉》と《概念》は共有されているであろうか？

　われわれはこのような問題意識のもとに、過去5年にわたって『泌尿器科臨床病理シリーズ』を出版し、また『Questions in Daily Urologic Practice (Springer). Ryoichi Oyasu, Ximing J. Yang, and Osamu Yoshida』を上梓した。これらはいずれも病理医と泌尿器科医の意思の疎通と情報の伝達の向上を目指したもので、いわゆる教科書的なものではない。泌尿器科医からの《質問》（設問）に対して病理医が答える"Question and Answer"の形式をとったのもその理由からである。本書もこれらの出版物と同じ形式をとっているが、少なからず加筆、改正が加わっている。

　ここでいちいちお名前をあげることはしないが、本書を上梓するにあたり実に多くの方々のご協力をいただいた。厚く御礼申し上げたい。
　とまれ本書が多くの泌尿器科医および病理医により読まれ、わが国における泌尿器科臨床の向上に役立つことを心から願うものである。

大保亮一　吉田　修　荒井陽一

日常臨床の疑問に答える
泌尿器科臨床病理学
CONTENTS

序に代えて ……………………………… 2

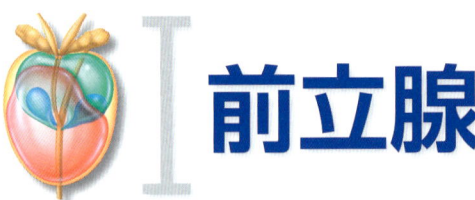 I 前立腺

Question 1 ……………… 12
前立腺に被膜はありますか？
泌尿器科医だけでなく病理医も、前立腺摘除検体の癌の進展度（stage）診断の際、「被膜」という言葉を使う傾向がありますが…。

Question 2 ……………… 15
前立腺の解剖学的構築について説明してください。
前立腺移行領域（transition zone：TZ）とはどのようなものですか？
癌はどの部位から発生するのでしょうか？
良性前立腺肥大症（BPH）は、前立腺のいずれの部位からも発生するのでしょうか？

Question 3 ……………… 19
前立腺針生検コアにみられる神経線維周囲浸潤像には、どのような臨床的意義がありますか？

Question 4 ……………… 22
前立腺全摘標本についての病理報告に、外科的切除縁に癌あり（positive surgical margin：PSM）、あるいは癌

が前立腺組織外にみられたとあれば、患者の見通しはどうなりますか？

Question 5 — 27
前立腺全摘標本のもっとも適切な取り扱い方について説明してください。
十分な検査のためには、切片をいくつぐらい切り出したらよいのでしょうか？

Question 6 — 30
主にTURPなどで尿路閉塞を解除するために切除された標本中に、偶然にみつかった前立腺癌（stage A [T1a,b]）の臨床的意義はどのようなものですか？

Question 7 — 34
TZ癌の特徴について解説してください。
TZ以外の癌と比べて悪性度が低いのでしょうか？

Question 8 — 37
前立腺癌の全摘標本で、Gleason score 3+4と4+3では予後に違いがあるのでしょうか？
針生検標本におけるGleason score 3+4と4+3とではどうでしょうか？

Question 9 — 42
限局性前立腺癌に対する前立腺全摘術においては、癌の"被膜"外進展があって切除断端が陽性であれば、病気進行の重大なリスクになることが知られています。
では、癌病変のある前立腺実質に偶然切り込んで切除断端陽性となった場合のリスクはどうですか？

Question 10 — 47
前立腺癌における神経内分泌細胞とは何ですか？
この神経内分泌細胞は何に由来するのですか？ 前立腺癌における神経内分泌分化の臨床的意義は何ですか？

Question 11 — 56
前立腺導管癌（prostatic ductal adenocarcinoma）とは、どのようなものですか？
またそれは、通常の（腺房状）腺癌とは臨床的あるいは病理学的に、どのような違いがあるのですか？

Question 12 — 61
前立腺癌の診断に有用な免疫組織化学マーカーとしてどのようなものがありますか？

Question 13 — 67
Question 12では、34βE12とp63が高い感度と特異度を有する基底細胞特異的マーカーであるとの説明がありました。
それでは癌が疑われる病巣に、このマーカー陽性細胞がなければ腺癌と診断してよいのですか？
逆にマーカー陽性細胞があれば癌は除外できるのですか？

Question 14 — 69
PSA検査は前立腺癌検出のスクリーニング法として広く認められています。
PSA上昇時の癌検出率、前立腺癌摘出時の所見に影響する要素について説明してください。

Question 15 — 73
前立腺針生検において high grade PIN (HGPIN) の所見だけが単独でみつかった場合、どのような臨床的意義がありま

すか？
またHGPINは、どのくらいの頻度でみつかるのでしょうか？
HGPINは2回目以降の生検での癌の存在を予測するものなのでしょうか？ 再生検において癌の存在を予測できる臨床的あるいは病理学的に特徴的な所見はありますか？

Question 16 ——— 79
前立腺生検や前立腺全摘術で取り出された標本にGleason pattern 4または5（以下4/5）が観察された場合、その臨床的意義について説明して下さい。
また、前立腺全摘除術後の予後にどのような影響をもつのでしょうか？

Question 17 ——— 83
診断にあたる病理医は、前立腺針生検から臨床的に有用な情報を最大限に引き出そうとします。
診断が癌である場合、その病期を推定するのに役に立つ病理組織学的所見はどのようなものですか？

Question 18 ——— 85
"異型腺構造、癌の疑いあるも、確定診断に至らず"（Atypical glands suspicious but not diagnostic of adenocarcinoma）という診断が前立腺針生検の病理報告にされた場合、どういう意味を持っていますか？
"異型小腺構造増殖"（Atypical small acinar proliferation：ASAP）という表現が病理医の間に使われることがありますが、どういう意味ですか？
独立した病理診断基準と考えてよいのですか？

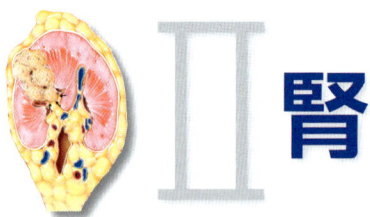

II 腎

Question 1 ——— 88
WHOによる腎腫瘍の分類が最近変更されました。各腫瘍型の基本的特徴および新しい分類体系の臨床的意義について解説してください。

Question 2 ——— 93
顆粒細胞腎細胞癌というものは存在するのですか？
淡明細胞腎細胞癌の特徴は何ですか？
多房性嚢胞性淡明細胞（multilocular cystic clear cell）癌の病理学的特徴と臨床的意義について説明してください。

Question 3 ——— 96
乳頭状腎細胞癌と乳頭状腎腺腫とはどのように区別しますか？
乳頭状腎細胞癌を2型に分ける必要がありますか？

Question 4 ——— 100
嫌色素腎細胞癌の診断基準は何ですか？
オンコサイトーマとはどのようにして区別しますか？

Question 5 ——— 104
集合管癌の特徴はどのようなものですか？
粘液様管状紡錘形細胞癌というのは、どのような病理像ですか？

Question 6 — 108
肉腫様腎細胞癌が独立した腎細胞癌として分類されていないのは、どういう理由によるのですか？
分類不能の腎細胞癌について説明してください。

Question 7 — 111
最新の腎腫瘍の分類は、形態学、細胞遺伝学、および分子解析の組み合わせに基づいているという説明がありましたが、腎腫瘍に特徴的な分子生物学的および遺伝子的変化とは何でしょうか？
新しい知見に基づけば、治療の分子標的化（molecular targeting）は可能でしょうか？

Question 8 — 119
腎細胞癌にはその細胞型によって明らかな形態学的特徴がありますが、腫瘍細胞が好酸性／顆粒状細胞質を有していると、鑑別診断が困難な場合があります。
鑑別診断に役立つ補助的な免疫組織化学的マーカーはありますか？

Question 9 — 126
腎細胞癌の副腎への浸潤はまれです。しかし、それが認められた場合、予後にどのように影響するのでしょうか？
同側副腎に直接浸潤している腫瘍は進展度としてpT3a腫瘍のままでよいのでしょうか？

Question 10 — 128
腎静脈または下大静脈における腫瘍血栓の存在とその進展度は、予後にどのように影響しますか？

Question 11 — 131
腎細胞癌における腎洞侵襲は予後にどのように影響しますか？

Question 12 — 134
腎細胞癌において、腫瘍内にみられる微小血管への浸潤は、どのような重要性をもつのでしょうか？

Question 13 — 136
囊胞形成を特徴とする腎腫瘍について討論してください。
良性囊胞と悪性囊胞は臨床的にどのように区別できますか？

Question 14 — 142
腎癌に対する腎保存手術（nephron-sparing surgery：NSS）の適応を論じてください。
NSS後の再発の危険性はどれくらいですか？
部分切除する際に、どれくらい正常組織を付けて切除すべきですか？
部分切除は、腎機能に対して長期的にどのような影響を及ぼすのですか？

Question 15 — 151
腎血管筋脂肪腫は腫瘍ですか？ それとも過誤腫ですか？
腎血管筋脂肪腫は悪性の態度を示すことがありますか？
良性なのでそのまま放置しておいてよいものでしょうか？
手術的介入が必要な場合、その適応はどのようなものですか？

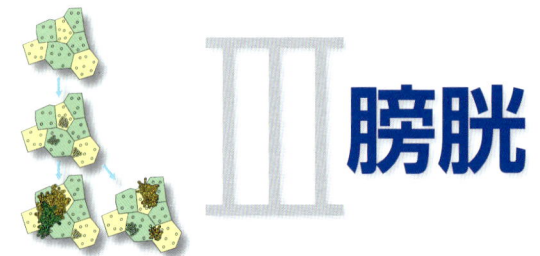

III 膀胱

Question 1 …… 160
2004年版WHO分類として採択された膀胱腫瘍に関する改訂版WHO分類（1998 WHO/ISUP分類）の長所と短所があれば解説してください。

Question 2 …… 170
尿路内反性乳頭腫の病理、特に通常の乳頭状尿路上皮腫瘍との違いについて説明してください。
内反性乳頭腫の発症機序は、通常の尿路上皮新生物と異なっているのでしょうか？
悪性の内反性乳頭腫というものは存在しますか？

Question 3 …… 176
膀胱の小細胞癌とは何でしょうか？
小細胞癌の生物学的性状は普通の尿路上皮癌とどのように違いますか？

Question 4 …… 179
膀胱など尿路に発生する腎性腺腫とは何ですか？ それは常に良性ですか？ 腎性腺腫の組織発生はどのようなものですか？
腎移植患者に発生することが多いと報告されています。腎性腺腫の発現および臓器移植一般との関連、特に腎移植との関連はありますか？

Question 5 …… 184
間質性膀胱炎（IC）の病態は、ほとんど明らかになっていません。診断に必要な臨床像および病理像というのは、どのようなものですか？
考慮すべき鑑別診断は何ですか？

Question 6 …… 191
間質性膀胱炎（IC）の病因および発病機序について解説してください。

Question 7 …… 200
間質性膀胱炎（IC）治療として、どのような方法が提唱されていますか？

Question 8 …… 203
上部尿路の癌の臨床経過は、下部尿路の癌と異なるかどうか説明してください。対側腎および下部尿路に腫瘍が発生するリスクはどのくらいですか？
逆に、はじめに下部尿路腫瘍が発生した患者における上部尿路腫瘍の発生リスクはどのくらいでしょうか？

Question 9 …… 212
多発性または再発性尿路上皮腫瘍は、単一の形質転換細胞に由来するのか、または複数の形質転換細胞に由来するのでしょうか？
単一か複数かの違いの臨床的意義について説明してください。

IV 精巣

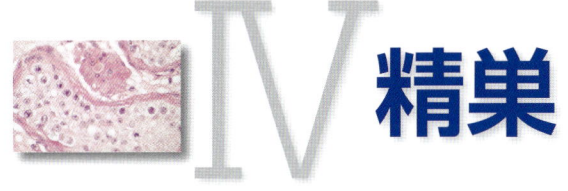

Question 1 ─── 222
男性胚細胞腫瘍の最新の分類法、病理および悪性度について説明してください。小児と成人間における胚細胞腫瘍の差異についても討論してください。

Question 2 ─── 234
精巣胚細胞腫瘍の発症機序は何ですか？
胚細胞腫瘍発生に特徴はありますか？

Question 3 ─── 238
乳児および小児に発生する胚細胞腫瘍は、思春期後の男性および女性の胚細胞腫瘍とどのように異なるのか解説してください。

Question 4 ─── 242
胚細胞腫瘍の悪性転化（malignant transformation）または体細胞性悪性腫瘍（somatic type malignancy）について説明してください。
それはどういう臨床的意義をもちますか？

Question 5 ─── 245
縦隔または後腹膜腔に限局する胚細胞腫瘍がみられる場合、それが原発性性腺外胚細胞腫瘍か、精巣腫瘍の転移かはどのようにして決定しますか？
診断を裏づけるためには、どのような根拠が必要ですか？

Question 6 ─── 248
精巣胚細胞腫瘍の晩期再発について解説してください。
晩期再発に特徴的な病理学的変化や臨床像がありますか？

V 副腎

Question 1 ─── 252
副腎皮質腫瘍の良性と悪性を鑑別する病理学的基準は何ですか？
鑑別診断ではどのような疾患を考慮すべきですか？　成人と小児で副腎皮質腫瘍の臨床像に重要な相違点がありますか？

Question 2 ─── 256
患者が副腎皮質機能亢進の臨床像を呈している場合、副腎皮質の病理学的所見はどのようなものですか？

Question 3 ─── 259
褐色細胞腫とパラガングリオーマの違いは何ですか？
褐色細胞腫を構成要素とする家族性症候群とは何ですか？　褐色細胞腫で悪性を示唆する病理像は何ですか？

索　引 ─── 263

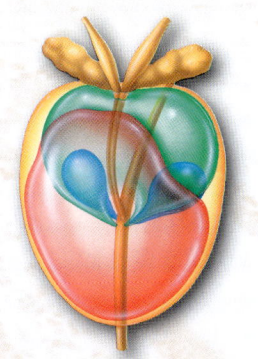

日常臨床の疑問に答える
泌尿器科臨床病理学

I 前立腺

Question 1

前立腺に被膜はありますか？
泌尿器科医だけでなく病理医も、前立腺摘除検体の癌の進展度（stage）診断の際、「被膜」という言葉を使う傾向がありますが…。

■ Answer

厳密な解剖学的意味では、前立腺には被膜はありません。しかし、実際には、後外側面に沿って基部から尖部にかけて被膜様の結合組織があります。前面中央3分の1は被膜様組織はなく、正中線から側方を覆う、前立腺前括約筋（preprostatic sphincter）が尿道を包み込んで存在します。なお、本書では、被膜という表現は極力控えていますが、文献で被膜という表現を使っているものが多く、その為あえて"被膜"として記載していることもありますので御承知下さい。

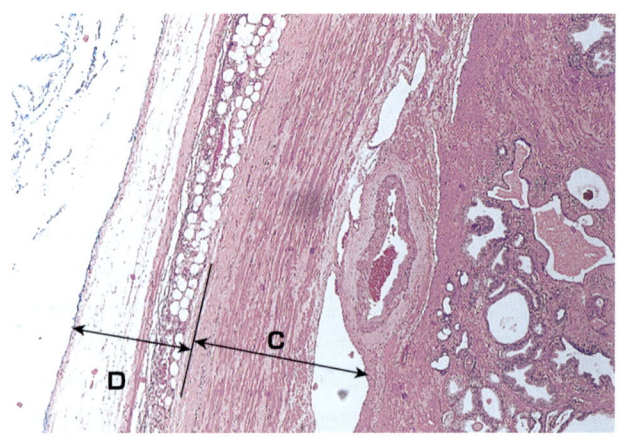

Fig.1-1
前立腺の左外側面の切片。デノビエ筋膜（D）は粗な結合組織の層、薄い平滑筋の層、脂肪層からなっている。内側のこの層は被膜とされる前立腺の平滑筋間質の広い帯である（C）。

■ Comments

被膜穿通（penetration）、穿孔（perforation）といった言葉を使いますが、前立腺には、他の器官にみられる解剖学的な構造として定義される被膜はありません（Ayala）。後外側面に沿って、基部から尖部にかけて、前立腺実質の外縁に沿って線維筋層が存在し、あたかも被膜のような外観を呈しています（C）**(Fig.1-1)**。しかしながら、この線維筋層は圧縮された前立腺間質であって、真の被膜とみなすことはできません。前立腺後面の側面は、デノビエ筋膜で覆われています（D）。これは線維筋組織で逆三角形の形をとり、前立腺後面を覆い、さらに精嚢を取り囲んでいます。この構造は癒合する多くの層からなり、前立腺間質、精嚢にも癒合します（Villers）。根治的前立腺摘除術においては、デノビエ筋膜は直腸壁から剥離され、前立腺とともに切除されます。後面正中部では、この筋膜は前立腺"被膜"に癒合し、前立腺間質と連続性を持った平滑筋束を形成します。

それでは、前立腺の外表面をどのくらい"被膜"構造が覆っているかということが問題です。この問題に答えるために、われわれは尖部の構造について詳細な検討を行いました。最初の顕微鏡的検査の後、尖部のパラフィンブロックを脱パラフィンし、矢状面に沿っていくつかの薄い切片とした後**(Fig.1-2A)**、顕微鏡的検査を行いました（Endoh M, Arai Y, Oyasu R, 未発表データ）。各切片は被膜の広がりを評価するため低倍率で撮影した後、パノラマ像として合成しました**(Fig.1-2B, C)**。

経験豊富な泌尿器科医によって摘除された前立腺においては、被膜が尖部周囲のほぼ4分の3を覆っていることがわかります。しかし、前面3分の1は被膜を欠き、粗な結合組織に網目状に包まれた平滑筋と骨格筋が混在しており、これが遠位括約筋として尿道を取り囲んでいます。この骨格筋は、思春期前に尿道を包んでいた尿道括約筋の名残です（Oelrich）。尖部は、被膜を欠くとされますが（Ayala, McNeal）、外側面、後面に沿って尖部まで層状の線維筋構造（"被膜"）を追うことができます**(Fig.1-2B, C)**。

筆者らは、前述以外の前立腺の表面についても、詳細な検討を行いました。それぞれの部位を異なった色で示しました**(Fig.1-3A, B)**。基部に向かい被膜構造は薄くなり、前面3分の1は厚い平滑筋組織で覆われています。この平滑筋組織は前立腺実質に由来し、正中で後側に近位尿道を取り囲みながらのびて、前立腺前括約筋（preprostatic sphincter）となります。さらに、前方の筋層は、正中線で膀胱頸部から下方にのびてくる平滑筋と融合します（McNeal）。

層状の線維筋組織として被膜を定義した場合、この前面3分の1に存在する様々な厚みを持った平滑筋層は、被膜とみなすことはできません。しかし、これは、癌の浸潤に対する防壁となります。また、被膜の外側に様々な

Panoramic lateral view of the apex of the prostate (View from right side)

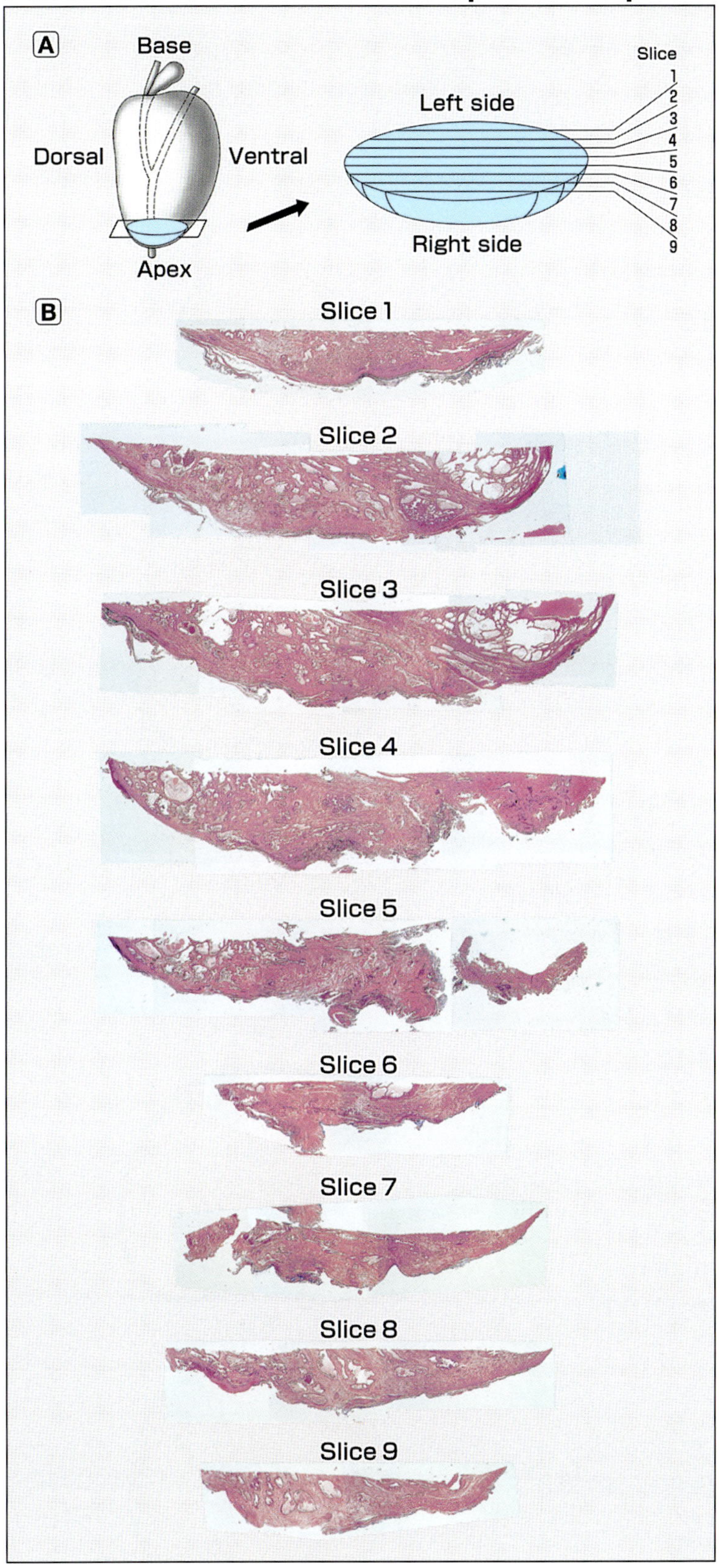

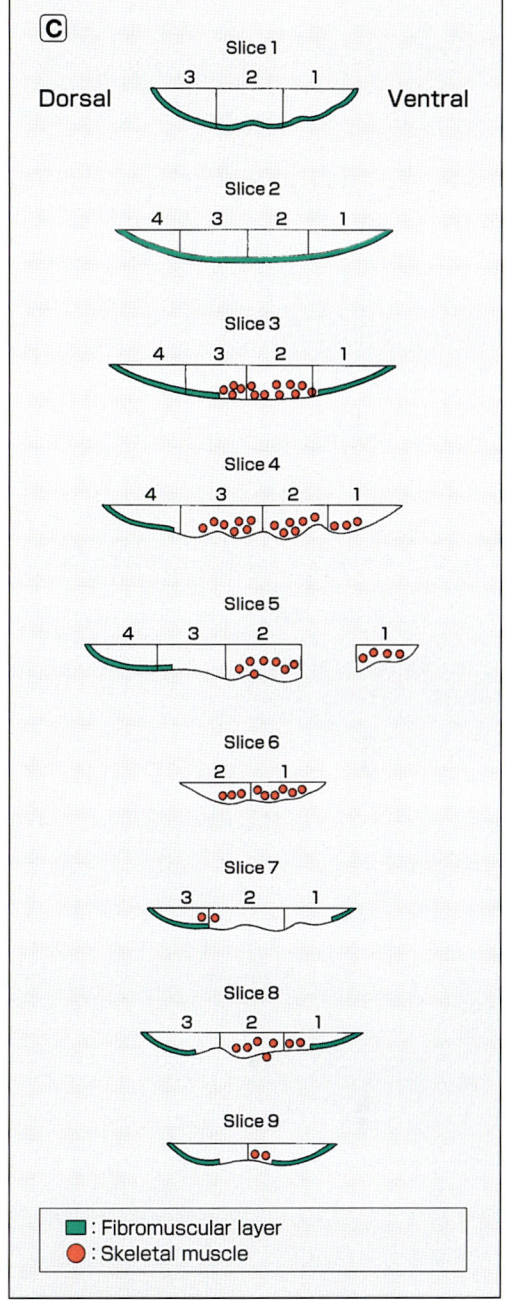

Fig. 1-2A, B, C
A: 右側面よりみた尖部の低倍率の合成像。尖部を切断した後、矢状面に平行にいくつかの切片とし、左から右に並べている。
B: 低倍率で撮影したものをパノラマに合成している。
C: 模式図を示す。

厚みの脂肪組織が観察されます。これは、正中線沿いの近位2分の1に豊富に存在しますが、前立腺摘除検体に付着している脂肪組織の量は症例により様々です。

まとめると、前立腺は真の被膜を欠いていますが、その後外側面に沿って基部から尖部に向かう確認可能な線維筋層により、周囲と境界されています。この線維筋帯を被膜と呼ぶかどうかの名称論議は、真の組織学的形態ほど重要ではありません（Ayala）。泌尿器科医と病理医に対する筆者らからのメッセージは以下の通りです。

癌の進展を評価するとき、泌尿器科医にとって組織学

Structures which make up the external aspect of the prostate

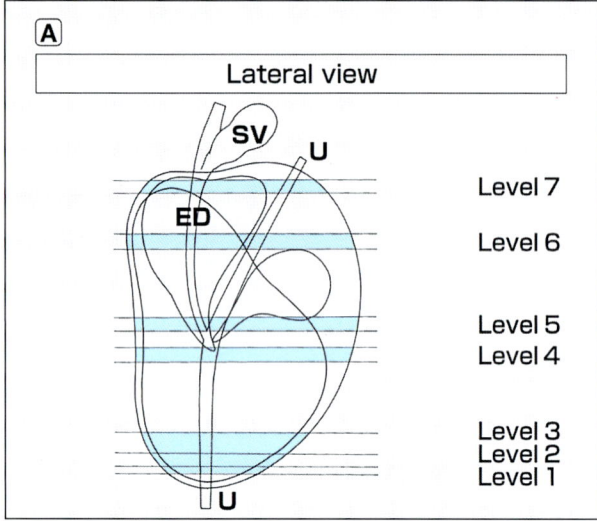

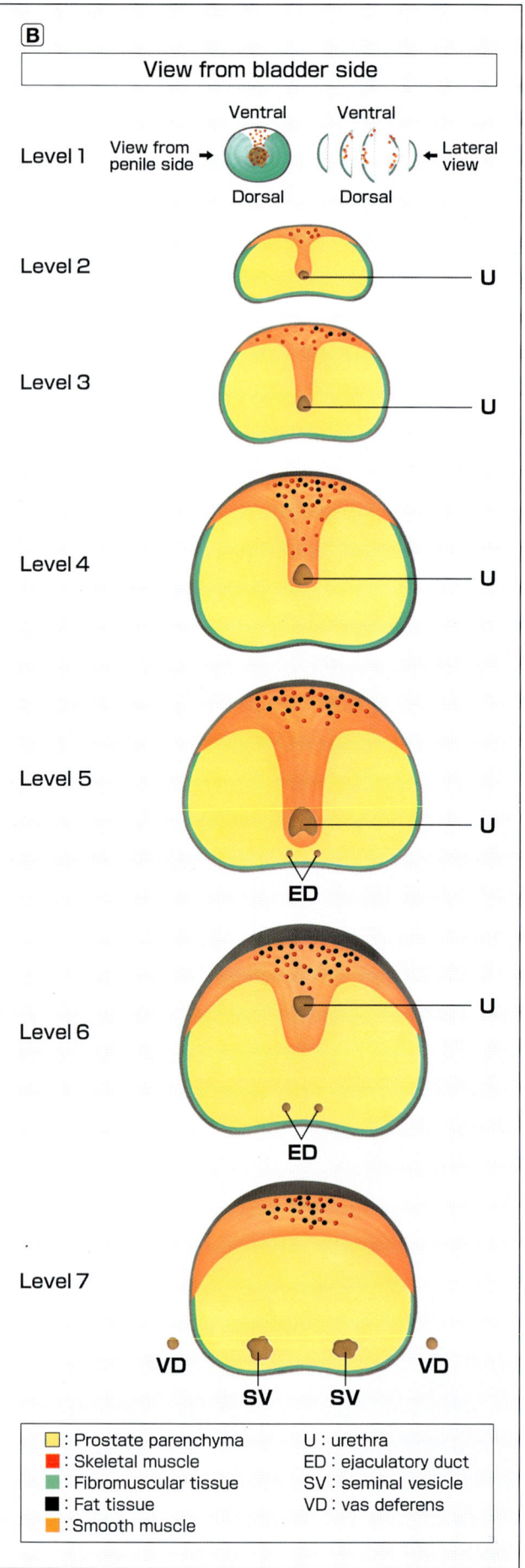

Fig.1-3A, B
A：前立腺の右側像（模式図）。固定後に前立腺を尖部から基部までステップセクションしている。7つの代表的なレベルを示す。
B：各スライスを尖部から基部の順で並べている。Level 1では尖部を三次元的に示している。Level 1の右側の図では、尖部の側面像を模式的に示している。
緑：線維筋層（被膜）、赤：骨格筋、オレンジ：平滑筋、黒：脂肪組織、黄：前立腺実質。

的情報は重要です。この線維筋帯"被膜"に到達あるいは浸潤し、しかし、まだ前立腺に限局している限りは予後に悪影響は及ぼしません。しかし、線維筋帯を超える腫瘍の浸潤（穿通・穿孔）は前立腺外へ腫瘍が進展したことになり、臨床的意義を持ちます。したがって、病理医は、尖部を含む外科的切除縁を注意深く評価しなくてはなりません。尖部の評価には、特に注意が必要です。熟練した泌尿器科医により摘除された場合、前立腺の尖部には、尿道断端に向かってのびる被膜が存在するはずです。したがって、癌の被膜外進展の概念は大部分の尖部にも適用されるべきです。さらに、部位や方向性が明らかな顕微鏡標本から病理医は、より詳細な所見を報告することができます。腫瘍が前立腺に限局しているかどうか、あるいは、手術時の切除操作により切除縁が陽性になったのか、また、それはどの部位かなどです。

References

1. Ayala G, Ro JY, Babaian R, Troncoso P, and Grignon DJ. The prostate capsule: does it exist? Its importance in the staging and treatment of prostate carcinoma. Am J Surg Pathol, 13: 21-27, 1989.
2. McNeal JE. Normal histology of the prostate. Am J Surg Pathol, 12: 619-633, 1988.
3. Villers A, McNeal JE, Freiha FS, Boccon-Gibod L, and Stamey TA. Invasion of Denonvilliers' fascia in radical prostatectomy specimens. J Urol, 149: 793-798, 1993.
4. Oelrich T. The urethral sphincter muscle in the male. Am J Anat, 158:229-246, 1980.

Question 2

前立腺の解剖学的構築について説明してください。前立腺移行領域（transition zone：TZ）とはどのようなものですか？癌はどの部位から発生するのでしょうか？良性前立腺肥大症（BPH）は、前立腺のいずれの部位からも発生するのでしょうか？

Answer

前立腺は、辺縁領域（peripheral zone：PZ）、中心領域（central zone：CZ）、そして一対の移行領域（transition zone：TZ）からなります**(Fig. 2-1)**。TZは左右上外方に伸びる風船形をしており、この部位と尿道周囲組織が唯一BPHが発生する部位です。大部分の癌はPZから発生しますが、このTZにも腺癌がみられます。TZに発生する癌およびBPHが尿閉の原因となります。TZ由来の癌は、一般的に高分化から中分化型であり（Gleason grade 1,

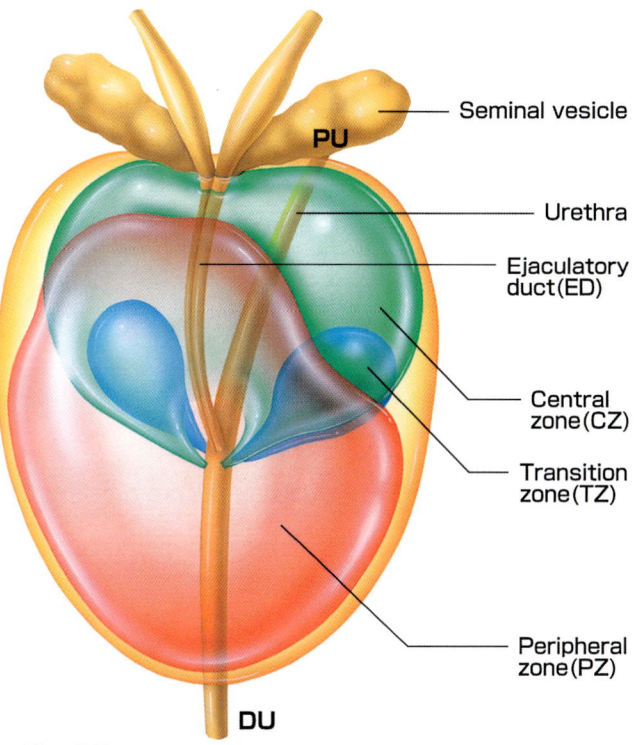

Fig. 2-1
McNealのモデルを基本として描いた前立腺の三次元構造を右側後方より眺めた図。尿道は正中を走っており、同じ長さの近位部（PU）と遠位部（DU）に二分される。PUは前方に屈曲しており、前立腺前括約筋（preprostatic sphincter）と呼ばれる平滑筋鞘で囲まれている。PUの遠位端には、尿道屈曲部のすぐ近位部のTZからくる腺管が開口している。CZの腺管は、射精管（ED）口の周囲に開口する。PZの腺管は、精阜の基部から前立腺尖部のレベルでDUに開口する。

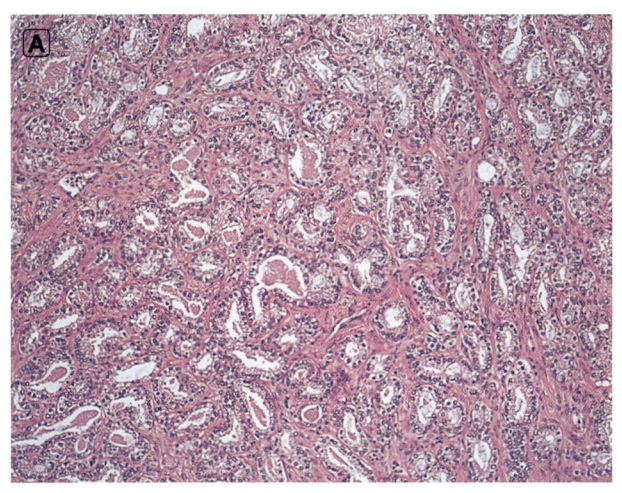

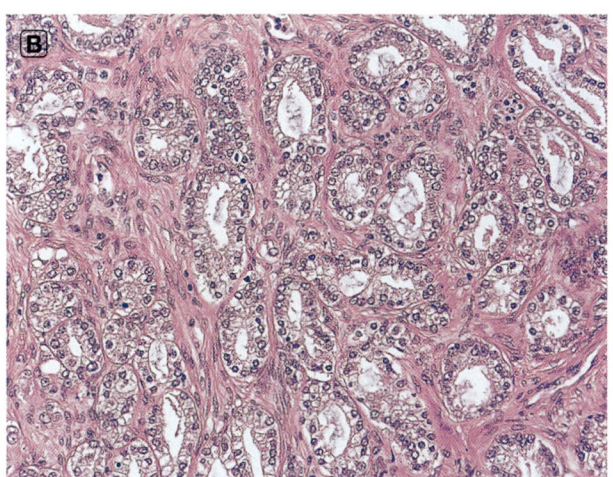

Fig. 2-2A, B
TZ癌の典型例。少量の間質で区切られた同サイズの腺管からなる。腫瘍細胞は淡明で、その核は円形で基底側に規則正しく配列し、時に明瞭な核小体がみられる。癌細胞による線維形成性（desmoplastic）の反応が全くみられないことに注意。Gleason score 2＋2。

2または3）、腫瘍細胞は淡明な細胞質を有しているのが特徴です。**(Fig. 2-2A, B)**。

Comments

McNealらの詳細な研究によれば、ヒト前立腺は腺成分と非腺成分とからなり、互いに密に結合して前立腺を形成しています。非腺成分は前立腺の前面中央部の大部分を占め、膀胱頸部から前立腺前面内側の表面にかけて広がる線維筋性組織でできています。

前立腺中央を走る尿道は、解剖学的な指標になっており、同じ長さの近位部（PU）と遠位部（DU）に二分されます**(Fig. 2-3A, B)**。

尿道の近位半分は前方に傾斜しており、垂直に走る遠

Schematic view of zonal distribution (Reconstructed based on McNeal's prostate drawing)

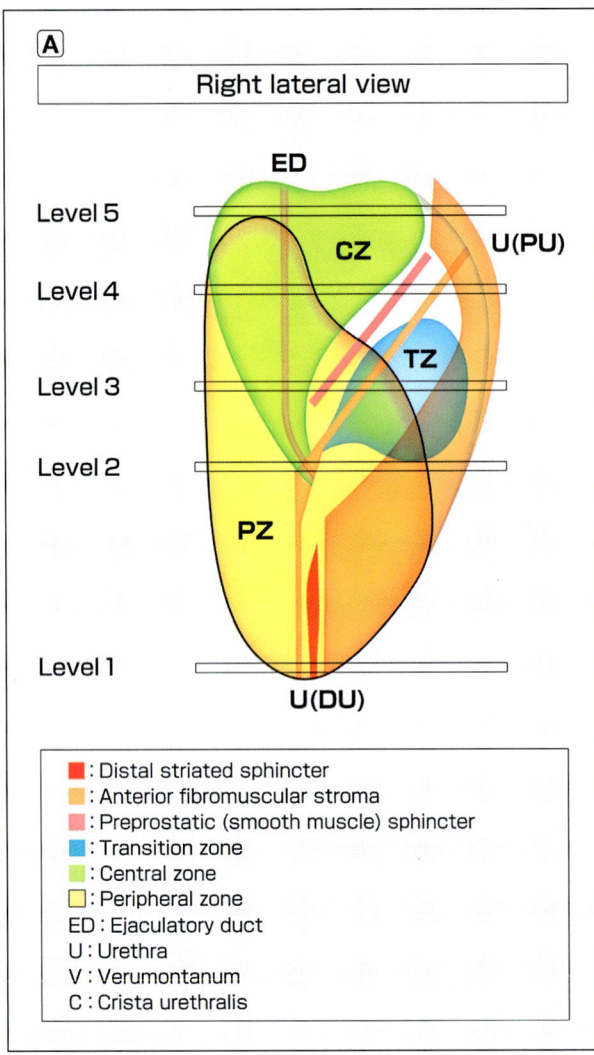

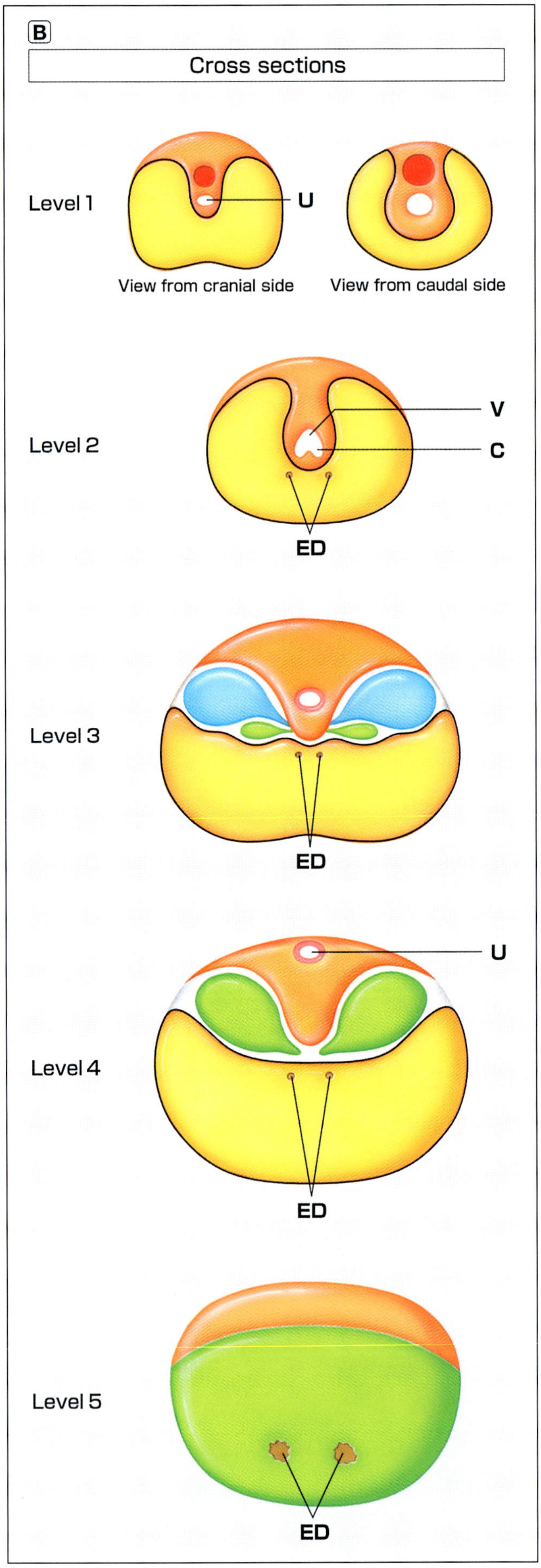

Fig. 2-3A, B
前立腺の模式図とCZ、TZ、PZのおおよその位置関係。McNealのモデルから再構成。

位部尿道と35度の角度をなしています。尿道近位部は、前立腺前括約筋 (preprostatic sphincter) と呼ばれる平滑筋線維で囲まれています。尿道稜 (crista urethralis) は、尿道屈曲部のすぐ遠位の尿道後面で縦に三角形状にのびる構造物で、その基部は卵円形に広がって、いわゆる精阜を形成します。遠位部尿道には、一対の射精管と前立腺の約95％の腺管が開口します。射精管は、精阜より頭側にのびて遠位尿道とごく短い距離を平行に走行します。近位尿道は後方に屈曲しますが、射精管は単独にそのまま垂直に上昇し、精嚢に結合します。

　PZは前立腺体積の約70％を構成する凹状の構造をしており、前立腺尖部から上方に向かい前立腺の後面を占め、尿道屈曲部位まで前立腺全体を包むように存在します。

　したがって、前立腺尖部に発生する癌はPZ由来となり

ます。PZの腺管は、尿道遠位部の精阜基部から尖部にかけて2列になって開口します。これらの腺管は、腺実質に進展するのに伴い、前立腺の分泌単位である多数の腺房(acinus)に至ります。前立腺腺房は、免疫組織学的にPSA陽性を示す一層の腺腔分泌細胞層と、PSA陰性で高分子量ケラチン(34β12E)陽性の基底細胞層、そしてこれを取り囲む基底膜からなります。基底細胞は乳腺あるいは唾液腺にみられる筋上皮細胞とは異なります。すなわち、ミオフィラメントを含んでおりません。基底細胞はおそらく、前立腺上皮の増殖に関係し、その一部が成熟して分泌細胞になると考えられております。PZは、癌や炎症が好発する部位です。

CZは前立腺体積の約25%を構成します。CZの腺管開口部は、精阜の凸面部位にあり、射精管口を取り囲むように配置されています(McNeal)。CZは上方に広がって円錐形をなし、前立腺基底部の大部分を構成し、その腺葉は密な平滑筋線維で包囲されています。CZとPZとの境界は間質により明確になっています(McNeal, **Fig. 2-4A**)。顕微鏡的には、CZの腺房と腺管はPZと類似し、分泌細胞層とそれをとりまく基底細胞層とからなります。しかし、PZと異なり、腺上皮は間質を伴って内腔に突出しております(**Fig. 2-4B**)。さらに、分泌細胞は顆粒状の種々の濃さを持った細胞質を有し、PZの分泌細胞の細胞質と異なるところです。また、PZとは異なり、CZ分泌細胞の細胞質内での核の局在は一定しておりません。CZは、癌や炎症に侵されにくいと考えられています。

TZは二葉の風船様の形状を呈し、正常では前立腺体積の約5-10%を占めます。腺管は尿道屈曲部のすぐ近位部で尿道の後外側部に開口し、前立腺前括約筋(preprostatic sphincter)の下縁に沿って、外側前方に広がっています。TZの間質は、平滑筋線維が密に織り合わさるように構成され、前部領域(anterior fibromuscular stroma)に移行します。このTZと尿道周囲腺は唯一、良性結節性(前立腺)肥大(BPH)が発生する部位です。

尿道周囲にできるBPHは、時に正中部結節(中棚/中葉)として、膀胱頸部から膀胱内に突出します。経尿道的切除術(TUR)で得られる標本は、種々の大きさの結節を含み、通常はTZと尿道周囲腺の組織でありますが、たまに射精管の一部が切除されてくることもあります。TZからも癌が発生します。TURでみつかる癌は、このTZ癌

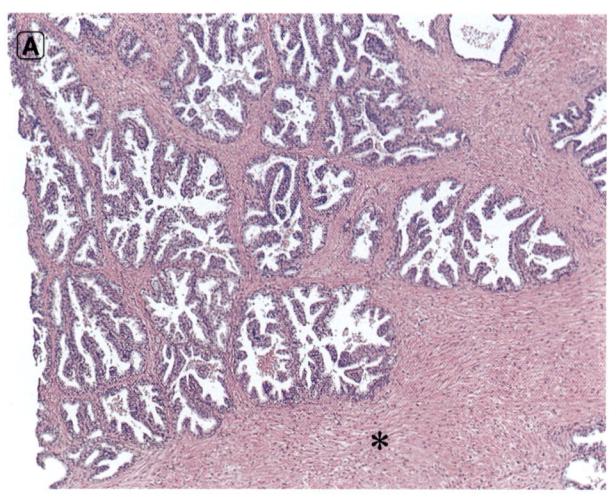
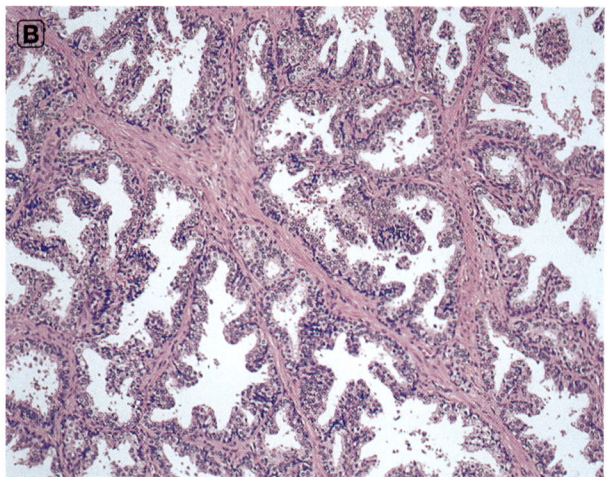

Fig. 2-4A, B
CZの顕微鏡所見。腺葉は、幅広い平滑筋線維(*)でPZと区切られている(**A**)。PZとは異なり、分泌細胞は好塩基性で間質に支持されて腺腔内に突出している。また、核の細胞内局在が不規則である(**B**)。核が濃染され、細胞質が粗なため、基底細胞が明瞭なラインを形成していることに注目。

が偶然にみつかるものが大勢を占めます。後述するように、TZ由来の癌は通常低グレードのGleason scoreのものです。

神経血管束:前立腺全摘術後は、ほとんどの男性が勃起障害(erectile dysfunction:ED)となります。Walshらの詳細な研究によって、術後EDの原因が究明されました。すなわち、彼らは、手術によるEDが骨盤神経叢の陰茎海綿体枝の損傷に起因することを明らかにしました。Walshの仕事に興味のある読者には、1983年と1987年にWalshが発表した2つの記念碑的な論文を読むことをお勧めします。ここでは、彼らが発表した知見について簡単に紹介すると以下のようになります。

骨盤内臓器と外陰部を支配する自律神経は、骨盤神経叢に由来します。この神経叢はS2-S4由来の遠心性の副交感神経節前線維とT11-L2胸腰部中枢から来る交感神

経線維とから構成されます。骨盤神経叢は直腸の外側に位置し、膀胱、尿管、精嚢、前立腺、尿道、陰茎海綿体に枝を出しています。前立腺枝は、前立腺被膜とデノビエ筋膜の外側を走り、そこから被膜を貫通して前立腺内に入ります。尿道および陰茎海綿体枝も、同様に前立腺被膜の外側を走行します。

　Walshらの研究で、陰茎海綿体枝は前立腺と直腸との間の後外側に位置することが明らかとなりました。前立腺は、主に下腹動脈の枝である前立腺膀胱動脈で栄養されています。この前立腺膀胱動脈は、末梢で2つの枝に分かれます。1つは尿道枝で、これは膀胱頚部の高さで後外側から前立腺に入り、膀胱頚部と前立腺の尿道周囲域を領域とします。もう1つは被膜枝で、主に前立腺辺縁部に血液を送ります。血管は前立腺の後外側に沿って走行し、広範な神経ネットワークと併走し、いわゆる神経血管束を形成します**(Fig. 2-5)**。勃起能を温存するためには、外側骨盤筋膜（lateral pelvic fascia）を前方で切開して、神経血管束を温存しなければなりません。しかも、この剥離面は、切除前立腺の後面を覆うデノビエ筋膜の外で展開されねばなりません。片側の神経血管束の温存でも十分な性機能が温存されますが、その成績は年齢にかなり影響されます（Walsh, 1987）。

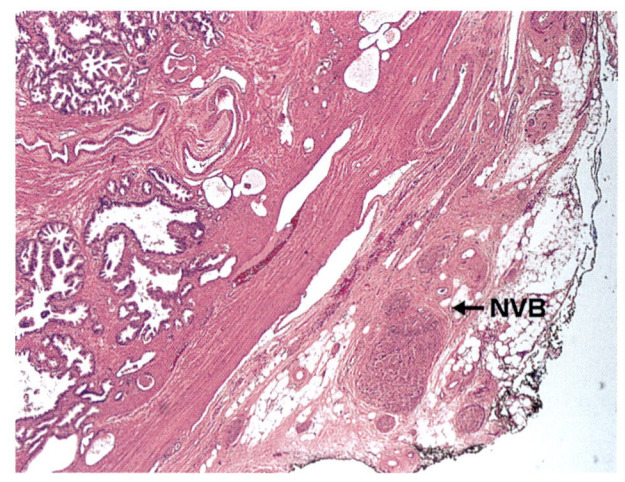

Fig. 2-5
神経血管束（NVB）。これは、神経血管束が温存されなかった前立腺全摘標本の、DUと直角な横断像である。神経血管束は前立腺の後外側に位置し、数本の神経線維からなり、そのうちの最も大きなものは神経節を含んでいる。神経の近くには数本の静脈と動脈がある。黒のインクは外科的切除縁を示す。

References:

1. McNeal JE. Normal histology of the prostate. Am J Surg Pathol, 12: 619-633, 1988.
2. Walsh PC, Lepor H, and Eggleston JC. Radical prostatectomy with preservation of sexual function: anatomical and pathological consideration. Prostate, 4:473-485, 1983.
3. Walsh PC, Epstein JI, and Lowe FC. Potency following radical prostatectomy with wide unilateral excision of the neurovascular bundle. J Urol, 138:823-827, 1987.

Question 3
前立腺針生検コアにみられる神経線維周囲浸潤像には、どのような臨床的意義がありますか？

■ Answer

　この問題は大変に議論が分かれるところですが、筆者らは神経線維周囲浸潤（perineural invasion：PNI）は、単独では前立腺外進展（extraprostatic extension：EPE）の予測因子とはならないと考えています。生検コアにおける神経線維周囲浸潤の存在は、単変量ロジステック解析においては前立腺外進展のリスクと有意に関連しますが、どれくらいリスクが増大するのか、具体的に予測することはできません。

■ Comments

　根治的前立腺全摘術は、限局性癌に対して最も有効な治療法と考えられています。そのため、臨床医にとって術前に実質的な腫瘍の広がりを把握することが極めて重要です。前立腺外進展の可能性は、臨床病期に関係します。しかし、限局性癌に対する現在の臨床病期診断法では、術後の病理学的病期を予測できないのは周知の事実です。臨床病期が進んでいて腫瘍容積が大きく、多数の生検コアから癌が検出され、そのGleason scoreやPSAが高いという条件がそろえば、前立腺外進展の可能性が高いことはよく知られています（Wieder）。

　一般に癌は、癌自体や周囲の間質からの蛋白分解酵素の働きにより周囲組織へ浸潤していきます。しかし浸潤の第2のメカニズムは、神経線維周囲のスペースを利用しての進展です。いろいろな臓器において癌は、神経周囲間隙を利用しての進展が大きな役割を果しており、前立腺癌もこの種の癌の1つです。癌が神経周囲間隙を通って成長するのは、この部位が最も抵抗の弱いスペースであるからだと以前は考えられていました（Rodin）。しかし、この神経周囲浸潤のモデルでは、ある種の癌だけがこのような神経嗜好性を示すということの説明にはなりませんでした。最近Liらは、神経周囲浸潤を許す神経では、浸潤を伴わない神経に比べて、N-CAM（神経細胞接着分子）の発現が亢進していることを示しました。彼らは、前立腺癌細胞が、まだ証明されていない何らかのパラクライン機構を通して、神経にN-CAM産生のシグナルを伝達して、細胞接着能を亢進させるのだろうと推測しています。神経でのN-CAM活動の亢進が相補的に作用して、癌細胞の神経への移動と神経周囲への接着・浸潤を促している可能性があります。最終的に癌細胞は、リンパ管や細静脈などの脈管に浸潤して、所属リンパ節や遠隔臓器へと広がっていきます。

　癌の多くは、この2つのメカニズムを使用して浸潤、転移を示します。前立腺癌の初期段階においては、神経線維周囲浸潤のほうが優位の浸潤パターンを示します。スタンフォード大学のVillersらのグループが、この事実を明瞭に提示しました。前立腺においては、神経血管束内を走行する神経は2か所で分枝を出します（Question 2 参照）。1か所は基部付近からの大きい上枝（large superior pedicle）で、もう1つは尖部からの小さい下枝（small inferior pedicle）です。Villersらによると、上枝は分枝してから"被膜"を貫通するまでに、前立腺の後側面を0.5－1.5cmも走行しますが、一方下枝は、膜様部尿道の下、直腸尿道筋の上で"被膜"に沿ってデノビエ筋膜内を0.2－0.5cm走行するだけで前立腺実質に進入します。解剖学的位置関係から、この2か所が、前立腺外進展の好発部位であることが理解できます。

　実際に、彼らはStage Bで全摘術を行い、前立腺外進展が認められた78例の標本を検索、そのうち半数の39例（50％）において"被膜"穿通部位のすぐ外側の神経線維周囲組織が唯一の神経線維周囲浸潤部位であったと述べています。神経線維周囲浸潤は、大きい上枝からの分枝が底部付近で頭側に向かって縦に斜走する部分で、最も高頻度に認められました。残りの39例でも、"被膜"への直接浸潤は神経線維の走行ラインに沿った種々の部位で認められました。わずかに4例が神経線維の走行と無関係に、直接前立腺外へ浸潤していました。

　神経線維周囲組織によらない直接的な浸潤は少なく、腫瘍自体の容積が大きい場合においてのみ認められています。一般的に、神経線維周囲経由の前立腺外浸潤は前立腺中部から底部でよく認められますが、この検討で18例では下枝の部位に前立腺外浸潤が認められ、そのうち16例は外科切除縁陽性であったと報告されています。このように生検コアでの神経線維周囲組織への浸潤は、前立腺外への浸潤の予測因子であるとの考えは理解できます。しかし、このような生検コアからのPNIの情報が全

Table 3-1 **Presence of Perineural Invasion (PNI) vs. Extracapsular Extension of Cancer**

	PNB		Radical prostatectomy					Significance by		Other factors significant on multivariate analysis
	N	PNI (%)	Extra "cap". extension(%)	Sensitivity(%)	Specificity(%)	P.P.V.(%)	N.P.V.(%)	univ. analysis	multiv. analysis	
Vargas (1999)	340 (1995-97)	present 57 (17)	22 (38)	31**	88**	39**		Yes	Yes +	PSA, no. of positive cores in biopsy
		absent 283 (83)	50 (18)				82*			
		total	72 (21)							
Egan (1997)	349 (1991-95)	present 132 (38)	65 (49)	51	70	49		Yes	No	Gleason score, PSA, proportion of CA in PNB
		absent 217 (62)	62 (29)				71			
		total	127 (36)							
Bastacky (1993)	302 (1986-89)	present 61 (20)	57 (93)	27(36 if Gleason 7 or higher)	96 (94)	93		Yes	Not tested	
		absent 241 (80)	151 (63)				37			
		total	208 (69)							
de la Taille (1999)	319 (1993-98)	present 77 (24)	40 (52)	40	83	52*		Yes	Yes +	PSA, Gleason score
		absent 242 (76)	61 (25)				75*			
		total	101 (32)							
Sebo (2002)	454 (1995-98)	present 103 (23)	NA	NA	NA	NA	NA	Yes	Yes	Gleason score 〉 7
		absent 351 (76)	NA							
		total	106 (23)							
Ukimura (1998)	84 (1987-96)	present 22 (26)	14 (64)	38*	74*	63*	63*	Yes	No	CA contact length, PSA
		absent 62 (74)	23 (37)							
		total	37 (44)							

* Calculated by RO   ** Recalculated by RO   + No when PSA is in consideration   P.P.V. : Positive Predictive Value   N.P.V. : Negative Predictive Value   NA : Not Available

摘術や放射線治療への切り替えの指標として生かされるべきだとしても、神経線維周囲組織への浸潤の有無が常に病理医によって報告されるべきかどうかについて異論がないわけではありません。

前立腺外浸潤の有無を神経線維周囲浸潤から予測しようとする試みがいくつか報告されていますので、それらをまとめて**Table 3-1**に示しました。ここでは、それぞれの結果を比較しやすくするために、論文中に記されていた数値に基づき、筆者らがデータを追記しております。このすべての報告で、神経線維周囲浸潤は神経線維周囲のスペースにおいて癌細胞が神経を取り囲んだ、または連続的に付着した状態と定義されています(**Fig. 3-1, 2, 3**)。前立腺組織の神経線維への部分的付着は正常な腺管部分でまれにみられる現象(**Fig. 3-4**)で、これは除外されています。

Table 3-1に示す通り、生検検体の神経線維周囲浸潤から前立腺外浸潤の推定は、敏感度(sensitivity)が27－51%と芳しくありません。同様に特異度(specificity)も、Bastackyらの報告による96%を除けば80%前後です。結果として陽性反応的中率(P.P.V.)は39－63%と低値です(Bastackyらの報告、93%を除く：コメント後述)。同様に、陰性反応的中率(N.P.V.)も低値です。Bastackyらのグループの陰性反応的中率は37%ですが、このことはすなわち、生検コアで神経線維周囲浸潤を認めなかった例を全摘してみると63%に前立腺外浸潤があったということになり信頼度が低いわけです。

全摘標本の前立腺外浸潤の割合は、21－44%です。Bastackyらは69%と高頻度の前立腺外浸潤率を発表しています。しかし、臨床病期Bを対象にしていますが、これは系統的6か所生検が普及していない1980年代後半のデータであり、進行癌の患者がかなり入っていた可能性が高いといえます。

Table 3-1でみられるすべての報告は、単変量ロジステック解析を用いれば、神経線維周囲浸潤は前立腺外浸潤と有意に相関するという結果になります。しかし、多変量解析で独立した予測因子を解析してみると、結果はまちまちです。Eganらは、神経線維周囲浸潤は前立腺外浸潤の独立した予測因子とはならないと報告しましたが、他の3報告(Vargas, de la Taille, Sebo)は、逆にその有用性を支持しています。しかしながら、術前のPSAを解析の対象に含めると、もはや神経線維周囲浸潤は独立した予測因子とはなり得なくなってしまいます(Vargas, de la Taille)。

以上のことから言えることは、生検コアでの神経線維周囲浸潤は、他の前立腺癌関連因子、例えばGleason score (Egan, de la Taille, Sebo)、生検コアのうちの陽性コア数(Vargas)、陽性コアにおける占拠度(Egan)、術前PSA (Egan, de la Taille, Vargas, Ukimura)などと関連

してよく認められる現象ということになります。"病理医は、前立腺生検コアにおける神経線維周囲浸潤の有無のレポートを続けるべきか？"という質問がでてきましょうが、最終的に次のように答えます。

筆者らは、その存在を報告書に入れます。ただし、その意義においては上述の他の臨床所見も考慮し、次のステップへの材料の1つとすべきでしょう。

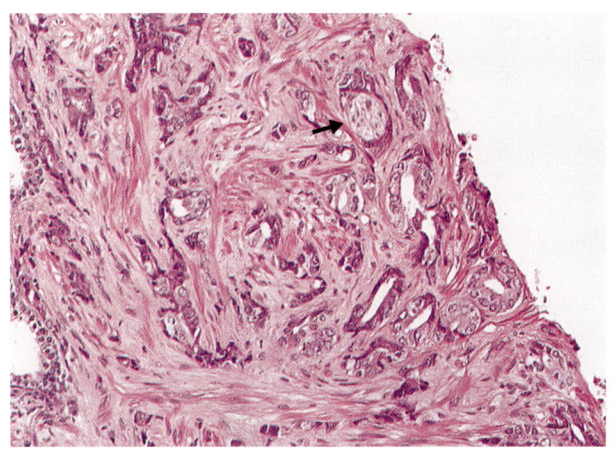

Fig. 3-1
Gleason score 3＋4の生検検体でみられた神経線維周囲浸潤（矢印）。腺管構造を形成した癌組織が完全に神経線維を取り囲み、神経線維周囲のスペースを占拠している。

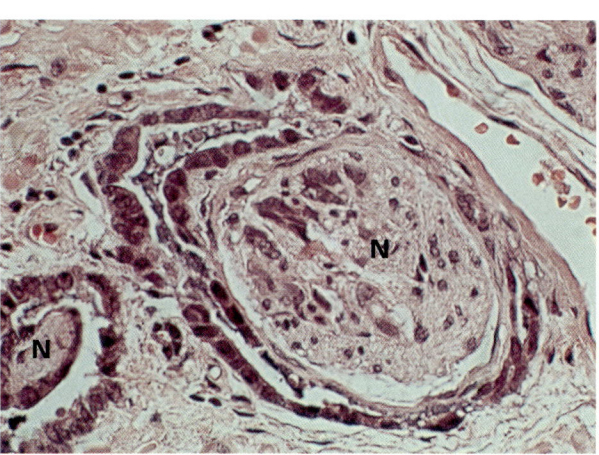

Fig. 3-2
別の検体の神経線維周囲組織への浸潤像。2つの神経線維（N）が、それぞれ完全に癌組織によって囲まれている。

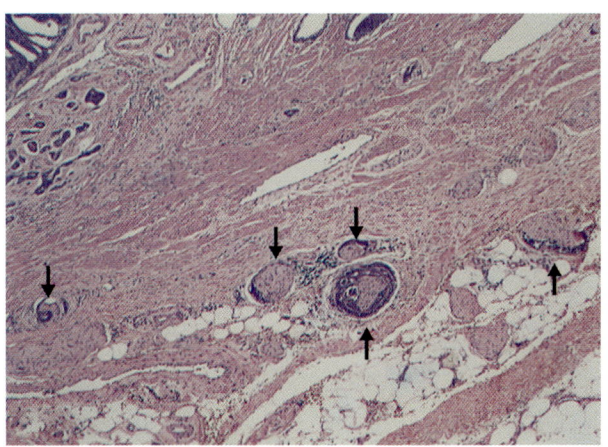

Fig. 3-3
神経線維周囲浸潤の進展による被膜外進展が、観察される（矢印）。

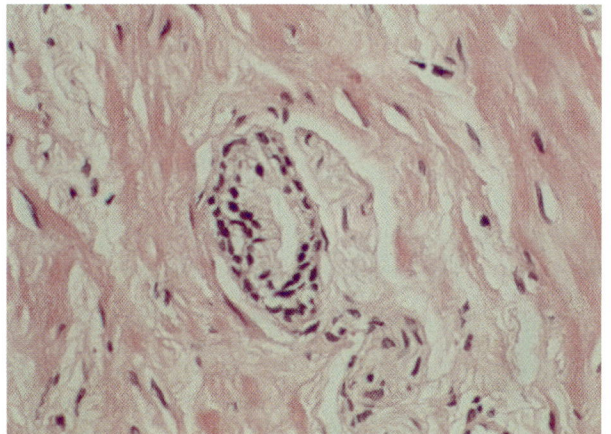

Fig. 3-4
非癌組織の神経線維への付着が認められる。

References:
1. Wieder JA, and Soloway MS. Incidence, etiology, location, treatment of positive surgical margins after radical prostatectomy for prostate cancer. J Urol, 160:299-315, 1998.
2. Rodin AE, Larson DL, and Roberts DK. Nature of the perineural space invaded by prostate carcinoma. Cancer, 29: 1772-1779, 1967.
3. Li R, Wheeler T, Dai H, and Ayala G. Neural cell adhesion molecule is upregulated in nerves with prostate cancer invasion. Hum Pathol, 34: 457-461, 2003.
4. Villers A, McNeal JE, Redwine EA, Freiha FS, and Stamey TA. The role of perineural space invasion in the local spread of prostatic adenocarcinoma. J Urol, 142: 763-768, 1989.
5. Bastacky SI, Walsh PC, and Epstein JI. Relationship between perineural tumor invasion on needle biopsy and radical prostatectomy capsular penetration in clinical stage B adenocarcinoma of the prostate. Am J Surg Pathol, 17: 336-341, 1993.
6. Egan AJM, and Bostwick DG. Prediction of extraprostatic extension of prostate cancer based on needle biopsy findings: Perineural invasion lacks significance on multivariate analysis. Am J Surg Pathol, 21: 1496-1500, 1997.
7. Ukimura O, Troncoso P, Ramirez EI, and Babaian RJ. Prostate cancer staging: correlation between ultrasound determined tumor contact length and pathologically confirmed extraprostatic extension. J Urol, 159: 1251-1259, 1998.
8. Vargas SO, Jiroutek M, Welch WR, Nucci M, D'Amico AV, and Renshaw AA. Perineural invasion in prostate needle biopsy specimens. Correlation with extraprostatic extension at resection. Am J Clin Pathol, 111: 223-228, 1999.
9. de la Taille A, Katz A, Bagiella E, Olsson CA, O'Tool KM, and Rubin MA. Perineural invasion on prostate needle biopsy: an independent predictor of final pathologic stage. Urology, 54: 1039-1043, 1999.
10. Sebo TJ, Cheville JC, Riehle DL, Lohse CM, Blute ML, and Zincke H. Perineural invasion and MIB-1 positivity in addition to Gleason score are significant preoperative predictors of progression after radical retropubic prostatectomy for prostate cancer. Am J Surg Pathol, 26: 431-439, 2002.

Question 4

前立腺全摘標本についての病理報告に、外科的切除縁に癌あり（positive surgical margin：PSM）、あるいは癌が前立腺組織外にみられたとあれば、患者の見通しはどうなりますか？

■ Answer

　前立腺外浸潤も切除縁陽性も、それらが陰性の場合と比べ、早期にPSA failureと病気の進行がみられることを予見します。切除縁陽性の場合は、しばしばさらなる加療（例えば局所放射線療法）が必要となりますが、前立腺外浸潤は進行癌の存在を意味するものの必ずしも直ちに次の治療を必要とするものではありません。臨床像を考慮してさらなる治療の必要性を決定することとなります。

■ Comments

　PSMの議論には、いくつかの問題点が関係しています。1つは最近の患者構成の変化、2つにはいくつもの手術手技の変化、3つには病理医間での解釈の違いです。

切除縁陽性 (positive surgical margin：PSM)

　切除縁に関して泌尿器外科医は、前立腺摘出術に特有の困難な問題に直面します。前立腺ではその特異な解剖学的位置のために、他の多くの臓器と異なり十分な切除縁を得る余地がありません。

　前立腺全摘術におけるPSMの発生率は16－46％とさまざまです（Epstein,1996B）。PSMの発生率が異なるのは、多くの要因があり、それについて、Epstein（1996B）とWiederらによって詳細な報告がされています。ここでは、それらにスポットを当ててみました。

1. 患者選択：患者構成の変化

　近年、前立腺癌と診断され、前立腺全摘の適応となる臨床病期に劇的な変化が起きています。PSA検査が一般化するにつれて、直腸診で硬結を触れない癌（T1c癌）が増加しました。

　前立腺全摘時点で腫瘤を触れない場合には、触れる場合に比べて病理学的病期やPSMの頻度は低く、腫瘍体積が小さいことが報告されています（Epstein, 1996B）。T1c癌患者の中でもPSMの頻度は癌の広がりによって変わります。PSAのスクリーニングを受けず、PSAの異常値を主訴として受診した患者では以前PSAが正常で、今回わずかなPSAの上昇を主訴として受診した患者に比べると前立腺癌が進行している傾向があります（Epstein, 1996B）。

　今日では、PSAがかなり高い患者の多くは、手術療法以外の治療を受けるよう勧められています。このような結果、さらに前立腺全摘術を受ける進行病期の患者が減ることになります。

2. 前立腺全摘術を施行する際のテクニックの相違：手術手技の変遷

　PSMの最も多い部位は、尖部および後外側面です。尖部はまた、医原性のPSMが最も多い部位でもあります（Wieder）。これは、前立腺全摘時に、前立腺実質に切り込む結果です。

　すべての尖部のPSMのうち、9－71％は医原性であると報告されております（Wieder論文のTable 5参照）。尖部への切り込みは、おそらく尖部遠位の可動化が不十分なために起こるものでしょう。尖部につながっている筋線維組織が十分に剥離されていないと、前立腺の遠位部に切り込んでしまう危険があります（Stamey, Catalona, Walsh. Stamey論文に対するeditorial comments）。

　後側（直腸）縁は、2番目に多いPSMの部位です。前立腺の後面は、デノビエ筋膜と直腸との間を切開していくことにより可動化されます。剥離が正しく行われないと、デノビエ筋膜は前立腺から剥がれ落ちてしまいます。その結果、癌が前立腺外に進展していた場合、取り残される可能性が生じます。

　膀胱頸部に癌が残ることは、あまりありません。恥骨後式が標準術式である著者の1人（Oyasu）のノースウエスタン大学では、多くの術者が術中凍結切片による診断に膀胱頸部の切片を提出してきます。

前面と前側面のPSMもめったに起こりません。しかし、会陰式前立腺全摘術ではこの可能性が高くなると報告されています。事実、会陰式では前立腺前面がPSMの最好発部位であり、約25％の症例で起こっています。これは、会陰式では、前面がアプローチしにくいからです（Epstein, 1996B）。

神経温存は米国では、現実的で重要な関心事項であります。前述のごとく（Question 2参照）勃起機能に関与する神経は、前立腺の後外側の神経血管束の中を走っています。神経温存前立腺全摘術で術後の勃起能回復を得るためには、これらの神経血管束は無傷のまま残します。癌細胞は神経周囲腔を通って広がる傾向が強いため、神経血管束領域は、不幸にも前立腺の進展好発部位となります（Question 3のFig. 3-3参照）。このことは、神経血管束をどう扱ったらよいかという問題を提起します。

一般的に、術後のPSMの危険性を減少させるため、術者は生検で陽性の側や腫瘤を触れた側の神経血管束は切除します。しかしながら、Egglestonらは、片側に腫瘤を触れた患者の80％以上は両側性癌病変であると報告しております。さらにDanielsらは、生検で片側陽性の患者において、全摘標本を調べると78％に両側性病変を有していると報告しています。Danielsらは生検で腫瘍の両側陽性は、より大きな腫瘍体積を示唆し、被膜穿通やPSMの割合がより高くなると述べています。

このように神経温存の適応となる理想的な候補は、いくつかの基準を満たす患者、すなわち術前性交可能であり（かつ勃起能を維持したいという意思があり）、生検は前立腺の片側のみに腫瘍の存在が示されている場合でしょう。

臨床病期T1a/A1とT1b/A2の患者においては、神経温存は十分考慮できますが、摘出標本で、高頻度で辺縁領域に癌が存在することを考慮する必要があります（Question 6参照）。T1c患者は、生検で片側陽性であった場合、対側の神経温存の候補となります。

3. 病理医による前立腺全摘標本の解析：病理医の解釈の違い

ここで筆者らは、全摘標本の取り扱いと、顕微鏡所見の解釈に関する2つの問題について議論したいと思います。

第1に、切除縁をはっきりさせるために、染料（通常は黒色）で、切除標本の全表面を塗ることがよく行われています。ホルマリン液に一晩固定した後、標本は尿道に対して直角に（水平に）切断します。顕微鏡検査のためにいくつかのブロックを選ぶか、もしくは全部の標本を提出します。PSMを見出す機会は病理検査に使用したブロックの数、厚さに左右されます。標本の一部を提出したり、スライスしたブロックが厚い（3mmより厚い）と、PSMを見出す可能性は当然のことながら低くなります。

2番目の問題点は、インクによって印された切除縁に近く位置する腫瘍腺管の存在をどう解釈するかです。前立腺は骨盤深く位置し、尿生殖隔膜、膀胱頚部、直腸、骨盤側壁のような構造物に囲まれているため、十分な周囲組織をつけて前立腺を摘出することは不可能です。多くの部位で、前立腺を取り囲む真の外科的切除縁は、前立腺から1-2mmしかありません。

ある病理医は、腫瘍がインクで印した表面近くまで広がった場合にPSMと呼び、他の病理医は腫瘍腺管が直接切断されているように見える場合に陽性と解釈します。Epsteinのグループは、腫瘍がインク標識された切除縁の近くまで広がっているが、まだ切除縁に直接出ていない限り(Fig. 4-1)、病期進行の有無に関し、インク縁と腫瘍間の距離に有意差はみられなかった、と述べています（Epstein 1990, 1997）。回帰分析では、Gleason scoreのみ進行を予測しました。したがって、Epsteinグループは、インク縁に近接する腫瘍を「切除縁陰性」とみなしました。これは、病理医が注目すべき重要な知見です。

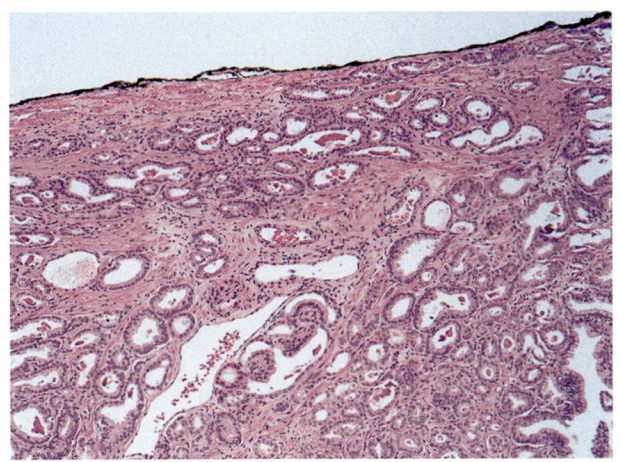

Fig. 4-1
癌腺管は被膜内部に存在しており、インクで印した切除縁には近接しているが、どれもインクを乗り越えていない。

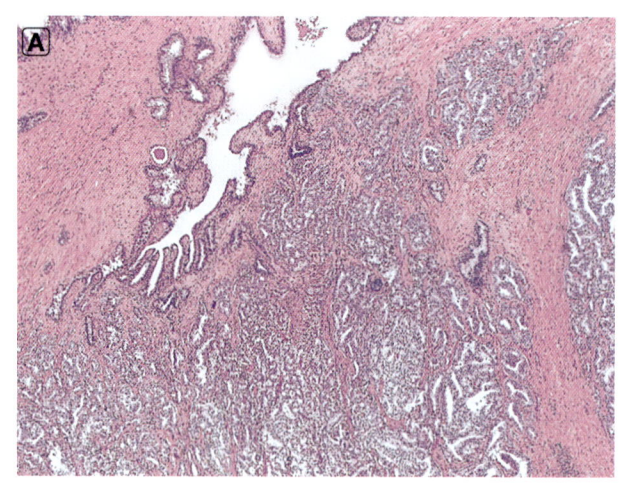
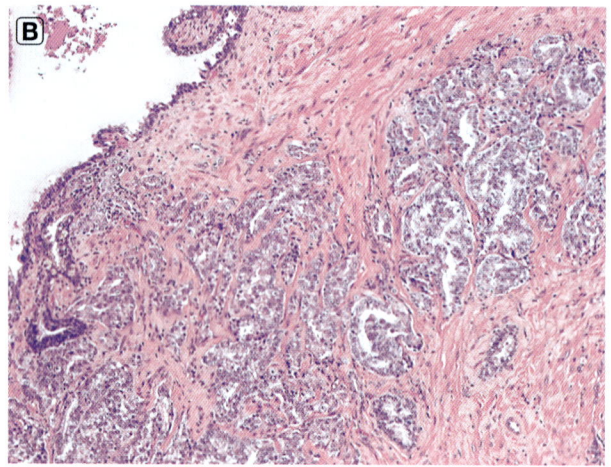

Fig. 4-2A, B
精嚢筋層に浸潤している癌腺管の存在に注目。

腫瘍の被膜外進展と切除縁陽性、またはいずれかが陽性の患者の予後

いくつかのグループは、臨床的に限局性癌患者に前立腺全摘術を施行した後の、癌の進行に関するデータを報告しています。しかし、それらのデータを比較するのは、容易ではありません。というのは、外科的テクニックや病理学的検査テクニックが異なり、陽性切除縁の判定基準も異なるからです。異論のないところは、リンパ節転移や精嚢浸潤があれば明らかに病状進行の高いリスクを有しているということです (**Fig. 4-2A, B**)。これらを除くと、Gleason score、外科的切除縁、前立腺外進展は、多変量解析ですべて病状進行の独立した予測因子であるといえます (Epstein, 1996B)。

筆者らはここで、次の3グループからのデータを紹介します。その理由は、症例数が多く長期経過観察データであること (Paulson)、確かな病理検査により支持されたよい臨床追跡データがあること (Epstein/Walshグループ、Scardinoグループ)、などです。

デューク大学Paulsonらの研究は、多数の患者 (613名) が登録され、疾患特異生存率 (PSA上昇から判断される再発ではない) が、前立腺摘術後13.5年の時点で評価されている点が強みです。彼らの弱点は、病理検査がどのようにして行われたか、記載されていないことです。しかしながら、彼らのデータに示された13.5年での疾患特異生存率は、すばらしいものです。すなわち、臓器限局あるいは摘出標本限局癌 (どのくらいの数が前立腺外進展をしていたかの記載はない) の患者のわずか10％に癌死がみられました。それに対して、切除縁陽性例の生存率は40％でした (おそらく、これらの患者の全てではないにしても、多くは癌が前立腺外への進展をしていたのでしょう)(Paulson論文のFig. 2B)。

2番目に重要な観察は、臨床的再発に先立つ3－5年前にPSA上昇がみられたことです。3番目の重要な観察は、切除縁陽性のため術後間もなく前立腺床にアジュバント放射線療法を勧められた222名の患者の中で、66名が術後6か月以内にこの治療法を受けました。これらアジュバント放射線治療を受けた患者の生存曲線は、放射線治療を受けない患者と比較すると、早期のアジュバント放射線治療は生存期間を延長しないことを示唆しています (Paulson論文のFig. 4A)。この事実は、局所再発時点までに、あるいは前立腺全摘時点までに、癌が前立腺床を越えて広がっていたことを示唆しています。

Baylerグループの研究 (Ohori) では、対象者は1人の術者により前立腺全摘術を受けた、臨床的限局性癌478名です。病理検索は1人の病理医によりなされました。患者は1か月から126か月の間、血清PSAのチェックにより追跡されました。進行 (progression) の定義は、生検で証明された局所再発、骨シンチあるいは他の検査による遠隔転移の証明、または血清PSA (Hybritech assay) の0.4ng/ml以上の上昇が認められた場合です。

彼らの研究を要約すると、5年非進行生存率は切除縁陽性例で64％、切除縁陰性例で83％ ($p<0.02$) でした。前立腺外進展があるが切除縁陰性の場合は84％であり、これに対して、前立腺外進展に加え切除縁陽性 (PSM) がある場合は59％でした ($p = 0.06$)。

精嚢浸潤とリンパ節転移がみられる患者では予後不良で、これらの患者では切除縁の状態は癌の進行頻度に影響を及ぼしておりません。一方、前立腺内の癌に外科的

に切り込んで生じたPSMは予後に影響を与えず、その予後は臓器限局癌のそれと同様でした（筆者らの意見では、これははっきりと定義できないグループです。彼らは、これらは被膜内に切り込んだことによるPSMであり、すべて臓器限局癌であったとみなしていますがそれを裏付けるデータを示しておりません）。

PSMの予後的意義に及ぼすGleason scoreの影響を調べるため、精嚢浸潤やリンパ節転移のない症例を2つに分類しました。すなわち、Gleason score 6以下とGleason score 7以上です。前立腺外進展があり、低いスコアの前者のグループ53名では、PSMがあると予後がより不良でした（$p<0.05$）。前立腺外進展のある後者のグループ97名では、切除縁状態は予後に影響を与えませんでした。この知見は、次に述べるJohns Hopkins大学の報告結果を裏付けるものでした。このように切除縁状態は、前立腺全摘により治療された患者のごく一部にしか影響を与えません。多変量解析では精嚢浸潤、Gleason score、前立腺外進展はすべて独立した予後決定因子でした。

Johns Hopkinsグループの研究（Epstein, 1996A）は、術前・術後の放射線療法やホルモン療法を受けていない617名の患者についてです。すべての症例は1人の術者によって手術が行われ、1人の病理医によって診断がなされています。癌の進行がみられない患者の平均追跡期間は6.5年です。精嚢浸潤、リンパ節転移の認められた患者は除外されており、多変量解析ではGleason score（$p<0.0001$）、切除縁（$p<0.004$）、前立腺外進展（$p = 0.007$）は、すべて独立した進行予測因子でした。

さらに具体的にみると、Gleason score 2-4はほとんど例外なく治癒し、10年非進行生存率は96％です。このような症例には、前立腺外進展や切除縁状態はいずれも予後に影響を与えていません。同様に、Gleason score 8または9の症例では、前立腺外進展の有無は予後に影響を与えず、10年非進行生存率は35％でした。一方、Gleason score 5-7の患者（症例の88％）において、前立腺外進展と切除縁状態は癌の進行に影響を与えています。Gleason score 5か6の腫瘍が臓器限局であり、切除縁陰性の症例では予後が良好です（the best prognostic group）。すなわち無病率は5年で98.7％、10年で92.4％でした。

中間型のリスクグループ（the intermediate risk group）は、2種類の患者構成からなっています。1つは、限局性（focal）"被膜"穿通（Epsteinによる定義では、"被膜"を越えて進展するごく小さな病巣）があり、切除縁が陽性あるいは陰性であるものです。もう1つは、明確な（established）"被膜"穿通（Epsteinによる定義では、広域にわたる"被膜"穿通）があるが、切除縁陰性のグループです。興味深いことに、癌進行に相違があるように思われますが、前者と後者では統計学的に有意差はみられませんでした。最も予後不良のグループ（the worst group）は、はっきりした"被膜"穿通（前立腺外進展）とPSMを有するものです。最も予後良好、あるいは中間型グループと比較して、このグループの予後は有意に不良です（$p<0.001$）。

しかしながら、全般的にみればGleason score 5、6の患者の予後は良好です。彼らの5年、10年非進行生存率は、それぞれ84.5％および71.7％でした。Gleason score 7の腫瘍での前立腺外進展と切除縁の影響は、5と6での影響と同様です。すなわち、腫瘍が臓器限局性で切除縁陰性の患者は最も予後がよく、5年および10年非進行生存率は96.6％および67.6％です。中間型のグループ（限局性"被膜"穿通があり切除縁が陽性あるいは陰性であるものか、明確な"被膜"穿通があるが切除縁陰性であるもの）は、5年および10年非進行生存率は82.8％および47.9％でした。最も予後不良のグループは、明確な"被膜"穿通とPSMを有するものでした。これらの患者の5年および10年非進行生存率は、それぞれ50.0％および41.6％でした。

最も予後良好のグループは、中間型、ハイリスクグループ（ワーストグループ）と比較して、予後に有意差があります（それぞれ$p = 0.04$および$p = 0.0001$）。中間型とハイリスクグループ（ワーストグループ）間でも、同様に有意差があります（$p = 0.0005$）。

まとめますと、Gleason score、前立腺外進展とPSMはすべて有意な予後規定因子ですが、それらの影響力は中間型（Gleason score 5、6）から中等度ハイリスクの腫瘍（Gleason score 7）に限られます。Gleason scoreの低い腫瘍（Gleason score 2、3および4）は切除縁の状態に関係なく素晴らしい予後を示します。

一方、Gleason score 8、9、および10のハイリスク腫瘍グループは、切除縁状態や前立腺外進展の有無は大きな影響力をもたず予後は一般に不良です。予後は同様に、精嚢浸潤およびリンパ節転移により明らかに悪影響を受

けます。

　未回答のままの質問がいくつかあります。第1に、術者が創り出した（いわゆる医原性の）PSMの術後結果への影響はどのようなものでしょうか？　この問題に触れているOhoriらの研究は、このグループに属すると記載された患者群の取り扱いについて、問題があります。

　2番目の問題は、癌が前壁の筋群に浸潤した症例をどう扱うかです。前面の境界にはいわゆる"被膜"がないので、そのような症例をどのようにステージ分類するか未解決です。筆者らの個人的な考えではpT3とみなすべきだと思います。この筋群への浸潤は、腫瘍が急激な進行をする可能性のあることを示唆しています。

　腫瘍が横紋括約筋（尿道の遠位半分に沿った）に浸潤した場合や、近位尿道の前立腺前括約筋（preprostatic sphincter）の平滑筋に浸潤した場合はどうでしょうか？筆者らはこれらの症例をpT2腫瘍とみなしたい。というのは、これらの構造物は、前立腺の構成要素であるからです。

References:

1. Paulson DF. Impact of radical prostatectomy in the management of clinically localized disease. J Urol, 152: 1826-1830, 1994.
2. Ohori M, Wheeler TM, Kattan MW, Goto Y, and Scardino PT. Prognostic significance of positive surgical margins in radical prostatectomy specimens. J Urol, 154: 1818-1824, 1995.
3. Epstein JI, Partin AW, Sauvageot J, and Walsh PC. Prediction of progression following radical prostatectomy. A multivariate analysis of 721 men with long-term follow-up. Am J Surg Pathol, 20: 286-292, 1996A.
4. Epstein JI. Incidence and significance of positive margins in radical prostatectomy specimens. Urol Clin N Amer, 23: 651-663, 1996B.
5. Wieder JA, and Soloway MS. Incidence, etiology, location, prevension, and treatment of positive surgical margins after radical prostatectomy for prostate cancer. J Urol, 160: 299-315, 1998.
6. Stamey TA, Villers AA, McNeal JE, Link PC, and Freiha FS. Positive surgical margins at radical prostatectomy: Importance of the apical dissection. J Urol, 143: 1166-1173, 1990.
7. Catalona WJ, and Bigg SW. Nerve-sparing radical prostatectomy: evaluation of results after 250 patients. J Urol, 143: 538-544, 1990.
8. Walsh PC. Radical retropubic prostatectomy. In : Campbell's Urology, 6th ed. Edited by S Das and ED Crawford. New York: Marcell Decker, Inc, Chapter 10, pp 189-223, 1992.
9. Eggleston JC, and Walsh PC. Radical prostatectomy with preservation of sexual function: pathological findings in the first 100 cases. J Urol, 134: 1146-1148, 1985.
10. Daniels GF Jr, McNeal JE, and Stamey TA. Predictive value of contralateral biopsies in unilateraly palpable prostatic cancer. J Urol, 147: 870-874, 1992.
11. Epstein JI. Evaluation of radical prostatectomy capsular margins of resection: The significance of margins designated as negative, closely approaching, and positive. Am J Surg Pathol, 14: 626-632, 1990.
12. Epstein JE, and Sauvageot J. Do close but negative margins in radical prostatectomy specimens increase the risk of postoperative progression? J Urol, 157: 241-243, 1997.

肉眼的にはっきりしない場合、筆者らは1つおきにブロックを提出します。残りは将来の必要に備え、保管しておきます。

すべてのケースで、手術に先行して施行されている6箇所生検に基づき、腫瘍の存在が左右どちらか、あるいは両側かがわかっています。さらに、生検標本の占拠度で腫瘍の広がりが予測されます。この情報に基づき、前立腺肥大標本ではブロックは制限すべきです。最近ではT1cのように小さな病変の癌が多くみつかるため、切り取られた標本から癌病巣を予測することは困難になってきています。

一般地域病院においては、全切片を標本に提出することが、コストの問題で困難になりましょう。Johns Hopkins HospitalのEpsteinらのグループ(Hall)は、臨床病期stage B(93症例)とstage A(11症例)の前立腺全摘104例の評価結果に基づき、次の標本整理法を勧めています。

大きな癌の占拠が肉眼的に認められるstage Bの場合、肉眼病変を含むすべての切片、遠位切除断端の1つ近位側の切片、極めて薄く切り取られた遠位端と近位端および精囊基部を提出します。癌の占拠が肉眼的に認められないstage Bの場合、1つおきの切片、尖部断端の切片、遠位端と近位端の薄切片、精管の近位断端および精囊基部を提出します。stage Aの場合、癌病巣が肉眼的にあってもなくても、肉眼病変があればそのすべての全割切片を提出します。正常と思われる場合は3mm切片を1つおきに、尖部と遠位端の薄切片、精管の近位断端および精囊基部を提出します。

少数例では、このような方法で標本を提出しますと、前立腺に限局した極小癌巣の場合それがみつからないこともあります。その場合、必要に応じて残りの標本を提出します。

Fig. 5-2のイラストでは各切片での癌の分布を斜線で表すとともに、癌が前立腺を越えている場所や外科的断端陽性（泌尿器科医の不用意な切除により前立腺に切り込んでしまったことによる医原性の断端陽性も含む）についても示しています。腫瘍が前立腺組織外に進展しているが外科的断端は陰性のとき×××で示し、腫瘍が前立腺外に進展していて外科的断端も陽性のときは1本線、また泌尿器科医が前立腺実質に切り込んでしまったために断端陽性になった場合、2本線で示します。この図示は病理医の報告の一部として提出すると、泌尿器科医が手術所見や手術の各ステップを病理所見と照らし合わせるのに大いに役立ちます。

病理レポートをできるだけ早く提出することは、標本提出医とその患者に対する義務です。ノースウエスタン大学では前立腺針生検を含むどんな生検材料も、午後4時までに受け取った場合、いつでも当日のうちに当番の病理レジデントにより処理され、組織スライドは翌日の正午までにその病理レジデントにより検討されます。認定医による最終チェックは午後の早い時間に行われ、病理レポートは3時までに発行されます。このように、筆者らは特殊染色や追加の検証が必要な場合を除き、24時間以内に生検結果を報告できる体制をとっています。

前立腺全摘標本は通常3時までに受け取ります。当番の病理レジデントは、肉眼所見を録音機を用いて記録します。標本は一晩固定された後、パラフィンブロック用に切出しをし、カセットに入れます。3日目の朝、病理技師により処理され、スライドは午前中に病理レジデントの手元に流されます。認定病理医はその日の午後か少なくとも翌朝までに顕微鏡所見を仕上げ、4日目の午後までには病理レポートを提出します。このように前立腺、大腸、胃などの外科的切除された標本のレポートは、72時間以内に仕上げられます。仕上げの報告が遅れることが前もってわかっている場合は、病理医は標本提出医と連絡を取り、その時点での途中経過の報告を行っておきます。

病理医は、タイムリーにできるだけ早く病理学的所見を報告することが絶対に必要である、ということを認識すべきです。患者とその担当医は一刻も早く診断を知りたいわけで、それにより転移の検索など次のステップや、必要なら、さらなる治療への準備ができるのです。

Reference
1. Hall GS, Kramer CE, and Epstein JI. Evaluation of radical prostatectomy specimens. A comparative analysis of sampling methods. Am J Surg Pathol, 16:315-324, 1992.

Question 6

主にTURPなどで尿路閉塞を解除するために切除された標本中に、偶然にみつかった前立腺癌（stage A [T1a,b]）の臨床的意義はどのようなものですか？

Answer

　stage A前立腺癌はPSA普及以前に確立された概念で、TURPで切除された標本に、癌が偶然発見された場合に使われました。最近stage A前立腺癌は、TURP施行症例の減少、またPSA値が上昇例に対して行われる針生検により辺縁領域（peripheral zone：PZ）癌が発見される症例の増加に伴い、減少の傾向にあります。しかし、stage A前立腺癌の概念は今日なお存続し、臨床家にとって重要な臨床的概念です。

　TURP標本で発見される癌は、基本的には移行領域（transition zone：TZ）由来の低Gleason scoreの腫瘍ですが、重要なことは同時にPZに発生している癌が高頻度に存在することです。基本的にはstage A前立腺癌の生物学的悪性度（biological potential）は、後者のPZに認められる癌（stage B癌[T2]）の態度によって決定されるわけです。

　したがって、病理医よりstage A前立腺癌の報告を受けた場合は、泌尿器科医は患者にもっとも適した治療を提供すべく、癌の広がりについての精査をすべきです。

Comments

　最近のstage A前立腺癌の診断の減少には、2つの理由があります。1つは、前立腺肥大症による尿路通過障害の症状を軽減する薬剤ができたこと、第2には、前立腺癌検査のための血清PSAの測定がルーチンに行われるようになったことです。

　現実に、stage Aの診断が報告されるのには3つの場合が想定されます。第1はTURP施行前のPSA値が正常、第2はPSA値は上昇しているが針生検で陰性、第3として術前にPSA検査が行われていない場合です。予期される前立腺の病理的変化は、以上の臨床的状況の違いにより異なる可能性があります。以下stage A前立腺癌の"古典的"病理学について記述しますが、この癌を理解するための基本は今日でも変わっていません。以下のデータは、1980年後期から1990年前期にかけて発表された論文に基づいています。

　stage Aと診断されて行われた根治的前立腺摘除標本を用いての詳細な研究が、いくつかあります。それらの研究報告では、TURPでみつかった癌は、その大多数がTZより発生していることを示唆していますが、TZにみつかる残存癌の量はいろいろです。重要なことは根治手術で摘出された前立腺のPZにも高頻度で癌が存在し、その多くはTURPでは予測されなかったということです。

　Cantrellらは、尿路閉塞解除で摘出された前立腺組織の約10％から癌が偶然にみつかる（stage A cancer）と発表しました。1974年、Correaらは癌が"限局されているか巣状のもの"であれば、びまん性のものと比べて予後がよいことを報告しました。

　Jewettは1975年、stage A癌を癌病巣の個数とgradeによって、巣状病変のstage A1とびまん性病変のstage A2に亜分類しました。

　Cantrellらは多変量解析によってA1とA2の癌の区別を明らかにしました。彼らによるとGleason gradeと病巣の広がり（TURPで摘出された前立腺片のだいたい何％が腫瘍か）がもっとも正確にstage A2を規定する2つの因子であり、しかもこの2つは非常によく相関しているとみています。Gleason scoreが2〜4のlow-gradeの患者14人全員が病勢の進展を認めず、TURP標本で腫瘍占拠率が5％未満であった48人中1人にのみ、その後の病勢の悪化がみられました。その結果、TURP組織で"低い"組織学的悪性度（Gleason score 4以下）で5％以下の占拠率の症例がstage A1とされ、5％を超える占拠率もしくは"高い"悪性度（Gleason score 5以上）のものがstage A2とされました。

　しかしながら亜分類に用いられるcut-pointは研究者の間でも色々と意見の相違があり、腫瘍体積が5％未満であれば、Gleason score 7までをA1のcut-pointとする報告もあります（Greene 1991A, Larsen）。定義上のいくら

かの違いはありますが、stage A1と定義されたものはA2に比較して悪性度は低いようです。研究報告の多くは、stage A2癌は悪性度が高いことを示唆しています。しかし、すべての患者にとって予後不良というわけでもありません。無治療で放置していた患者のうち、30%近くが平均10年間でも病勢の進行をみませんでした (Epstein, 1988)。このことは、stage A2癌が多様な種類の腫瘍から構成されていることを示しています。

臨床的意義を評価するため、いくつかの研究グループはstage Aで全摘出された前立腺の詳細な病理学的検索を行っています。Mayo Clinicでの研究では、32例中4例のstage A1と116例中34例のstage A2癌で病期C (T3) かそれ以上の癌がみつかりました (Zincke)。ChristensenらJohns Hopkinsのグループによると、stage A2癌39例全例で残存腫瘍を認め、そのうち23例 (59%) で腫瘍は中央から前方に位置する腫瘍であり (TZ原発であることを示しています)、一方で、8例 (21%) では後方に位置して (PZ原発であることを示しています) いました。残りの8例は前立腺にびまん性に広がって認められました。前立腺を越えて腫瘍が進展していた10例のうち全例で"被膜"外への浸潤が認められ、6例で切除断端陽性、4例で精嚢浸潤、そして2例で骨盤内リンパ節転移が認められました。TURPでの腫瘍のgradeと前立腺全摘のgradeには相関が認められました。TURP標本中の腫瘍の広がり (the percentage of tumor in the TURP specimens) は、病理学的病期のもっともよい唯一の予測因子でした。多変量解析では、TURP標本内の腫瘍の広がりとgradeの組み合わせが、病理学的病期をもっともよく予測しました。

同じグループ (Larsen) は、stage A1癌を5%未満の占拠比率で低～中grade (Gleason score 2-7) のものであると定義しました。前立腺全摘では、6% (64例中4例) の標本で残存腫瘍を認めず、74%で微小な癌を認め、20%で"有意な (substantial)"癌 (腫瘍体積が1ml以上、"被膜"浸潤を示す、またはGleason score 8以上) でした (Stameyらによると1ml以上の腫瘍の場合、"被膜"、精嚢浸潤、リンパ節転移の危険性が上昇します)。5例で"被膜"浸潤を認め、そのうち2例で切除断端陽性でした。腫瘍の存在位置はさまざまで、中心部 (傍尿道部) 優勢のものが25例 (39%)、辺縁域の腫瘍が優勢なものが39例 (61%) でした。特に重要な所見は、16例が尖部を巻き込む腫瘍であり、また25例 (39%) で癌の一部が尖部への進展をしていた、という点です。

これらのデータは、A1腫瘍として切除された前立腺にもPZを占拠する重要な癌をもつ場合が相当数ある、ということを示しています。Gleason scoreでは、28%がGleason score 4以下であり、70%がGleason score 5-7、2%がGleason score 9でした。もうひとつ重要なことは、stage A2癌とは異なり、TURP標本中の腫瘍の割合と前立腺全摘標本での腫瘍の広がりとの相関が低いという点です。同様に、TURP標本でのGleason gradeと前立腺内の腫瘍の広がりの間にもあまり相関は認められませんでした。

前述した報告からわかることは、stage A1、A2いずれの患者も、TZだけでなくPZをも占める有意な癌を有している場合が相当数あるということでしょう。

一方、これら腫瘍の局在についてさらに注意深い観察を報告したのはBaylorグループです (Greene, 1991A)。13例のstage A1と29例のstage A2患者の前立腺全摘標本を精査したところ、癌は41例 (98%) でみられました。腫瘍は多病巣multifocal (76%)、辺縁域 (81%)、精丘より遠位 (66%) でした。stage A1の患者のうち4人 (30%) が腫瘍体積1ml以上か、"被膜"外浸潤があるか、精嚢浸潤がある有意な癌でした。A1とA2を一緒にしてみると、TZに67%、PZに90%残存腫瘍病巣が認められました。13例中8例の"被膜"外浸潤と5例の精嚢浸潤はPZ癌に直接由来するものと考えられました。TZ癌とPZ癌を特徴づけるために、癌病巣それぞれの個数、それらの領域由来、個々の病巣の体積とGleason grade、HGPINの存在、"被膜"外浸潤、精嚢浸潤をそれぞれの領域ごとに検索しました。そのデータを同様に集めた54例のstage B前立腺全摘標本と比較した結果 (Greene,1991B) を **Table 6-1、2** にまとめました。

これらの表から明らかなように、stage Aとstage B癌の間には明らかな違いが認められます。stage Aの標本の81%にTZ由来の腫瘍を認めましたが、同時にPZ由来の腫瘍が93%の症例でみられました (**Table 6-1**)。TURPと前立腺全摘標本の組織学的検討により以下のことがわかりました。

(1) TURPで発見された癌の77%がTZ由来であり、31%がPZ癌 (8%が両方の領域の癌) でした。一方、stage B

Table 6-1 **The number of separate cancers per patient and the number (%) of stages A and B cancer patients with disease in each zone**
(Greene et al, 1991B. Cited from Table 1 with permission)

Clinical stage	No. Pts.	Mean No. of separate tumors / Pt. (range)	TZ Ca. No. Pts. (%)	PZ Ca. No. Pts. (%)
A1	13	2.5 (1-4)	11 (85)	12 (93)
A2	29	3.3 (1-5)	23 (79)	27 (92)
A, total	42	3.1 (1-5)	34 (81)	39 (93)
B	54	2.3 (1-5)	34 (63)	54 (100)

Table 6-2 **Frequency of associated high-grade PIN, "extracapsular" extension, and seminal vesicle invasion of cancers found in TZ and PZ**
(Greene et al, 1991B. Cited from Table 3 with permission)

	No. Pts.	Gleason score	High-grade PIN* No. (%)	Extracapsular extension(%)	Seminal vesicle invasion(%)
Stage A					
TZ Ca	34	5	0	5 (15)	0
PZ Ca	39	6	35 (90)	8 (21)	5 (13)
Stage B					
TZ Ca	23	5	0	1 (4)	0
PZ Ca	54	7	50 (93)	33 (61)	13 (24)

* High-grade PIN present in close association with carcinoma foci

癌すべてPZ癌を含み、63%でTZ癌も共存していました。1例においてのみ、臨床的に触知によって発見された主腫瘍はTZ由来のものでした。

(2) stage A, Bいずれのグループでも、PZ癌（それぞれ平均Gleason score 6と7）はTZ癌（それぞれ5と5）に比べて分化度が低く（p<0.01で有意）、"被膜"を越えて進展する傾向がありました（44% vs. 11%）（統計学的有意差については未検定）。精囊浸潤はPZ癌の19%でみられましたが、TZ癌では認められませんでした（統計学的比較はされておりません）。

もう1つ明記されるべき知見としては、HGPINの発現はPZ癌と密接に関係しているが、TZ癌とは関係が

薄いことです（同様の知見はEpsteinらも発表しており、HGPINをPZ癌の前駆病態であると示唆しています）（Epstein,1990, Quinn）。彼らは、TZ由来の癌はPZ由来の癌とは組織発生が異なり、病理学的にも良好な形質で、悪性度が低いと結論づけています（Question 7では違った意見もあるので参照してください）。

以上の所見をまとめますと、まず、stage A癌は多種多様の癌から構成されており、その予後はGleason scoreとTURP標本中の癌の占拠率に影響されます。癌のパーセントが5％未満でGleason scoreが6以下であれば、体積の小さいTZ癌として扱われる可能性が高く、病勢が進行する危険性は低いといえるでしょう。腫瘍体積が5％を超えるか、もしくはGleason scoreが7を超えていれば大きなTZ癌もしくはPZ癌のTZ浸潤とみなされ、病勢進行の危険性は高くなります。後者の部位（PZ癌のTZ浸潤）では、より悪性度が高くなります。

ここで当然2つの質問が出てきます。1つはstage AでみられるPZ癌とstage BのPZ癌とでは予後が異なるのか、ということです。精嚢浸潤の頻度についてのGreene（1991B）のデータを分析してみると、2群の間では統計学的に有意な差は認められませんでした（Chi square 1.18）。2つ目の質問は、PZ癌（"被膜"外浸潤が21％、精嚢浸潤が13％）だけがstage A癌の中で悪性度が強いのかということです。膀胱前立腺全摘で偶然みつかった癌の局在を示したMcNealグループのデータでは、"被膜"外浸潤や精嚢浸潤を伴った偶発癌は認められませんでした（Kabalin）。したがって、stage Aに関連してみつかったPZ癌は悪性度が高いと思われます（Greene,1991A）。

さて、この4つの研究グループの発表から結論されることは、第1に、stage Bと違ってstage A1やA2は微小癌から精嚢浸潤や骨盤内リンパ節転移を起こすかなり悪性度の高い腫瘍までの多様な腫瘍の集まりである、ということです。そのなかでstage A2のほうが明らかにstage A1より危険度が高いのです。第2にTURP標本でみつかる腫瘍は概してTZ由来ですが（McNeal）、前立腺全摘標本の詳細な検討によると、おそらくかなりの数のPZ由来の腫瘍がTZ浸潤しており（21％, Christensen）、かなりの数の"偶発"癌がPZ由来であり、進行する可能性があります（Greene,1991A）。

"Take home message"は何でしょうか？ stage A腫瘍として認識される前立腺癌はTURP症例の減少とPSA checkによる針生検の増加により減少しつつありますが、もし、みつかったら治療を開始する前に、癌の正確な広がりを決める努力が望ましいということです。

References

1. Correa RJ Jr, Anderson RJ, Gibbons RP, and Mason JT. Latent carcinoma of the prostate: Why the controversy? J Urol 111: 644-646, 1974.
2. Epstein JI, Oesterling JE, and Walsh PC. Tumor volume versus percent involved by tumor correlated with progression of stage A prostate cancer. J Urol 129:980-984, 1988.
3. Jewett HJ. The present status of radical prostatectomy for stage A and B prostatic cancer. Urol Clin N Amer, 2:105-124, 1975.
4. Christensen WN, Partin AW, Walsh PC, and Epstein JI. Pathologic findings in clinical stage A2 prostate cancer. Relation of tumor volume, grade, and locations to pathologic stage. Cancer 65:1021-1027, 1990.
5. Zincke H, Blute ML, Fallen MJ, and Farrow GM. Radical prostatectomy for stage A adenocarcinoma of the prostate: staging errors and their implications for treatment recommendations and disease outcome. J Urol 146:1053-1058, 1991.
6. Larsen MP, Ballentine H, and Epstein JI. Can stage A1 tumor extent be predicted by transurethral resection tumor volume per cent or grade? A study of 64 stage A1 radical prostatectomies with comparison to prostates removed for stage A2 and B disease. J Urol 146:1059-1063, 1991.
7. Greene DR, Egawa S, Neerhut G, Flanagan W, Wheeler TM, and Scardino PT. The distribution of residual cancer in radical prostatectomy specimens in stage A prostate cancer. J Urol 145:324-329, 1991A.
8. Greene DR, Wheeler TM, Egawa S, Dunn JK, and Scardino PT. A comparison of the morphological features of cancer arising in the transition zone and in the peripheral zone of the prostate. J Urol, 146:1069-1076, 1991B.
9. McNeal JE, Redwine EA, Freiha ES, and Stamey TA. Zonal distribution of prostate adenocarcinoma. Correlation with histologic pattern and distribution of spread. Am J Surg Pathol 12:897-906, 1988.
10. Cantrell BB, Deklerk DP, Eggleston JC, Boitnett JK, and Walsh PC. Pathological factors that influence prognosis in stage A prostatic cancer: the influence of extent versus grade. J Urol 125:516-520, 1981.
11. Stamey TA, McNeal JE, Freiha FS, and Redwine E. Morphometric and clinical studies on 68 consecutive radical prostatectomies. J Urol 139:1235-1241, 1988.
12. Epstein JI, Cho KR, and Quinn BD. Relationship of severe dysplasia to stage A incidental adenocarcinoma of the prostate. Cancer 65:2321-2327, 1990.
13. Quinn BD, Cho KR, and Epstein JI. Relationship of severe dysplasia to stage B adenocarcinoma of the prostate. Cancer 65: 2328-2337, 1990.
14. Kabalin JN, McNeal JE, Price HM, Freiha FS, and Stamey TA. Unsuspected adenocarcinoma of the prostate in patients undergoing cystoprostatectomy for other causes: incidence, histology, and morphometric observations. J Urol, 141:1091-1094,1989.

Question 7

TZ癌の特徴について解説してください。TZ以外の癌と比べて悪性度が低いのでしょうか？

■ Answer

　移行領域（transition zone：TZ）に発生する癌は比較的よく認められ、TURP切片やstage B（T2）に対する根治的前立腺摘出標本などで偶然に発見されます。最近の報告（Jack）によれば、T1c腫瘍の14％はTZにのみ限局されてみられます。一般的に腫瘍は小さく、Gleason scoreも低いといわれており（通常6未満）、これらは"被膜"から離れたところにあるという解剖学的位置およびPZ癌に比べ神経血管束への浸潤が少ないことから、TZ以外の癌（主としてPZ癌）に比べ比較的おとなしい傾向にあります（McNeal, 1988）。

　しかし、腫瘍が大きくなるにつれて悪性度を増し、前部領域（anterior fibromuscular stroma）や精嚢への浸潤および骨盤リンパ節転移などを起こすことがあります。このことに関しては、Question 6のコメントにも同様の記述があるので参照してください。顕微鏡的にはほとんどのTZ癌はさまざまなサイズの高分化型の腺管からなり、明るい細胞質を持った背の高い円柱細胞が並んでいます。

■ Comments

　TZは、風船状の2葉から構成されます。その腺管は、尿道屈曲部のすぐ近位部preprostatic sphincterの下縁レベルで、尿道の後外側部に開口しています。前方で表面を覆う線維筋層（fibromuscular stroma）により境界され、後方および側方ではPZにより境界されます。上部は中心領域（central zone：CZ）に面しています（McNeal, 1988, Question 2 参照）。このようにTZは、PZとの境界のわずかな領域のみが"被膜"に包まれています。

　顕微鏡的には、TZは淡明細胞腺の密集であり、彎曲した線維筋層（fibromuscular layer）によりPZと境界されます（"transition boundary" McNeal, 1988, 1992）。また、TZの組織は良性前立腺肥大症（benign prostatic hypertrophy：BPH）によって置き換えられていることが非常に多く（**Fig. 7-1**）、stage Aの大部分はTZを原発とし、BPHに関連して発見されます。TZ癌は、その存在部位のため、よほど大きくならないと前立腺生検では発見されません。最近の報告によれば、T1cの腫瘍の14％はTZにのみ限局してみられます（Jack）。

　ここで、指標となる癌（index cancer：臨床的に有意な腫瘍）として発見されたTZ癌の生物学的悪性度について報告した3つの論文を紹介します（前立腺摘出標本において偶然発見されたものは除く）（**Table 7-1**）。

　最初は、McNealらによるStanford グループからの報告です（1988）。対象は、1984～1987年の間に集められた104例の臨床的限局癌からなり、PSA検査の始まる前の時代のものでした。104例のうち、88例で指標となる癌の発生部位が同定されました。その内訳はCZ 7例、TZ 21例、PZ 60例でした。残る16例では発生部位は不明でした。21例のTZ癌のうち、11例はTURPで診断され、4例は腫瘍が大きく直腸診で発見されました。残る6例の腫瘍は触知不能で肥大結節の前方に存在しましたが、偶然にも生検により発見されました。21例のTZ癌のうち16例は前面の線維筋層（anterior fibromuscular stroma）に浸潤していましたが、そのうち11例は1.3ml以下でした。対照的にTZ以外の癌において前面の線維筋層（anterior fibromuscular stroma）に浸潤していたのは15例のみであり、その大きさはすべての症例において3.7ml以上でした。しかしながら、この文献ではTZ以外の癌についての被膜外および精嚢浸潤あるいはリンパ節転移の頻度については記載されていません。

　BaylorグループのGreeneらの研究によれば、stage A（TZ）34例のうち"被膜"外浸潤（おそらく線維筋層への浸潤も含むと思われます）を認めたのは5例（15％）でしたが、それとは対照的にstage B（Non-TZ）54例中33例（61％）において"被膜"外浸潤が認められました（p<0.001, Fisher's exact test）。さらにTZ癌では精嚢浸潤は1例も認められませんでしたが、PZ癌では24％に認めました。

　Greeneらのグループとは対照的に、ベルギーのVan de Voordeらは、TZ癌はときにより活動的で骨盤リンパ節に転移することもあり得ると論じています。彼らの

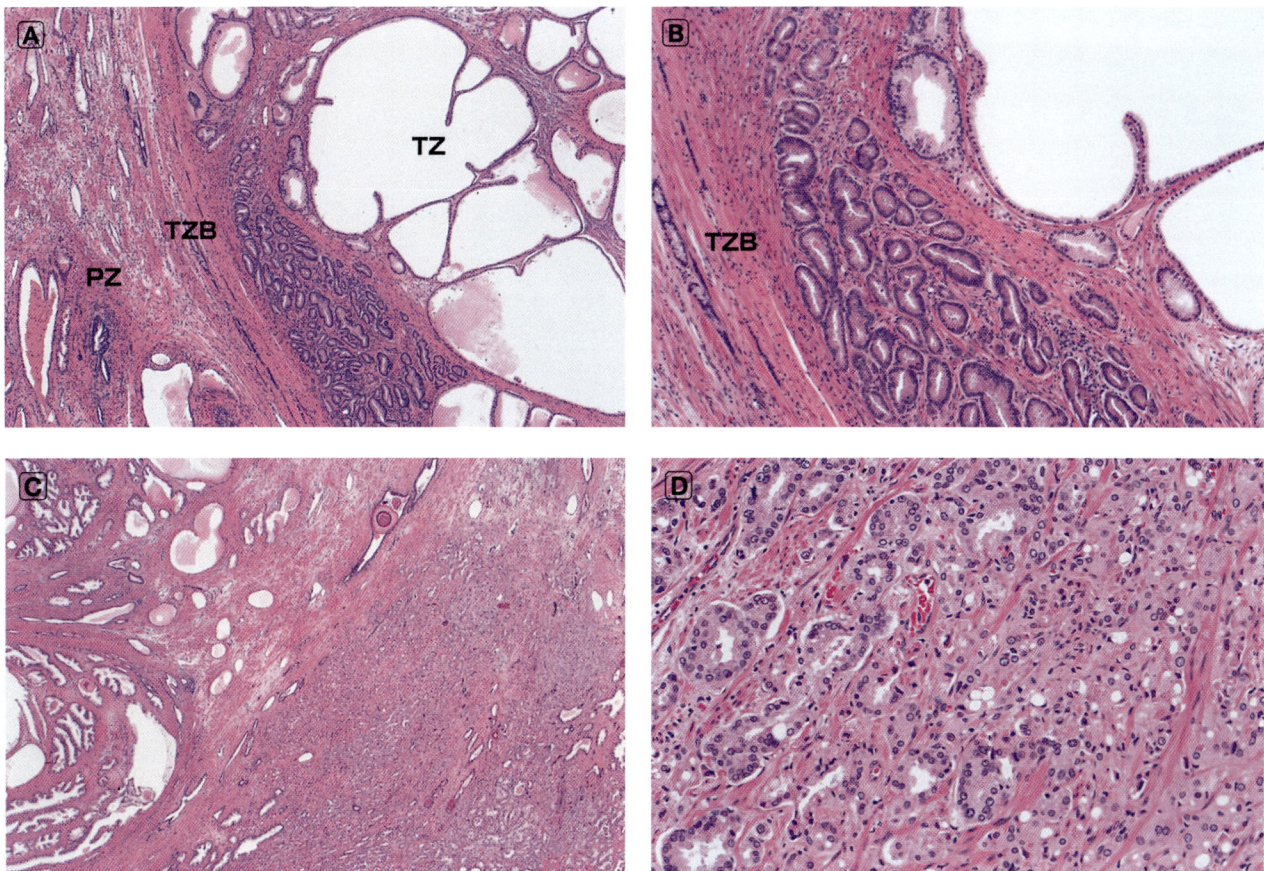

Fig. 7-1A, B, C, D
TZはglandular hyperplasia（BPH）を呈する。彎曲した線維筋層 fibromuscular layer（TZ boundary：TZB）（A and B）によりPZと境界されている。TZの境界内ではあるがTZ boundaryに沿って狭い帯状の高分化腺癌（Gleason score 2 ＋ 2）が偶発癌として発見された。この症例ではTZ boundaryのすぐ外側にGleason score 4 ＋ 5のCT 1c PZ癌が存在したため、前立腺は摘出された（C and D）。

Table 7-1 **Aggressiveness of TZ and PZ cancer evaluated as index cancer**
(incidentally discovered cancer not considered)

Authors	Total case No.	Gleason score (mean)	Tumor volume (mean) (me)	Extracapsular extension*1 (or anterior fibromuscular invasion)*2 (%)	Positive surgical margin (%)	Seminal vesicle invasion (%)	Lymph node metastasis (%)
McNeal	104						
TZ	21*3	NA*4	mostly < 1.3	16 (76)*2	NA	NA	NA
Non-TZ*2	83*3	NA	predominantly 1.3-7.3	15 (18)*2	NA	NA	NA
Greene	88						
TZ	34*3	5	2.5	5 (15)*1	NA	0	NA
Non-TZ	54*3	7	4.0	33 (61)*1	NA	13 (24)	NA
Van de Voorde	107						
TZ	24*3	4.5	5.3	8 (33)*1	7 (29)	4 (17)	1 (4)
Non-TZ	83*3	6.2	4.1	48 (58)*1	40 (48)	17 (20)	5 (6)

*1 It is unknown if "extracapsular" extension includes anterior fibromuscular invasion in Van de Voorde's and Greene's studies
*2 McNeal only refers to anterior fibromuscular invasion. The frequency of "extracapsular" extension is not mentioned
*3 Index cases
*4 Not available

報告は臨床的に限局癌と考えられ根治的前立腺摘出術を施行した107例に基づいています（そのうちどの程度がstage Aなのかの記載はありません）。すべての標本はstep sectionが行われ、指標となる癌（index cancer）はもっとも大きい体積を持つ腫瘍と定義され、それぞれの癌の原発巣はTZ境界に対する腫瘍の位置により決められました（McNeal）。すなわち、腫瘍の大部分またはすべてがPZのなかに存在するときはindex cancerはPZ癌とし、TZを原発としないほかのすべての癌もPZ癌に含まれます。また、同様に腫瘍の大半あるいはすべてがTZに存在する場合はTZ癌とされました。その結果、83例（78%）がPZ（CZを含む）、24例（22%）がTZ由来と判定されました。index cancerの大きさに関しては両群で有意差を認めませんでしたが、Gleason scoreについてはPZ癌（6.2±1.0）がTZ癌（4.5±1.6）に比べ有意に高値を示しました（p<0.0001）。"被膜"外浸潤はPZ癌で58%（48/83）、TZ癌で33%（8/24）に認められました（"被膜"あるいは前面の線維筋層（fibromuscular stroma）のどちらに浸潤しているのかは記載がありません）。断端陽性はPZ癌で48%（40/83）、TZ癌で29%（7/24）にそれぞれ認められました。精嚢浸潤はPZ癌で20%（17/83）、TZ癌で17%（4/24）で認められました。TZおよびPZどちらの腫瘍も"被膜"外浸潤、精嚢浸潤、断端陽性の症例では限局例に比して腫瘍体積が大きい傾向にありました。骨盤リンパ節転移はPZ癌で6%（5/83）、TZ癌で4%（1/24）で認められました。

上記のデータは以下のように整理することができます。

最初に、TZ癌の生物学的特徴は主にそれらがどのように発見されたかによります。stage A症例はstage B症例に比べて腫瘍そのものが小さいことや、Gleason gradeが低いことから悪性度が低いといえます（McNeal）。また、TZは前立腺の中心に存在することから前面の線維筋層（anterior fibromuscular stroma）に浸潤しやすいのですが、"被膜"には浸潤しにくいと考えられます。

2つ目は、TZ癌は前立腺の内側に存在することからsextant針生検では通常発見されません。TZ癌が触知可能あるいは生検により発見されるのは、腫瘍が大きくなったときのみです。腫瘍が大きくなるにつれて周囲の構造を侵しやすくなります。しかしながら後方PZへの浸潤は、移行領域（transition boundary）が防壁となるため、前方に向かい前面の線維筋層（fibromuscular stroma）へ進展しやすいというわけです。TZ癌が"被膜"へ広がっていくことはまれですが（TZはPZと境界する小さな領域のみ"被膜"に覆われている）、大きくなるにしたがって"被膜"、さらに神経周囲のスペースに進展する可能性があります。

3つ目に、一般的にTZ癌はlow-gradeですが腫瘍が大きくなるにつれて（4ml以上）、high-gradeな部分を含むこともあります（Gleason grade 4 or 5, McNeal, 1990, 1992）。これらの大きな腫瘍は、たいていstage Bとして発見されるので、なぜそれらが悪性度がより高いのかは理解できます。このことはまさにVan de Voordeがindex tumorの22%がTZ癌と同定され、それらの容量の平均は5.3mlであり、PZ癌と同程度の悪性度を持つという話と一致すると思われます。

References

1. Jack GS, Cookson MS, Coffey CS, Vader V, Roberts RL, Chang SS, Smith Jr JA, Shappell SB. Pathological parameters of radial prostatectomy for clinical stages T1c versus T2 prostate adenocarcinoma: Decreased pathological stage and increased detection of transition zone tumors. J Urol, 168:519-524, 2002.
2. Greene DR, Egawa S, Neerhut G, Flanagan W, Wheeler TM, and Scardino PT. The distribution of residual cancer in radical prostatectomy specimens in stage A prostate cancer. J Urol 145:324-329, 1991.
3. McNeal JE, Redwine EA, Freiha ES, and Stamey TA. Zonal distribution of prostate adenocarcinoma. Correlation with histologic pattern and distribution of spread. Am J Surg Pathol 12:897-906, 1988.
4. McNeal JE, Villers AA, Redwine RA, Freiha FS, and Stamey TA. Histologic differentiation, cancer volume, and pelvic lymph node metastasis in adenocarcinoma of the prostate. Cancer 66:1225-1233, 1990.
5. McNeal JE. Cancer volume and site of origin of adenocarcinoma in the prostate: Relationship to local and distant spread. Hum Pathol, 23:258-266, 1992.
6. Van de Voorde WM, Van Poppel HP, Verbeken EK, Oyen RH, Baert LV, and Lauweryns JM. Morphologic and neuroendocrine features of adenocarcinoma arising in the transition zone and in the peripheral zone of the prostate. Mod Pathol 8:591-598, 1995.

Question 8

前立腺癌の全摘標本で、Gleason score 3+4と4+3では予後に違いがあるのでしょうか？ 針生検標本におけるGleason score 3+4と4+3とではどうでしょうか？

Answer

　Gleason score 3+4という診断はGleason grade 3の方がGleason grade 4よりも量的に優勢(>50%)ということを示しています。Gleason score 4+3ではGleason grade 4の方が優勢であることを意味します。臨床的限局性前立腺癌の患者において全摘標本の徹底的な検討をしてみると、Gleason score 4+3はGleason score 3+4よりも予後不良ですが、それには2つの理由が考えられます。

　第1に、Gleason score 4+3は有意に精嚢(seminal vesicle：SV)浸潤と骨盤内リンパ節転移と関連しますが、これらはいずれもよく知られた予後不良因子です。したがって進行期の癌患者では、Gleason score 4+3は独立した予後予測因子ではありません。

　第2の理由は、限局癌で精嚢浸潤やリンパ節転移のない患者では、Gleason score 4+3はPSA再発の有意な予測因子となることです。熟練した病理医によって診断された場合、Gleason score 7をGleason score 3+4と4+3に亜分類することは、予後予測の重要な情報となります。

　前立腺針生検(prostate needle core biopsy：PNB)においても、Gleason score 7をGleason score 3+4と4+3に亜分類することは、最終的な病理学的病期をある一定の確率で予測することはでき、Gleason score 7を3+4と4+3に分けることは臨床的に有用な情報を与えます。

Comments

　Gleason scoreは現在、前立腺癌の病理学的悪性度分類(grading)の標準的方法として、広く採用されています。多くの研究で、病気の進行を予測する際にGleason scoreは、腫瘍の大きさやステージ(精嚢浸潤やリンパ節転移例を除く)などの他の因子よりも有力因子になると結論しています(Epstein, 1993A, B)。

　Gleason score 7は、前立腺癌の中で最も多いグループです(Tefilli, Makarov)。その場合、3+4と4+3との2つが考えられますが、これら両者間で予後に違いがあるかどうか、という疑問が生じるわけです。

　Gleasonは、2つのpatternが共存する症例においては、生存率はprimary patternとsecondary patternから予測される生存率の中間にあるということを最初の研究において観察しました。そこで彼は2つのpatternを併記することにより、Gleason score systemを考案しました(Gleason, Herman)。

　Gleason score 7を3+4と4+3に亜分類するときに、考慮すべきいくつかの問題があります。

　第1に、診断を依頼された病理医はGleason score systemに十分精通していなければなりません。第2に、最終評価を左右する腫瘍体積の構成比の決定は、診断病理医の裁量に任されていることです。したがって、泌尿器科病理に特に関心のある者が病理診断することが望ましいのです。第3に、Gleason patternは予後に影響を与えると繰り返し報告されていますが、Gleason patternの体積比が「明らかに高い、または明らかに低い」場合を除いては、体積比のわずかな違い(例えば、50%以上か50%以下かなど)が最終的な予後に有意に影響しうるのかどうか疑問が生じます。例えば、もし80%がGleason pattern 4であれば、90%がGleason pattern 3である場合と比較して、明らかな差があるかもしれません。しかし、この量的比をテーマに比較した論文はありません。Epsteinグループ(Chan)は、全摘標本でpattern 4の比率を算定することは再現性に乏しいが、Gleason score 3+4と4+3を区別する(すなわち50%より多いか少ないか)ことは容易だろうと述べています。このテーマに関して発表された論文のいくつかを**Table 8-1**にまとめました。この種の研究ではよくあるのですが、評価法や報告の仕方は必ずしも同じではありませんので、絶対的比較は困難です。精嚢への浸潤や局所リンパ節転移は独立した危険因子として確立されているので、報告のあるものは、これら臓器への侵入を示す症例は除外して報告しました。

Table 8-1 Effect of Gleason score 3+4 versus 4+3 on various parameters including progression-free survival

Investigator groups	Total case No.	Organ confined (%)	ECE (%)	POS.SM (%)	SV POS. (%)	LN POS. (%)	Tumor vol.	Follow-up years (mean)	Outcome progression-free survival	Additional comments
Sakr	534[a]	*1991-1999	**2.0							
G3+4	356	178(50)	65(18)	95(27)	17(5)	1(<1)	***	2.9	p=0.0021 (organ-confined cases only, multivariate analysis)	Two uropathologists reviewed.
G4+3	178	59(33)	48(27)	31(17)	30(17)	10(6)	***			
		p=0.001	NS	NS	NS	p=0.003				
Chan	570[b]	*1982-1998	**4.1							
G3+4	458	162(35)	175[c](38)	NA	-	-	NA	4.0-4.6	overall, p<0.0001, univariate analysis risk of metastasis, p=0.002, independent of the surgical margin status and extent of extraprostatic extension	Supervised by a uropathologist. Positive SM is also significant by multivariate analysis.
G4+3	112	36(32)	59(53)	NA	-	-	NA			
		p=0.008	NS							
Lau	263[a]	*1986-1993	**2.0							
G3+4	174	97(56)	66(38)	74(43)	32(18)	5(3)	NA	7.1	p=0.02, univariate analysis, NS by multivariate analysis	Supervised by a uropathologist. Preoperative PSA, SV invasion, and tumor DNA ploidy are significant by multivariate analysis.
G4+3	89	29(33)	52(58)	43(48)	30(34)	11(12)	NA	6.7		
		p=0.001	p=0.001	NS	p=0.006	p=0.047				
Herman	823[a]	*1983-1997	**3.6							
G3+4	643	321(50)	322(50)	133(21)	87(14)	38(6)	NA	2.7	p<0.001, univariate analysis, NS by multivariate analysis	One pathologist reviewed. Preoperative PSA, ECE, positive SM, and lymph node metastasis are all significant by multivariate analysis.
G4+3	180	56(31)	124(69)	45(25)	52(29)	25(14)	NA			
		p=0.001	p=0.001	NS	p=0.001	p=0.001				

ECE: "extracapsular" extension, SM: surgical margin, SV: seminal vesicle, LN: lymph node, NA: not available, NS: not significant
a) Cases showing SV invasion and metastasis to lymph node included.
b) Cases showing SV and lymph node involvement not included.
c) So-called established extraprostatic extension (a greater degree of extension than focal extension) cases only considered.

* Period, cases collected
**Gleason score 3+4/4+3 ratio

***
	Tumor volume(ml)			
	0-2	2-4	4-10	≥10
G3+4	87(24)	126(35)	114(32)	29(8)
4+3	31(17)	49(28)	77(43)	21(11)

これら4つの報告にはいくつか共通した点があります。

第1は、Gleason pattern 3が優勢な症例がGleason pattern 4より多くみられたことです。しかし、報告された両者の比はまちまちです（この問題については後に論じます）。第2にGleason score 4+3の症例では"被膜"外進展、精囊浸潤、リンパ節転移の頻度が明らかに高いということです。

Wayne州立大学（デトロイト）のSakrらは、精囊浸潤とリンパ節転移を含む534例を比較検討しています。全般的にいえば、Gleason score 4+3症例ではGleason score 3+4症例に比べてPSA再発率が高くなっています（p=0.0067）。他のすべての因子を含む多変量解析では、Gleason pattern 4はPSA再発の有意な因子ではありませんでした（p=0.42）。しかし、限局癌だけでみると、術前PSA値、年齢、人種、腫瘍体積などを考慮しても、Gleason score 4+3がGleason score 3+4に比べて生存率

Actuarial risk of progression in men with Gleason score 3+4 and 4+3 tumors without lymph node or seminal vesicle involvement

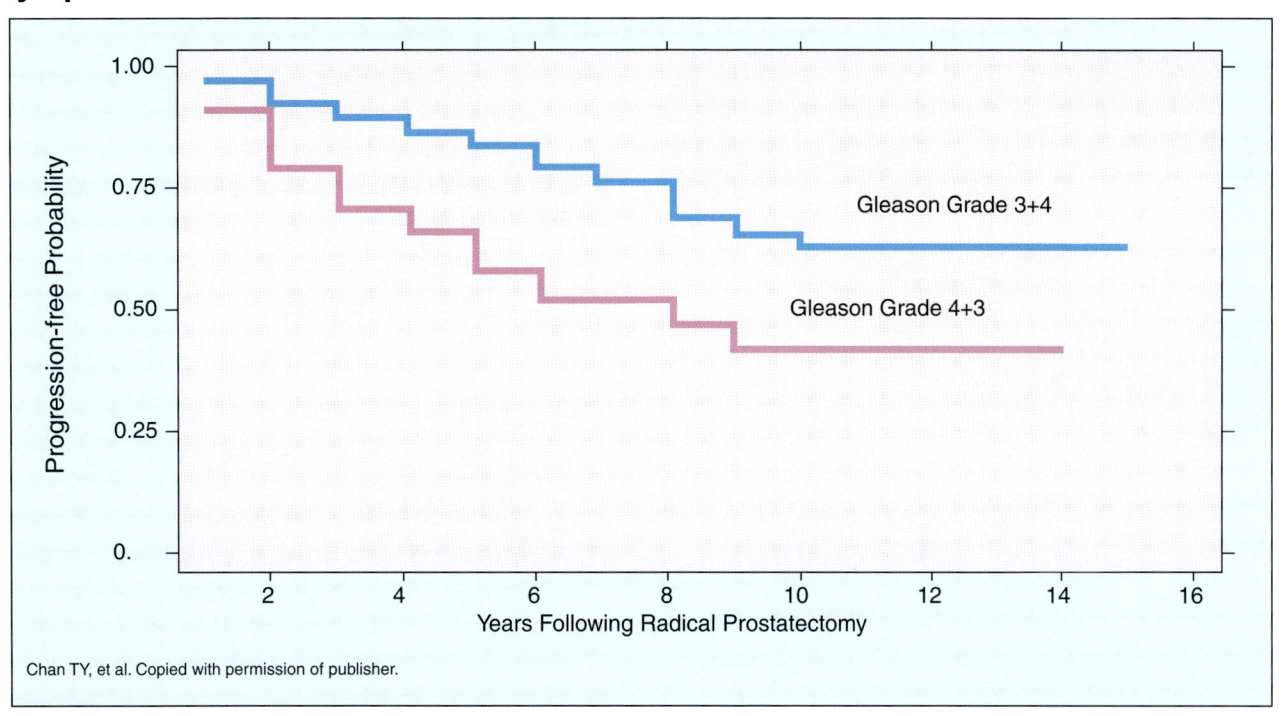

Chan TY, et al. Copied with permission of publisher.

Fig. 8-1
リンパ節転移や精嚢浸潤のないGleason score 3+4と4+3 腫瘍症例の病気進行のリスク（Chanらのfig.1より、許可のうえ、転載）。

（p=0.012）およびPSA再発（p=0.0021）の有意な予測因子でした。

　Johns Hopkins大学のChanらは、Gleason pattern 5の領域がなく、しかも精嚢浸潤、あるいはリンパ節転移を認めない症例のみを解析しました。広域にわたるGleason score 3+4と4+3のKaplan-Meier法による非進行生存率を**Fig. 8-1**に示します。単変量解析でGleason score 3+4と4+3との間に、予後において明らかな差が認められています（p＜0.0001）。また、Gleason score 4+3は、stageおよび切除縁の状態に関係なく、進行のリスクが高くなっています（p＜0.001）。

　多変量解析でも、切除断端（p<0.0001）と"被膜"外進展（p=0.015）は進行を予測する因子でした（このことは同グループの他の研究でも、すでに示されています）。Gleason score 4+3は切除断端や"被膜"外進展とは関係なく、転移性病変のリスクを増大することが示されました（p=0.002）。以上、重要なのは、精嚢浸潤あるいはリンパ節転移を認めない患者については、Gleason score 3+4と4+3を区別することは、患者の予後を予測するうえで意味があるということです。一方、切除断端所見や"被膜"外進展も、同様に重要な独立した予後予測因子なのです。

　Mayoグループ（Lau）により報告された研究では、臨床的に限局性前立腺癌の診断で手術されたpT2, Gleason score 7の263例を対象としています。Gleason score 4+3の前立腺では、3+4のものより高い頻度で精嚢浸潤（34% vs 18%, p=0.006）、より高いstage（pT3；55% vs 41%, p=0.035）、リンパ節転移（12% vs 3%, p=0.047）、前立腺外進展（58% vs 38%, p=0.001）がみられ、また有意に高いPSA中央値（13.5 vs 9.0 ng/ml, p<0.001）を示しました。

　全体の単変量解析では、Gleason score 4+3群はGleason score 3+4群に比べて、非進行生存期間は短くなっています。しかし、多変量解析をしてみると独立した予後予測因子ではなく、術前PSA値（p<0.001）、精嚢浸潤（p<0.001）、DNA ploidy（p=0.002）だけが、非進行生存率と有意に関連していました。そこで彼らは、Gleason score 4+3とGleason score 3+4は、病理学的パラメーターおよび予後の点で異なったものであるが、primary Gleason patternはこれまであげた既知の予後因子にさらなる情報をもたらすものではない、と結論づけています。

　最後に、Baylor医科大学のHermanらは、精嚢浸潤や

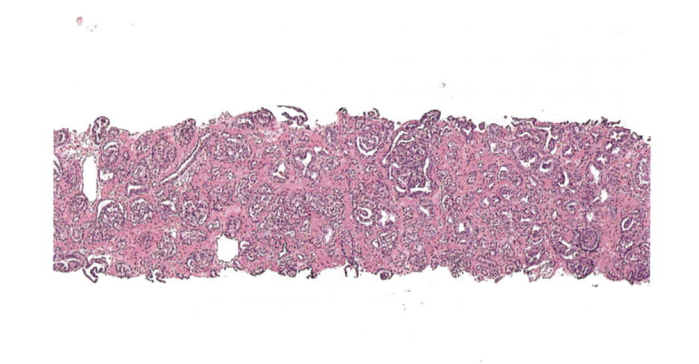

Fig. 8-2
PNBにおけるGleason score 4+3腺癌。この3.8×0.8mmの癌病巣は、主にpattern4癌(60%)から構成されており、残りはpattern3癌(40%)である。両タイプが複雑に混在して、比率の判定を困難にしていることに注意。

リンパ節転移例を含めた823例(pT2 およびpT3a, bのそれぞれの数は明記されていない)について報告しています。彼らも、Mayoグループと同じ結論に到達しています。すなわち、Gleason score 4+3群とGleason score 3+4群には非進行生存率に有意な差があったが、primary Gleason patternは術前PSA値、精嚢浸潤、リンパ節転移、腫瘍体積、切除断端所見を考慮すると独立した予後因子にはならない、ということです。

最近、Rubinらは、1994年から2002年に行われた前立腺全摘1613例を検討し、病期診断精度をかなり改善できる(ROC曲線下面積=0.817)[1]という理由から、Gleason score 3+4はGleason score 4+3とは区別することを推奨しています。

Table 8-1をみると、Gleason score 4+3群と3+4群と診断された症例数比には、顕著な差があります。Gleason score 7に属する患者構成が施設間で異なるとは考えにくいので、比率の違いを説明する根拠として考えられるのは、第1に診断が個々の病理医にまかされているのか、それとも泌尿器科専門の病理医によってなされているのか、第2に、前立腺摘除症例の選択に相違があるのかという点です。

いずれにしても、この比率に大きなばらつきがあることは、専門家の手によっても腫瘍体積比を評価することの難しさを示しているようです。この比率の大きなばらつきにもかかわらず、ステージや外科的断端所見についての病理学的パラメーターの結果に影響しないことはいささか不思議です。このことは、Gleason score 7を2つのカテゴリーに分けることが、病理学的パラメーターを評価するうえで効果的であることを示しています。

前立腺針生検(PNB)におけるGleason score 3+4と4+3の違い

さて、次にPNBにおけるGleason score 3+4と4+3の意義について検討します(**Fig. 8-2**)。

このテーマについての報告は多くありません。問題の1つは、癌を含む生検コア内でどのようにpattern 4と3を評価するかということにあります。それぞれのpatternの生検コア数を重視すべきでしょうか?もしも、両patternが1つの病巣で混じり合うように存在する場合、どのようにその比率を算定するのでしょうか?このように難しい問題を抱えていますが、Johns Hopkinsのグループは、多数の症例に基づく検討を報告しています。PNBでGleason score 7の537例を、389例の3+4と148例の4+3に二分しました(Makarov)。この研究では、2つのpatternの全体的比率が算定されています。ほかの因子として考慮されたのは、術前PSA、癌陽性生検コア数、年齢、直腸診所見などです。これらを、全摘標本の病理学的所見(臓器限局癌、局所または広範前立腺外進展、精嚢またはリンパ節への進展)、最終的Gleason score、切除断端陽性の予測因子として検討しました。

病理学的病期と有意な関連があったのは、術前PSA ($p<0.001$)、Gleason score 4+3 ($p=0.016$)、直腸診異常 ($p<0.001$)、3本以上の陽性生検コア ($p=0.016$)でした。他の臨床所見や陽性生検コア数を含む生検病理所見を考慮に入れた後でも、生検内の腫瘍をGleason score 3+4とするか4+3とするは、最終的に病理学的病期に影響するわけで、病理学的病期を予測するノモグラムを将来作るとき、Gleason score 3+4と4+3のグループを分けて検討するほうがメリットがあるだろうと結論しています。

以上の研究から言えることは、まず、Gleason score 4+3腫瘍は、Gleason score 3+4腫瘍よりも予後不良な結果をもたらします。なぜならば、前者は、予後不良因子として知られる精嚢浸潤とリンパ節転移の頻度に有意に関係しているからです。したがって、このような進行癌では、Gleason score 4+3は独立した予後予測因子にはな

---

[1] ROC (receiver operating characteristics) は、統計解析手法の1つです。ROC曲線下面積は診断精度の指標で、大きければ大きいほど(つまり100%に近いほど)優れた診断法であることを意味します。

りません。

　一方、精嚢浸潤やリンパ節転移のない症例に限定して検討すれば、Gleason score 4+3はPSA再発の有意な予測因子となります。PNBにおいては、Gleason score 7を3+4と4+3に分けることは、前立腺の最終Gleason scoreを予測することに役立ちますが、確実ではありません。

　筆者らは、以下のように結論したいと思います。生検摘出標本でGleason score 4+3とGleason score 3+4に分類することは、もし適切に診断されたならば、有用な情報を提供することでしょう。特に、精嚢浸潤やリンパ節転移の頻度の違いを示しているのです。しかしながら生検におけるGleason score 3+4とGleason score 4+3の感度と特異度には、なお問題があり、さらなるデータが必要です。

References

1. Epstein JI, Carmichael M, Partin AW, and Walsh PC. Is tumor volume an independent predictor of progression following radical prostatectomy? A multivariate analysis of 185 clinical stage B adenocarcinoma of the prostate with 5 years of follow up. J Urol, 149 : 1478-1481,1993A.
2. Epstein JI, Pizov G, and Walsh PC. Correlation of pathologic findings with progression after radical retropubic prostatectomy. Cancer, 71: 3582-3593, 1993B.
3. Tefilli MV, Gheiler EL, Tiguert G, Sakr W, Grignon DJ, Banerjee M, Pontes JE, and Wood DP. Should Gleason score 7 prostate cancer be considered a unique grade category? Urology, 53: 372-377, 1999.
4. Makarov DV, Sanderson H, Partin AW, and Epstein JI. Gleason score 7 prostate cancer on needle biopsy: is the prognostic difference in Gleason score 4+3 and 3+4 independent of the number of involved cores? J Urol, 167: 2440-2442, 2002.
5. Gleason DF. Histologic grading and staging of prostate cancer. In: Tannenbaum M. ed. Urologic Pathology: The Prostate. Philadelphia: Lea and Fabiger, 171-198, 1977.
6. Herman CM, Kattan MW, Ohori M, Scardino PT, and Wheeler TM. Primary Gleason pattern as a predictor of disease progression in Gleason score 7 prostate cancer. A multivariate analysis of 823 men treated with radical prostatecomy. Am J Surg Pathol, 25: 657-660, 2001.
7. Chan TY, Partin AW, Walsh PC, and Epstein JI. Prognostic significance of Gleason score 3+4 versus Gleason score 4+3 tumor at radical prostatectomy. Urology, 56: 823-827, 2000.
8. Sakr WA, Tefilli MV, Grignon DJ, Banerjee M, Dey J, Gheiler EI, Tiguert R, Powell IJ, and Wood Jr DP. Gleason score 7 prostate cancer: A heterogeneous entity? Correlation with pathologic parameters and disease-free survival. Urology, 56: 730-734, 2000.
9. Lau WK, Blute ML, Bostwick DG, Weaver AL, Sebo TJ, and Zincke H. Prognostic factor for survival of patients with pathological Gleason score 7 prostate cancer: difference in outcome between primary Gleason grades 3 and 4. J Urol, 166: 1692-1697, 2001.
10. Rubin MA, Dash A, Wei JY, Dunn R, and Sanda MG. Prostate cancer staging: Recommendation for modifying pathology staging system based on accuracy in reflecting prognosis. Mod Pathol, 17 (suppl):174A, 2004.

Question 9

限局性前立腺癌に対する前立腺全摘術においては、癌の"被膜"外進展があって切除断端が陽性であれば、病気進行の重大なリスクになることが知られています。
では、癌病変のある前立腺実質に偶然切り込んで切除断端陽性となった場合のリスクはどうですか？

■ Answer

日常診療において切除断端陽性が疑われるのは、次の3つの状況が考えられます。1つは癌組織が前立腺外に進展し、インクで目印された前立腺周囲組織に達している場合、2つ目は癌病変のある前立腺実質に偶然切り込んでしまって生じる場合（Fig. 9-1A, B）、3つ目は「どちらともいえない」断端陽性で、これは切除標本の表面組織が破壊され、結果的に腫瘍がインク色どられているときです（Epstein）。最後の状況は、前記2つのどちらの場合でも起こりえます。

このように、偶然に生じる外科的切除断端陽性が、病気進行にどのように影響するのかについて論じた論文をいくつかみつけることができます。それら全ての論文で、臨床的に限局癌である場合、偶然に作られた（すなわち外科的に切り込まれて生じた）切除断端陽性は病気進行にあまり悪い影響はない、と結論しています。しかし、これらの結論については、さらなる検討が必要です。なぜなら、これらの結論は異なった標本処理法、いろいろな診断基準、観察期間が比較的短期間であるなどの問題を抱えているからです。

■ Comments

外科的切除断端陽性は、腫瘍細胞がインク縁に接している状態と定義されます。これは、次の3つの条件下で起こります。

1つは、腫瘍が「前立腺」外に進展していて切除断端に達している場合です。これは、前立腺の"被膜"が確認される部位のみに当てはまります（前立腺尖部および底部を除く、ほとんどの前立腺後外側部。このテーマについて考察しているQuestion 1を参照）。前方1/3は全長にわたり"被膜"がなく、その代わり厚い線維性筋膜に覆われています。尖部では"被膜"を同定することは困難です（このテーマについてはQuestion 3を参照）。

最近のコンセンサス会議で、この「被膜外」進展の問題を避けるために、「前立腺外」進展（extraprostatic extension：EPE）という言葉が承認されました（Sakr）。癌組織が前立腺境界あるいは"被膜"を越えているものは、EPEと診断します（Bostwick）。この考え方からすると、EPEと思われる場合は以下の3つの状況が考えられます。

(1) 癌が脂肪組織内にあるとき（前立腺周囲のどの部分に

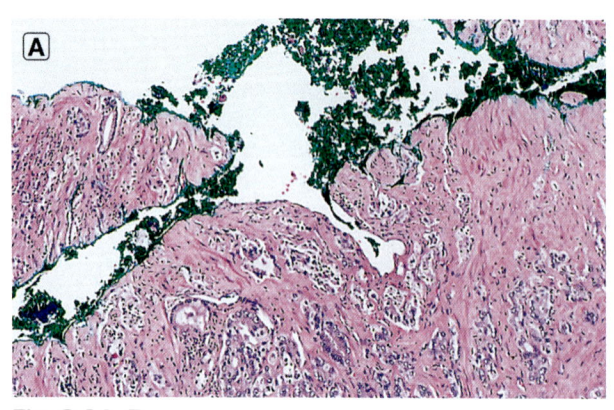

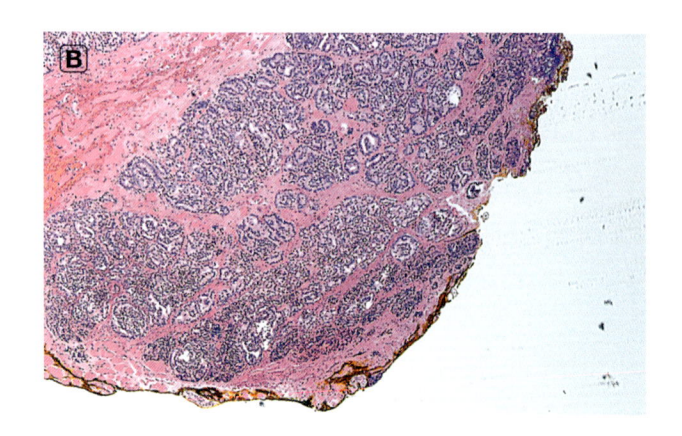

Fig. 9-1A, B
A：前立腺全摘術切片の中等度拡大図。Gleason score 4+3癌が浸潤した平滑筋組織が含まれる。切除断端には"被膜"組織がなく、癌組織がインク（緑色）のついた断端に露出されている（医原性による断端陽性）。
B：尖部前面の断端陽性のGleason score 4+4癌。黄色の色素が腺癌組織に付着している。

も当てはまります）。

(2) 癌が線維性筋組織内にあるとき（前方や尖部に当てはまります）。

(3) 癌がインクの付いた前立腺組織内にあるとき。

この最後の切除断端は、術者が剥離面を前立腺内に切開してしまったときに生じます。この偶然の剥離面の切開は前立腺のどの部位でも起こりえますが、ほとんどの場合、"被膜"をはっきりと同定できない前立腺尖部で起こります。この病巣部位では、癌が前立腺外に出ている可能性もありますが、最近のコンセンサス会議では、これらの病巣はT3よりもT2と考えるべきである（Bostwick）という意見で一致をみました。

EPEは尖部で最も多く発生することから、外科的切り込みによって生じる断端陽性の意義を明らかにすることが強く望まれます。Watsonら（Solowayグループ）の報告は、前立腺全摘術およびリンパ節摘出術が行われた215例の局所前立腺癌患者に、尖部と膀胱頸部は切り離し、前額面に垂直に切片を作成しています。残りの標本は2～3mm間隔での水平連続切片としました（**Fig. 9-2**のA-1, A-2）。外科的切除断端陽性はインクに接して腫瘍細胞が存在すること、と定義しました。断端陽性は73人の患者に認められました。断端陽性患者の34％と陰性患者の7％に癌の進行がみられました。断端陽性を認めた全99か所のうち、40か所は尖部でした。彼らの研究における「どちらともいえない」断端陽性とは、切り込みによって生じた断端陽性と同義で使われており、「前立腺周囲組織がないままで（この部位では"被膜内"の前立腺に切り込んだことが推定される）インクに腫瘍細胞が接していること」と定義しました。切り込みにより生じた断端陽性は9例あり、そのうち6例は尖部にみられました。この9例中2例に癌の進行を認めました。断端陽性症例を多変量解析してみると、腫瘍体積とGleason scoreのみが有意な予後因子でした。

Scardinoのグループのohoriらは、1人の泌尿器科医により前立腺全摘術およびリンパ節摘出術を施行された478人の限局性前立腺癌患者について報告しました。前立腺は、連続切片として全体が検索されています。尖部の横断切片は、縦に放射状に切られ、パイの形に切片が作成されています（**Fig. 9-2**のB）。すべての検体は、1人の泌尿器科病理専門医によって検査されました。リンパ節転移および精嚢浸潤があった例を除くと、56人で断端陽性でした。前立腺周囲組織のみられない所で断端陽性の場合、それは「前立腺に限局した癌における断端陽性であり、切除面が前立腺"被膜"内に入ったことを意味する」と定義されました（Rosen）。このような例が23例ありました（部位は明記されていません）。これらの症例では、5年時点で癌が進行したものはありませんでした。一方、"被膜"外進展を伴う断端陽性例では、41％が進行していました（p<0.03）。このデータは印象的ですが、いくつかの問題が残ります。第1に、この曖昧な断端陽性例で、腫瘍が前立腺に限局していると結論する根拠の問題です。第2に、"被膜"がはっきりわからない尖部に"被膜"という言葉を使用しているのも不適切です。論文中には、断端陽性部位についての記載がありませんが、切り込みによって生じる断端陽性のほとんどは尖部だと考えるのが妥当でしょう。

Mayoグループ（Cheng）による報告は、精嚢およびリンパ節に浸潤のない377人の前立腺全摘例に基づいています。尖部と底部は、矢状面に平行（parasaggital plane）3～5mm間隔で連続切片が作成されています（**Fig. 9-2**のA-1）。腫瘍が前立腺周囲組織に進展している場合、「被膜外」進展（extracapsular extension）の代わりに「前立腺外」進展（extraprostatic extension：EPE）という言葉が使われました。前立腺に偶然切り込んだために起こる断端陽性をEPE－/SM＋（surgical margin＋）と定義しました。全体で109例（29％）の断端陽性があり、そのうち72人（19％）で尖部に断端陽性を認めました。部位別のEPE－/SM＋の数は記載されていません。5年非進行生存率は、**Table 9-1**の通りです。EPE－/SM＋群の生存率は、EPE－/SM－群やEPE＋/SM－群に比較して有意な違いはありませんでした。しかし、全体として比較す

Table 9-1 **The 5-year progression-free survival of 377 patients with various surgical margin status in radical prostatectomy specimens** (Extracted from Cheng et al.)

Margin category	N(%)	5-year progression-free survival (%)
EPE-/SM+	72(19)	78
EPE+/SM-	53(14)	90
EPE+/SM+	37(10)	55
EPE-/SM-	215(57)	90

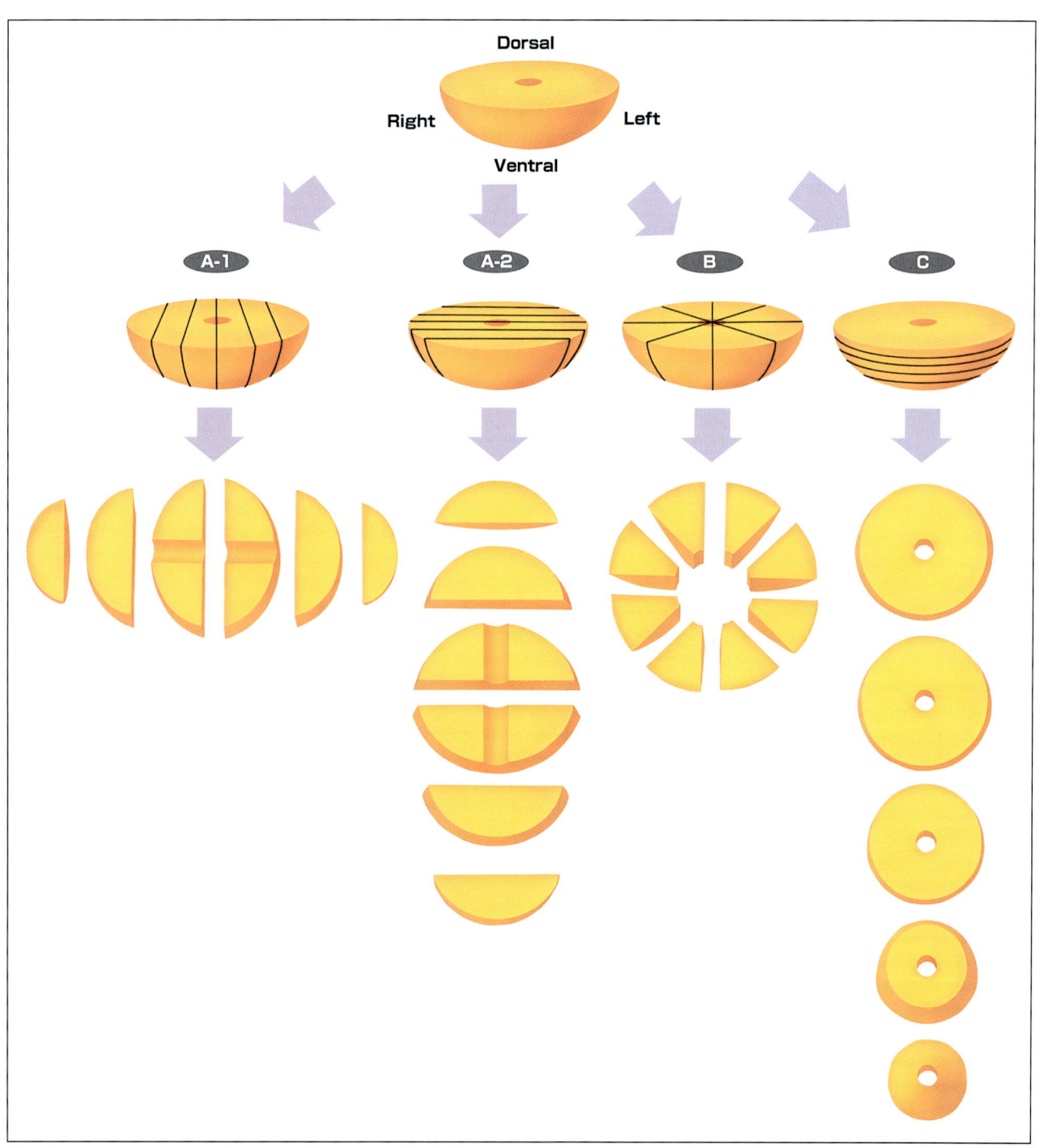

Fig. 9-2
前立腺全摘標本の尖部標本を作製する方法を示す模式図。いくつかの断片に切り出した後に、それらを検索しようとする面を下にして横方向に包埋する。そうすることで、この面から組織検査のための切片が得られる。

ると、断端陽性群と陰性群との間に有意な違いがみられました（p<0.001）。他の研究と同様に、EPE − /SM＋群は定義のあいまいなグループです。これらの中で、実際どのくらいが臓器限局例であったのかはわかりません。

　Johns Hopkinsのグループに、外科的切り込みで生じた断端陽性例に関連して2つの報告があります（Epstein，Barocas）。"被膜"穿通は腫瘍が前立腺外の周囲軟組織まで進展していること、と定義されています。"被膜"穿通は、少数の腺癌が前立腺を越えて存在している場合（限局性"被膜"外進展）と、より広域にわたって進展している場合（明確な"被膜"外進展）に分けられました。どちらともいえない切除断端とは、前立腺表面が破壊されており、インクが腫瘍を染めている場合です。底部や尖部の標本作製方法は他のグループとは異なり、中央を尿道が貫通する横断面として取りました（**Fig. 9-2**のC）。この方法だと、腫瘍細胞がインク縁にあるときは周囲の断端陽性

はすぐに判別可能ですが、最尖部の断端はわかりません。したがって、彼らの報告では、遠位薄切法による切除端は以下のような場合に断端陽性としました。
(1) 遠位端が良性前立腺組織を含まない骨格筋からなり、そこに少しでも腫瘍が存在する場合。
(2) 遠位端に非腫瘍性の前立腺組織があり、加えて少しでもhigh-grade腫瘍がある場合。
(3) 遠位端に非腫瘍性の前立腺組織があり、加えてgradeにかかわらず広範に腫瘍が存在する場合。

「どちらともいえない」（曖昧な）断端陽性は、遠位端に非腫瘍性前立腺組織があり、low-gradeの腺癌がわずかにあるときとしました。遠位端に腫瘍がないときは、断端陰性と診断されました。彼らのとった方法は断端検索には、あまり望ましいものではありませんが、このような潜在的な問題があることを念頭においたうえで、Epsteinらのデータを解釈してみます。507の前立腺のうち42で遠位端のみが"曖昧な"断端陽性でした。遠位断端陽性の曖昧な症例では、遠位端が陽性または陰性のいずれの症例と比較しても、癌進行率に差がみられませんでした。Kaplan-Meier曲線に基づいて彼らは、曖昧な遠位端陽性の病期進行率は断端陰性患者により近いと推察しています。

反対に507人中44人（9%）では、他の部位で"被膜"での切除断端がどちらともいえない曖昧なものでした。これら曖昧な断端陽性の症例は、"被膜"断端陽性症例と変わらない病期進行率でした。一方、曖昧な断端陽性の症例は、"被膜"断端陰性例に比較して有意に高い病期進行率を示しました（p=0.0072）。病期進行を局所再発の観点からみると、曖昧な断端症例は断端陽性症例と異ならず、断端陰性例とは有意な違いがみられました（p=0.007）。

同じグループのBarocasらの研究は、92人を対象としたものです。対象となった前立腺は、"被膜"切り込み（"capsular" incision：CI）があったと判断された症例です。CIとは、手術時に前立腺への切り込みがあり、前立腺外進展やその他の前立腺外癌病変を認めず良性または悪性の前立腺組織がインク縁に露出された症例と定義されてました。CIの部位は記載されていません。前立腺標本各例について、完全な臓器限局性癌（E－M－）、前立腺外進展を伴う切除断端陰性（E+M－）、前立腺外進展を伴う切除断端陽性（E+M+）症例にマッチングさせて検討しています。

実測3年非進行率はCI群で87.8%、E－M－群で96.4%、E+M－群で91.3%、E+M+群で73.9%でした。CI群とE+M+群とでは有意な差があります（p<0.01）。他の群とCI群では、有意差は認められませんでした。切り込んだ組織が良性か悪性かでは、結果に差は認められませんでした。彼らは、CI部位が良性か悪性組織のいかんにかかわらず、CI存在のみの症例では前立腺外進展による断端陽性と比較し、早期再発率は有意に低いと結論づけました。ただし、追跡期間が短いので（最低6か月で平均30か月）、さらに長期の観察が必要であると補足しています。

外科的切り込みによって生じる切除断端陽性に関する議論は、問題を抱え、定義から明らかなように、癌を含む前立腺組織が患者側に残っている可能性があり、多くの研究グループの想定に反して、腫瘍が前立腺外に進展していないかどうかは不明です。これらの未解決の問題にもかかわらず、これまで研究の対象となった症例は問題なく生存しており、病気進行率が臓器限局性癌のそれと相違がないというのは興味深いことです。

以上のことは、取り残された腫瘍組織が剥離操作中に破壊されたことを意味するのでしょうか？　あるいは、このような残存腫瘍は、前立腺外に進展した腫瘍に比べて長期間休止状態にあるのでしょうか？　あるいは、手術時の切り込みで残存した腫瘍は異なった生物学的特性を持ち、それが臨床的に明らかになるまでにきわめて長期間の追跡を必要とするのでしょうか？

切除断端陽性が尖部に最も多いことは注目に値します。尖部は、筆者らが繰り返し指摘してきたように、"被膜"を明瞭に定義できない部位なのです。筆者らの観察では、被膜は尖部終端付近までみられました。もし、この見解が将来確認されれば、筆者ら手術方法を改良して尖部の被膜構造を含めて前立腺を完全に切除するように泌尿器科医に勧告しなければなりません。そのように切除された前立腺においてのみ、正確に癌の広がりを決定することができるわけです。

ここで簡単に、適切な前立腺尖部断端の検査法について触れたいと思います（**Fig. 9-2**）。すでに述べたように、顕微鏡的検査のための組織の取り扱い方として、3つの方法が報告されています。最もよく使われているのは、前

立腺尖部を傍矢状断または前額断方向で切り出して、多数の切片を作成する方法です（**Fig. 9-2**のA-1, A-2）。このやり方では、外側（または腹側／背側）の切片の検索が不十分になります。2番目は、尖部を時計回りに、放射状に切り出す方法です（**Fig. 9-2**のB）。これは、子宮頸部の円錐切除標本の検査に用いられる方法です。3つの中では理論的には最良の方法ですが、ブロックが三角形のために各切片の中心部分（すなわち、尿道遠位断端）が組織切片として十分には検索できない危険性があります。この問題を避けるためには、すべての切片を検索しようとする面を下にしてしっかりと固定すること、そしてパラフィンブロックの切り出しを深くして尿道断端組織を紛失させることのないように病理検査士を指導することが大切です。3番目の方法としては、尖部のスタンプを一塊として包埋し、組織検索のための多数の連続切片を作るやり方があります（**Fig. 9-2**のC）。パラフィンブロックを徹底的に最後まで切り出す努力を払わなければ、尖部断端の検索は不十分なものとなるでしょう。それぞれの検査室が、最もやりやすい方法を選択すべきでしょう。

　文献上で報告されたデータに基づいて、切り込みで生じた断端陽性は予後に悪い影響を及ぼしていないようだ、と筆者らは結論します。これは患者にとって一応朗報ですが、最終的な答えを得るには、より長期の追跡が必要です。広範囲の切除と前立腺尖部の完全な摘出が可能になれば、病理学的検索が最終的な答えを導き出してくれることでしょう。

References

1. Epstein JI, Pizov G, and Walsh PC. Correlation of pathologic findings with progression after radical retropubic prostatectomy. Cancer, 71: 3583-3593, 1993.
2. Sakr WA, Wheeler TM, Blute M, Bodo M, Callee-Rodrique R, Henson DE, Mostofi FK, Seiffert J, Wojno K, and Zincke H. International consultation on prostatic intraepithelial neoplasia and pathologic staging of prostate cancer. Work group 2. Staging and reporting of prostate cancer-sampling of radical prostatectomy specimen. Cancer, 78: 366-368, 1996.
3. Barocas DA, Han M, Epstein JI, Chan DY, Trock BJ, Walsh PC, and Partin AW. Does capsular incision at radical retropubic prostatectomy affect disease-free survival in otherwise organ-confined prostate cancer? Urology, 58: 746-751, 2001.
4. Cheng L, Darson MF, Bergstrahl EJ, Slezak J, Meyers RP, and Bostwick DG. Cancer, 86: 1775-1782, 1999.
5. Watson RB, Civantos F, and Soloway MS. Positive margins with radical prostatectomy: detailed pathological analysis and prognosis. Urology, 48: 80-90, 1996.
6. Bostwick DG. Staging prostate cancer-1997: current methods and limitation. Eur Urol, 32 (suppl): 2-14, 1997.
7. Ohori M, Wheeler TM, Kattan MW, Goto Y, and Scardino PT. Prognostic significance of positive surgical margins in radical prostatectomy specimens. J Urol, 154: 1818-1824, 1995.
8. Rosen MA, Goldstone L, Lapin S, Wheeler T, and Scardino PT. Frequency and location of extracapsular extension and positive surgical margins in radical prostatectomy specimens. J Urol, 148: 331-337, 1992.

Question 10

前立腺癌における神経内分泌細胞とは何ですか？　この神経内分泌細胞は何に由来するのですか？　前立腺癌における神経内分泌分化の臨床的意義は何ですか？

■ Answer

　神経内分泌細胞は前立腺基底細胞、分泌・円柱細胞に加え、第3の前立腺上皮細胞です。前立腺癌における神経内分泌細胞は前立腺癌細胞またはその基幹細胞由来と考えられます。

　神経内分泌（neuroendocrine：NE）の表現型を伴った前立腺癌には2つの型があります。1つは、全体がNEタイプの悪性腫瘍細胞よりなるもの、2つ目は、通常の前立腺癌の形態ではありますが、その構成要素としてNE分化腫瘍細胞を伴っているものです。

　最初のタイプとしては小細胞癌、カルチノイド、カルチノイド様悪性上皮腫瘍があります。これらは全て悪性の臨床像を示します。ただし、まれな癌です。後者のタイプは普遍的にみられる癌であり、通常のタイプの前立腺癌でNE細胞をさまざまな割合で含んでいるものです。NE細胞はヘマトキシリンエオジン染色標本で認識することはできませんが、NEマーカーによる組織化学染色や免疫組織化学染色により認識することができます。

　さらに以上2つのタイプの複合型が存在します。これは、原発巣あるいは転移巣において、通常の前立腺癌成分と小細胞癌成分から構成される複合腫瘍です。このような多様性は時間軸上で連続して現れる場合もあり、初発時は通常型の癌でも再発時に複合型のNE癌としてみられる場合もあります（di Sant'Agnese, 1992）。このようにして出てくる異型も、その生物学的悪性度においては純粋なNE癌（小細胞癌）と同じです。

　通常の腺癌に含まれるNE細胞の数は、ホルモン療法後に増加する可能性があります。これはおそらく、アンドロゲンレセプター陰性細胞のサブクローンからの転換が、ホルモン療法中に起こるものと考えます。NE分化の予後的意義については、いまだに議論が分かれるところです。ある研究では予後が悪いとされ、他方では予後に影響しないという報告があります。ホルモン療法後に死亡した症例の剖検を用いた最近の研究では、転移病巣でのNE細胞分化の程度は症例によっても、骨転移部位によっても大変多様であることが示されています。これは、NE細胞が周辺の非内分泌癌に対してparacrine様の役割を果たしている可能性のあることを示唆していますが、現時点で得られるデータからは、その作用は小規模と考えられアンドロゲン非依存性発育には他のメカニズムが関与している可能性が高いと思われます。

■ Comments

　これから述べる内容は、通常の前立腺癌にみられる神経内分泌（NE）細胞についての議論に限定いたします。

NE細胞とは？

　まず、NE細胞の分化と機能全般に興味をもたれる諸兄諸姉は、Taupenotらの総説論文を読まれることを強くお勧めします。

　前立腺には、endocrine/paracrine（EP）細胞、NE細胞、APUD（amine-precursor-uptake-and-decarboxylation）細胞など種々の名前で呼ばれる一連の細胞群があり、その存在は1940年代から知られており、（di Sant'Agnese, 1984）、鍍銀染色（argyrophil and argentaffin stains）や、最近では免疫組織学的染色によって認識されます。その細胞は正常の前立腺にだけでなく、前立腺肥大症やほとんどの前立腺癌でも認められます。

　最近では、高度なNE細胞分化を示す細胞がホルモン療法後も生き残るのかもしれないという見地から、前立腺癌におけるNE細胞分化に大きな関心が寄せられています。これまでの文献はNE分化、腫瘍の進展、アンドロゲン非依存性前立腺癌の関連を示唆しています（Abrahamsson, Kadmon）。

NE細胞は正常前立腺のどこに存在し、どのようにみえるのか？

　ほとんどのNE細胞は、腺房と腺管の上皮の基部に存

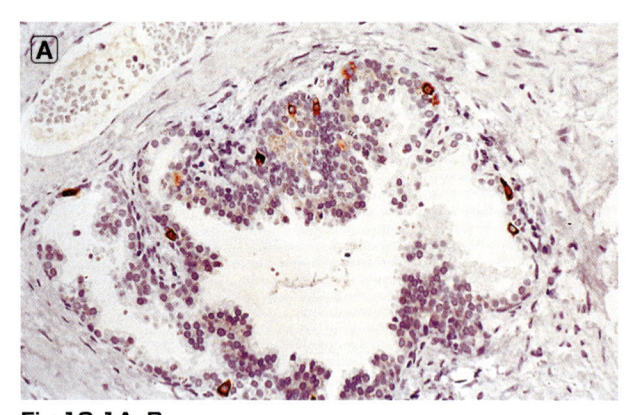

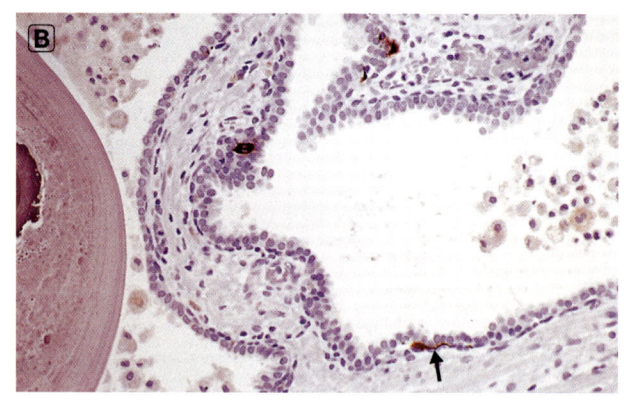

Fig.10-1A, B
Chromogranin A(chrA)陽性細胞が腺房内に散見される(茶褐色の細胞)。これらの細胞のほとんどは、基底細胞層付近で基底細胞と分泌円柱細胞との間に存在する。BではchrA陽性の樹状細胞に注目(矢印)。

在し(**Fig.10-1A, B**)、腺房より腺管により豊富にみられます(di Sant'Agnese,1985, 1995, Noordzij)。

NE細胞には2つのタイプがあります。1つは閉鎖型(closed type)とでも呼ぶべきもので、このタイプの細胞は管腔に接していません。この細胞の大部分は、近隣の上皮細胞の間にいくつもの樹状突起を伸ばしています(**Fig.10-1B、矢印**)。少数の一部の細胞は開放型(opentype)と呼べるもので管腔に開いています。NE細胞は肥大結節よりは、正常または萎縮前立腺に多く存在します(di Sant'Agnese, 1984)。電子顕微鏡では、これらの細胞はいろいろな大きさや形の顆粒を多く有しています(di Sant'Agnese, 1984, 1992)。

正常NE細胞の機能は何か？

NE細胞の主要産物はクロモグラニンA(chromograninA, chrA)です。これは、内分泌細胞と神経の分泌顆粒にみられる酸性分泌蛋白ファミリーのひとつであり、他の種々のペプタイドホルモンや神経ペプタイドとともに貯蔵されています(Abrahamsson)。chrAはホルモン前駆体として産生され、endopeptidaseによる蛋白分解の結果、活性ペプチドとなり、autocrine、paracrine、endocrineの活性を有します(詳細については、Taupenotの論文のTable 2とFig.3を参照)。

その他の前立腺NE細胞の分泌産物でマーカーとして使われるのは、セロトニン(5-hydroxytryptamine, トリプトファン由来の生物活性アミン)やneuron-specific enolase(糖分解酵素であるenolaseのアイソエンザイム)があります。

前立腺におけるNE細胞の機能は不明ですが、呼吸器・消化器系や膵臓におけるNE細胞の機能から類推すると、前立腺の成長・分化と分泌過程の恒常性調節のいずれにおいても欠くことができないもののようです(Abrahamsson)。

正常前立腺では、NE細胞は何に由来しているのか？

この質問にお答えする前に、前立腺上皮の組織発生について触れます。

Bonkhoffグループ(Bonkhoff and Remberger, 1996)、Shalkanら(Xue, 1997)、Isaacsらが提唱した仮説によると、NE細胞は、基底細胞層に存在する幹細胞群から中間細胞の段階を経て形成されます。その仮説は、研究者によって呼び方はまちまちですが、少なくとも3つの異なった細胞型があるとされています。

Bonkhoff and Rembergerによれば、それらは幹細胞、中間細胞、腺腔細胞(luminal cells)です。それらの存在は、アンドロゲンレセプター(androgen receptor：AR)、cytokeratine 5, 8, 14, 18 (Verhagen, Xue, 1997, 1998)、前立腺特異抗原(PSA)、増殖関連マーカー(Ki-67, PCNA, MiB-1)など、種々のマーカーが段階的に発現していることで示唆されています。このモデルを提唱したBonkhoff and Rembergerによると、基底細胞層に幹細胞(stem cell)が存在し、それが中間細胞の表現型を経て全ての上皮細胞へと分化、成長していきます。前立腺上皮は2つの機能的な細胞分画から成ります(Bonkhoff, 1994A, 1996)。第1に、増殖細胞分画は基底層に位置し、アンドロゲン非依存性ですが、アンドロゲン反応性です。基底細胞は中間細胞の表現型を経て分泌腺腔内細胞へと分化する過程は、血中アンドロゲンが基底細胞層のアンドロゲン反応

Pathway of stem cell differentiation to NE and secretory cells in normal prostate*

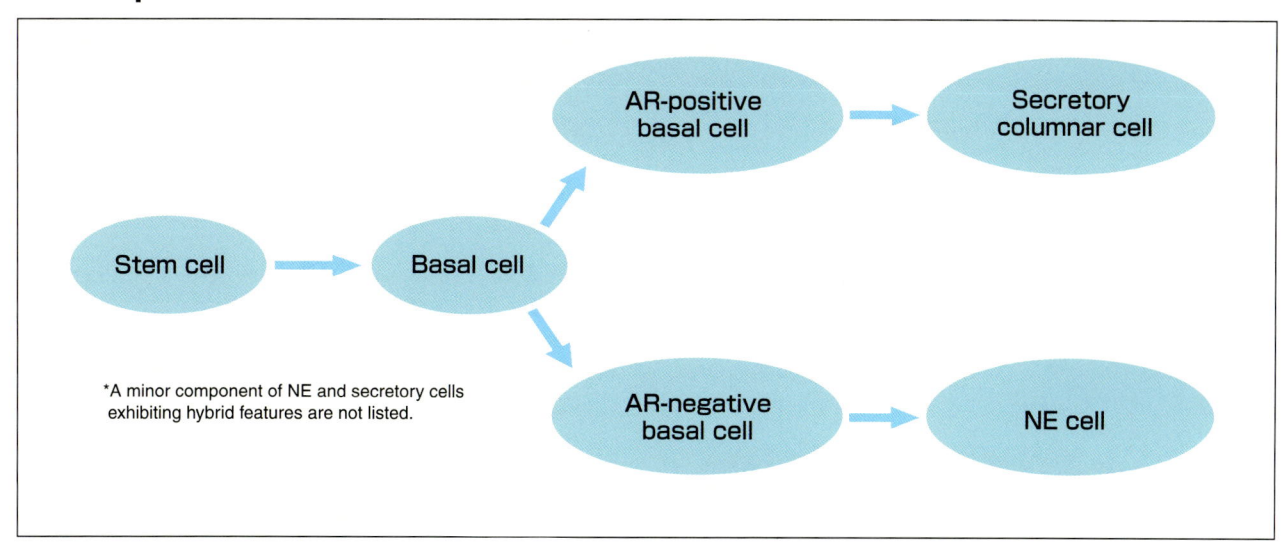

Fig.10-2
正常前立腺において、幹細胞がNE細胞と分泌細胞に分化する過程。

細胞に作用した結果、第2の細胞分画の分泌（腺腔）細胞となります。この細胞はARやPSAを発現しています。

NE細胞は一般的にはARを発現していません（Nakadaらの報告以外は）。このことは、NE細胞が増殖細胞分画のAR陰性細胞に由来していることを示しています（Bonkhoff, 1993B）。NE細胞はPSAも発現しませんが（Bonkhoff, 1994B）、基底細胞マーカー34βE12（20%）よりも分泌細胞タイプのサイトケラチン（CK18）（91%）を多く発現しています（Xue, 1997）。それゆえ、これらのデータから、NE細胞は分泌細胞のいくつかの特徴をとどめてはいますが、それとは異なるAR陰性基底細胞群に由来すると考えられています。

しかし、議論がややこしくなりますが、NE細胞と分泌細胞の両方の特徴を備えた細胞群も若干あります（chrA+/PSA+）（Bonkhoff, 1994B）。ある細胞群で、外分泌（PSA）と内分泌（chrA）のマーカーが同時に発現するという事実は、基底細胞からの表現型に高度の柔軟性があることを示しており、Bonkhoff and Rembergerの「ヒト前立腺では基底細胞がすべての上皮細胞系へと成長する」という仮説を支持しています。つまり、基底細胞から分泌円柱細胞へ分化する経路はアンドロゲン依存性の過程（AR陽性細胞が介在する）であり、NE細胞への分化は基底層におけるAR陰性細胞に由来するということです（Bonkhoff, 1993A, 1993B）。

Xueら（1997, 1998）も、二重染色法を用いてNE細胞と分泌細胞が同じケラチン表現型を共有していることを示し、同様な結論に達しています。増殖マーカーの免疫染色によると、NE細胞は最終的に分化した（増殖能力のない）細胞と考えられます（Bonkhoff, 1991, 1996）。

これらの研究をもとに、細胞分化モデルを**Fig.10-2**に示します。また、正常前立腺と腺癌に発現するキーマーカーを**Table 10-1**に提示します。

NE細胞分化と癌の関係

前述のとおり、前立腺癌にみられるNE細胞数は症例によってまちまちです。あるものでは、まったくNE細胞が存在せず（**Fig.10-3**）、一方で、少数の細胞が散在するものや（**Fig.10-4A, B**）、多く認めるもの（**Fig.10-5A, B**）があります。NE細胞分化は、Gleason patternとは関係がありません。

NE細胞は、アンドロゲン除去／ホルモン療法によって増加するのか？

前立腺癌におけるNE細胞分化は腫瘍の30〜100%にみられます（Abrahamsson）。NE細胞は、非神経内分泌悪性細胞群の中で集塊としてではなく、個々にばらばらに存在するのが普通です（Ahlgren, 2000）。NE細胞がホルモン療法後や進行病期において増加するのかどうかにつ

いては、報告がまちまちで、この問題は、NE細胞の予後への影響に関する議論とも関連しているので、まずここから考察を始めましょう。NE細胞分化の最良のマーカーはchrAで、その次がセロトニンです。Memorial Sloan-Kettering Cancer CenterのAprikianらによると、いろいろなマーカーの組み合わせによる試験では、NE細胞の大半でchrAが発現していました。chrAは他のマーカーに比べてより強く、より高い頻度で発現していました。NE細胞は典型的には腫瘍内に点在し、決まった特定の分布パターンはみられませんでした。NE細胞は初発無治療腺癌の77％に認められ、その頻度は病理学的stageによっても大きく影響されていませんでした。検査された11のリンパ節転移中の7例と、5か所の骨転移巣中2か所でNE細胞が認められました。このNE細胞の頻度は、原発腫瘍と転移巣で明らかな差はみられませんでした。アンドロゲン除去療法により、NE細胞数は増加も減少もしていないようでした。

それとは対照的にAbrahamsson groupのAhlgrenらは、異なった観察結果を報告しています。彼らは、前立腺全摘前3か月間のネオアジュバント療法が、NE細胞発現に与える影響を調べました。腫瘍面積1cm^{2}あたりのchrA陽性細胞個数（p<0.003）とNE陽性の腫瘍の比率（p=0.07）のいずれにおいても、ネオアジュバントグループのほうがコントロールグループより増加していました。しかし、NE細胞分化とホルモン療法の組織学的効果の程度との間に関連は認められませんでした。

同じAbrahamssonグループのJibronらは、進行期癌に対するアンドロゲン除去（精巣摘除またはホルモン療法による）の効果を生検（1人2〜4回）で調べました。53症例すべてにおいてchrA＋の細胞がいろいろの頻度でみら

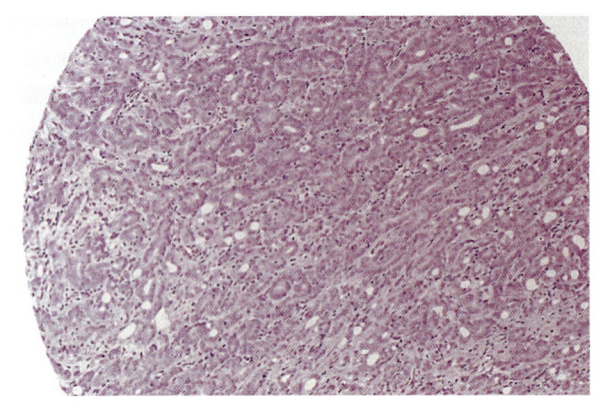

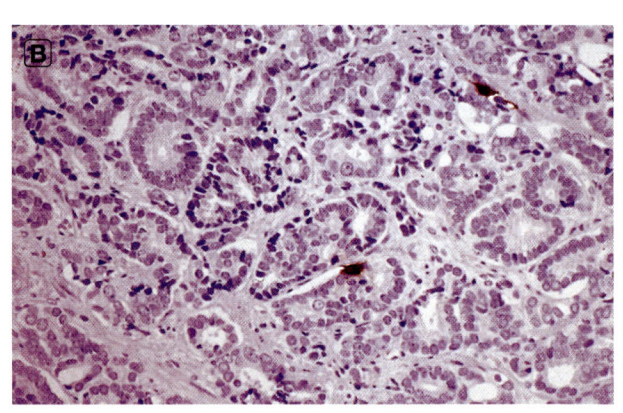

Fig.10-3
NE細胞分化を伴わない腺癌（chrA染色）。chrA陽性細胞を全く認めない。

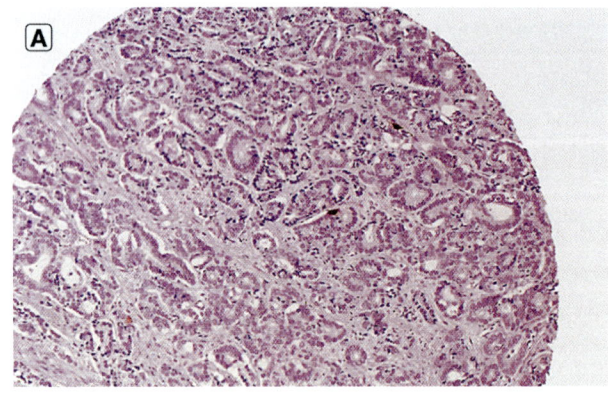

Fig.10-4A, B
いくつかのchrA陽性細胞のみられる前立腺癌。個々の陽性細胞が散在していることに注意。

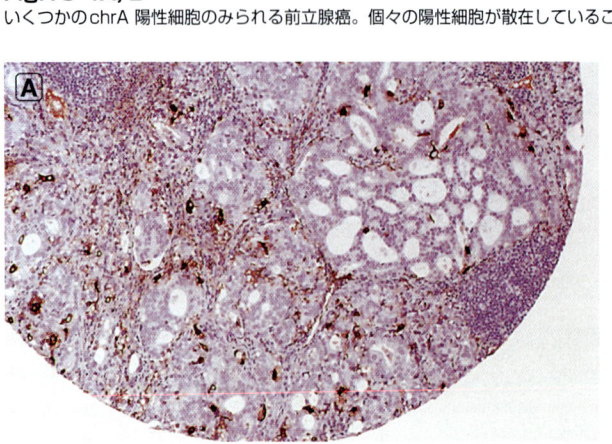

Fig.10-5A, B
多数のchrA陽性細胞を伴う前立腺癌リンパ節転移巣。陽性細胞は群生せず散在していることに注意。

Question 12
前立腺癌の診断に有用な免疫組織化学マーカーとしてどのようなものがありますか？

Answer

　免疫組織化学的手法を用いる第1の目的は、主に前立腺針生検（prostate needle core biopsy：PNB）標本で前立腺癌の診断確定や除外診断に利用することにあります。このような状況は、癌を疑う病変が微少であったり、癌によく似た良性病変が観察されたときなどが考えられます。現在、2つのタイプのマーカーが使えます。

　第1は基底細胞マーカーです。これは、癌性腺房は基底細胞を欠くという前提に基づき、抗体を使用して基底細胞がないことを確認するのです。2つの抗体が使用できます。その1つは高分子サイトケラチン（high-molecular-weight cytokeratins, $34\beta E12$）で、もう1つは核に存在するp63を検索するものです。前立腺基底細胞に対する感度、特異度の点でいずれの抗体も遜色ありません。しかしながら癌であることの診断は染色が陰性になる事実に基づくので、疑陰性染色を避けるための厳重な注意が必要になります。

　2つ目のマーカーは、前立腺癌やhigh-grade PIN（HGPIN）に過剰発現するAMACR（alpha-methylacyl-CoA racemase）に対する抗体です。やはりこのマーカーも前立腺癌細胞に対して高い感度・特異度を示します。2つの抗体（AMACRと$34\beta E12$）を併用すれば生検での癌の診断精度が一層高まりますから、免疫組織化学的裏付けが必要になったときに特に推奨される方法です。

Comments

　前立腺癌の早期発見のために前立腺特異抗原（PSA）が使われるようになり、前立腺針生検（PNB）が飛躍的に増加し、その結果今日、臨床病理医は微少な癌病変を含むPNBにしばしば直面します。PNBにおける、微少癌病変の見逃しや癌類似病変の過剰診断は珍しいことではありません（Troxel）。その為、多くの小さな良性腺房病変が鑑別診断の対象になります。対象として、萎縮病巣、萎縮後過形成post-atrophy hyperplasia、増殖性炎症性萎縮proliferative inflammartory atrophy、基底細胞過形成basal cell hyperplasia、異型基底細胞過形成atypical basal cell hyperplasia、異型腺腫様増殖atypical adenomatous hyperplasia、nephrogenic adenoma、HGPINなどが挙げられます。

　鑑別診断の重要な基準は、癌では基底細胞層が消失するが良性では保たれていることです。ところが、異型病変ではこの基底細胞層がはっきりと観察できないことも珍しくありません。それではこの異型病変と癌とを鑑別する有用なマーカーはあるのでしょうか？

$34\beta E12$

　1985年、Brawerらは、前立腺腺房の良性と悪性を区別する方法として、高分子ケラチン1、5、10、11に対する基底細胞特異的モノクローナル抗体$34\beta E12$を導入しました。この抗体は診断の難しい生検標本で威力を発揮します。$34\beta E12$を利用した診断は、腺癌では基底細胞を欠き（**Fig.12-1A, B**）、良性腺管やPINでは基底細胞がある（**Fig.12-2A, B, Fig.12-3**）、という事実に基づいているので、免疫染色では疑陰性反応を出さないようにすることが大切です。

　$34\beta E12$による基底細胞染色は標本の固定時間や抗原検索の方法にも影響されることがあります。ホルマリンは最もよく用いられる固定液ですが、高分子ケラチンはホルマリンで破壊されやすいのです。Aminの研究グループはこの問題をとりあげ、ホルマリン固定とエピトープ検索方法が$34\beta E12$染色にどのような影響があるかを検討しました（Varma）。調べられたのは6時間から1か月間までのホルマリン固定期間と抗原検索方法です。後者の方法として検討したのは以下の3つです。

(1) 0.4%ペプシンによる37℃ 60分間の前処理。
(2) マイクロ波熱処理エピトープ検索（組織切片をpH6の0.2Mクエン酸バッファーで満たしたCoplin容器に入れて5分間ずつ900Wマイクロ波処理し、30分間室温で冷却す

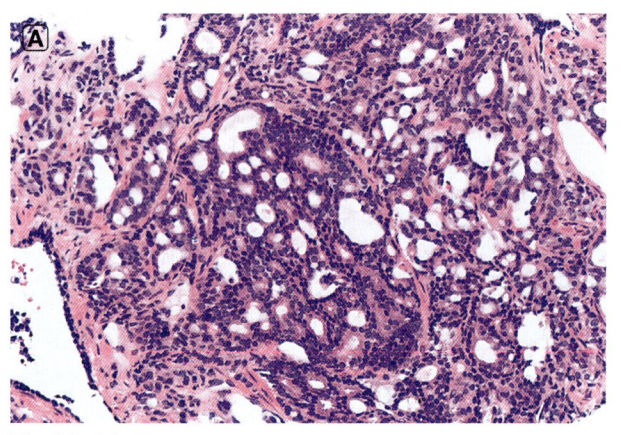

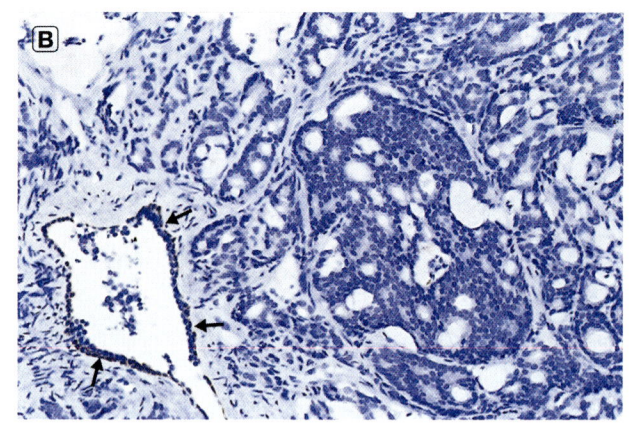

Fig.12-1A, B
34βE12染色（基底細胞マーカー）陰性により基底細胞が欠落しているGleason score 4+4腺癌。写真Bの左側に基底細胞に囲まれた拡張した良性腺管がみえる（矢印）。

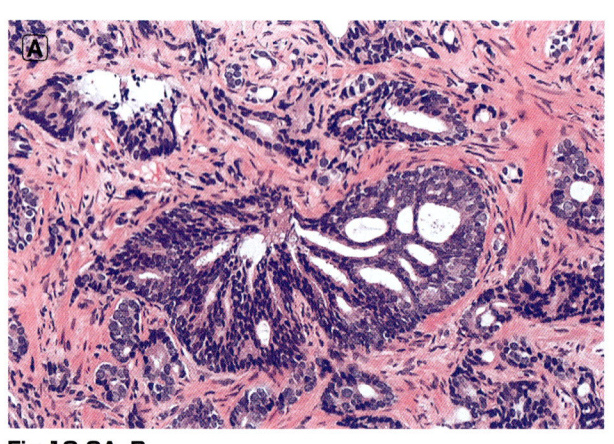

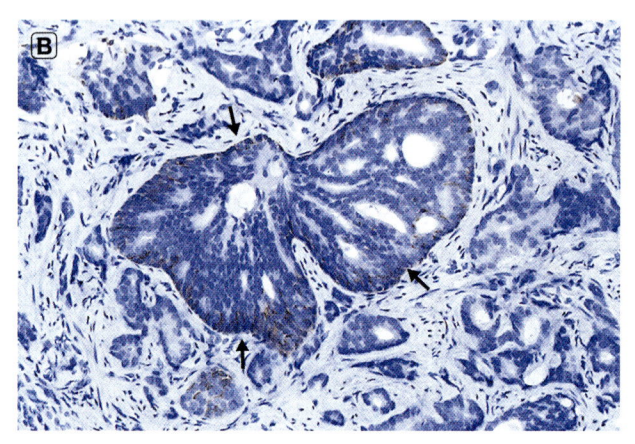

Fig.12-2A, B
写真中央部のHGPINでは基底細胞が途切れ途切れになっていることが34βE12染色によってわかる（矢印）。基底細胞がわずかに残っていることが示されている。一方、右下隅の腺管は基底細胞を欠き、浸潤病巣であることを示している。

る）。

(3) ホットプレート法（組織切片を、pH6の0.2Mクエン酸バッファー1000mlを入れたビーカーに入れ、ホットプレート上で100℃ 10分間熱してから室温で20分間冷却する）。

酵素処理後の染色強度はホルマリン固定時間に応じて弱くなる傾向がみられましたが、明らかな減弱はホルマリン固定が1週間以上の場合のみで観察されました。

3つの抗原検索法の検討では、ホットプレート法を用いるとホルマリン固定時間に関係なく安定した強い染色性が得られることがわかりました。そこでこの研究グループは、それぞれの検査室がホルマリン固定時間を標準化し、適切な高分子サイトケラチン抗原検索法を選択することを推奨しています。彼らはホットプレート法が簡便かつ安定して信頼できる結果を出せると結論しています。

ここで強調しておきたいことは、TURで得られる移行領域（transition zone）良性腺管は基底細胞の分布にしばしば、ばらつきがみられるため、腺管によっては基底細

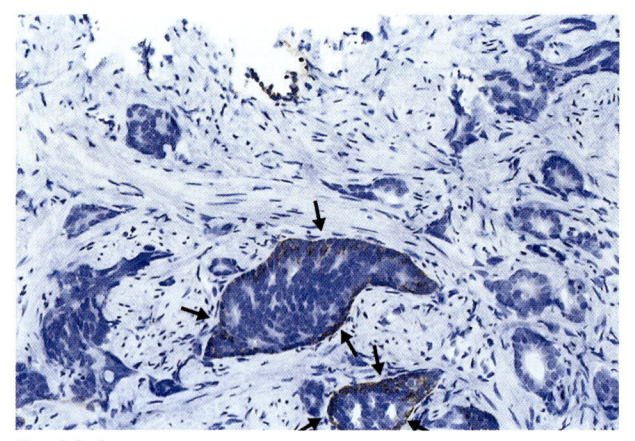

Fig.12-3
写真中央部の2つの異型腺は基底細胞が連続して存在するのでHGPINの診断ができる（矢印）。

胞配列を著しく欠くこともあるということです。通常のHE切片での所見が診断の基本であり基底細胞染色はあくまで補助手段であるということを常に念頭におくことが重要です。

TURPでは射精管が、またPNBでは精嚢が採られてくることもあります。これらの上皮細胞は細胞異型

(nucleomegaly)(**Fig.12-4**)を伴っているため、腺癌との鑑別が問題となります。しかし、核小体が顕著でないことや細胞質内の黄色リポクローム色素の存在などから射精管や精嚢腺はまず問題なく診断可能であり、特殊染色を必要とすることはあまりありません。ただ、射精管や精嚢腺の基底細胞も高分子サイトケラチン陽性であることは知っておくべきでしょう。

p63

p63は癌抑制遺伝子p53の同類として最近クローニングされたものですが、多くの上皮の基底細胞層または母細胞層に高度に発現します(Yang, 1999)。マウスおよびヒト前立腺の基底細胞核はp63蛋白を発現しています。このことからp63は幹細胞数を維持することで前立腺の発育に重要な役割を果たしていることがうかがえます(Yang, 1998)。この研究グループは、基底細胞の核でp63蛋白が発現しているが、前立腺の分泌円柱上皮や神経内分泌細胞やヒト前立腺癌には発現していないということを初めて証明しました(Signoretti)。

続いてほかの研究施設でもPNBの微少癌病巣の診断に使えるか検討され、34βE12とも比較されました。ミシガン大学のRubinらのグループの検討(Shah)では、PNB上の微少癌67病巣のいずれもが34βE12、p63に染色されませんでした(特異度100%)(**Fig.12-5**)。細胞異型症例(n=27)の大部分では、癌の診断がp63染色で確定した2例を除いて両者の染色性に有意な差はありませんでした。12例のTURの検討では良性腺管の平均染色性はp63が34βE12を上回りました(95% vs 75%)。結論として、両染色法とも基底細胞には高い特異性を有していること、基底細胞の染色性ではp63が34βE12よりも感度が高いこと、診断の難しい症例ではp63の方がやや有利であることなどがいえるでしょう。

34βE12とp63との併用

p63抗体では核が染色され、34βE12では細胞質と細胞膜が染色されることから両者の併用が有用です。最近、Rubinのグループは、これら2つの抗体を混ぜることで基底細胞の免疫組織化学的な診断性が高まるかどうかの検討をしました(Zhou)。結果として2つの抗体の併用で、34βE12単独またはp63単独の場合よりも基底細胞がより鮮明に染色されることがわかりました。

基底細胞が完全に、または部分的に染まる割合は、併用した場合それぞれ93%と1%でした。これに対して34βE12単独では55%と4%、p63単独では81%と1%にとどまったのです。彼らは、両抗体の併用は基底細胞の検知感度を上げるだけではなく染色性のばらつきを少なくし、それによって安定した基底細胞の染色性を提供することになる、と結論しました。ルーチンの診断作業としてこの基底細胞カクテルを推奨しています。前述したように移行領域の腺管では部位によっては基底細胞がみつからないことがあります。この2つの抗体を併用すれば、良性腺管で基底細胞がみつからない頻度は6%から2%に減少しました(Zhou)。

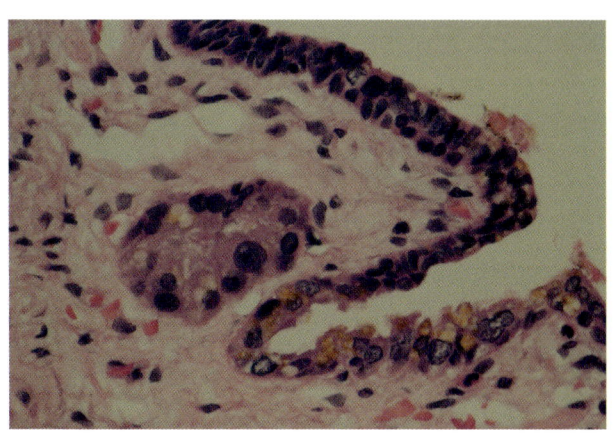

Fig.12-4
射精管の一部。細胞は背が高く、クロマチンに富む大きくて多形性の核を有しており、細胞質にはリポクローム色素が認められる(HE染色)。

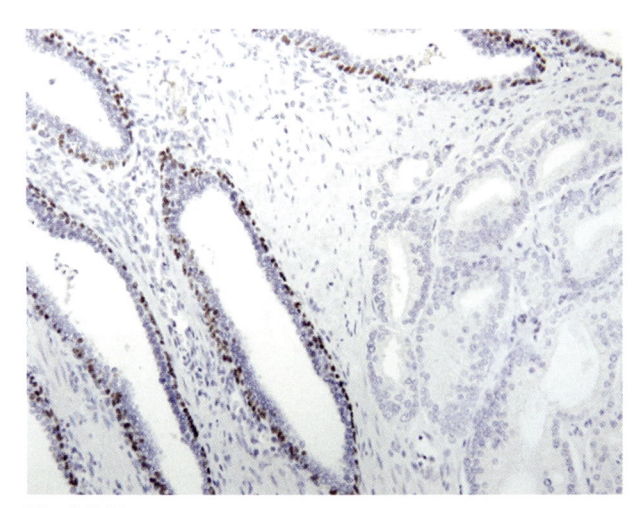

Fig.12-5
Gleason score 3+3腺癌。癌細胞はp63染色陰性であるが、左側の正常腺房の基底細胞核はp63に濃染されていることに注意(写真提供:Dr. Ximing J. Yang, Department of Pathology, Northwestern University Finberg School of Medicine, Chicago)。

Alpha-methylacyl coenzyme A racemase (AMACR)/P504S

XuらはcDNAライブラリーと組織マイクロアレイ技術を用いて、前立腺癌に特異的に過剰発現している遺伝子（P504S）を単離しました。この遺伝子は382個のアミノ酸からなる蛋白をコードしており、ヒトalpha-methylacyl-CoA racemaseとして同定されました。

34βE12やp63といった基底細胞の免疫染色はPNBの微小癌病巣の補助診断に役立ちますが、その有用性には限界もあります。時に良性腺管でも免疫反応がないこともあるため、基底細胞染色が陰性であってもそれ自身は癌の確定診断にはなりません。したがって、前立腺癌に特異的に染まるマーカーがあれば癌の確定診断に大変価値の高いものになります。いくつかの研究グループからAMACRに対する抗体を用いた成績が報告されています。

AMACRは癌の細胞質に強い染色性を有しており（**Fig.12-6A, B**）、その頻度は82％（Beach）、88％（Luo, Magi-Galluzzi）、95％（Jiang, 2002）、96％（Luo）、100％（Jiang, 2001）などと報告されています。またこの染色性はGleason score（Jiang, 2001, Luo, Rubin, Beach）や病理学的病期（Luo, Rubin）とも関係しません。92％の症例では、び漫性（腫瘍の77％以上）に染色されます。

一方、良性腺管では部分的に弱く染色される程度であり、その頻度は4％（Luo）、8％（Magi-Galluzzi）、12％（Jiang, 2001）、21％（Beach）などと報告されています。基底細胞過形成、尿路上皮化性、萎縮腺管、放射線照射で変化した腺管、硬化性腺症sclerosing adenosisなどはすべて癌と酷似した組織像を呈しますが、いずれもAMACRの発現は認められません（Jiang, 2001）。さらに異型腺腫様増殖atypical adenomatous hyperplasia 11例中3例ではAMACR染色陽性でした（Jiang, 2001）。HGPINでは一般に染色陽性ですが、その染色性にばらつきがあり、隣接する癌よりも染色度が低度です（Luo）（**Fig.12-6A**）。

AMACRの前立腺癌染色の感度は82％（Beach）、97％（Rubin）、100％（Jiang, 2001）などの報告があり、特異度は100％（Rubin）でした。陽性反応的中度は100％、陰性反応的中度は92％でした（Rubin）。感度は、用いる抗体、固定方法、免疫染色方法、などの違いによっても影響されることがあります（Magi-Galluzzi）。

ネオアジュバントホルモン療法後では、形態学的な変化のために残存の腺癌の識別は難しくなります。切除断端では外科的な損傷を受けるために特に困難になります。AMACRはホルモン療法後でも癌細胞を同定するのに有用です。Sonamalaらは、アンドロゲン除去療法前後の針生検および前立腺全摘標本をAMACR染色して検討しました（Lupron and Flutamide）。AMACR染色はホルモン療法前の腺癌で100％陽性（22/22）、治療後では82％が陽性でした。racemase染色はホルモン療法後の腫瘍細胞の同定に効果的な方法であると結論しています。

前立腺癌におけるAMACR免疫染色陽性の生物学的意義

AMACRは食餌性脂肪酸のペルオキシソームβ酸化過程で重要な役割をしています（Luo）。この過程は前立腺

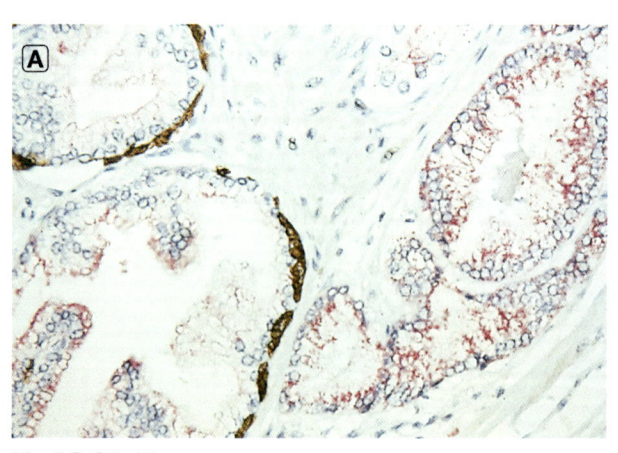

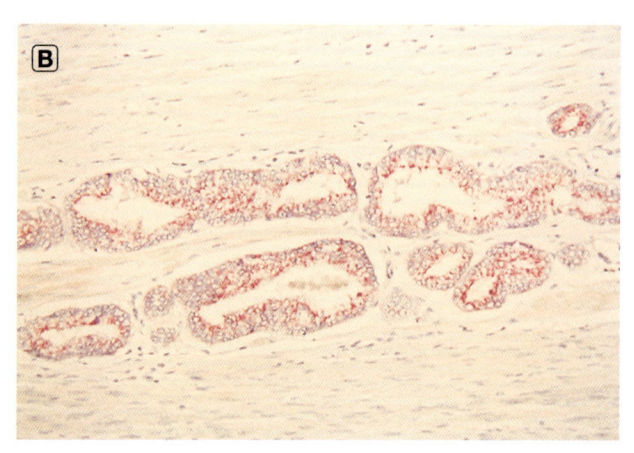

Fig.12-6A, B
Gleason score 3+3 腺癌とHGPINを34βE12とAMACRの2つの抗体で二重染色している。写真Aの右半分の癌性腺管およびBの全癌性腺管は34βE12陰性で、AMACR染色では細胞質がび漫性に染まっている。写真AのHGPINの円柱上皮も、AMACRにわずかに染色されていることに注意（写真提供：Dr. Michael R. Pins, Department of Pathology, Northwestern University Feinberg School of Medicine, Chicago）。

癌発生の段階で重要な意味を持っていると考えられています。第1には、ヒト食物中における側鎖脂肪酸の主な供給源（ミルク、牛肉、ほか日常の食物）（Wanders）は前立腺癌の食餌性危険因子であり（Chan）、第2には、ペルオキシソームβ酸化が過酸化水素を生成し、これが発ガンを引き起こす酸化傷害のもとになる可能性があることです（Feig）。AMACR発現促進の意味としては、前立腺癌細胞（とその前癌病変としてのHGPIN細胞）が正常上皮細胞に比して食餌性脂肪酸の代謝能力が高い、ということが考えられます。この発現促進が前立腺癌の発癌過程に多少なりとも関与しているかは現時点では不明ですが、この過程で興味深い2つの側面が関係あるかもしれません。

第1には、側鎖脂肪酸のβ酸化過程はアシルCoA酸化酵素で触媒される酸化ステップであり、これによって過酸化水素の生成へとつながるということです。筆者の1人（Oyasu）の研究室では、アシルCoA酸化酵素を過剰発現させることでヒト尿路上皮細胞の腫瘍性変換をつくり出しています（Tamatani）。2番目としては、側鎖脂肪酸の1つは反すう動物におけるクロロフィル分解産物であるフィタン酸ですが、これは主に牛肉のほかに牛乳やその産物などにみつかり、鶏肉や魚類などにはみられない、ということです（Luo, Flanagan）。

興味が持たれる疑問としては、乳製品や赤牛肉を消費することで前立腺癌のリスクが増大することがAMACR発現促進や前立腺発癌の初期段階であるHGPIN発生などに関連しているのかどうか、ということでしょう（Luo）。

AMACRは前立腺以外の腫瘍でも発現しているのでしょうか？

Jiangら（2003）によればAMACR蛋白は、正常の肝臓（肝細胞）、腎臓（尿細管上皮細胞）、肺（気管支上皮細胞のみ）、胆嚢（上皮細胞）にもみつかっています。さらに肝細胞癌21例中17例（81％）、腎淡明細胞癌や乳頭状癌を含む腎癌24例中18例（75％）でAMACR免疫染色陽性でした。ほかの組織型に比べると乳頭状癌では染色される頻度が高く（100％）、染色性もより強いのです（Tretikova）。また尿路上皮癌ではlow-grade、high-gradeを含め29例中11例（38％）で陽性であり（Jiang, 2003）、尿路上皮にできる腎性腺腫（nephrogenic adenoma）でも染色されます（Gupta）。したがって、AMACR単独では転移性前立腺癌の診断をすることには限界があります。

以上をまとめますと、これまで述べてきたように、癌を疑う微少病変の診断では免疫組織化学的手法が大いに役立ちます。しかしながら、筆者らが繰り返し強調したように、免疫染色はHE切片による通常の診断法の補助的役割にすぎないのです。陽性マーカー（AMACR）と陰性マーカー（34βE12, p63）が使えるわけですから、診断作業でこの両者を併用することが理にかなっています。そうすればPNBにおけるジレンマは少なくなることでしょう。

References:

1. Troxel D. Diagnostic errors in surgical pathology uncovered by a review of malpractice claims: part 1. General considerations. Int J Surg Pathol, 8: 161-163, 2000.
2. Brawer MK, Peehl DM, Stamey TA, and Bostwick DG. Keratin immunoreactivity in the benign and neoplastic human prostate. Cancer Res, 45: 3663-3667, 1985.
3. Varma M, Linden MD, and Amin MB. Effect of formalin fixation and epitope retrieval techniques on antibody 34βE12 immunostaining of prostate tissue. Mod Pathol, 12: 472-478, 1999.
4. Yang A, Schweitzer R, Sun D, Kaghad M, Walker N, Bronson RT, Tabin C, Sharpe A, Caput D, Crum C, and McKeon F. p63 is essential for regenerative proliferation in limb, craniofacial and epithelial development. Nature, 398: 714-718,1999.
5. Yang A, Kaghad M, Wang Y, Gillette E, Flemming MD, Dotsch V, Andrews NC, Capu D, and McKeon F. p63: a p53 homolog at 3q27-29, encodes multiple products with transactivating, death-inducing, and dominant-negative activities. Mol Cell, 2: 305-316, 1998.
6. Shah R, Zhou M, LeBlanc M, Snyder M, and Rubin MA. Comparison of the basal cell-specific markers, 34βE12 and p63, in the diagnosis of prostate cancer. Am J Surg Pathol, 26: 1161-1168, 2002.
7. Signoretti S, Waltregny D, Dilkes J, Isaac B, Lin D, Garraway L, Yang A, Montironi R, McKeon F, and Loda M. p63 is a prostate basal cell marker and is required for prostate development. Am J Pathol, 157; 1769-1775, 2000.
8. Zhou M, Shah R, Shen R, and Rubin MA. Basal cell cocktail (34βE12 + p63) improves the detection of prostate basal cells. Am J Surg Pathol, 27: 365-371, 2003.
9. Xu J, Stolk JA, Zhang X, Silva SJ, Houghton RL, Matsumura M, Vedvick TS, Leslie KS, Badaro R, and Reed SG. Identification of differentially expressed genes in human prostate cancer using subtraction and microarray. Cancer Res, 60: 1677-1682, 2000.
10. Jiang Z, Woda BA, Rock KL, Xu Y, Savas L, Khan A, Pihan G, Cai F, Babcock JS, Rathanaswami P, Reed SG, Xu J, and Fanger GR. P504S. A new molecular marker for the detection of prostate carcinoma. Am J Surg Pathol, 25: 1397-1404, 2001.
11. Beach B, Gown AM, de Peralta-Ventrina MN, Folpe AL, Yaziji H, Salles PG, Grignon DJ, Fanger GR, and Amin MB. P504S immunohistochemical detection in 405 prostatic specimens including 376 18-gauge needle biopsies. Am J Surg Pathol, 26: 1588-1596, 2002.
12. Jiang Z, Wu C-L, Woda BA, Dresser K, Xu J, Fanger GR, and Yang XJ. P504S/alpha-methylacyl-CoA racemase. A useful marker for diagnosis of small foci of prostate carcinoma on needle biopsy. Am J Surg Pathol, 26: 1169-1174, 2002.
13. Luo J, Zha S, Gage WR, Dunn TA, Hicks JL, Bennett CJ, Ewing CM, Platz EA, Ferdinandusse S, Wanders RJ, Trent JM, Isaacs WB, and De Marzo AM. Alpha-methylacyl CoA racemase: a new molecular marker for prostate cancer. Cancer Res, 62: 2220-2226, 2002.
14. Rubin MA, Zhou M, Dhanasekaran SM, Varambally S, Barrette TR, Sanda MG, Pienta KJ, Ghosh D, and Chinnaiyan AM. Alpha-methylacyl coenzyme A racemase as a tissue biomarker for prostate cancer. JAMA, 287: 1662-1670, 2002.
15. Magi-Galluzzi C, Luo J, Isaacs WB, Hicks JL, De Marzo AM, and Epstein JI. Alpha-methylacyl-CoA racemase. A variably sensitive immunohistochemical marker for the diagnosis of small prostate cancer foci on needle biopsy. Am J Surg Pathol, 27: 1128-1133. 2003.
16. Sonamala AB, Swanson G, and Speights VO, Variable staining of AMACR (racemase) in pre and post androgen deprivation therapy of prostate adenocarcinoma. Mod Pathol, 17 (suppl 1):178A, 2004. .
17. Wanders RJA, Jacobs C, and Skjeldal O. Refsum disease. In: CR Scriver, AL Beaudet AL, WS Sly, and D Valle (eds). The metabolic and molecular bases of inherited disease. 3303-3321. London: McGraw Hill, 2001.
18. Chan JM, Stampfer MJ, Ma J, Gann PH, Gaziano JM, and Giovannucci EL. Dairy products, calcium, and prostate cancer risk in the Physician's Health Study. Am J Clin Nutr, 74: 549-554, 2001.
19. Feig DI, Reid TM, and Loeb LA. Reactive oxygen species in tumorigenesis. Cancer Res (Suppl 54): 1890s-1894s, 1994.
20. Tamatani T, Hattori K, Nakashiro K, Hayashi Y, Wu S-Q, Klumpp D, Reddy JK, and Oyasu R. Neoplastic conversion of human urothelial cells by overexpression of H_2O_2-generating peroxisomal fatty acyl CoA oxidase. Int J Oncol, 15: 743-749, 1999.
21. Flanagan VP, Ferretti A, Schwartz DP, and Ruth JM. Characterization of two steroidal ketones and two isopropenoid alcohols in diary products. J Lipid Res, 16: 97-101, 1975.
22. Jiang Z, Fanger GR, Woda BA, Banner BF, Algate P, Dresser K, Xu J, and Chu PG. Expression of alpha-methylacyl-CoA racemase (P504S) in various malignant neoplasms and normal tissues: A study of 761 cases. Hum Pathol, 34: 792-796, 2003.
23. Gupta A, Wang HL, Policarpio-Nicolas ML, Tretikova M, and Yang XJ. Expression of alpha-methyl-acyl-coenzyme A racemase in nephrogenic adenomas. Mod Pathol, 17: (suppl 1): 155A, 2004.
24. Tretikova MS, Sahoo S, Takahashi M, Turkyilmaz M, Vogelzang NJ, Lin F, Krausz T, Teh BT, and Yang XJ. Expression of alpha-methyl-CoA racemase in papillary renal cell carcinoma. Am J Surg Pathol, 28: 69-76, 2004.
25. Skinnider BF, Oliva E, Young RH, and Amin MB. Expression of α-methylacyl-CoA racemase (P504S) in nephrogenic adenoma. A significant immunohistochemical pitfall compounding the differential diagnosis with prostate adenocarcinoma. Am J Surg Pathol, 28: 701-705, 2004.

Question 13

Question 12では、34βE12とp63が高い感度と特異度を有する基底細胞特異的マーカーであるとの説明がありました。それでは癌が疑われる病巣に、このマーカー陽性細胞がなければ腺癌と診断してよいのですか？ 逆にマーカー陽性細胞があれば癌は除外できるのですか？

Answer

基底細胞層の欠落は腺房性腺癌であることを証明するものです。ですから免疫組織化学的手法で基底細胞を欠くことが示されれば、癌が強く疑われる異型腺管に対して癌と診断することを強力にサポートします。もし異型病変にマーカー陽性細胞が証明されれば癌は除外できます。

しかしながら最近の文献をレビューしてみますと、大変まれではありますが、組織学的にも完全に腺房腺癌の基準を満たしているにもかかわらず、原発巣と転移巣のどちらにも基底細胞マーカーの34βE12陽性細胞がみられることがあるのです。大部分の病理医はそのような症例を経験したことはないと思います。というのも、明らかな癌に対して基底細胞染色をオーダーしたりはしないからです。34βE12陽性（基底）細胞を観察した場合、癌と診断するには慎重を要します。逆に、癌が疑われる病巣で、34βE12陰性の結果が出たからといって、これだけで癌の診断が100％妥当ともいえません。

極めてまれですが、p63陽性の前立腺癌の存在も最近報告されています。

大事なことはあくまでHE染色の検体で癌であるという確信が確立した後補助診断として免疫組織反応の結果を受け入れるということです。

Comments

Question 12で、良性病変を腺癌と区別するための免疫組織学的技術の価値を強調しました。最もよく用いられるのは、基底細胞を染色できる抗体34βE12です。しかし免疫組織は、HE標本に基づいた考えを補助的に支持するためにのみ用いるべきです。

最近、組織学的基準で問題なく前立腺癌と診断された病変に、まれに34βE12陽性細胞が観察されたという文献がいくつか出てきました。それらは転移巣にもみつかっています。Johns Hopkins大学のグループから2つの優れた研究が報告されています（Yang, Oliai）。

そのうちの1つは診断依頼を受けた前立腺針生検に関するものです。HE染色で明らかな癌であった36例（1.1％）で34βE12陽性細胞が基底細胞位置で観察されたのです。症例によっては、もう1つの基底細胞マーカーであるp63抗体（Question 12参照）によって基底細胞としての特徴が確認されました。さらに詳細な検討がなされた25例中16例（64％）では、浸潤性癌病巣に接して基底細胞を伴ったhigh-grade PIN（HGPIN）が観察されました。この所見は、腫瘍腺管がまさしくHGPINから発生してきた細胞であることを示唆しています。一方、残りの9例ではHGPINを伴っていないため前述の推論には合いませんでした。また1例では腫瘍細胞内に基底細胞マーカーが発現していました。

Yangらが行った研究は、転移性前立腺癌100例（局所リンパ節転移67例、骨転移19例と他臓器転移14例）と精嚢浸潤を伴う前立腺癌10例を対象にしています。34βE12染色陽性が4例にみられました。染色は2例では弱く、残りの2例（リンパ節）では濃染されていました（彼らの論文のFig.2を参照）。これら陽性に染色された細胞はいずれも基底細胞の形態を呈してはいませんでした。したがって、彼らの結論はごくごくまれなケースとしてhigh-gradeの前立腺癌に高分子ケラチン陽性細胞がみられる、しかしながら基底細胞マーカーは前立腺癌の診断には、きわめて有用な補助手段である、と結論しています。

以前にも述べましたが、免疫組織化学的染色は組織固定法染色技術に強く影響されます（Question 12参照）。34βE12高分子ケラチン染色の場合にはホルマリン固定時間が長くなると染色性が低下します。一方、34βE12の疑陽性染色発現は抗原検索手法にも関連しています。

ホットプレート抗原検索法では前立腺全摘標本10例中3例で癌のごく一部（腺管の1％未満）に反応性がみられました。しかし、ペプシン前処理やマイクロ波法ではこのような反応性は観察されませんでした（Varma）。

以上をまとめますと、3つのことが挙げられます。

第1に、大変まれなケースですが、基底細胞は癌性腺管のなかに斑点状に分布されていることがあります。正確な頻度はわかりませんが、おそらく前立腺癌の1％未満でしょう。少なくともいくつかのケースではHGPINが（浸潤性）癌の出発点と考えられており、PINから出てくる浸潤癌は基底細胞を伴うこともあるのです。この状況はちょうど、孵化したばかりでまだ殻をつけたままで鳴いている雛鳥を連想させます。

第2は、前立腺癌病巣に2つのタイプの高分子ケラチン陽性細胞があるということです。前立腺ではその大部分は癌細胞に附随している基底細胞ですが、まれに陽性に染まる腫瘍細胞もあります。しかし、前立腺癌転移部位では染色陽性細胞はすべて癌細胞を意味することになります。

第3は、まれに癌性腺管に免疫染色陽性細胞（基底細胞）がみられることがありますが、基本的に34βE12抗体は前立腺癌の生検診断に大変有用な補助手段なのです。

Question 12でp63染色は基底細胞核に特異的に出現すると述べました。しかしごく最近、極めてまれですが、p63染色陽性の前立腺癌が生検材料にみられたとEpsteinグループが報告しています（Osunkoya）。前立腺癌と診断され、さらにp63染色の行われた8251例中、21例（0.25％）において癌細胞核の陽性染色がみられました。これらの症例は34β12E陰性であり、さらに全摘出術の行われた8例においてもp63陽性癌細胞の存在が確認されています。

多くの前立腺癌は免疫組織化学的染色なしでもHE切片だけで診断できるので、免疫染色はルーチンにオーダーすべきものではありません。

References:
1. Oliai BR, Kahane H, and Epstein JI. Can basal cells be seen in adenocarcinoma of the prostate? Am J Surg Pathol, 26; 1151-1160, 2002.
2. Yang XI, Lecksell K, Gaudin P, and Epstein JI. Rare expression of high-molecular-weight cytokeratin in adenocarcinoma of the prostate gland. A study of 100 cases of metastatic and locally advanced prostate cancer. Am J Surg Pathol, 23: 147-152, 1999.
3. Varma M, Linden MD, and Amin MB. Effect of formalin fixation and epitope retrieval techniques on antibody 34βE12 immunostaining of prostatic tissue. Mod Pathol, 12: 472-478, 1999.
4. Osunkoya AO, Hansel DE, Sun X, Netto GJ, Epstein JI. Aberrant diffuse expression of p63 in adenocarcinoma of the prostate on needle biopsy and radical prostatectomy: report of 21 cases. Am J Surg Pathol, 32: 461-467, 2008.

Question 14

PSA検査は前立腺癌検出のスクリーニング法として広く認められています。PSA上昇時の癌検出率、前立腺癌摘出時の所見に影響する要素について説明してください。

■Answer

　前立腺癌の検出率は、まず第1に検出方法［スクリーニングなのか直腸診（digital rectal examination：DRE）所見異常であるのか］、第2に生検のコア数、第3に前立腺の容積に左右されます。

　PSA値がそれぞれ4ng/ml 以下、4～10ng/ml、10ng/ml 以上の患者における前立腺針生検（prostate needle core biopsy：PNB）の癌陽性率は約15％、25％、約60％です。

　PSA値＜4ng/mlで発見され、前立腺摘出を受けた症例の癌の特徴は、PSA値4ng/ml以上で発見されて摘出した標本に比べGleason scoreが低い傾向になること、癌のボリュームが低いこと、stageが低いこと、PSA再発度が低いことです。ただし初回、PSA値が10ng/ml以上の場合、進行癌の割合が高くなります。

　また癌検出率は、生検時のコア数によって影響を受けます。6箇所生検と比較した場合、生検コア数を10本～14本に増やすと検出率の有意な上昇を認めます。

　初回の生検で癌を確認できなくても、疑いのある患者には少なくとも1回の再生検を行うべきです。その場合の癌検出率は初回の生検コア数、再生検までの間隔、臨床データ（DRE所見、PSA値、PSAのfree fraction値）に影響されます。初回生検コア数6の場合、1年以内に行われた再検（コア数6）での癌検出率は初回の約半数です。

　根治的前立腺摘出術の標本において、初回と2回目の生検時に発見された癌の病期とGleason scoreに違いはありませんが、3回目の生検ではlow stage, low Gleason scoreの傾向があります。3回目の生検は癌の疑いのある患者にのみ考慮するべきでしょう。

■Comments

1.スクリーニングによる前立腺癌検出率はどのくらいですか？

　癌検出率はDREで3.2％、PSAで4.6％、両者併用では5.8％と報告されています（Catalona, 1994）。PSAスクリーニングの方がDREの場合よりも臓器限局癌が多くみつかります（p＝0.003, Catalona, 1994）。ほとんどの医師は前立腺針生検などの精査を必要とする異常値としてPSA値4ng/ml以上を考えていますが、4～10ng/mlの範囲ではその有用性に限界があり、癌が検出されるのは生検の4分の1にとどまり、Catalonaら（1993）の報告では、174/652人（27％）に生検にて癌がみつかっています。またPSAが10ng/mlを超える患者においては122/208人（59％）に癌がみつかりましたが、その半数以上は進行病期でした。

　このように、低いPSA（4～10ng/ml）のグループと比較して、高いPSA（＞10ng/ml）グループの方に有意に多く癌が存在し（p＜0.0001）、また病理学的病期も進行したものとなっています（p＜0.0001）（Catalona, 1993）。

　PSA値＞4ng/mlが一応カットオフとされていますが、癌が検出された際、PSA閾値が4ng/ml以下の症例も多く、PSA閾値は2.5ng/mlにまで下げるべきだという意見も出てきました（Punglia）。Thompsonらは、PSA値＜4ng/mlの症例で前立腺生検で15％に癌がみつかり、その中の約15％ではGleason score 7、あるいはそれ以上の癌が見つかりました。別の報告ですが、PSAスクリーニングで癌の発見された3416人をPSA値別でみてみると、14％（N＝468）ではPSA値が4ng/ml以下で、4.2％（N＝142）では、2ng/ml以下でした。4ng/ml以上の症例に比べて、それ以下の症例で前立腺摘出手術を受けた患者の特徴は、発見された癌は小さく、低Gleason score、低stage、低PSA再発率でした（Datta）。

　一方、本邦における最近の報告によれば、PSA値2.5～4.0ng/mlおよび4.1～10.0ng/ml症例における前立腺癌検出率はそれぞれ、26.3％（21/80例）、34.3％（35/102例）で、Gleason score 7あるいはそれ以上の癌はそれぞれ、19.0％、22.9％に検出され、両グループに差がないと報告されました（Kobayashi）。

　生検のためのPSA閾値を下げる事については、もちろん異論もあり、Carterの議論は、PSA閾値を下げた結果発見される癌は極めて小さく（＜0.5ml）、低Gleason scoreであり、臨床的に価値の乏しい（unsignificant）の癌であり、早期発見、早期摘出の患者で究極的に良好な予後に繋がるという確証がないといっています。

　しかしながら、PSA値4ng/ml以下で発見された症例の15％においては、Gleason score 7かそれ以上ということは注目すべき問題でしょう。Pungliaらの主張はPSA閾値

を4ng/ml以下に設定した場合、60歳以下の若い男性で発見された癌の82%、60歳以上の男性の65%の癌は発見されなかったであろうということです。PSA生検の閾値を2.6ng/mlに下げると、癌検出率を18%から36%上げられますが、specificityは0.98から0.94に低下します。結論として、60歳以下の男性については、PSA閾値を2.6ng/mlに下げることは妥当であるとしました。

検出率は生検時のコア数によっても影響を受けます。6領域生検では癌の存在する可能性の高いperipheral zoneの最外側領域からのサンプルは採集されていません。この最外側領域を含むextended生検（8から15コアに増した）で癌検出率は著しく向上します（Gore, Eskew, Babaian, Emiliozzi, Presti, Levine, Norberg, Naughton, 1998）。これらの報告では従来の6領域の他に他領域からも生検がとられました。コアの数の増加と最外側部からの生検が行われた場合、癌の検出率を15～25％増加させるとしています。それのみならず、最外側からの生検が行われた場合、その所見は前立腺外進展の可能性に関して有意なデータが出ています。Naughtonら（2000）は6領域の他に最外側を含む6個の生検によって有意な癌検出率に繋がっていると報告していますが、この結果は恐らく症例数の不足によるものと考えられています（Lerner）。

初回生検の癌検出率に影響する別の因子として、前立腺の体積が挙げられます。Rietbergenらによれば、初回生検陽性グループの平均体積が43.6mlなのに対し再生検陽性グループでは53.4mlでした（p<0.0001）。またDjavanら（2001）によると、初回生検陽性グループの前立腺摘出標本の平均体積が34.3mlであったのに対し、2回目の生検陽性グループでは42.5mlでした（p<0.001）。このことは、肥大した前立腺では生検で癌を捉えるのが困難になることを意味しています。なおDjavanらは、2回目の生検でみつかる癌はより尖部背側に存在しているので再生検ではこの領域を狙うべきだと述べています。

2．初回生検陰性例で再生検を行った場合、癌検出率はどのくらいですか？再生検を勧める有用なパラメーターは何ですか？

初回生検が陰性であったときの次のステップはどうすればいいのでしょうか？Keetchら（1994）の報告は、PSA値4.1～9.9 ng/mlの932人についてはDREあるいはTRUS陽性の部分へ生検が行われ29%（269/932）に癌が発見されました。初回生検陰性でもPSA値が断続して4ng/ml以上でしかもDREあるいはTRUS陽性のものと再生検が行われ、17%（60/360）は陽性の結果がでました。異常所見が継続して見られた患者に対して3回目および4回目の生検が行われ、陽性率はそれぞれ7%（11/161）、7%（5/71）でした。

一方、初期PSA値が10ng/mlを超える204名についてはDRE、TRUS所見に関係なく生検が行われ60%（122/204）に癌が検出されました。2回目、3回目、4回目の陽性率はそれぞれ、33%（22/67%）、12%（5/42）、5%（1/20）でした。この報告でその他の重要な所見は、初期のPSA値（4.1～9.9ng/mlに対して10ng/ml以上、p=0.0001）、追跡PSA値（p=0.002）、PSA velocity（p=0.0001）が癌検出率と有意に関連していることです。もう1つ重要な所見は、初回生検よりも2回目以降の生検で検出された癌で、病理学的に限局癌の頻度が高い傾向がみられました（73%対64%、p=0.07）。

DjavanらのEuropean Prostate Cancer Detection Study（2001）では、PSA 4～10ng/mlの男性1,051名全員に対して、TRUSガイド下に6箇所および移行領域2箇所への生検を行いました。生検陰性例に対しては6週間後に全員に2回目の生検を行っています。それでも陰性の場合は、3回目、4回目の生検を8週間隔で行っています。臨床的限局癌の患者は根治的前立腺摘出術を受けました。結果を**Table14-1**に表で示します。重要な知見としては次のようなことがあります。まず、初回と2回目の生検ではGleason scoreとGleason pattern 4/5の占める割合（生検および手術摘出標本における）に違いはみられませんでした。このことは、2回目の生検が初回生検で見逃された癌を検出していることを意味しています。第2は、初回の生検と比較して3回目と4回目の生検でみつかった癌は、低いGleason score（生検[p=0.02]と手術摘出標本[p=0.001]の両方とも）、小さい腫瘍体積（p=0.001）、低いGleason pattern 4/5占有率（p=0.001）、低い病期（p=0.001）のものでした。第3に、2回目生検時陽性症例では前立腺容量は初回時陽性症例よりも有意に大でした（42.5ml vs. 34.3ml, p<0.001）。これらの結果から彼らは、初回生検以降PSA高値が持続している場合、少なくとも1回の再生検を行い、3、4回目の生検は疑いのある患者にのみ考慮すべきだとして結論づけています（Keetch）。

以下がこれらの研究の重要なメッセージになります。第1は、初回の生検で見逃された癌のほとんどが2回目の生検で検出されるが、大きな前立腺では検出されにくくなること、第2は、3回～4回目に検出される癌はより低いGleason scoreとより低いstageである、ということです。

しかし上記の結論を3度の生検は適応外であると解釈すべきではありません。もちろん長期間持続的にPSAが上昇している患者には適応でしょう。これはLefkowitzらの報告によっても支持されています。彼らは、初回生検

Table 14-1 **Serial prostate needle core biopsies in men with persistently elevated serum prostate specific antigen values : frequency of cancer detection by repeat biopsies**

Author/Year	Total screening population	Criteria for further work-up	Biopsy method	Interval between initial and repeat biopsies	Biopsy results positive for cancer/cases				Comments/Conclusions
					1st	2nd	3rd	4th	
Catalona 1993	10,251 >50 years old	PSA>4.1ng/ml, and abnormal DRE and/or TRUS	directed to DRE/TRUS-positive areas (not sextant)	every 6 months criteria used for initial biopsy applied.	174/652 (27%)	165/392 (42%)			1. Higher initial PSA values (>10ng/ml) are significantly related to the presence of cancer (p<0.0001) and advanced pathological stage (p<0.0001). 2. Serial PSA-based screening nearly doubled the proportion of cancers that are organ-confined when first detected as compared with an age-matched group whose cancer was detected because of abnormal DRE.
Keetch[a] 1994	10,249 >50 years old	N=932: PSA 4.1-9.9, and abnormal DRE and/or TRUS	directed to DRE/TRUS-positive areas (4-6 cores)	every 6 months criteria used for initial biopsy applied.	269/932 (29%)	60/360 (17%)	11/161 (7%)	5/71 (7%)	1. Initial PSA (p=0.0001) and follow-up PSA (p=0.002) are significantly higher in men in whom cancer is detected compared with those in whom cancer is not detected. 2. Men with a persistently elevated PSA value after an initial negative biopsy should have at least one repeat biopsy to exclude detectable cancer.
		N=204: PSA>10	sextant regardless of DRE/TRUS bindings		122/204 (60%)	22/67 (33%)	5/42 (12%)	1/20 (5%)	
Djavan 2001	1,051	PSA 4-10 ng/ml	sextant and 2 TZ biopsies	6 weeks between 1st and 2nd biopsies. 8 weeks between subsequent biopsies.	231/1051 (22%)	83/820 (10%)	36/737 (5%)	4/94 (5%)	1. Mean volume of second biopsy-positive prostate (42.5ml) is significantly larger than the mean volume of first biopsy-positive prostate (34.3ml) (p<0.001). 2. No differences between cancers detected on first biopsy and second biopsy in biopsy Gleason score and radical prostatectomy Gleason score, and in the mean % grade 4/5 cancers. 3. As compared with first biopsy-positive cancers, cancers detected on third and fourth have lower biopsy Gleason score (p=0.02), lower radical prostatectomy specimen Gleason score (p=0.001), tumor volume (p=0.001), lower Gleason grade 4/5 percent volume (p=0.001), and lower stage (p=0.001). 4. Biopsies 3 and 4 should only be obtained in selected patients with a suspicion of cancer.

DRE : digital rectal examination, TRUS: transrectal ultrasonography
a) Study population includes that of Catalona, 1993 above.

陰性例に対し3年後に再生検を行い、癌検出率がかなり上昇したと述べています。

現在有用なパラメーターの1つは％free PSAです (Chan, Djavan, 2000, Catalona, 1998)。％free PSAは癌の有無を予測する独立した因子であることがわかっています (Catalona, 1998, p<0.001, Fowler p=0.0003)。Catalonaらは不必要な生検と癌の見逃しを最小限にするために、free PSAのカットオフ値を25％以下にすることを推奨しています (Catalona, 1998)。これにより95％の癌を検出し、不必要な生検の20％を減らすことができる

のです。

もう1つの重要な要素は生検方法です。最近までは6箇所生検が標準でしたが、種々の改良が加えられ、TZへの生検2コアを加える方法（計8コア）、2連続6箇所生検法（Levine）、5領域生検法（13～15コア）（Eskew）などが検討されてきました。生検コア数が多いほど癌検出率は明らかに上昇しています。例えばEskewらは、標準の6箇所（5領域生検法中の2領域）に、追加の3領域（左右の側方、中央）からの7～9コアを加えた5領域生検を行っています。その結果、48人の癌患者の中で17人（35％）に通常の6箇所生検以外の領域だけに癌が検出されました。つまり6箇所生検だけであれば、これらの癌は見逃していたことになるわけです（p<0.05）。これらの癌の83％はGleason score 6以上であり、臨床的に重要なものでした。

References:
1. Catalona WJ, Richie JP, Ahmann FR, Hudson MA, Scardino PT, Flanigan RC, deKernion JB, Ratliff TL, Kavoussi LR, Dalkin BL, Waters WB, MacFarlane MT, and Southwick PC. Comparison of digital rectal examination and serum prostate-specific antigen in the early detection of prostate cancer; results of a multicenter clinical trial of 6,630 men. J Urol; 151: 1283-1290, 1994.
2. Catalona WJ, Smith DS, Ratliff TL, and Basler JW. Detection of organ-confined prostate cancer is increased through prostate-specific antigen-based screening. JAMA, 270: 948-954, 1993.
3. Punglia RS, D'Amico AV, Catalona WJ, Roehl KA, and Kuntz KM. Effect of verification bias on screening for prostate cancer by measurement of prostate-specific antigen. N Engl J Med, 349:335-342, 2003.
4. Thompson IM, Pauler DK, Goodman PJ, Tangen CM, Lucia MS, Parnes HL, Minasian LM, Ford LG, Lippman SM, Crawford ED, Crowley JJ, and Colman CA Jr. Prevalence of prostate cancer among men with a prostate-specific antigen level =4ng per milliliter. N Engl J Med, 350:2239-2246, 2004.
5. Datta MW, Dhir R, Dobbin K, Bosland MC, Melamed J, Becich MJ, Orenstein JM, Kajdacsy-Balla AA, Patel A, Macias V, and Berman JJ. Prostate cancer in patients with screening serum prostate specific antigen values less than 4.0 ng/dl: results from the cooperative prostate cancer tissue resource. J Urol, 173:1546-1551, 2005.
6. Kobayashi T, Mitsumori K, Kawahara T, Nishizawa K, Ogura K, Ide Y. Prostate cancer detection among men with prostate specific antigen levels of 2.5 to 4.0 ng/ml in a Japanese urological referral population. J Urol, 175:1281-1285, 2006.
7. Carter HB. Prostate cancers in men with low PSA levels--must we find them?. N Engl J Med, 350:2292-2294, 2004.
8. Gore JL, Shariat SF, Miles BJ, Kadmon D, Jiang N, Wheeler TM, and Slawin KM. Optimal combinations of systematic sextant and laterally directed biopsies for the detection of prostate cancer. J Urol, 165:1554-1559, 2001.
9. Babaian RJ, Toi A, Kamoi K, Troncoso P, Sweet J, Evans R, Johnston D, and Chen M. A comparative analysis of sextant and an extended 11-core multisite directed biopsy strategy. J Urol, 163:152-157, 2000.
10. Emiliozzi P, Scarpone P, DePaula F, Pizzo M, Federico G, Pansadoro A, Martini M, ad. Pansadoro V. The incidence of prostate cancer in men with prostate specific antigen greater than 4.0 ng/ml: a randomized study of 6 versus 12 core transperineal prostate biopsy. J Urol, 171:197-199, 2004.
11. Presti JC Jr, O'Dowd GJ, Miller MC, Mattu R, and Voltri RW. Extended peripheral zone biopsy schemes increase cancer detection rates and minimize variance in prostate specific antigen and age related cancer rates: results of a community multi-practice study. J Jrol, 165:125-129, 203.
12. Levine MA, Ittman M, Malamed J, and Lepor H. Two consecutive sets of transrectal ultrasound guided sextant biopsies of the prostate for the detection of prostate cancer. J Urol, 159:471-476, 1998.
13. Norberg M, Egevad L, Holmberg L, Sparen P, Norlen BJ, and Busch C. The sextant protocol for ultrasound-guided core biopsies of the prostate underestimates the presence of cancer. Urology, 50:562-566, 1997.
14. Naughton CK, Smith DS, Humphrey PA, Catalona WJ, Keetch DW. Clinical and pathologic tumor characteristics of prostate cancer as a function of the number of biopsy cores: a retrospective study. Urology, 52:808-13, 1998.
15. Naughton CK, Miller DC, Mager DE, Ornstein DK, Catalona WJ. A prospective randomized trial comparing 6 versus 12 prostate biopsy cores: impact on cancer detection. J Urol, 164:388-392, 2000.
16. Lerner SP, Atkinson. Editorial cimments. J Urol, 164392, 2000.
17. Rosser CJ, Broberg J, Case D, Eskew LA, and McCullom D. Detection of high-grade prostatic intraepithelial neoplasia with the five-region biopsy technique. Urology, 54: 853-856, 1999.
18. Eskew LA, Bare RL, and McCullough DL. Systemic 5 region prostate biopsy is superior to sextant method for diagnosing carcinoma of prostate. J Urol, 157: 199-203, 1997
19. Ukimura O, Durrani O, and Babaian RJ. Role of PSA and its indices in determining the need for repeat prostate biopsies. Urology, 50: 66-72, 1997.
20. Catalona WJ, Partin AW, Slawin KM, Brawer MK, Flanigan RC, Patel A, Richie JP, deKernion JB, Walsh PC, Scardino PT, Lange PH, Subong EN, Parson PE, Gasior GH, Loveland KG, and Southwick PC. Use of the percentage of free prostate-specific antigen to enhance differentiation of prostate cancer from benign prostatic disease. JAMA, 279: 1542-1547, 1998.
21. Fowler Jr JE, Bigler SA, Miles D, and Yalkut DA. Predictor of first repeat biopsy cancer detection with suspected local stage prostate cancer. J Urol, 163: 813-818, 2000.
22. Djavan B, Zlotta A, Remzi M, Ghawidel K, Basharkhah A, Schulman CC, and Marberger M. Optimal predictors of prostate cancer on repeat prostate biopsy: A prospective study of 1051 men. J Urol, 163:1144-1149, 2000.
23. Rietbergen JBW, Boeken Kruger AE, Hoedemaker RF, Bangma CH, Kirkels WJ, and Schroeder FH. Repeat screening for prostate cancer after 1-year followup in 984 biopsied men: clinical pathological features of detected cancer. J Urol, 160:2121-2125, 1998.
24. Levine MA, Ittman M, Melamed J, and Lepor H. Two consecutive sets of transrectal ultrasound guided sextant biopsies of the prostate for the detection of prostate cancer. J Urol, 159: 471-476, 1998.
25. Chan DW, Sokoll LJ, Partin AW, Wong PY, Sasse E, Montie J, Wojno K, Crawford D, Moul JW, Lynch J, Marley G, Woolf P, Wright Jr G, and Vassella R. the use of % free PSA %PSA to predict prostate cancer probabilities: An eleven center prospective study using an automated immunoassay system in a population with non-suspicious DRE. J Urol, 161 suppl : 95, 1999.
26. Keetch DW, Catalona WJ, and Smith DS. Serial prostatic biopsies in men with persistently elevated serum prostate specific antigen values. J Urol, 151:1571-1574, 1994.
27. Djavan B, Ravery V, Zlotta A, Dobronski P, Dobrovits M, Fakhari M, Seitz C, Susani M, Borkowski A, Boccon-Gibod L, Schulman CC, and Marberger M. Prospective evaluation of prostate cancer detected on biopsies 1, 2, 3, and 4: When should we stop? J Urol, 166: 1679-1683, 2001.
28. Lefkowitz GK, Taneja SS, Brown J, Melamed J, and Lepor H. Followup interval prostate biopsy 3 years after diagnosis of high-grade prostatic intraepithelial neoplasia is associated with high likelihood of prostate cancer, independent of changes in prostate specific antigen levels. J Urol, 168: 1415-1418, 2002.

Question 15

前立腺針生検においてhigh grade PIN（HGPIN）の所見だけが単独でみつかった場合、どのような臨床的意義がありますか？　またHGPINは、どのくらいの頻度でみつかるのでしょうか？　HGPINは2回目以降の生検での癌の存在を予測するものなのでしょうか？　再生検において癌の存在を予測できる臨床的あるいは病理学的に特徴的な所見はありますか？

■ Answer

　癌の発見の場合と同様にhigh grade PIN（HGPIN）の発見頻度は、調査対象と生検コア数に左右されます（Question 14参照）。血清PSA値によるスクリーニングで前立腺生検を受けた患者にHGPINが単独所見としてみつかる頻度は4〜10％です。HGPINは癌の存在を高頻度に予測できるマーカーです。再生検（HGPIN側に限定しない）が必要です。

　しかしながら、HGPINがみつかった患者全員に同様な癌のリスクがあるわけではありません。種々の臨床的パラメータ（初診時PSA値、PSAの経時的な変化、直腸診所見や経直腸的超音波検査所見など）は、再生検で癌の存在を予測するのに有用ではないようです。

　一方、初回生検の病理学的所見の中には癌の予測に役立つものはHGPINを示す陽性生検コアの数です。しかしHGPINの組織学的なサブタイプ（腺房状/平坦、小乳頭状/篩状）の違いは癌の存在を予測するうえで有用ではないようです。

　初回生検後の2回の再生検で癌がみつからなかった場合、さらにそれ以降の生検で癌がみつかる可能性はほとんどありません。拡大前立腺生検が一般的になった今日、初回生検による癌の検出率の上昇に伴い、再生検による癌の検出率は激減しました。したがって、臨床所見が癌の存在を疑わせる症例を除いて、拡大生検でHGPINのみがみつかった患者では、少なくとも1年間は再検の必要はないとEpsteinはいっています。

■ Comments

　Question 14で論じたように、PSA値に基づいた前立腺針生検（prostate needle core biopsy：PNB）は早期前立腺癌の発見率を向上させました。それにより、low gradeもしくはHGPINのみつかる機会も増えました。

　low grade PIN（LGPIN）の発見された患者において、再検では、癌がみつかるリスクにおいてHGPINとは有意に異なっています（Shepherd, p<0.01, Raviv, p<0.001, Keetch, p<0.05）。初回生検でLGPINがみつかった患者においては再検で癌がみつかるリスクは初回生検陰性男性の場合と変わりありません（Keetch）。

　HGPINのみが前癌病変と考えられています（**Fig. 15-1A, B**）。前立腺全摘標本を調べてみると、HGPINはしばしば多発性で、高頻度で癌と共存しています（McNeal, Oyasu, Troncoso）。ですからPNBでHGPINのみがみつかった場合、すでに癌が共存するか、または近い将来の癌の発生するリスクが十分考えられます。したがってこのような患者に対して再生検を行うべきです（Bostwick, 1999）。

1. PNBにおいて、HGPINが単独病変としてみつかるのはどのくらいの頻度でしょうか？

　日本では10年前までは大多数の前立腺癌が進行癌となってから発見されるため、HGPINが単独でみつかることはまれでした。しかしながら、前立腺癌検診が着実に普及しつつある今日、その意義が強調されます。

　生検でHGPINが単独にみつかる頻度はさまざまで、2.1％から16.5％と報告されています。PSAスクリーニングの対象となった男性では、みつかる頻度は低いのですが、直腸診や経直腸超音波検査の異常でPNBを受けた場合には、その頻度は高くなる傾向にあります（**Table 15-1**）。

　Mayo ClinicのBostwickら（1995）は高い頻度（16.5％）

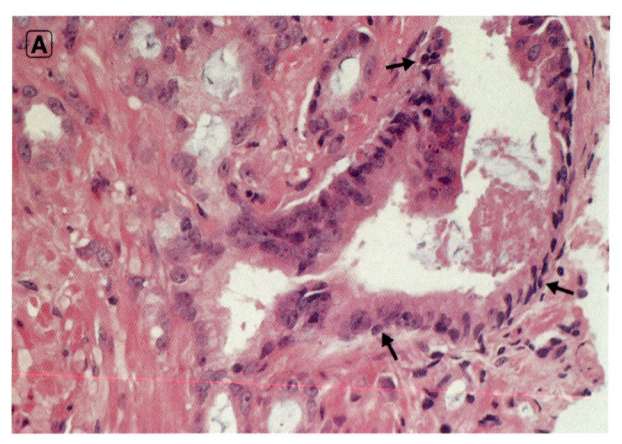

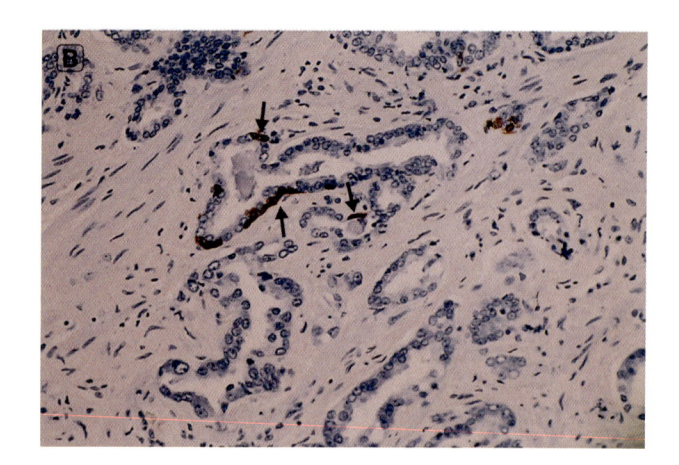

Fig.15-1A, B
A：HGPINとそこから連なるように浸潤性の癌が存在する。基底細胞が散在される（矢印）。この周囲には、癌の腺管が間質のなかに散在している（Gleason score 3+3）。
B：多くの異常腺管は高分子サイトケラチン（high-molecular-weight cytokeratin：HMWK）染色で染まらず、それらの腺管が浸潤癌であることを示している。中央の腺管にはまだHMWK陽性細胞が残っているが（矢印）、これはこの腺管が浸潤癌へと移行しつつあることを示している。

を報告していますが、これは直腸診異常で大学病院に紹介された症例を含んでいるためと考えられます。このことは、同じ筆者らが、近隣の市中病院でみつかる頻度が低かった（9.5%）ことを報告していることからもわかります。

Ramosらは最も低い頻度（2.1%）を報告していますが、これは彼らのデータの中にPSAが2.5から4.0 ng/dlの男性を含んでいるためと考えられます。

HGPINがみつかる頻度が大きく違う2つ目の理由として、生検方法の違いがあげられます。HGPINはしばしば多発性ですから（癌の場合でも同じですが）、生検コアの数に比例して発見率は高くなるでしょう。次に挙げる2つの報告がこの考え方を具体的に支持しています。

Rosserらの報告（**Table 15-2**）では、5領域法（five-region method）という方法（詳しくは彼らの論文を参照のこと）で14本もの生検コアが採取されています。この方法では、標準的な6箇所生検の他に8本の生検コアが採取されました。PSA異常あるいは直腸診異常のあった50

Table 15-1 Frequency of isolated high-grade prostatic intraepithelial neoplasia (HGPIN) detection in prostate cancer screening by prostate needle core biopsy

Author/Year	What led to PNB	Total No. biopsied	HGPIN(%)	Number of cores examined	Comments
Mettlin 1991	abnormal DRE/TRUS	396	17(4.3)	Biopsy directed to suspicious lesion (DRE/TRUS). Core number not stated	Multicenter study organized by the American Cancer Society National Prostate Cancer Detection Project. Biopsy recommended on abnormal DRE and/or TRUS and not by PSA value.
Bostwick 1995	not stated	Mayo 200	33(16.5)	6 or more mean 7.1	Most(78.5%) had unilateral palpable nodule.
		Glendale M. Hospital 200	19(9.5)	not stated	Glendale M. Hospital is a private practice medical center.
Langer 1996	↑PSA, abnormal DRE/TRUS	1275	61(4.8)	at least 6 cores	
Ramos 1999	PSA>2.5, abnormal DRE	2237	48(2.1)	not stated	Men with PSA>2.5 ng/ml were biopsied.
Borboroglu 2001	not stated	1391	137(9.8)	sextant	
Lefkowitz 2001	not stated	619	103(16.6)	12 cores	

DRE：digital rectal examination, TRUS: transrectal ultrasonography

人がこの生検の対象です。その結果26人においてHGPINがみつかりました。HGPINは、通常の6箇所生検の部位からは14人（53%）にしか検出されなかったのに対し、残りの12人（47%）ではそれ以外の部位からみつかっています（$p<0.05$）。

また、Lefkowitzら（2001）は12箇所生検（double sextant biopsies）に基づいた結果で、619人中208人（34%）に癌が発見され、103人（17%）にはHGPINのみがみつかりました。このHGPINの検出率は従来の6箇所生検法で報告されたものより高くなっています。

6箇所生検法を用いるPSA値に基づいたスクリーニングではHGPINの頻度は4～10%程度だと考えられます。

2. 初回生検時にHGPINのみがみつかった場合、その後の生検で癌がみつかる頻度はどのくらいですか？　また、2回目の生検が陰性であった場合、癌検出にどの程度まで積極的であるべきでしょうか？

これに関しては過去に多くの報告があり、それらのまとめを **Table 15-2** に示します。再生検における癌の検出率は報告によりまちまちで、2%～100%とかなり幅があります。

その理由としては、スクリーニングの方法（PSAによるスクリーニングの集団か、直腸診や経直腸超音波で異常が認められた集団か）や、初回生検から再生検までの時間、再生検の回数（AboseifやRavivの報告には2回以上再生検を受けた患者が含まれています）、生検コアの本数、そして初回生検時のHGPIN陽性コア数、などがあげられます。

最も検出率が低かったLefkowitzら（2001）の報告は、初回12箇所生検（two-consecutive sextant biopsy method）によるものです。それによると、初回時生検で619人中208人（34%）に癌がみつかり、103人（17%）にはHGPINのみがみつかりました。この検出率は標準的な6箇所生検法よりいくぶん高めです。この103人のうち43人が1年以内（中央値4.2か月）に12箇所法による再生検を受けましたが、癌がみつかったのは1例（2.3%）のみで、20例には再びHGPINが認められました。彼らは、12箇所生検でHGPINがみつかっても再生検で癌がみつかることはほとんどなく、特に癌が強く疑われるのでなければ、すぐに再生検をする必要はないと結論づけています。

もっとも、彼らはHGPINの自然史を明らかにするために3年後に同じやり方で再々生検を行いました（Lefkowitz, 2002）。結果は、PSAや直腸診所見に変化がなかったにもかかわらず、再々生検を受けた31人のうち8人（26%）に癌がみつかり、11人（36%）にHGPINがみつかりました。残りの12人は良性の診断です。同じ集団において、1年以内に再生検を受けた場合の癌の発見率2.3%（Lefkowitz, 2001）が、3年後に再々生検を行った際に26%に上昇していました。このことは、HGPINがみつかった場合はPSAの変化の有無にかかわらず、ある程度の期間をおいて再生検を行う必要があると解釈できます。

3. HGPINがみつかった患者で次に癌がみつかる予測因子は何でしょうか？
follow-up生検において癌の存在を予測するのに有用な臨床的あるいは病理学的な所見というものはありますか？

Ravivらは、直腸診（$p=0.008$）や経直腸超音波（$p<0.001$）での異常所見、そしてPSA高値（14.5 ng/ml vs 8.2 ng/ml, $p=0.016$）が再生検における癌の存在を予測しうる、と主張しました。一方、ほかの研究者らは否定しています（Langer, Park, Kronz, Lefkowitz, 2002）。ただ、初診時のPSA高値は既に癌が存在している可能性を示唆するものかもしれません。

これまでの研究では、程度の差こそあれHGPINが存在したか、直腸診で所見のあった部位をねらって再生検が行われていました（Brawer, Aboseif, Shepherd, Langer, Raviv）。しかし、こうした狙撃的な生検のみでは26%から53%の癌は見落とされてしまうというデータがあります（Park, Shepherd, Borboroglu）。前立腺癌は多中心性に発生するという性質を考えると、再生検も系統的に行われるべきです。

Kronzら（2001, A）は再生検において癌をみつける手がかりを求めて、広範な形態学的研究を行いました。それによると、もし最初の再生検の結果が良性、HGPIN、癌の疑いの強い異型腺管のいずれかであった場合、続いて癌が発生する頻度はそれぞれ8%、26%、50%でした。また、3回以上の生検をうけた15人のうち、癌がみつかったのは2人だけでした。

次に挙げる初回生検におけるいくつかの病理所見は、再生検での癌の発見を予測しうるものとされました。それらは、HGPINを含む生検コアの数（$p=0.01$）、核分裂像の有無（$p=0.009$）、巨大核小体、そして小乳頭状もしく

Table 15-2 Follow-up rebiopsy results in men initially presenting with high-grade prostatic intraepithelial neoplasia (HGPIN) on prostate needle core biopsy (PNB)

Author/Year	What led to PNB	HGPIN cases with follow-up biopsy	Intervals between initial and repeat biopsies	Repeat biopsy findings		
				benign	low-grade PIN	HGPIN
Brawer 1991	abnormal DRE and/or abnormal TRUS	10	1 to 24 mos (mean 8.8 mos)	0	0	0
Aboseif 1995	not stated	24	every 6 mos			5
Davidson 1995	not stated	100	mean 265 d	22		43
		control with follow-up biopsy 112	mean 500 d	77		20
Keetch 1995	twice elevated PSA>4.1 ng/ml and abnormal DRE and/or TRUS	37	not stated	17		1
Raviv 1996	suspicious DRE finding or PSA>4	48	3-6 mos. If repeat biopsy is negative, third biopsy done only when abnormal DRE or ↑PSA.	25 (no cancer)		
Langer 1996	↑PSA, abnormal DRE and/or abnormal TRUS	53	mean 101 d	30		8
Shepherd 1996	PSA>4.1 suspicious DRE	45		18		1
Park 2001	not stated	43	1-62 mos (mean 10.6 mos)			
Borboroglu 2001	↑PSA, abnormal DRE, abnormal PSA density, or PSA velocity	45	less than 12 mos (mean 3.9 mos)	21		4
Lefkowitz 2001	not stated	43	with in a year, median 4.2 mos	20	1	21 (1 atypia included)
Lefkowitz 2002	PSA ↑	31	3y	12		11
Rosser 1999	PSA ↑ and/or abnormal DRE	24	mean 9.2 mos	21		
				13		
Kronz 2001 A	not stated	245	median 5.3 mos first rebiopsy N=245	185 men without cancer		
				benign	HGPIN	atypia
			second rebiopsy N=81	cancer in 3/40	cancer in 7/27	cancer in 7/14
			third or more rebiopsy N=15	cancer in 1/10	cancer in 0/3	cancer in 1/2
Bishara 2004	not stated	132	1-33 mos (mean 7 mos)	60		23 (11 atypical)
Roscigno 2004	not stated	47	≤ 6 mos (24) > 6 mos (23)			18 8

DRE: digital rectal examination, TRUS: transrectal ultrasound, mos: months, d: days

Ca	No. of biopsy cores and biopsy sites	Comments/Conclusions
10(100%)	2 to 8 (mean 4.2)	Initial biopsy: directed to hypoechoic lesion, but subsequently Stanford systemic biopsy. Repeat biopsy: limited to only sites showing PIN.
19(79%)	DRE/TRUS positive site (core number not stated), in others, sextant.	Repeat biopsy every 6 mos until either cancer is found or 2 years had elapsed.
35(35%)	mean 3.7	Control consists of men with abnormal DRE, elevated PSA, and/or TRUS, but the initial biopsy is negative for PIN and Ca. Detection rate of cancer is significantly higher among men with HGPIN than among men with neither cancer nor HGPIN in initial biopsy ($p<0.001$).
15(13%)	mean 3.2	
19(51%)	4 to 6 Directed to DRE/TRUS-positive area. Otherwise quadrant biopsy.	1. HGPIN in initial biopsy is significantly associated with cancer detection in repeat biopsy than either low-grade PIN ($p<0.05$) or negative initial biopsy ($p<0.05$). 2. The control group consists of men with a persistently elevated PSA value after an initial negative biopsy.
23(48%)	Biopsy of hypoechoic lesion and 2 other systematic biopsies. If no hypoechoic lesion, sextant biopsy done.	Significant differences between cancer and non-cancer groups in PSA ($p=0.016$), TRUS appearance ($p<0.001$), and DRE ($p=0.008$). Only abnormal DRE and ↑ PSA are predictive of subsequent cancer by multivariate analysis. HGPIN is a strong predictor of cancer especially in men with abnormal DRE and ↑ PSA (mean 14.5).
15(28%)	At least 6 cores obtained either from hypoechoic site or HGPIN site.	No significant differences among subsequent benign, HGPIN and cancer diagnosis groups in DRE/TRUS findings and biopsy methods used. Cancer detection sites not correlated to initial HGPIN sites.
26(58%)	Biopsy 4-6 cores, directed to suspicious site. If no abnormality, selected quadrant biopsy.	Directing repeat biopsy to the PIN side misses cancer in approximately 35% of positive cases. Systemic biopsy should be used.
22(51%) 3/5 16/31 3/7	biopsy core number < 6 6-10 >11	20 of 22 cancer cases diagnosed on the first rebiopsy. No significant differences between cancer and non-cancer cases in age, PSA, DRE finding and number of biopsy core. 26% of cancer cases would have been missed if rebiopsy was to used only sites showing HGPIN.
20(44%)	Sextant initially. Repeat biopsy: extended biopsy technique or sextant + TZ sampling.	Limiting rebiopsy to HGPIN site is not advised (53% would have been missed). PSA velocity is a significant predictor of cancer diagnosis.
1 (2%)	12 core biopsies, both initial and repeat.	
8 (26%)	12 core biopsies in all men, both initial and repeat.	Changes in PSA not associated with detection of cancer. All 4 patients who subsequently underwent radical prostatectomy had organ-confined cancer.
3(13%)	sextant only	Reprospective study to compare the detection rate of HGPIN by traditional sextant biopsy technique with rate by 5 region biopsy technique. Of 50 patients, sextant biopsy technique detected HGPIN in only 14 patients (53%) while 5 region technique detected HGPIN in additional 12 patients ($p<0.05$).
8(33%)	5 region biopsy (14 cores)	
60(24%)	not stated	No predictive value of initial PSA, DRE and TRUS findings, or PSA change. Predictive values in histologic findings in initial biopsy: number of cores with HGPIN, ($p=0.01$), absence of mitosis ($p=0.009$). Very large prominent nucleoli, predominant micro papillary/cribriform HGPIN($p=0.002$).
17(21%)		
2(13%)		
38(29%) 27 first rebiopsy 7 second rebiopsy 4 subsequent rebiopsy	4 to 15 cores. Sextant biopsy in 60% of initial and 61% of repeat biopsy.	90% of cancers identified on the second and third rebiopsies. If multiple cores are involved by HGPIN on the first rebiopsy, cancer risk on subsequent biopsy is 50%, regardless of single or multiple core involvement on the initial biopsy. Histological subtypes not informative of subsequent cancer detection.
6(25%) 15(65%) $p<0.01$	10 to 12 cores, both initial and repeat biopsy	Multivariate analysis shows multiple core (as opposed to single core) involvement is a strong independent predictor in cancer detection. Age, PSA, DRE, and TRUS findings are not significant. PSA density is significant by univariate analysis ($p=0.02$).

は篩状のパターン（p=0.002）です。その後同じ筆者らがHGPINがみつかった後の癌の診断について最新の知見を報告しています。それによると、初回生検と再生検の両方で複数のHGPIN陽性生検コアがあれば、同時に浸潤癌が潜んでいる危険性が高いといっています。また、今回の報告では、初回生検時のHGPINの組織学的なサブタイプの違いは、それ以降の癌検出率に影響を与えないと述べています（Bishara）。さらに、最近になってRoscignoらは、複数コア陽性（単数コア陽性に対して）が、再生検で癌の検出に対して唯一の独立因子と報告しています。

これらの知見に基づいて、筆者らはHGPINがみつかった場合、特に複数のコアが陽性の場合には再生検を必ず行うべきであると結論づけます。しかもHGPINの存在する箇所に限らず両側から組織的に生検するべきです。

しかし、もし再生検でも癌がみつからなかった場合、それ以上の生検を行うのは、癌の存在が強く示唆される臨床所見が残っている患者に限るべきでしょう。

HGPINとともに「疑わしいがはっきりとした癌とはいえない」病巣が発見された場合は、再生検は絶対行うべきです。この課題については、Question 18を参照して下さい。

References:
1. McNeal JE, and Bostwick DG. Intraductal dysplasia: a premalignant lesion of the prostate. Hum Pathol, 17: 64-71, 1986.
2. Oyasu R, Bahnson RR, Nowels K, and Garnett JE. Cytololgical atypia in the prostate gland: frequency, distribution, and possible relevance to carcinoma. J Urol: 136: 959- 962, 1986.
3. Troncoso P, Grignon DJ, Babaian RJ, von Eschenbach AC, Ro JY, and Ayala AG. Prostatic intraepithelial neoplasia and invasive prostatic adenocarcinoma in cystoprostatectomy specimens. Urology, 34: 52-56, 1989.
4. Bostwick DG. Prostatic intraepithelial neoplasia is a risk factor for cancer. Semin Urol Oncol, 17: 187-198, 1999.
5. Bostwick DG, Qian J, and Frankel K. The incidence of high grade prostatic intraepithelial neoplasia in needle biopsies. J Urol, 154: 1791-1794, 1995.
6. Keetch DW, Humphrey P, Stahl D, Smith DS, and Catalona WJ. Morphometric analysis and clinical followup of isolated prostatic intraepithelial neoplasia in needle biopsy of the prostate. J Urol, 154: 347-351, 1995.
7. Mettlin C, Lee F, Drago J, Murphy GP, and the Investigators of the American Cancer Society National Prostate Cancer Detection Project. The American Cancer Society National Prostate Cancer Project. Findings on the detection of early prostate cancer in 2425 men. Cancer, 67: 2949-2958, 1991.
8. Ramos CG, Carvahal GF, Mager DE, Haberer B, and Catalona WJ. The effect of high grade prostatic intraepithelial neoplasia on serum total and percentage of free prostate specific antigen levels. J Urol, 162: 1587-1590, 1999.
9. Rosser CJ, Broberg J, Case D, Eskew A, and McCullough D. Detection of high-grade prostatic intraepithelial neoplasia with the five-region biopsy technique. Urology, 54: 853-856, 1999.
10. Lefkowitz GK, Sidhu GS, Torre P, Lepor H, and Taneja SS. Is repeat biopsy prostate biopsy for high-grade prostatic intraepithelial neoplasia necessary after routine 12-core sampling? Urology, 58: 999-1003, 2001.
11. Lefkowitz GK, Taneja SS, Brown J, Melamed J, and Lepor H. Followup interval prostate biopsy 3 years after diagnosis of high-grade prostatic intraepithelial neoplasia is associated with high likelihood of prostate cancer, independent of changes in prostate specific antigen levels. J Urol, 168: 1415-1418, 2002.
12. Brawer MK, Nagle RB, Bigler SA, Lange PH, and Sohlberg OE. Significance of intraepithelial neoplasia on prostate needle biopsy. Urology, 38: 103-107, 1991.
13. Aboseif S, Shinohara K, Weinder N, Parayan P, and Carrol PR. The significance of prostatic intra-epithelial neoplasia. Br J Urol, 76: 355-359, 1995.
14. Davidson D, Bostwick DG, Qian J, Wollan PC, Oesterling JE, Rudders RA, Siroky M, and Stilmant M. Prostatic intraepithelial neoplasia is a risk factor for adenocarcinoma: Predictive accuracy in needle biopsies. J Urol, 154: 1295-1299, 1995.
15. Raviv G, Janssen T, Zlotta AR, Descamps F, Verhest A, and Schulman CC. Prostatic intraepithelial neoplasia: Influence of clinical and pathological data on the prediction of prostate cancer. J Urol, 156: 1050-1055, 1996.
16. Langer JE, Rovner ES, Coleman BG, Yin D, Arger PH, Malkowicz SB, Nisenbaum HL, Bowling SE, Tomaszewski JE, and Wein AJ. Strategy for repeat biopsy of patients with prostatic intraepithelial neolplasia detected by prostate needle biopsy. J Urol, 155: 228-231, 1996.
17. Shepherd D, Keetch Dw, Humphrey PA, Smith DS, and Stahl D. Repeat biopsy strategy in men with isolated prostatic intraepithelial neoplasia on prostatic needle biopsy. J Urol, 156: 460-463, 1996.
18. Park S, Shinohara k, Grossfeld GD, and Carrol PR. Prostate cancer detection in men with prior high grade prostatic intraepithelial neoplasia or atypical prostate biopsy. J Urol, 165: 1409-1414, 2001.
19. Borboroglu PG, Sur RL, Roberts JL, and Amling CL. Repeat biopsy strategy in patients with atypical small acinar proliferation or high grade prostatic intraepithelial neoplasia onn initial needle biopsy. J Urol, 166: 866-870, 2001.
20. Kronz JD, Allan CH, Shaikh AA, and Epstein JI. Predicting cancer following a diagnosis of high-grade prostatic intraepithelial neoplasia on needle biopsy. Data on men with more than one follow-up biopsy. Am J Surg Pathol, 25: 1079-1085, 2001 (A).
21. Kronz JD, Shaikh AA, and Epstein JI. High-grade prostatic intraepithelial neoplasia with adjacent small atypical glands on prostate biopsy. Hum Pathol, 32: 389-395, 2001 (B).
22. Bishara T, Ramnani DM, and Epstein JI. High-grade prostatic intraepithelial neoplasia on needle biopsy: risk of cancer on repeated biopsy related to number of involved cores and morphologic pattern. Am J Surg Pathol, 28: 629-633, 2004.
23. Roscigno M, Scattoni V, Freschi M, Raber M, Colombo R, Bertini R, Montorsi F, and Rigatti P. Monofocal and plurifocal high-grade prostatic intraepithelial neoplasia on extended prostate biopsies: Factors predicting cancer detection on extended repeat biopsy, Urology, 63: 1105-1110, 2004.

Question 16

前立腺生検や前立腺全摘術で取り出された標本にGleason pattern[1] 4または5 (以下4/5)が観察された場合、その臨床的意義について説明して下さい。また、前立腺全摘除術後の予後にどのような影響をもつのでしょうか？

Answer

前立腺癌では種々のGleason gradeをもつ腫瘍が多病巣性に発生することが知られています。時には1つの病巣が2つ以上のgradeの腫瘍で形成されることもあります。このような多様性の存在を反映させるため、Gleasonは、いろいろなpatternの合計を2つの数字（優勢型と次に優勢な型）で表現することを提唱しました。ただし、単一のgradeで構成される場合は、同じ数字を2回用います。

前立腺摘出標本で3番目(tertiary)に優勢なGleason patternが下位gradeの場合には無視することができますが、高いgrade (Gleason pattern 4/5)がみられる場合、第3番目に優勢なpatternの存在を報告するだけでなく、その占める比率（10％未満かそれ以上か）も報告する必要があります。なぜなら第3番目のhigh grade成分があれば、Gleason score 5、6、7のみと診断された症例よりも、病理学的病期が進み、PSA再燃（再発）率が高くなるからです。前立腺針生検(prostate needle core biopsy：PNB)にみられるpattern 4/5の癌に関しては、第2または第3のパターンとして報告すべきです。しかし、前立腺針生検におけるGleason pattern 4/5の腫瘍体積比は、前立腺摘出標本における体積比を正確に予測することはできません。

Comments

初回生検でGleason scoreが高い(8、9、10)癌患者は、無再発生存率が不良で骨盤内リンパ節転移陽性例が多いため、これまで前立腺全摘除術の適応とはみなされていません(Gleason)。早期PSAスクリーニングの登場により、Gleason scoreが低い早期患者がますます増えています。その結果、腫瘍は中位のgrade (Gleason score 5〜7)に集中する傾向がみられます。前立腺摘出症例においては、79％から94％がGleason score 5〜7と報告されており、50％から89％は6または7と診断されています(Garnett, Bostwick, Rubin [2000], Steinberg)。

前立腺癌は、多病巣性と種々の組織学的パターンを有することで知られ、それぞれが異なったGleason gradeを呈します。それぞれの腫瘍間だけでなく1つの腫瘍内でも2つ以上のパターンがみられることが珍しくありません。

中位のgradeのGleason scoreの予後予測を改善するため、McNealらとStameyら(1999)は、新しい予後指標としてGleason pattern 4/5の割合を用いることを提案しました。前立腺全摘除術を受けた辺縁域(peripheral zone)癌患者379例の分析では、Gleason grade 4/5の癌の占めるパーセントと癌の体積の2つが高い確率で予後を予測していました。しかし、この研究のデータは1983年から1992年に収集されており、臨床病期T1c (非触知)の癌患者は96例しか含まれていません。81％(307例)もの症例でGleason pattern 4/5の病巣があり、その比率は1％未満から90％以上と多様でした。Gleason grade 4/5がない患者は379例中わずか19％(72例)のみでした。この72例のグループにおいて、累積再発率(PSA再燃で判断)は5.6％に過ぎなかったのに対し、残りの患者ではGleason pattern 4/5の割合が増加するにつれて再発率が着実に上昇し、最終的には87％に達しました(Stamey, 1999)。

Epsteinらは、T1c癌で切除された前立腺全摘標本153例における腫瘍巣720個について検討しました。このうち671個の病巣は辺縁域(辺縁域と中心域と推測される)に位置し、残りの49個は移行域に位置していました。辺縁域の腫瘍671個中119個(17.7％)は、Gleason pattern 4/5の成分を含んでおり、13個の病巣はGleason score 8〜10の高スコアでした。重要なメッセージは、T1cにもかかわらず、大きさは小さいが(1ml未満)、9％の前立腺がそのようなhigh gradeの病巣を含んでいるということです。

定義上は、Gleason scoreは腫瘍に最も多くみられる

---

[1] Gleason "pattern" と "grade" は、臨床的に密接に相関するため、しばしば同じ意味で用いられます。

2つのGleason grade（第1 patternと第2 pattern）の合計であり、high gradeの第3の病巣が極めて小さい場合、その存在が示されない可能性があるわけです。この第3 patternをどう扱うべきかについては合意がなされていません。第1 gradeと最も高いgradeを合計した改良Gleason scoreも提案されています（Pan）。

以下、第3のhigh grade成分の前立腺癌予後へ与える影響について述べた論文をいくつか紹介します。

Johns Hopkins大学のPanらは、第3のhigh grade成分が全体のわずか5％未満の前立腺全摘患者114例について解析しました。その結果を、同施設で収集した第3のhigh grade成分がみられない2,276例と比較しました。比較したパラメータは前立腺内に限局した症例、"被膜"外浸潤（限局性vs.広汎性）、精囊浸潤、骨盤リンパ節転移の頻度でした。114例中47例（41％）で代表的なGleason scoreが5（3+2、2+3）または6（3+3）の腺癌に第3のGleason pattern 4/5を伴っていました。56例（49％）はGleason score 7（3+4、4+3）に第3の領域のGleason pattern 5がみられました。また11例（10％）ではGleason score 8（4+4）にGleason pattern 5がみられました。第3成分の腫瘍体積は0.01ml未満から0.68mlまでありました。体積比は、6％〜15％である6例を除く全例で5％未満でした。Gleason score 5、6の腫瘍に第3のGleason pattern 4/5が存在する場合に病理学的病期は有意に進行していました（p=0.018）（**Table 16-1**）。また、Gleason score 5、6の腫瘍にhigh grade成分が存在する場合、Gleason score 7の症例より病期はやや低い傾向がありました（p = 0.021）。Gleason score 7の腫瘍にGleason pattern 5成分が存在する場合、病理学的病期は有意に進行していました（p = 0.008）。

病気進行のリスクに関しては、Gleason score 5〜6腫瘍に第3のGleason pattern 4/5が存在すれば、Gleason score 5〜6のみの症例と比べて有意に増大（p<0.001）し、前者とGleason score 7の症例との間に差はありませんでした。さらに、Gleason score 7の腫瘍にGleason pattern 5が存在する腫瘍はGleason score 7のみの症例と比べて病期の進展に有意の差がみられました（p = 0.0003）。しかしながら、第3のGleason pattern 5を伴うGleason score 7の症例とGleason score 8の症例の間に進行率の差は証明されませんでした。この研究は、たとえ腫瘍体積が5％未満でも、high grade成分の存在は、予後と病期に有意な悪影響をもたらすことを強く示しています。

スウェーデンのカロリンスカ病院のEgevadらは、尿閉塞緩和のため経尿道的前立腺切除を受けた前立腺癌症例を検討しました。局所進行性または転移のある患者にはホルモン療法が行われました。305例中104例（34％）ではGleason pattern 4/5はありませんでした。前立腺癌による死亡は、切除した腫瘍組織におけるGleason pattern 4/5の癌の割合に比例していました。すなわち、中央値7.3年のfollow-upにおいて、死亡率はGleason pattern 4/5の比率が2％の場合は8％（0％）、5％までは28％、5〜50％では38％、51〜100％では65％でした。予後はGleason grade 4/5の腫瘍の存在する症例では、Gleason grade 4/5病変のない患者に比し、予後は有意に不良でした（p<0.001）。さらにGleason score 3+3の患者群で、Gleason pattern 4/5腫瘍を伴う場合（病変の5％未満）、Gleason score 3+3のみの症例に比して予後が不良でした（p=0.008）。

前立腺針生検において観察されるhigh gradeの病変と前立腺摘出標本におけるhigh grade癌の進展度あるいはPSA再発（PSA再上昇の意）との関係に焦点を当てた研究がいくつかあります。Stamey（1995）は、後に前立腺全摘除術を受けた男性120例の6箇所の生検標本における％Gleason pattern 4/5を検討しました。前立腺摘出標本におけるGleason pattern 4/5癌のパーセンテージを示す生検の感度は62％であるが、前立腺におけるpattern 4がないことを示す特異度は47例中46例（98％）でした。Stameyは、生検の報告では癌の総ミリメートルとその癌に占めるGleason pattern 4/5のパーセンテージについて言及すべきであると主張しています。

Stameyグループは、PSA再発に対する多巣性癌の影響についても報告しました（Noguchi）。複数の前立腺癌における第2の病巣（原発癌または指標癌より小さい）の存在は、術前PSA、針生検所見、術前臨床データからは推定されませんでした。しかし、針生検標本と前立腺摘出標本にみられたGleason pattern 4/5癌の％は、病期T1c前立腺癌男性においてPSA再燃の最も強力な予測因子でした。

臨床的限局性前立腺癌に対して施行された全摘患者101例についてのRubinら（2001）の結論はStameyの結

Table 16-1 **Significant worsening of pathologic stage and progression rate in the presence of a higher tertiary Gleason grade component. p values by Chi-square analysis** (Pan et al.)

Gleason score and associated tertiary grade			Pathologic stage (p value)	Progression rate (p value)
5 to 6 without tertiary 4/5	vs.	5 to 6 with tertiary 4/5	0.018	< 0.0001
5 to 6 with tertiary 4/5	vs.	7 without tertiary 5	0.021	ns
7 without tertiary 5	vs.	7 with tertiary 5	0.008	0.0003
7 with tertiary 5	vs.	8 without 5	ns	ns
8 without 5	vs.	8 with 5	ns	ns

論ほど楽観的ではありませんでした。前立腺摘出標本においてGleason pattern 4/5の占める比率が10％を超えると、PSA再発は劇的に増加し始めるというStameyら（1999）の観察に基づき、それを予測する要素が前立腺生検標本に認められるかを検証したのです。その結果として、生検標本においてpattern 4/5癌の面積が$0.01cm^2$を超えていることが最良の単独の予測因子と報告しました（18ゲージ針コアの全幅に病変が及んでいると仮定すると、長さ2mmの腫瘍面積は$0.01cm^2$になる）**(Fig.16-1A, B)**。生検標本面積が$0.01cm^2$以上である場合の感度と特異度はそれぞれ34％、88％でした。Rubinら（2001）は、偽陰性率が高いことから、当モデルの各患者ベースにおける予測因子としての価値には限度があると結論しています。

Patelらの最近の報告は、臨床病期1cから3bで、リンパ癌および遠隔転移のみとめられない2370名の追跡に基づいています。Gleason score 7の生検でtertiary grade 5の有無がPSA再発にいかに影響するかを調べました。中間値5〜6、7年の追跡で、Gleason grade 5の存在は対象と比べてPSA再発が有意に高い（p=0.04）ことが認められ、さらにGleason scoreが8から10の患者におけるPSA再発率との間に有意な差が認められませんでした。

結論として、まず、量の多少にかかわらず前立腺全摘標本中に見出されるGleason pattern 4/5癌は、PSA再燃

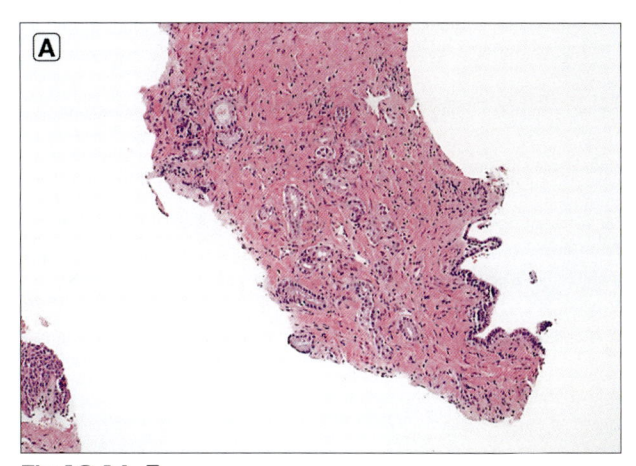

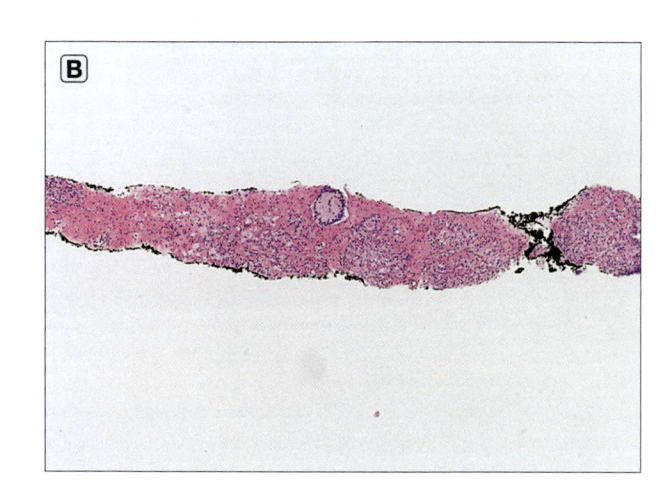

Fig.16-1A, B
この写真はPNB標本における癌病巣のサイズを示すためのものである。
A: 前立腺針生検にみられたGleason score 3+3の小病巣。10×の拡大で撮影。サイズは0.6×0.5mm（$0.003cm^2$）。Bismarらによれば、このような高分化度の小病巣の場合、摘出標本でpT2である可能性は極めて高く90％と推測される。
B: コアの全体を占めるGleason score 4+4の病巣。サイズは0.47×3.56mm（$0.016cm^2$）。Rubinら（2001）によれば、このような針生検病巣の患者では、腫瘍が前立腺に限局されている可能性は極めて低い。

を悪化させ、しかもpattern 4/5の成分の増加に比例して予後は不良になります。第2に、生検腫瘍標本におけるGleason pattern 4/5癌の存在は、存在しない場合よりも不良な予後を予測します。しかし、前立腺針生検標本における％pattern 4/5を算出しても、感度が低いため前立腺全摘標本におけるpattern 4/5癌の体積の予測には不適切だと思われます。

Rubinら(2001)の研究において、生検標本と前立腺全摘標本のGleason pattern 4/5の間には強い統計的相関性がみられますが(p=0.0001)、前立腺全摘標本では30％もの高頻度で有意な量(体積の>10％)のpattern 4/5癌が認められたのです。これらの所見は、前立腺全摘標本における腫瘍gradeの予測において、サンプリング・エラーがPNB所見の信頼性を有意に下げていることを証明しています。

結論として、診断にあたる外科病理医に対し、以下の情報を泌尿器科医に報告することが望ましいと思います。第3のhigh grade病変(Gleason pattern 4/5)が前立腺摘出標本にみられる場合、その存在とパーセンテージ(10％以上か以下か)、その局在を報告すべきです。針生検に関しては、Gleason grade 4/5成分が第3の成分として存在する場合、その存在について報告する必要がありますが、pattern 4/5の腫瘍比を報告する必要はありません。

References:

1. Noguchi M, Stamey TA, McNeal JE, and Nolley R. Prognostic factors for multifocal prostate cancer in radical prostatectomy specimens: Lack of significance of secondary cancer. J Urol, 170: 459-463, 2003.
2. Garnett, JE, Oyasu R, and Grayhack JT. The accuracy of diagnostic specimens in predicting tumor grades by Gleason's classification of radical prostatectomy specimens. J Urol, 131: 690-693, 1984.
3. Bostwick DG. Gleason grading of prostatic needle biopsies. Correlation with grade in 316 matched prostatectomies. Am J Surg Pathol, 18: 796-803, 1994.
4. Rubin MA, Dunn R, Kambham N, Misick CP, and O'Toole KM. Should a Gleason score be assigned to a minute focus of carcinoma on prostate biopsy? Am J Surg Pathol, 24: 1634-1640, 2000.
5. Steinberg DM, Sauvageot J, Piatadosi S, and Epstein JI. Correlation of prostate needle biopsy and radical prostatectomy Gleason grade in academic and community settings. Am J Surg Pathol, 21: 566-576, 1997.
6. Gleason DF, Mellinger GT, and the Veterans Administrative Cooperative Urological Research Group: Prediction of prognosis for prostatic adenocarcinoma by combined histologic grading and clinical staging. J Urol, 111: 58-64, 1974.
7. McNeal JE, Villers AA, Redwine EA, Freiha ES, and Stamey TA. Histologic differentiation, cancer volume, and pelvic lympn node metastasis in adenocarcinoma of the prostate. Cancer, 66: 1225-1233, 1990.
8. Stamey TA, McNeal JE, Yemoto CM, Sigal BM, and Johnstone IM. Biological determinants of cancer progression in men with prostate cancer. JAMA, 281: 1395-1400, 1999.
9. Epstein JI, Carmichael MJ, Partin AW, and Walsh PC. Small high grade adenocarcinoma of the prostate in radical prostatectomy specimens performed for nonpalpable disease: Pathogenetic and clinical implications. J Urol, 151: 1587-1592, 1994.
10. Pan C-C, Potter SR, Partin AW, and Epstein JI. The prognostic significance of tertiary Gleason patterns of higher grade in radical prostatectomy specimens. A proposal to modify the Gleason grading system. Am J Surg Pathol, 24: 563-569, 2000.
11. Egevad L, Granfors T, Karlberg L, Bergh A, and Stattin P. Percent Gleason grade 4/5 as prognostic factor in prostate cancer diagnosed at transurethral resection. J Urol, 168: 509-513, 2002.
12. Stamey TA. Making the most out of six systematic sextant biopsies. Urology, 45: 2-12, 1995.
13. Rubin MA, Mucci NR, Manley S, Sanda M, Cushenberry E, Strawderman M. Predictors of Gleason pattern 4/5 prostate cancer on prostatectomy specimens: Can high grade tumor be predicted preoperatively? J Urol, 165: 114-118, 2001.
14. Patel AA, Chen MH, Renshaw AA, D'Amico AV. PSA failure following definitive treatment of prostate cancer having biopsy Gleason score 7 with tertiary grade 5. JAMA, 298:1533-1538, 2007.
15. Bismar TA, Lewis Jr JS, Vollmer RT, and Humphrey PA. Multiple measures of carcinoma extent versus perineural invasion in prostate needle biopsy tissue in prediction of pathologic stage in a screening population. Am J Surg Pathol, 27: 432-440, 2003.

Question 17

診断にあたる病理医は、前立腺針生検から臨床的に有用な情報を最大限に引き出そうとします。診断が癌である場合、その病期を推定するのに役に立つ病理組織学的所見はどのようなものですか？

■ Answer

　診断が癌である場合、前立腺針生検（prostate needle core biopsy：PNB）から、その病期、したがって治療方針の決定に役立つ情報がいろいろと得られます。病理の報告書には次の情報が含まれることが望まれます。

(1) 穿針でみつかった癌の部位、

(2) 各穿針部位におけるGleason score（たとえ小さくても、複数のscoreとして）、

(3) 全体の穿針部数の中の陽性コアの数、

(4) 各陽性コアにおける癌の占めるパーセンテージ、それと癌の占拠率が最大であるコアにおけるパーセンテージ、

(5) 神経周囲浸潤（perineural invasion）の有無と前立腺外への浸潤（このような穿針標本が得られた場合のみ）、

(6) 特異的所見がみられた場合、例えば、前立腺導管（ductal adenocarcinoma）の分化を示しているとか、neuroendocrine differentiationを示している小細胞の場合など、

(7) 免疫組織染色が施行された場合は、その所見、

などです。癌組織の占拠比はマイクロメーターなど使う必要はなく、目分量でに十分推定されます。

■ Comments

　前立腺癌が臨床的に限局性か否かの推定後、治療方針の決定のため、臨床家は血清PSA、穿針でのGleason score、臨床病期を使用します。前立腺癌病期の推定のため、外科病理は生針所見から、可能な限り有用な情報を提供すべきです。

　病理の報告書に、次の点での記載を含めることを推奨します。

(1) 癌の存在する穿針コアの場所を明確にすること。

　陽性コアがBaseもしくはApexでコアの5％以上を占める場合、Badalamentらによれば、前立腺外浸潤の可能性が極めて高いということです。各コアを別々にパラフィン包埋することは、コスト高になります。それを緩和するため、多くの施設では、左右の2つのブロックに分けて包埋していますが、EpsteinとPotterはコアを場所ごとに色付けし（例えば、baseは赤、中部は緑、尖部は黄色というように）、左右2つのブロックに包埋することを勧めています。

(2) Gleason scoreを各陽性コアにおいて報告すること。

　癌病巣が小さい時でも、Epsteinグループは各陽性コアにGleason score（すなわち2つの数字で表す）をつけて報告することを勧めています。Kunzら（Epsteinグループ）はその理由として、次のように述べています。例えば、Gleason 4＋4＝8のコアと、Gleason 3＋3＝6の2つの陽性コアがあるとしますと、全体的にみて癌病巣の大きさにより、最終報告はGleason 4＋3＝7となりますが、このような症例においてGleason 4＋4＝8というコアの影響が、Gleason 3＋3のコアをはるかに超えて（p＝0.008）、病期を有意に上げる（摘出した標本の病理検索の結果）ことがわかったからです。Gleason 4＋4のコアの存在（例え1本でも）はあとの低グレードコアの存在を無視して病期を左右するということです。

(3) 全コアに対する陽性コアの比を各側において記載すること、また、各陽性コアにおける癌の占拠比の記載、最高比コアのパーセンテージの記載。

　Bismarたちは、癌の全体比率がunivariate（p＝0.003）でもmulti-variate（p＝0.003）analysisでも有意に病理病期pT3と相関すると報告しています。同じグループはさらに、単一陽性コアにおける最大癌占拠比がunivariate analysisでpT3及び陽性断端と相関すると言っており、同様な相関はRubinらも観察しています。すなわち、pT3のリスクは次のとおりでした。単一陽性コアにおける癌の占拠率が40％以下の場合は18％、40〜60％の場合は33％、60〜80％の場合は50％、80％以上の場合は63％でした。一方、全コアに占めるトータル癌組織占拠率でみ

た場合、pT3のリスクは占拠率40％以下の場合は18％、40〜60％の場合は36％、60〜80％の場合は36％、80％以上の場合は54％（p = 0.001）でした。

(4) 神経周囲浸潤と前立腺外浸潤、前立腺穿針標本にみられる癌の神経周囲浸潤（PNI）の意義についてはQuestion 3で詳しく記載しました。複数の報告によれば、PNIの存在は前立腺外浸潤のリスクを高めますが、独立した予後因子ではありません。重要なことは、PNIと単一コアにおける最大癌占拠比との間に相関があることです（Rubin）。

穿針標本において、前立腺外浸潤（すなわち前立腺周囲の脂肪組織に癌が進展している部位が含まれていること）をみることはまれですが、もしみられたら、明らかにpT3の所見です。

References:
1. Badalament RA, Miller MC, Peller PA, Young DC, Bahn DK, Kochie P, O'Dowd GJ, and Veltri RW. An algorithm for predicting nonorgan confined prostate cancer using the results obtained from sextant core biopsies with prostate specific antigen level. J Urol, 156:1375-1380,1996.
2. Epstein JI, Potter SR. The pathological interpretation and significance of prostate needle biopsy findings: implications and current controversies. J Urol, 166:402-410, 2001.
3. Kunz GM, and Epstein JI. Should each core with prostate cancer be assigned a separate Gleason score? Hum Pathol, 34: 911-914, 2003.
4. Bismar TA, Lewis Jr JS, Vollmer RT, and Humphrey PA. Multiple measures of carcinoma extent versus perineural invasion in prostate needle biopsy tissue in prediction of pathologic stage in a screening population. Am J Surg Pathol, 27: 432-440, 2003.
5. Rubin MA, Bassily N, Sanda M, Montie J, Strawderman MS, and Wojno K. Relationship and significance of greatest percentage of tumor and perineural invasion on needle biopsy in prostatic adenocarcinoma. Am J Surg Pathol, 24:183-189, 2000.

Question 18

"異型腺構造、癌の疑いあるも、確定診断に至らず"（Atypical glands suspicious but not diagnostic of adenocarcinoma）という診断が前立腺針生検の病理報告にされた場合、どういう意味を持っていますか？
"異型小腺構造増殖"（Atypical small acinar proliferation：ASAP）という表現が病理医の間に使われることがありますが、どういう意味ですか？　独立した病理診断基準と考えてよいのですか？

Answer

"異型腺構造、癌の疑い・・・"というのは、癌と断定的に診断するに十分な所見のない時に報告書に記載するもので、癌の疑いが極めて濃厚ですから、さらなる検査を必要とすること、すなわち、再生検を必要とします。「癌の疑い」の生検所見に基づいて癌に対する治療（前立腺摘出を含めて）を開始することはできません。

ASAPは病理診断基準ではありません。針生検材料に基づいて、確定診断が躊躇される時、便宜的に提唱された診断名です。ASAPという言葉は誤解を招くため、使用しないほうがよいと筆者らは考えます。

Comments

癌の疑いで針生検がなされた場合、病理医も泌尿器医も、癌の有無に関してはっきりとした診断がつけられることを期待しますが、いつも決定的診断ができるとは限りません（Kisner）。病理医にとって癌という診断を下す時、その診断に対して絶対確信を持つからにほかならないからです。針生検材料のように、組織診断材料が制限されている時、病理医にとって、確定診断は困難を極めることも多々あるわけです。

その他の問題として、針生検材料の固定、包埋、染色方法などの要素がスライドの良否に影響を与えるため、確定診断を困難にしたり、あるいは誤診につながる可能性を引き起こします。このような技術的問題のない場合においても、経験豊かな病理医にとっても、確定診断をつけられないという症例に出くわすことがあります（Epstein, 1998）。

疑わしい病変が量的に不十分な場合もその原因の1つとなります。異型の腺が2個ないし3個という場合、各々の病理医は確定診断をつけることを躊躇することでしょう。このような場合、"Atypical glands suspicious but not diagnostic of adenocarcinoma"という表現がしばしば使われます（Chan）。他の病理医は、"ASAP（異型小腺構造増殖）"という表現を使います（Iczkowski, 1997）。この後者の表現は他の病理医から強く批難されました。あたかも独立した病理診断基準という印象を与えるからです（Murphy, Epstein, 1999）。というのは、ASAPと診断された後追跡してみますと、結局、良性か悪性かのいずれかになる（Iczkowski, 1999）結果が出ているからです。

ASAPという"診断"は、針生検標本においてのみ使用されるもので、前立腺摘出標本においては、絶対みられないことです。

いずれにしても、病理医が不確定の診断を下した場合、病理医は担当医と緊密な連携をとる必要があります。このような患者で再生検すれば、約50％において癌の診断が確定されるからです。

"癌の疑い"の診断は約5％の針生検材料においてつけられますが、もちろんこれは担当病理の経験、判断力などに影響されるわけです。いずれにしても、このような診断が下された場合、再生検材料で癌が発見される頻度は40〜50％（O'Dowd, Schlesinger, Girasole, Epstein, 2006）と報告されていますので、3〜6か月以内に再生検の必要があります。

再生検の場合、前回異型構造を示した部位を含めて広くサンプルをとります。陽性率を高めるため、Saturation biopsy（飽和生検）として24個あるいはそれ以上のコア採取を勧めるグループもあります。

"癌の疑い"の診断を減らすために有用なのは、前記のごとく免疫組織染色です。p63とhigh-molecular-weight (HMW) keratin (34βE12) を使います (Jiang)。HGPINと併存するAGSはHPGIN単独の場合と病理学的な重要性の違いについては、すでに述べました (Question 15参照)。"癌の疑い"の診断は、病理医としてはできる限り"避けたい"わけで、次のような方法をとることが大切です。

(1) 異型組織がさらに明確になることを期待して針生検材料を深く切ること。通常穿針コア1個から組織標本30片とれます。ルーティンとしてスライド3枚に切片をとり、4枚から6枚目は染色せず、必要に応じてHE染色または免疫染色に使用します。

(2) 必要に応じて、免疫組織染色 (p63、34βE12、AMACR) を行う (Qustion 12参照)。免疫組織反応に偽陽性、偽陰性の可能性のあることを承知しておいてください。繰り返し述べたように、免疫組織反応は補助手段であり、HE染色での判定が中心となります。

(3) 泌尿器病理専門医の意見を求めることです。

(4) 最終的に、"癌の疑い"の診断が避けられない時は、その旨を明記し、再生検を勧めることです。

References:
1. Kisner HJ. The gray zone. Clin Lab Manage Rev, 12:277-280, 1998.
2. Epstein JI. Atypical small acinar proliferation of the prostate gland. Am J Surg Pathol, 22:1430-1431, 1998.
3. Chan TY, and Epstein JI. Follow-up of atypical prostate needle biopsies suspicious for cancer. Urology, 53:351-355, 1999.
4. Iczkowski KA, MacLennan GT, and Bostwick DG. Atypical small acinar proliferation suspicious for malignancy in prostate needle biopsies: clinical significance in 33 cases. Am J Surg Pathol, 21:1489-1495, 1997.
5. Murphy WM. ASAP is a bad ide: atypical small acinar proliferation. Hum Pathol, 30:601, 1999.
6. Epstein JI. How should atypical prostate needle biopsies be reported? Controversies regarding the term "ASAP". Hum Pathol, 30:1401-1402, 1999.
7. Iczkowski KA, Cheng L, Qian J, Shanks J, Gadaleanu V, Bostwick DG, and Ramnani DM. ASAP is a valid diagnosis. Atypical small acinar proliferation. Hum Pathol, 30:1403-1404, 1999.
8. O'dowd GJ, Miller MC, Orozco R, and Veltri RW. Analysis of repeated biopsy results within 1 year after a noncancer diagnosis. Urology, 55:553-559, 2000.
9. Schlesinger C, Bostwick DG, Iczkowski KA. High-grade prostatic intraepithelial neoplasia and atypical small acinar proliferation: predictive value for cancer in current practice. Am J Surg Pathol, 29:1201-1207, 2005.
10. Girasole CR, Cookson MS, Putzi MJ, Chang SS, Smith JA Jr, Wells N, Oppenheimer JR, Shappell SB. Significance of atypical and suspicious small acinar proliferations, and high grade prostatic intraepithelial neoplasia on prostate biopsy: implications for cancer detection and biopsy strategy. J Urol, 175:929-933, 2006.
11. Epstein JI, and Herawi M. Prostate needle biopsies containing prostatic intraepithelial neoplasia or atypical foci suspicious for carcinoma: implications for patient care. J Urol, 175:820-834, 2006.
12. Jiang Z, Iczkowski KA, Woda BA, Tretiakova M, and Yang XJ. P504S immunostaining boosts diagnostic resolution of "suspicious" foci in prostatic needle biopsy specimens. Am J Clin Pathol, 121:99-107, 2004.
13. Kronz JD, and Shaikh AA, Epstein JI. High-grade prostatic intraepithelial neoplasia with adjacent small atypical glands on prostate biopsy. Hum Pathol, 32:389-395, 2001.

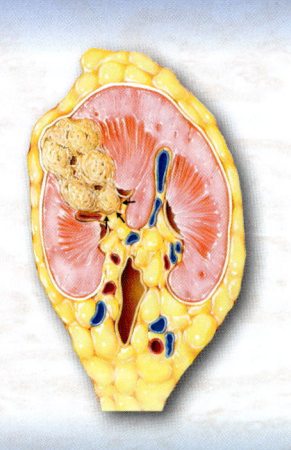

日常臨床の疑問に答える
泌尿器科臨床病理学

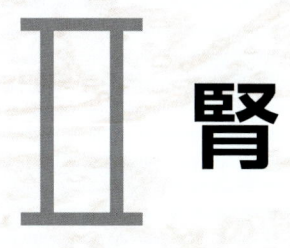

II 腎

Question 1

WHOによる腎腫瘍の分類が最近変更されました。各腫瘍型の基本的特徴および新しい分類体系の臨床的意義について解説してください。

■ Answer

腫瘍の組織学的分類体系は、腫瘍の生物学的潜在力（biological potential）の評価と治療の方向付けに情報を提供するものでなくてはなりません。新しい腎腫瘍の分類は、以前と同様に十分検討された形態学的特徴（超微細構造的特徴を含む）を根本にしていますが、免疫組織学、細胞遺伝学、および分子学的研究に支えられています。分類はまだ不完全でありますが、腎腫瘍形成の機序と新しい治療アプローチの合理的根拠に新たな視点を提供している点では大きな進歩です。

腎腫瘍には大きく分けて6つのタイプがあります。それは、4種の腺癌：淡明細胞腎細胞癌、乳頭状腎細胞癌、嫌色素腎細胞癌（chromophobe RCC）、集合管癌と、2種の良性腫瘍：オンコサイトーマと血管筋脂肪腫です。腺癌グループでは淡明細胞腎細胞癌が最も頻度が高く（68～83％）で、次に乳頭状腎細胞癌（11～20％）、嫌色素腎細胞癌（4～6％）、集合管癌（＜1％）と続きます。まれな腫瘍として以上の他にみられるのは、腎髄様癌（renal medullary carcinoma）、粘液様管状紡錘形細胞癌（粘液様間質を伴った管状および紡錘形細胞癌、mucinous tubular and spindle cell carcinoma）、そしてWHO分類には入っていませんが管状囊胞癌（tubulocystic carcinoma）が追加されました。最後に、分類不能な癌です。集合管癌と分類不能型癌が最も悪性度が高く、次いで淡明細胞腎細胞癌、乳頭状腎細胞癌、嫌色素腎細胞癌と続きます。

癌特異的生存（cancer-specific survival）に有意に影響する因子は、組織学的な腫瘍型、核の異型度、病理学的stage、壊死の有無、および肉腫様分化（sarcomatoid differentiation）の有無です。

腎細胞腫瘍と関連する遺伝子が数種特定されています。これらはQuestion 7で説明します。

■ Comments

2004年のWHO分類は、細胞遺伝学的機序および分子生物学的機序の解明を考慮して作成されましたが、基本的には形態学的知見に基づいています（Table 1-1）（WHO classification、Storkel）。

約20年前まで腎細胞癌の分類は単純でした。腫瘍細胞の顕微鏡像に基づき、淡明細胞腎細胞癌、顆粒細胞癌、または両タイプの混合癌と分類していました。この分化は予後との関係が極めて薄く、予後は主に診断時のstageによっていました。その後、顆粒細胞癌は独立した組織型ではなく、良性腫瘍のオンコサイトーマを含めて、いろいろなタイプの発現形態の1つであることが明らかになりました。淡明細胞腎細胞癌では、低異型度癌（grade 1と2）（腫瘍異型度の説明は後述）は、高異型度癌（grade 3と4）と比較して、脂質およびコレステロールの含有量が多く細胞小器官が少ないため細胞質が明色（clear cytoplasm）となる傾向がみられます。核異型度が上がるにつれ、細胞質はより好酸性および顆粒状となります。以前、これらの腫瘍は顆粒細胞癌または顆粒細胞癌と淡明細胞腎細胞癌の混合型とに分類されていました。細胞遺伝学的解析により、両タイプの癌は、後述するように、淡明細胞腎細胞癌の遺伝特性を共有することが確立されました（Question 2参照）。

現在、Union Internationale Contre Cancer（UICC）とAmerican Joint Committee on Cancer（AJCC）の後援で開催された腎細胞癌に関する国際コンセンサス会議で定義、採択、勧告された腎細胞癌はTable 1-1のとおりで

Table 1-1 Classification of renal epithelial neoplasms (WHO classification)

Benign tumors
- Papillary adenoma
- Oncocytoma
- Metanephric adenoma

Malignant tumors
- Clear cell renal cell carcinoma (RCC)
- Multilocular cystic RCC
- Papillary RCC
- Chromophobe RCC
- Carcinoma of collecting ducts of Bellini
- Renal medullary RCC
- Renal carcinoma with XP 11.2 translocation
- Mucinous tubular and spindle cell carcinoma
- Unclassified RCC

す(Storkel, 1997)。

分類不能型腎細胞癌とは、他の4つのカテゴリーのどれにも容易に適合しない腎細胞癌の診断カテゴリーです。このカテゴリーに分類されるのは、上皮の特徴が認められない肉腫様細胞の症例、ムチン（粘液）産生腫瘍、悪性の上皮と間質が混在している腫瘍、および未だ確認されていない細胞型の腫瘍、などです。肉腫様変化はすべての腎細胞癌に認められ、固有カテゴリーとはみなされません。非上皮タイプが過増殖し、その結果、上皮成分が認められない場合にのみ、分類不能型とすべきです(Storkel, 1997)。

これらの腫瘍の病理像を簡潔に説明しましょう。より詳しくはAminら(2002)、Mochら、Chevilleら、Frankらの優れた論文を参照してください。

腎細胞癌のFuhrman grade分類

まず強調したいのは、腎細胞癌のFuhrman grade分類(Fuhrman)(**Table 1-2**)がその明瞭性と単純性により米国で一般的に使用されており、米国のほとんどの出版物がこのシステムを使用していることです。この分類は核のサイズと形状に基づいています。これは臨床像の予測には有用ですが、その有用性は、淡明細胞腎細胞癌と乳頭状腎細胞癌で確立されています。他の腫瘍型に対する適用には異論があります(Reuter)。

Fuhrman分類は厳密に核の異型度に基づいています。この病理シリーズでは、筆者らはしばしばFuhrmanの核異型度分類を引用します。したがって、まずFuhrman女史の組織学的基準について簡潔に説明します。grade 1の癌(**Fig.1-1A, B**)は、直径約10μmの円形の核をもつ細胞から構成され、核小体は目立たなかったり認識できないのが普通です。grade 2の癌(**Fig.1-2**)は直径約15μmと大きく、不規則な形状の核をもつ細胞から構成され、小さい核小体は高倍率(400倍)でなければ識別できません。grade 3の癌(**Fig.1-3**)は直径約20μmとさらに大きい核をもつ細胞から構成され、核小体は中程度の倍率(100倍)で認識できます。grade 4の癌(**Fig.1-4A, B, C**)はその核が多形性で、多核性であることも多く、分裂像が頻繁に認められます。

腎細胞癌患者の生存に影響する因子

最近、腎細胞癌の生存に関していくつかの論文が発表されました(**Table 1-3**)。癌特異的生存(および全生存)に有意に影響する因子は、病理学的stage(TNM病期分類、1997年改訂)(Lohse, Amin, 2002、Moch)、核異型

Table 1-2 Fuhrman grading system (Fuhrman, 1982)

Fuhrman grade	Nuclear size(μm)	Nuclear shape	Nucleoli	Nucleoli recognizable
1	10	Small round	Inconspicuous	No
2	15	Larger, irregular	Small	400x
3	20	Larger, irregular	Large	100x
4	30	Pleomorphic	Large	100x

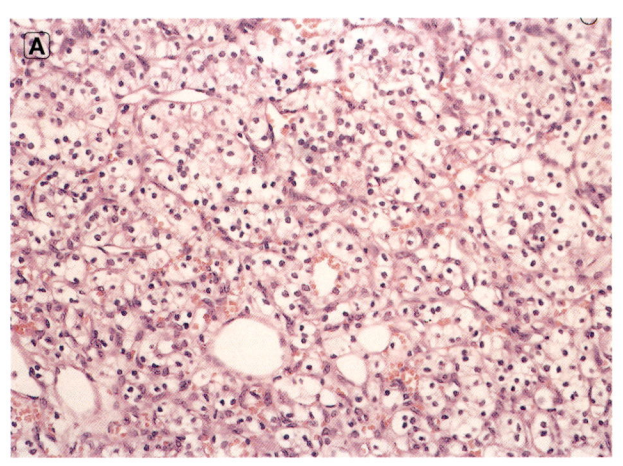

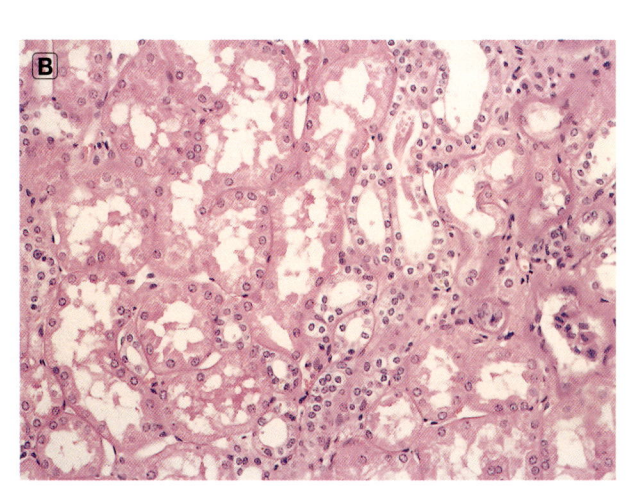

Fig.1-1A, B [Fig.1-1〜4は同倍率(200倍)]
A：淡明細胞腎細胞癌、Fuhrman grade 1。この症例では淡明細胞は緻密な巣状に並び、周囲は相互結合する血管性間質が取り巻いている。腫瘍細胞は明るい細胞質と小さい円形の核をもつ。核は正常尿細管(B)の核より小さい。これは日本の分類法ではgrade 1と分類される。

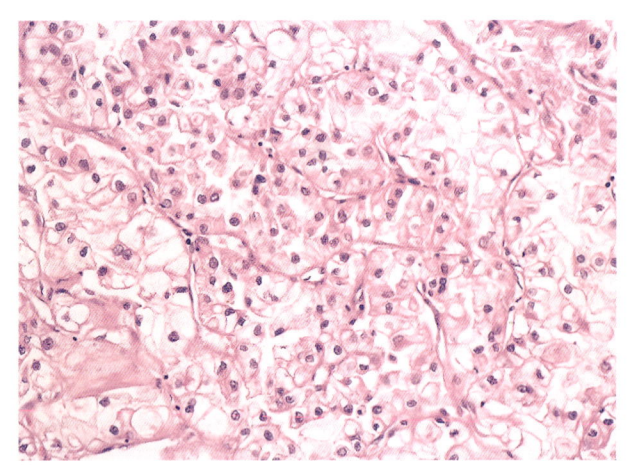

Fig.1-2
淡明細胞腎細胞癌、Fuhrman grade 2。淡明細胞は管状構造に並んでいる。核はFig.1-1Aより大きく、形状は不規則であるが、この倍率では核小体を容易には識別できない。

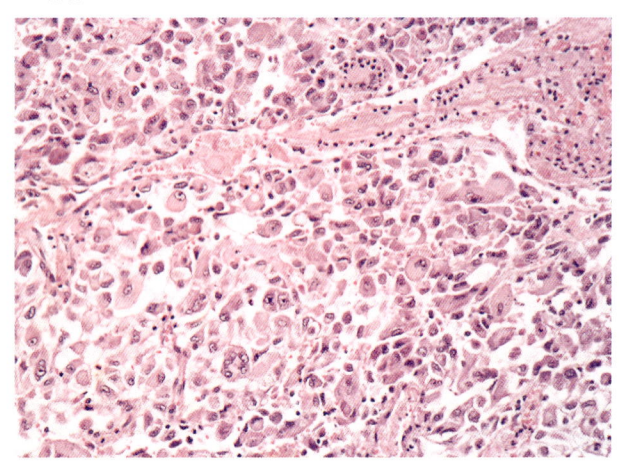

Fig.1-3
淡明細胞腎細胞癌、Fuhrman grade 3。腫瘍細胞は不透明な細胞質をもち、grade 2の癌細胞より大きく、より多形性の核をもつ。この倍率で核小体が識別できる。

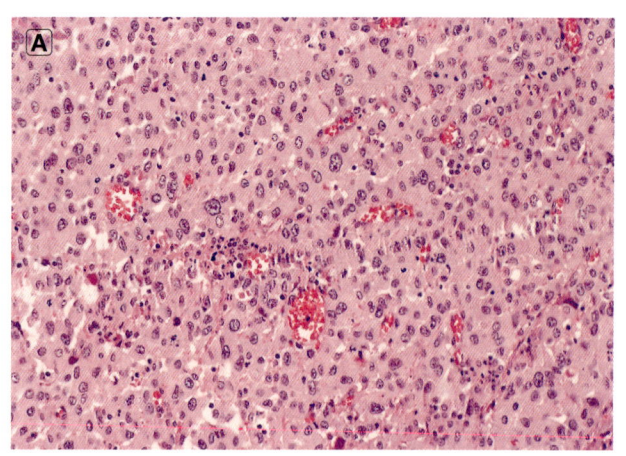

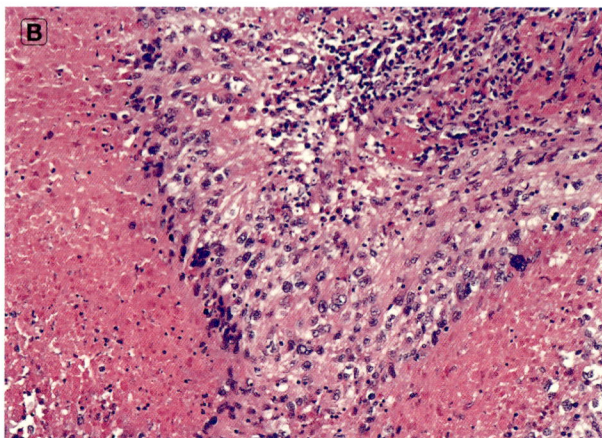

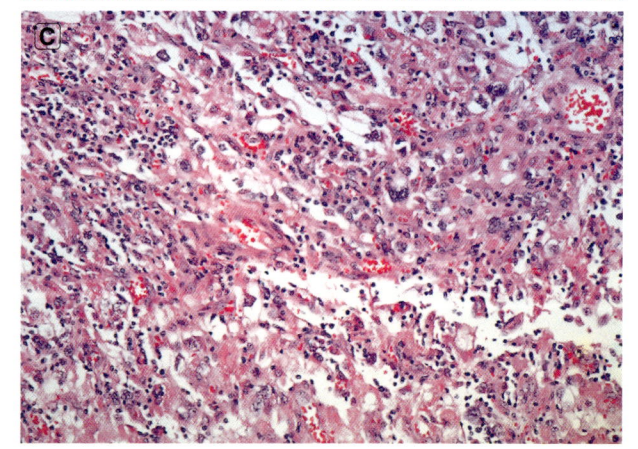

Fig.1-4 A, B, C
A：淡明細胞腎細胞癌、Fuhrman grade 4。好酸性癌細胞は豊富な血管供給を伴いシート状に増殖する。核は grade 3腫瘍より多形性で、クロマチンパターンは粗い。
BとC：腫瘍細胞はより多形性で紡錘形である。予後不良のもう1つの兆候である広範な壊死に注目。

度（Lohse, Amin, 2002、Cheville, 2003、Moch）、腫瘍壊死の存在（Lohse, Amin, 2002、Moch）、組織学的な腫瘍型（Lohse, Cheville, 2003）、肉腫様分化の存在（Lohse, Moch, Cheville, 2004）です。淡明細胞腎細胞癌は乳頭状型より進行したstageで発見されることが多く（pT3とpT4、p＜0.0001、Moch）、異型度も高い（grade 3と4、p＝0.0001、Moch）のです。この事実は、淡明細胞腎細胞癌による予後不良の一因です。しかし、stage pT1とpT2の腫瘍で比較した場合でも、淡明細胞型は乳頭状型や嫌色素細胞型より予後は不良でした（p＜0.0001、Lohse）。

上記研究者が使用している核異型度の分類法は異なっており、3段階（Moch、Thoenes、日本規約）または4段階（Amin, 2002、Cheville, 2003, 2004）です。さらに、4段階の分類法を用いた研究の中でさえ、その基準はやや異なっています。要約を **Table 1-4** に示します。Fuhrman grade 2の腫瘍の一部は、Mayo Clinic基準では grade 1 になる場合もあります（UICC/AJCCと日本の分類法にも違いがあります）。これらの分類法に軽微な相違はあっても、4段階分類法のgrade 1と2の腫瘍は統合してもよいと思われます。そうなれば、3段階分類法のgrade 1の腫瘍に等しくなり、したがって、腎細胞癌分類は3段階法が適切と思われます（Lohse, Storkel, 1989、Delahunt, 1987）。4段階法で分類されたgrade 1とgrade 2の癌の予後に有意差はありませんでした（Lohse）。

個々の腎腫瘍型の病理像はQuestion 2〜6で説明します。

Table 1-3 **Outcome and prognostic features by histologic subtypes of renal cell carcinoma (RCC) as reported by Henry Ford Hospital (Amin et al.) (Ref.5)* and Mayo Clinic (Cheville et al.) (Ref.8)***

		Clear cell RCC		Papillary RCC		Chromophobe RCC		Unclassified RCC		Note	
		Amin	Cheville	Amin	Cheville	Amin	Cheville	Amin	Cheville	Amin	Cheville
Year reported		2002	2003							Histologic type (p=0.002), Fuhrman's nuclear grade (p=0.001), TNM stage (p=0.001), vascular invasion (p=0.001), and necrosis (p=0.001), significantly associated with disease-specific survival.	Collecting duct carcinoma 5 (0.3%). Patients with clear cell RCC have a worse prognosis compared with patients with papillary and chromophobe RCC (p<0.001). No difference in cancer-specific survival between patients with papillary and chromophobe RCC. Presence of a sarcomatoid component, nuclear grade, tumor necrosis significantly associated with death from clear cell and chromophobe RCC.
Total cases (%)		255 (67)	1985 (83.2)	75 (19.9)	270 (11.3)	24 (6.3)	102 (4.3)	23 (6.1)	—		
Nuclear grade (%)	1	6 a)	9.6 a)	1.4	1.9	0	2	0			
	2	21.6	42.6	10.9	60	20.8	64.7	6.7			
	3	53.2	39	78.1	35.9	70.8	24.5	48			
	4	19.6	8.8	9.6	2.2	9.6	8.8	53.3			
Sarcomatoid change (%)		5.5	5.2	5.4	1.9	4.2	8.8	26			
1997 TNM tumor stage (%)	I	51.9	44.3	60.6	61.1	50	36.3	11.1			
	II	10.8	20.7	18.3	22.6	37.5	48	5.6			
	III	25.3	33.9	15.5	15.9	12.5	12.7	27.8			
	IV	12	1.1	5.6	0.4	0	2.9	55.5			
Metastasis (%)		27.4 b)		12 b)		4.2 b)		69.6 b)			
Regional node			5.2		7		2.9				
Distant			15.8		4.1		4.9				
Cancer-specific survival (%)	5 years	76	68.9	86	87.4	100	86.7	24			
	10 years	70	60.3	82	81.9	90	83.3	12			

a) Fuhrman grade used by Amin group. Grading in Cheville study by Mayo criteria (see Table 1-3).
b) Sites of metastasis not stated.
* Copied with permission of publisher.

Table 1-4 **Histologic criteria for tumor grading of renal cell carcinoma**

Grade	Fuhrman (1982)	Mayo(Cheville) (2002)	UICC/AJCC (Thoenes and Storkel)	Japanese General Rule (1999)
I	round nuclei, about 10μm, inconspicuous to absent nucleoli	small round nuclei, inconspicuous nucleoli visible at 400x only	round, about the size of normal tubule cell, normal tubule nucleoli, mitosis practically absent	nuclei smaller than those of normal tubule cells
II	irregular nuclear outline, about 15μm, nucleoli visible at 400x	round to slightly irregular nuclei, nucleoli mildly enlarged visible at 200x	round nuclei or roundness lost, 1-2 distinctly enlarged nucleoli, multinucleated cells may be present, mitoses infrequent	nuclei compatible to those of normal tubule cells
III	irregular nuclear outline, about 20μm, nucleoli visible at 100x	round to irregular nuclei, prominent nucleoli visible at 100x	markedly enlarged polymorphic nuclei, multinucleated cells frequent, nucleoli 1 or multiple, mitoses often atypical and increased	nuclei larger than those of normal tubule cells, occasional polymorphic / bizarre nuclei
IV	grade III features plus bizarre often multilobed nuclei, spindle-shaped	enlarged pleomorphic nuclei, giant cells		
Nuclear grade assignment	by the highest grade even if focal	by the highest grade occupying at least 1 high-power field(400x)	not stated	describe all types found, in descending order of predominance

References

1. Srigley JR, and Moch H. Carcinoma of the collecting ducts of Bellini.In Tumors of the urinary system and male genital organs.Eds. Eble JN, Sauyer G, Epstein JI, and Sesterhenn IA. World Health Organization Classification of Tumors of theKidney. IARC Press, Lyon, 2004, pp.10.
2. Storkel S, Eble JN, Adlakha K, Amin M, Blute ML, Bostwick DG, Darson M, Delahunt B, and Iczkowski K. Classification of renal cell carcinoma: Workgroup No. 1. Union Internationale Centre Cancer (UICC) and the American Joint Committee on Cancer (AJCC). Cancer, 80: 987-989, 1997.
3. Fuhrman SA, Lasky LC, and Limas C. Prognostic significance of morphologic parameters in renal cell carcinoma. Am J Surg Pathol, 6: 655-663, 1982.
4. Reuter VE. Update in urologic pathology: Renal neoplasms. USCAP Annual Meeting, Vancouver, 2004.
5. Amin MaB, Amin MiB, Tamboli P, Javidan J, Stricker H, De-Peralta Ventrina M, Deshpande A, and Menon M. Prognostic impact of histologic subtyping of adult renal epithelial neoplasms. An experience of 405 cases. Am J Surg Pathol, 26: 281-291, 2002.
6. Lohse CM, Blute ML, Zincke H, Weaver AL, and Cheville JC. Comparison of standardized and nonstandardized nuclear grade of renal cell carcinoma to predict outcome among 2,042 patients. Am J Clin Pathol, 118: 877-886, 2002.
7. Moch H, Gasser T, Amin MB, Torhorst J, Sauter G, and Mihatsch MJ. Prognostic utility of the recently recommended histologic classificaion and revised TNM staging system of renal cell carcinoma. A Swiss experience with 588 tumors. Cancer, 89: 604-614, 2000.
8. Cheville JC, Lohse CM, Zincke H, Weaver AL, and Blute ML. Comparisons of outcome and prognostic features among histologic subtypes of renal cell carcinoma.Am J Surg Pathol, 27: 612-624, 2003.
9. Cheville JC, Lohse CM, Zincke H, Weaver AL, Leibovich BC, Frank I, and Blute ML. Sarcomatoid renal cell carcinoma. An examination of underlying histologic subtype and an analysis of association with patient outcome. Am J Surg Pathol, 28: 435-441, 2004.
10. Thoenes W, Störkel S, Rumpelt HJ.Histopathology and classification of renal cell tumors (adenomas, oncocytomas and carcinomas). The basic cytological and histopathological elements and their use for diagnostics.Pathol Res Pract,181:125-43,1986.
11. Storkel S, Thoenes W, Jacobi GH, Lippold R.Prognostic parameters in renal cell carcinoma--a new approach.Eur Urol,16:416-22,1989.
12. Delahunt B, Nacey JN.Renal cell carcinoma. II. Histological indicators of prognosis.Pathology,19:258-63,1987.
13. Frank I, Blute ML, Cheville JC, Lohse CM, Weaver AL, Leibovich BC, and Zincke H. A multifactorial postoperative surveillance model for patients with surgically treated clear cell renal cell carcinoma. J Urol, 170: 2225-2232, 2003.

Question 2

顆粒細胞腎細胞癌というものは存在するのですか？　淡明細胞腎細胞癌の特徴は何ですか？　多房性嚢胞性淡明細胞(multilocular cystic clear cell)癌の病理学的特徴と臨床的意義について説明してください。

Answer

　顆粒細胞腎細胞癌という名称は独立した腎癌の1型を指すものではありませんので、この用語は使用すべきではありません。いわゆる顆粒細胞は、複数の腎癌のサブタイプのみならず、良性のオンコサイトーマにもみられるからです。淡明細胞腎細胞癌は、最も普遍的にみられるのみならず、腎腫瘍の中で、癌死の最も多いものです。淡明細胞腎細胞癌の高グレードのものは、顆粒細胞で構成されます。WHOの新しい分類に今度導入された、多房性嚢胞性淡明細胞腎細胞癌は、多房性を特徴とし、低グレードの腎細胞癌です。

Comments

　現在使われている腎腫瘍の分類において、顆粒細胞癌という独立した疾患はありません。顆粒細胞は良性のオンコサイトーマを含めて、種々の腎癌にみられ、全タイプの発現形態の1つであることが明らかになりました。細胞の顆粒状外観は、以下に述べるすべて、またはその組み合わせによって生じます。ミトコンドリアまたはリソソームの増加、神経内分泌顆粒、細胞フィラメントおよび／または滑面小胞体のフィラメントの存在(Oyasu)。一般的に淡明細胞腎細胞癌では、低異型度癌(grade 1と2)は、高異型度癌(grade 3と4)と比較して、脂質およびコレステロールの含有量が多く細胞小器官が少ないため細胞質が明色(clear cytoplasm)である傾向がみられます。核異型度が上がるにつれ、細胞質はより好酸性および顆粒状になります。以前、これらの腫瘍は顆粒細胞癌または顆粒細胞癌と淡明細胞腎細胞癌の混合型とに分類されていました。細胞遺伝学的解析により、両タイプの細胞は、後述するように、淡明細胞腎細胞癌と同様の分子学的遺伝子的特性を共有することが明らかにされています。同じことは他のタイプの腎癌、乳頭状腎細胞癌、嫌色素腎細胞癌、オンコサイトーマにもあてはまり、いずれも顆粒細胞癌とあやまって分類されていたことがあるのです。さらに腎血管筋脂肪腫(angiomyolipoma)やパラガングリオーマ(paraganglioma)でさえ、その細胞質が顆粒状であるため、間違って顆粒細胞腎癌と呼ばれることもあります。

　繰り返しますが、顆粒細胞腎細胞癌という名称は、絶対使うべきではありません。そのような診断が病理医から報告された場合、その診断は受け取れないとはっきり伝え、必要によっては、セカンドオピニオンを信頼できる専門病理医に求めるべきです。

淡明細胞腎細胞癌
(clear cell renal cell carcinoma)

　これは最も普遍的タイプで、腎細胞癌の約70％を占めます。

1. 肉眼像

(1) 細胞内の脂肪含有量が多いため、明るい黄色から橙色の隆起した割面をもち、充実性の境界明瞭な腫瘤が特徴的です(**Fig. 2-1A, B**)。

(2) 中心部の壊死、出血、および嚢胞化がよくみられます。

(3) 多巣性(multifocal)の発現はまれですが(2〜7％、Amin, 2002、Cheville)、VHL (von Hippel Lindau：フォンヒッペルリンドウ)病患者では多巣性発現が100％に達します(**Fig. 2-2A, B**)。

2. 顕微鏡像

　淡明細胞腎細胞癌には2〜3の顕著な特徴がみられます。

(1) 淡明細胞(細胞質脂肪は組織処理により洗い出される)は索状および巣状に並び(**Fig.1-1A**)、繊細な血管中隔により結合していることが顕著です。細管(tubule)を形成していることもあります(**Fig.1-2**)。

(2) 腫瘍は血管配列に富みます(**Fig.1-1**、**Fig. 2-3**)。腫瘍細胞が分泌する血管内皮増殖因子(VEGF)

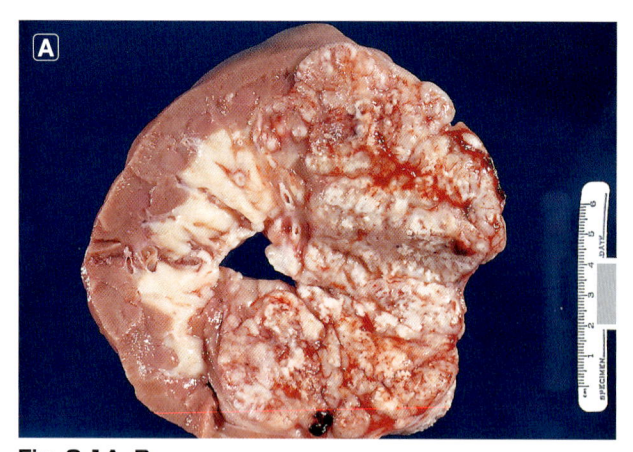

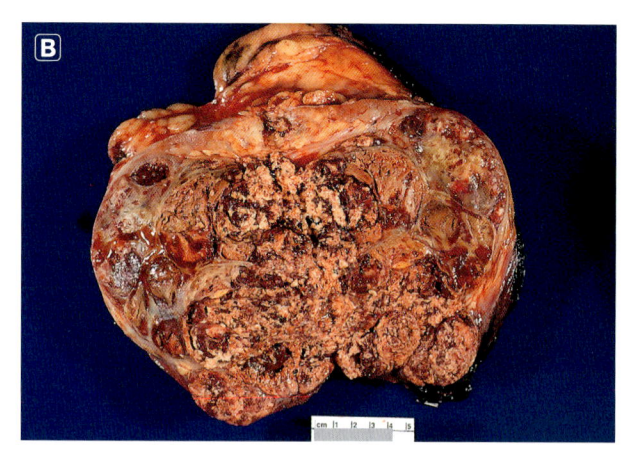

Fig. 2-1A, B
A：淡明細胞腎細胞癌。割面の膨隆する黄色の腫瘤。B：大きな淡明細胞腎細胞癌のもう1つの例、出血および壊死巣がある。腫瘍は中隔により小結節に分割されている。

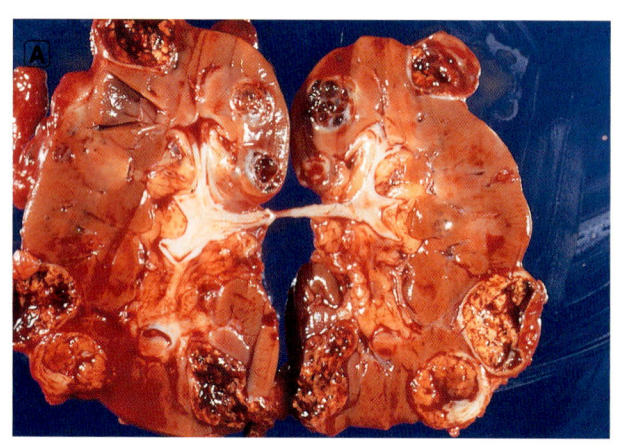

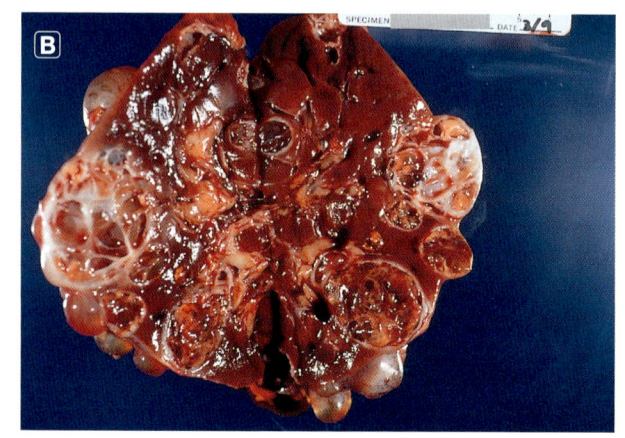

Fig. 2-2A, B
複数の淡明細胞腎細胞癌。これらの2つの腎はvon Hippel-Lindau病家系の20歳代兄弟2名の腎摘出例。両腎とも、サイズが異なる複数の腫瘍小結節がみられる。多くの小腫瘤が繊細な線維性の被包をもつ。Bではいくつかの小腫瘤は多房性である。

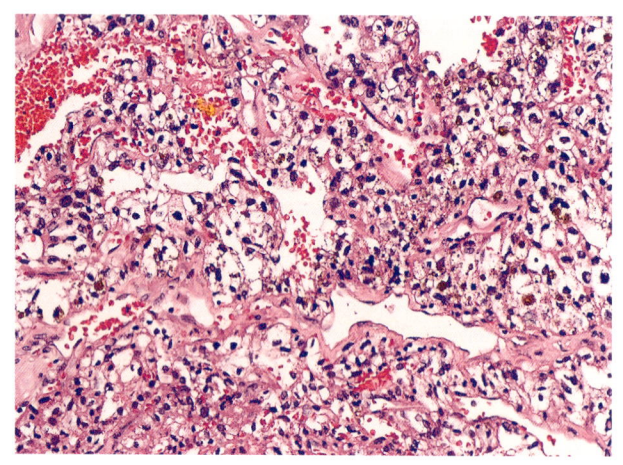

Fig. 2-3
血管の豊富な淡明細胞腎細胞癌。

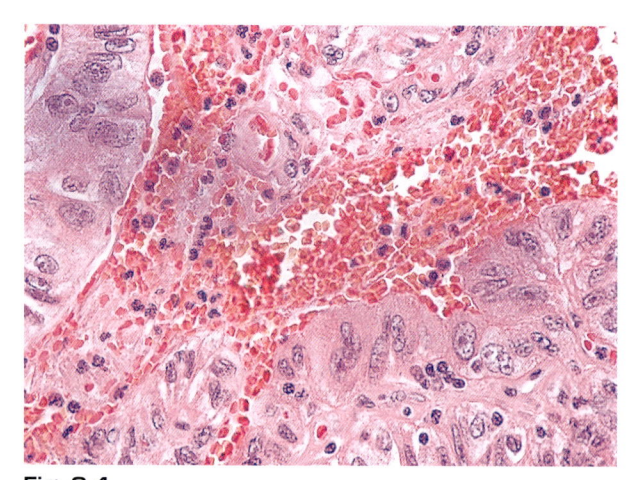

Fig. 2-4
淡明細胞腎細胞癌。この写真では高異型度の癌が顆粒細胞から構成されている。淡明細胞像が不鮮明ながらよみとれる。

(Wezigmann-Voos, Takahashi) と basic fibroblast growth factor (Fujimoto) が関係していると考えられています。(3) 第2の細胞型として好酸性細胞 (暗色、顆粒状) が関与しています (細胞が淡明細胞型であるにもかかわらず細胞質が好酸性または顆粒状 (暗色) にみえる理由については前記参照)。好酸性細胞数は核異型度の上昇 (Fuhrman grade 3/4) とともに増加します (**Fig.1-2**、**Fig.1-3**、**Fig.1-4A, B, C**、**Fig.2-4**、**Fig.2-5**)。

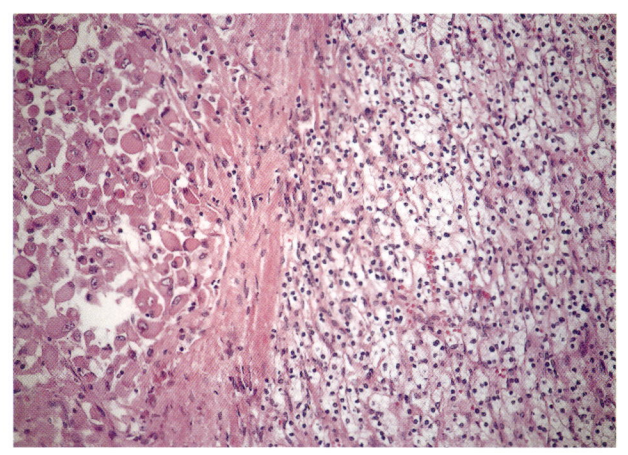

Fig. 2-5
この症例は2種の核異型度を示す淡明細胞腎細胞癌の例。右半分は淡明細胞を伴うFuhrman grade 1であるが、左半分は顆粒状細胞質を伴うFuhrman grade 3。腫瘍のサンプリングが不十分であれば、高異型度領域が検出されていなかった可能性がある。

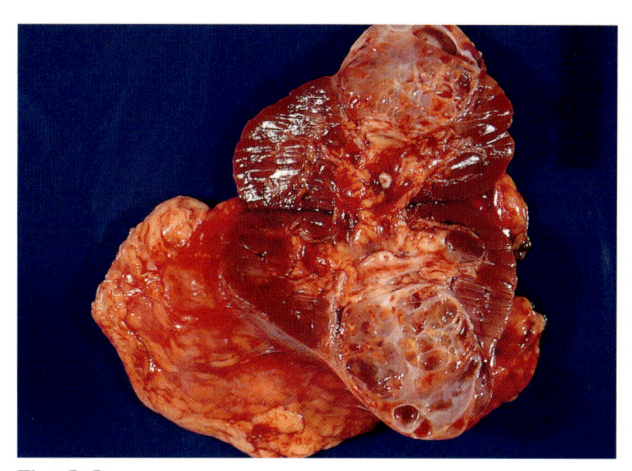

Fig. 2-6
多房性嚢胞性腎細胞癌、淡明細胞型。低異型度腫瘍（Fuhrman grade 1）で予後は良好。

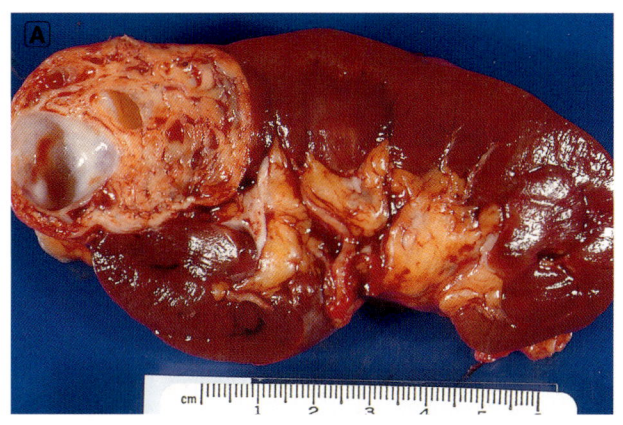

Fig. 2-7A, B
A：多房性嚢胞性腎細胞癌の別の例（淡明細胞型）。B：嚢胞は核異型度が低い（Fuhrman grade 1）単層の淡明細胞で被覆されている。間質内に好酸性の腎細胞癌の集積があることに注意。

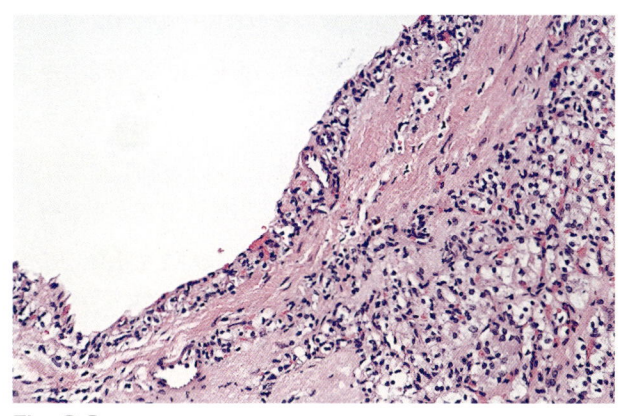

Fig. 2-8
多房性嚢胞性腎細胞癌の別の例（淡明細胞型）。嚢胞は、重層のFuhrman grade 1の小さい淡明細胞で被覆されている。嚢胞外の淡明細胞巣に注意。

多房性嚢胞状腎細胞癌 (multilocular cystic renal cell carcinoma)

　このタイプは、中隔により複数の房室に分割される被包性嚢胞性腫瘤塊が特徴的で（**Fig. 2-6、Fig. 2-7A, B、Fig. 2-8**）、これは従来型の淡明細胞腎細胞癌より予後ははるかに良好です（Murad）。しかし、細胞遺伝学的および分子学的特徴は一般的な淡明細胞腎細胞癌と同様です。すなわち、淡明細胞腎細胞癌に特徴的なVHL遺伝子の変異は、このタイプにも同様にみられるため（Grignon）、淡明細胞腎細胞癌の亜型と考えられます（Question 7参照）。

References

1. Oyasu R. Renal cancer: Histologic classification update. Int J Clin Oncol, 3: 125-133, 1998.
2. Wezigmann-Voos S, Breier G, Risau W, and Plate K. Up-regulation of vascular endothelial growth factor and its receptor in von Hippel-Lindau disease-associated and sporadic hemangioblastomas. Cancer Res, 55: 1358-1364, 1995.
3. Takahashi A, Sasaki K, Kim SJ, Tobisu K, Kakizoe T, Tsukamoto T, Kumamoto Y, Sugimura T, and Terada, M. Marked increased amounts of messenger RNAs for vascular endothelial factor and placenta growth factor in renal cell carcinoma associated with angiogenesis. Cancer Res, 54: 4233-4237, 1994.
4. Fujimoto K, Ichimori Y, Yamaguchi H, Arai K, Futami T, Ozono S, Hirao Y, Kakizoe T, Terada M, and Okajima E. Basic fibroblast growth factor as a candidate tumor marker for renal cell carcinoma. Jpn J Cancer Res, 86: 182-186, 1995.
5. Murad T, Komaiko W, Oyasu R, and Bauer K. Multilocular cystic renal cell carcinoma. Am J Clin Pathol, 95: 633-637, 1991.

Question 3

乳頭状腎細胞癌と乳頭状腎腺腫とはどのように区別しますか？　乳頭状腎細胞癌を2型に分ける必要がありますか？

Answer

　乳頭状腎腺腫は乳頭状構造を示すサイズ5mm以下の腫瘍と定義されています。同じような組織構造でも5mmを超えるものは、乳頭状腎癌とされます。このサイズによる分類はかなり恣意的ですが5mm以下の乳頭腫瘍は転移しません。事実として、5mm以下の乳頭状腺腫とよばれるものが増大すると、乳頭状腎細胞癌の基準を満たすことになります。

　乳頭状腎細胞癌は2型に分類されています。Type1腫瘍は好塩基性でヘマトキシリンに染まる細胞質からなり、間質にマクロファージの浸潤がみられ、低グレードの癌から構成されることが多いのに対して、Type2は好酸性、エオジンに染まる細胞質と高グレードの核からなることが多いので、一般により悪性の態度をとります。いずれのタイプでも予後は核の悪性度に関係しますので、筆者らは、タイプにこだわらず核の悪性度により分類する方が、臨床的により有意義と思います。

Comments

乳頭状腺腫
(papillary adenoma)

　乳頭状の結節で1mm以下のものは、乳頭状過形成と呼ばれています。顕微鏡所見として、乳頭状過形成、乳頭状腺腫および低グレードの乳頭状腎細胞癌の間にほとんど差異がありません。Imagingの技術の進歩に伴い、偶然発見される小腎腫はますます増えています。外科的切除が適切な手段です。なお、このサイズによる腺腫と癌に分ける基準は、乳頭状腫瘍の場合のみにあてはまり、淡明細胞からなる腎腫瘍には、あてはまらないことを強調します。

　サイズによる良性、悪性の区分は科学的ではないのですが、現実には5mm以下の乳頭状腫瘍は転移の能力を欠いているという根拠により設定されたものです。5mmから30mmまでの乳頭状腎細胞癌の転移の可能性は極めて低いものですが、存在します。乳頭状腫瘍はそのサイズの増大に伴い遺伝学的変異も蓄積し、周囲組織への浸潤、転移能も増大します。Yangらの最近の研究では、乳頭状過形成、乳頭状腺腫、乳頭状腎細胞癌は、遺伝学的変異の蓄積による一連の蓄積効果によるものとみています（Wang）。

乳頭状腎細胞癌
(papillary renal cell carcinoma)

　乳頭状腎細胞癌は腎細胞癌の約10〜15％を占めます。Mancilla-Jimenezらは1976年に初めて、この組織学的特徴をもつ腫瘍は淡明細胞型より予後が良好であることを報告しました。淡明細胞型と同様に乳頭状腎細胞癌でも家族遺伝型が存在し、この群の患者にはすべて0.6cm未満から11cmの複数病変が両側性にみられました（Lubensky, 1999）。

1. 肉眼像
(1) 境界明瞭な腫瘍で、大型腫瘍では明確に識別できる線維性被膜がある場合もあります。非遺伝性症例でも多巣性（22.5％）および両側性（4％）のこともしばしばみられます（Amin）。
(2) 直径3cm超の腫瘍では広範な出血性壊死がみられる可能性があり、漿液および血液性体液の滞留を伴います（Kovacs, Mancilla-Jimenez）。広範な壊死と出血は2型腫瘍より1型腫瘍（Fig. 3-1）によくみられます（1型と2型の定義については下記参照）。しかし、1型腫瘍でも境界明瞭な充実性腫瘍の割面が観察されることはまれではありません（Fig. 3-2、Fig. 3-3）。

2. 顕微鏡像
(1) ほとんどの場合、血管結合組織からなる間質に支えられた乳頭状構造をもちますが、癌細胞の配列は乳頭状構造（Fig. 3-4）と管状構造（Fig. 3-5）の混合である場合もあります。
(2) 乳頭状腎細胞癌は、組織形態と臨床像の違いに基づき、

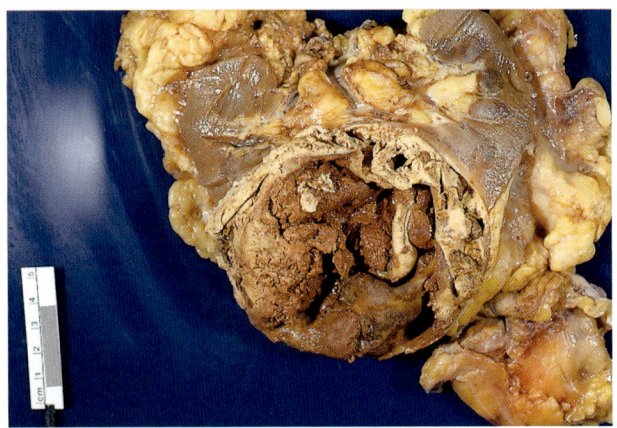

Fig. 3-1
広範な中心部壊死と出血を示す被包性嚢胞性乳頭状腎細胞癌。顕微鏡検査には、生きた腫瘍細胞部分を確実に採取するために被膜部分から多数切片を採取すること。

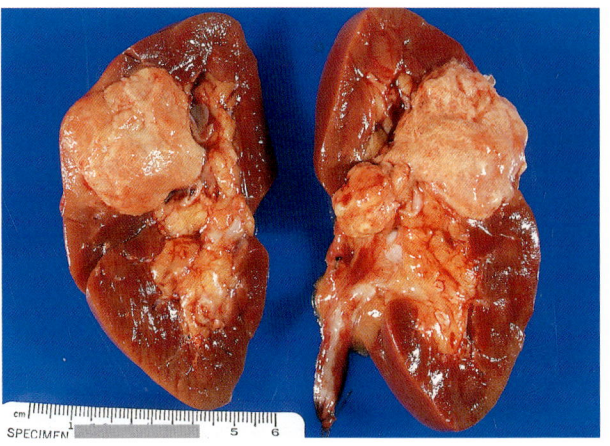

Fig. 3-2
乳頭状腎細胞癌。充実性の黄色～黄褐色の割面を示す。肉眼像に基づく鑑別診断には、嫌色素腎細胞癌、淡明細胞腎細胞癌、乳頭状腎細胞癌を考慮する必要がある。

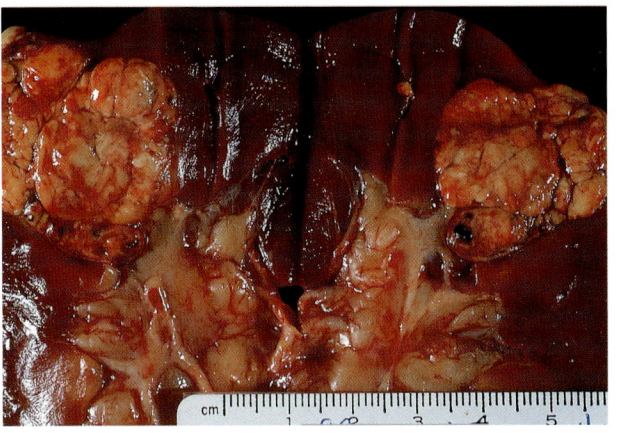

Fig. 3-3
乳頭状腎細胞癌。腎周囲の脂肪組織に進展する膨らんだ腫瘤。割面は黄色。肉眼検査の印象では淡明細胞腎細胞癌のようにみえる。

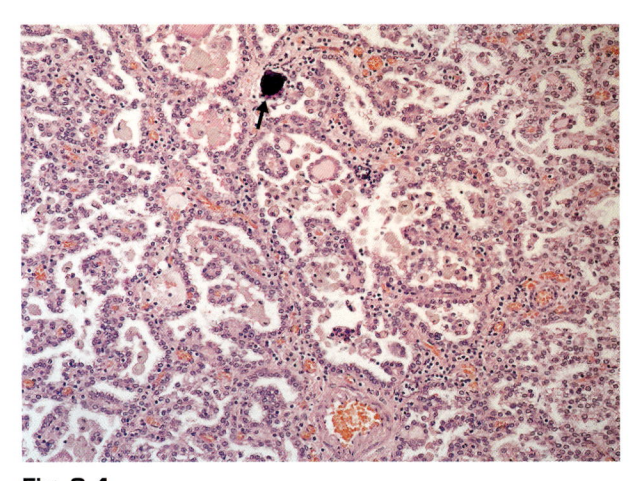

Fig. 3-4
乳頭状腎細胞癌、1型。腫瘍は典型的な乳頭状パターンを示し、淡色に染色された小さい立方状細胞で被覆されている。腺腔内にはマクロファージと砂粒体がある（矢印）。

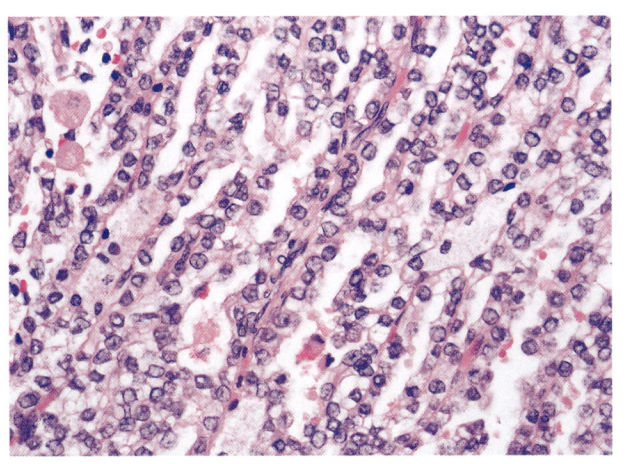

Fig. 3-5
乳頭状腎細胞癌、1型。この場合は腫瘍細胞は管状に増殖している。

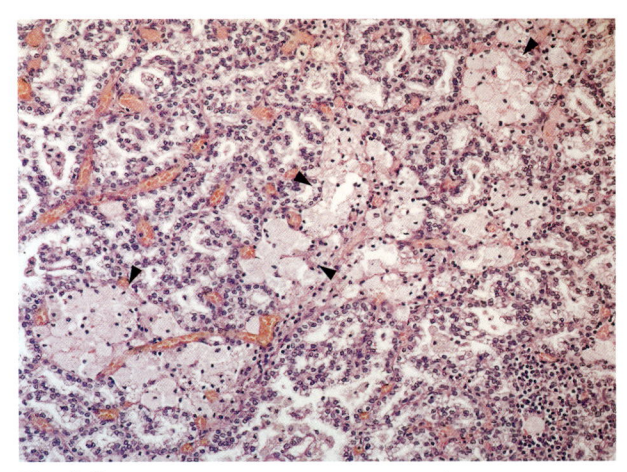

Fig. 3-6
乳頭状腎細胞癌、1型。淡色の立方状細胞が乳頭状に増殖。間質にあるのはマクロファージの集合（矢頭）、1型乳頭状腎細胞癌の典型像。

DelahuntとEble（1997）およびDelahuntら（2001）によって2つのタイプに分類されました。この分類はその後の臨床病理学的（Altinok）、臨床的相関（Leroy）および遺伝子発現パターン（LubenskyおよびQuestion 7も参照）の違いにより妥当であることが証明されました。

1型：乳頭（**Fig. 3-4**）と細管（**Fig. 3-5**）は淡色の細胞質と小さい楕円形の核をもつ小細胞により被覆されています。泡沫マクロファージ（foamy macrophage）と砂粒

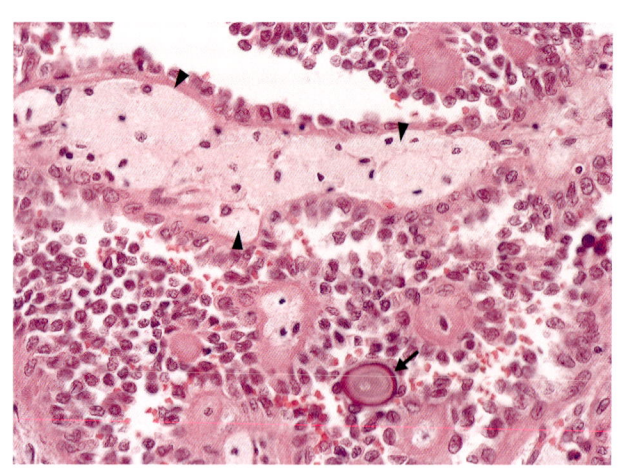

Fig. 3-7
乳頭状腎細胞癌、1型、マクロファージ（矢頭）と砂粒体（矢印）を伴う。後者は、多くの臓器で増殖する乳頭状腫瘍の共通所見。

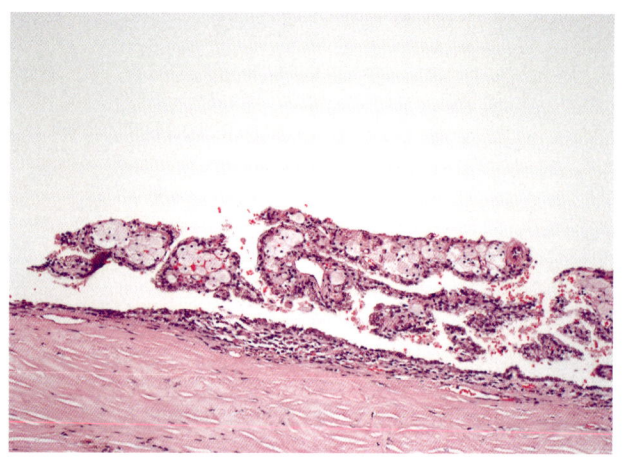

Fig. 3-8
嚢胞性乳頭状腎細胞癌、1型。嚢胞壁は微小乳頭状癌細胞に被覆されていることに注意。腫瘍間質はマクロファージを含む。

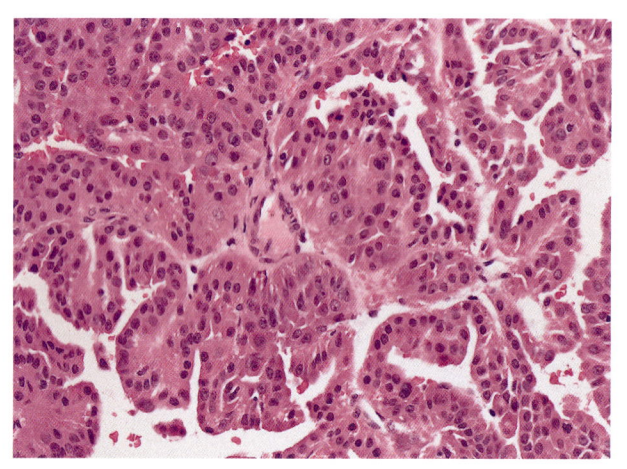

Fig. 3-9
乳頭状腎細胞癌、2型。好酸性細胞質と1型より高い核異型度が2型癌の特徴。核小体はこの倍率でもみえることに注意。

体（psammoma body）が乳頭の間質にあれば（**Fig. 3-6**、**Fig. 3-7**）、診断に有用です。有糸分裂像はみられないか、まれです。浮腫液による乳頭間質の膨張はよくみられ（Delahuntによれば73％）、低倍率では乳頭ではなく嚢胞という誤った印象を導くことがあります。腫瘍が広範に嚢胞性である場合、多くの切片を採取して実際に乳頭状癌であることを証明しなければなりません（**Fig. 3-8**）。

2型：乳頭は豊富な好酸性細胞質をもつ大型細胞で被覆されていることが特徴です（**Fig. 3-9**）（好酸性細胞質は淡明細胞腎細胞癌だけの特性ではないことは前に述べました）。腫瘍細胞は、著明な核小体をもつ大型の球状核をもち、砂粒体がみられる場合もあります。1型と異なり泡沫マクロファージの存在はまれです（Delahunt, 1997, 2001、Renshaw）。

(3) 1型／2型の出現比は約2：1です。2型腫瘍は1型腫瘍より大きく、40歳未満の患者にみられる傾向があります。1型腫瘍はFuhrman gradeが有意に低く（p = 0.0001）（Delahunt, 2001）、TNM病期も有意に低いです（p = 0.0001）（Delahunt, 1997）。2型腫瘍ではFuhrman gradeが有意に高く（p＜0.001）（Delahunt, 1997）、予後不良です（p＜0.005）（Leroy）。

ここで問題となるのは、約30％の症例において、1型と2型の混合症例が存在することです。さらに2型でも核のグレードが低い症例があり、したがって、臨床経過も比較的良い経過をとります（Yang）。この問題の解決策として、Yangらは分子生物学的分類に基づき2型の乳頭状腎細胞癌は2つの亜型から構成されると報告しました。すなわち、2型Aは低グレードの腫瘍で構成され、1型と同様、比較的良好な臨床経過をたどりますが、2型のBは高核グレードの腫瘍で高悪性度の経過をとります（Yang）。

(4) 変異型の乳頭状腎細胞癌。乳頭状腎細胞癌の特殊な亜型については、以下の報告を病理医は認識しておくべきです。まず第1の型は、Hesにより報告されたオンコサイトーマ型です（男性7例・女性2例）。強好酸性（オンコーマ）細胞に覆われた乳頭で形成されていました。免疫組織化学的には乳頭状腎細胞癌と同様の反応を示し、さらに重要なことは、染色体7、17のトリソミーと、Y欠失（乳頭状腎細胞癌でみられるタイプの変化）が蛍光シグナルで証明されたことです。1例は、腎摘除術後に遠隔転移を起こし、術後4年で死亡しました。Lefevreらによりオンコサイトーマ型成人乳頭状腫瘍として報告された10例（全例男性）はヘマトキシリン・エオジン染色組織像はオンコサイトーマ型乳頭状腎細胞癌と類似しましたが、免疫組織反応はオンコサイトーマを支持せず、乳頭状腎細胞癌

のそれと一部は一致するが、染色体検査の行われた5例全例で乳頭状腎細胞癌に特徴的な染色体7、17のトリソミーを認めませんでした。しかも予後が全例において良好なので、新しいタイプの乳頭状腫瘍のようです。

第2の型は、淡明細胞型です。Kunjuらは、55例の乳頭状腎細胞癌のうち7例を分類不能型（1型または2型に分類できない）と判定し、そのうち4例で広範囲な淡明細胞質、残り3例には大型の好酸性細胞が認められ、2型癌の他の特徴がみられませんでした。その特徴は、すべての分類不能型乳頭状腎細胞癌がFuhrman分類低grade（grade 1と2）、低stage（T1a）でした（86%）。全症例が、乳頭状腎細胞癌のマーカーであるサイトケラチン7を発現していました。

要約しますと、乳頭状腎細胞癌はその大半が1型で、1型は病理学的stageが低く、Fuhrman gradeが低いために予後が良好です。しかし、1型腫瘍が予後不良の進行したstageで発見されることもあることを強調しておかなければなりません。一方、2型は一般に悪性の経過をたどりますが、核が低グレードなら比較的悪性度の低い態度を示すということです。

References

1. Wang KL, Weinrach DM, Luan C, Han M, Lin F, Teh BT, and Yang XJ.Renal papillary adenoma--a putative precursor of papillary renal cell carcinoma.Hum Pathol,38:239-246,2007.
2. Lubensky IA, Schmidt L, Zhuang Z, Weirich G, Pack S, Zambrano N, Walther MM, Choyke P, Linehan WM, and Zbar B. Hereditary and sporadic papillary renal cell carcinomas with c-met mutations share a distinct morphological phenotype. Am J Pathol, 155: 517-526, 1999.
3. Kovacs G. Papillary renal cell carcinoma. A morphologic and cytogenetic study of 11 cases. Am J Pathol, 134: 27-34, 1989.
4. Mancilla-Jimenez R, Stanley RJ, and Blath RA. Papillary renal cell carcinoma. Cancer, 38: 2469-2480, 1976.
5. Amin MaB, Amin MiB, Tamboli P, Javidan J, Stricker H, De-Peralta Ventrina M, Deshpande A, and Menon M. Prognostic impact of histologic subtyping of adult renal epithelial neoplasms. An experience of 405 cases. Am J Surg Pathol, 26: 281-291, 2002.
6. Delahunt B, and Eble JN. Papillary renal cell carcinoma: A clinicopathologic and immunohistochemical study of 105 cases. Mod Pathol, 10: 537-544, 1997.
7. Delahunt B, Eble JN, McCredie MRE, Bethwaite PB, Stewart JH, and Bilous AM. Morphologic typing of papillary renal cell carcinoma: Comparison of growth kinetics and patient survival in 66 cases. Hum Pathol, 32: 590-595, 2001.
8. Lubensky IA, Schmidt L, Zhuang Z, Weirich G, Pack S, Zambrano N, Walther MM, Choyke P, Linehan WM, and Zbar B. Hereditary and sporadic papillary renal cell carcinomas with c-met mutations share a distinct morphological phenotype. Am J Pathol, 155: 517-526, 1999.
9. Leroy X, Zini L, Leteurtre E, Zerimech F, Porchet N, Aubert JP, Gosselin B, and Copin MC. Morphologic subtyping of papillary renal cell carcinoma: Correlation with prognosis and differential expression of MUC1 between the two subtypes. Mod Pathol, 15: 1126-1130, 2002.
10. Altinok G, Che M, Bismar F, Bianco, F, Sakr W, Pontes JE, and Grignon D. Clinicopathologic and immunohistochemical features distinguish type 1 from type 2 sporadic papillary renal cell carcinoma. Mod Pathol 17 (Suppl 1), 136A, 2004.
11. Renshaw AA and Corless CL. Papillary renal cell carcinoma. Histology and immunohistochemistry. Am J Surg Pathol, 19: 842-849, 1995.
12. Hes O, Brunelli M, Michal M, Cossu Rocca P, Chilosi M, Mina M, Menestrina F, and Martigoni G. Oncocytic papillary renal cell carcinoma. A clinicopathologic study of 9 cases. Mod Pathol, 18 (Suppl. 1): 145A, 2005.
13. Yang XJ, Tan MH, Kim HL, Ditlev JA, Betten MW, Png CE, Kort EJ, Futami K, Furge KA, Takahashi M, Kanayama HO, Tan PH, Teh BS, Luan C, Wang K, Pins M, Tretiakova M, Anema J, Kahnoski R, Nicol T, Stadler W, Vogelzang NG, Amato R, Seligson D,Figlin R, Belldegrun A, Rogers CG, and Teh BT.A molecular classification of papillary renal cell carcinoma,Cancer Res,65:5628-37,2005.
14. Lefevre M, Couturier J, Sibony M, Bazille C, Boyer K, Callard P, Vieillefond A,Allory Y.Adult papillary renal tumor with oncocytic cells: clinicopathologic,immunohistochemical, and cytogenetic features of 10 cases.Am J Surg Pathol,29:1576-1581,2005.
15. Kunju LP.Bakshi N.Poisson LM,Hafez K,Wojno K,and Shah RB.Morphologic subtyping of papillary renal cell carcinoma:clinicopathologic and immunohistochemical analysis.Mod Pathol,18(suppl 1):150A,2005.

Question 4

嫌色素腎細胞癌の診断基準は何ですか？　オンコサイトーマとはどのようにして区別しますか？

Answer

　嫌色素腎細胞癌とオンコサイトーマとにはかなり共通の因子があります。第1に両者とも集合管の介在細胞（intercalated cells）を起源とすると考えられていること、第2に肉眼所見にもかなり共通なものがあります。すなわち、境界明瞭な充実性淡褐色の割面を呈しており、中心に瘢痕形成をしばしばみせる等です。しかし、顕微鏡下の所見は明らかに違います。嫌色素腎細胞癌の腫瘍細胞はシート状に配列された細胞群は際立った網状ないし顆粒状の細胞質をもちます。そして核周囲にperinuclear halo（核周囲透明帯）を有するものが特徴です。これに対して、オンコサイトーマは強酸性（エオジンに濃染する）細胞質からなり、これは豊富に存在するミトコンドリアによります。細胞は索状または胞巣状に配列されています。嫌色素腎細胞癌が好酸性のエオジンに濃染する細胞からなる場合はオンコサイトーマとの鑑別は困難です。

Comments

嫌色素腎細胞癌（chromophobe renal cell carcinoma）

　嫌色素腎細胞癌と名付けられた新しい亜型はドイツのThoenes、Storkelらにより他の腎癌から分離されました（Thoenes, Storkel, 1989）。この命名は、淡明細胞腎細胞癌の細胞質が完全に明色であることと対比して、細胞質が半明色であることを反映してつけられました。この型は比較的まれな亜型で、腎上皮新生物の4〜6％を占めます（Storkel, 1989、Crotty）。その特徴は淡明細胞型ほど悪性度は高くなく、診断時にstageが低いことも予後良好の理由の1つと考えられます（p = 0.003、Amin, 1999）。腫瘍はオンコサイトーマの起源とも考えられている集合管の介在細胞に由来すると考えられています（Storkel, 1989）。後にQuestion 7で論じるとおり、BHD（Birt-Hogg-Dube）症候群患者では、嫌色素的特徴とオンコサイトーマ的特徴の混合した腫瘍が生じます（Pavlovich）。

1. 肉眼像

　この型の癌は境界明瞭な充実性腫瘍で、一様に明るい褐色の割面を示し、これは脂肪やグリコーゲンが少ないことによります。したがって、オンコサイトーマとの鑑別診断が問題になります（**Fig. 4-1**、**Fig. 4-2**）。出血、壊死、または囊胞形成はまれです。不規則な線維帯が腫瘍中心部で集合していることもあり、したがってオンコサイトーマの中心瘢痕に似ています（Crotty）。Mayo Clinicでは50例中46例で被膜がみられました（Crotty）。

2. 顕微鏡像

(1) 腫瘍細胞は円形で、毛細血管性結合織で隔てられ広いシート状配列を呈します。

(2) 2種の細胞が識別されます。第1のタイプは淡色で微細な網状の細胞質をもちます（部分的に透明）（**Fig. 4-3**、

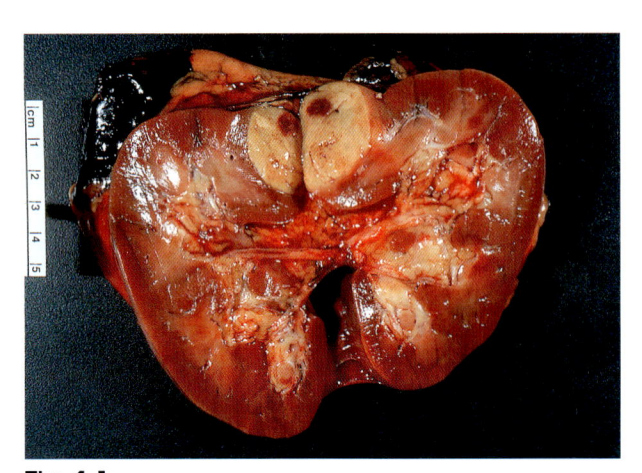

Fig. 4-1
嫌色素腎細胞癌。一様に黄色から明るい褐色の割面をもつ。したがって、鑑別診断には淡明細胞腎細胞癌と場合によっては乳頭状腎細胞癌も加える。

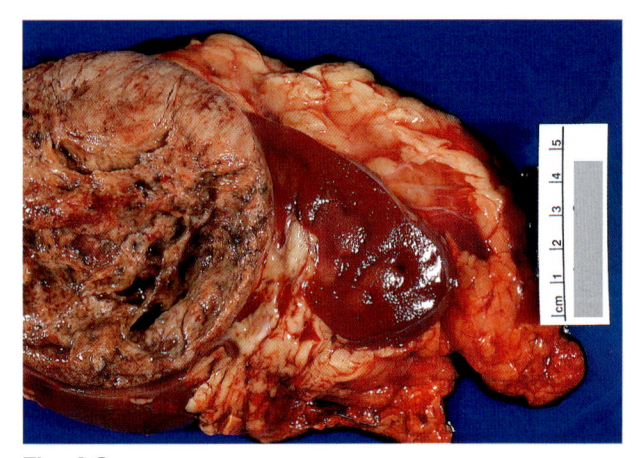

Fig. 4-2
嫌色素腎細胞癌。境界明瞭な大きい腫瘍で、明るい褐色の割面をもつ。したがって、鑑別診断には淡明細胞腎細胞癌とオンコサイトーマを加える。

Fig. 4-4)。第2のタイプは好酸性顆粒状の細胞質を示します(**Fig. 4-5**)(淡明細胞腎細胞癌も顆粒状細胞型であることに注意)。網状型細胞の変型として、好酸性顆粒状細胞に伴って"膨張した(ballooned)"細胞がみられることもあります(**Fig. 4-6A, B**)。

(3) 両タイプの細胞において、核周囲にperinuclear haloまたは目玉焼状様相を呈する半透明ゾーンがみられることが特徴です(**Fig. 4-4**)。

(4) 電子顕微鏡所見によれば、核周囲の透明帯は、ミトコンドリアと混在する多数の小胞の存在によるもので、細胞膜に接する好酸性細胞質が密に配列されたミトコンドリアの分布によるものと対照的です。小胞は嚢胞状に拡張したミトコンドリア外膜由来です(Bonsib、Akhtar)。

(5) 一般に、核異型度はFuhrman grade 2が普通です。嫌色素細胞はコロイド鉄染色(colloidal iron stain)陽性(**Fig. 4-7**)です。これは嫌色素腎細胞癌に特異というわけではありません。しかしながら、びまん性の強力な網状染色は嫌色素腎細胞癌にのみ認められています(Tickoo)。よくみられる2核細胞は高異型度癌を意味するものではありません(**Fig. 4-4**)。

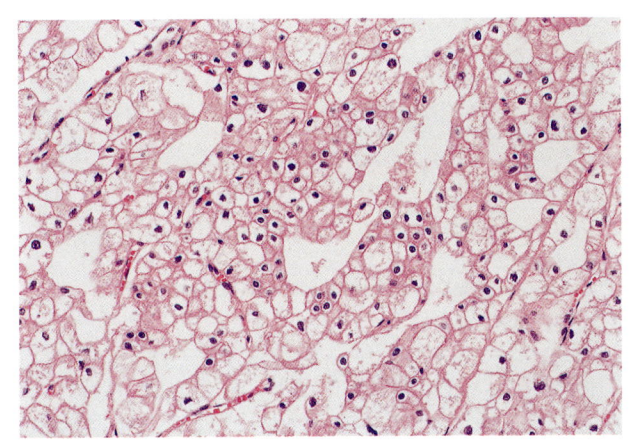

Fig. 4-3
古典的顕微鏡像をもつ嫌色素腎細胞癌。腫瘍細胞は円形で、微細な網状様相の淡色ないし不透明な細胞質をもつ。細胞質は細胞膜側に集積していることに注意。超微細構造研究で、この様相は細胞質末梢部にミトコンドリアが蓄積されたためである。perinuclear halo(透明)は、ミトコンドリア由来の微細な小胞蓄積による。perinuclear haloと"肥厚した細胞膜"は嫌色素腎細胞癌の特徴である。

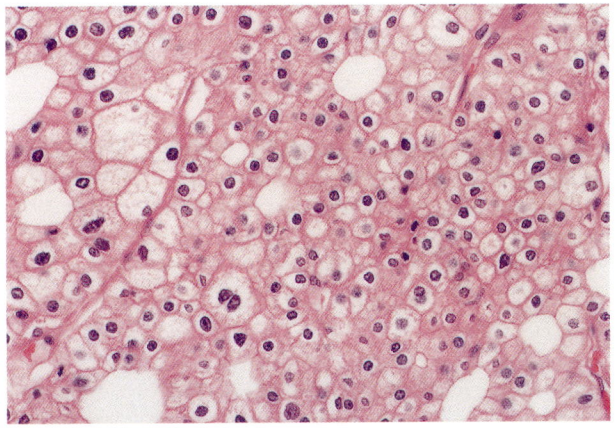

Fig. 4-4
嫌色素腎細胞癌。顕微鏡像はFig.4-3と同じ。核は一様で小さく、Fuhrman grade 2。2核細胞はこの腫瘍において普遍的にみられるが、高異型度癌の証拠ではない。

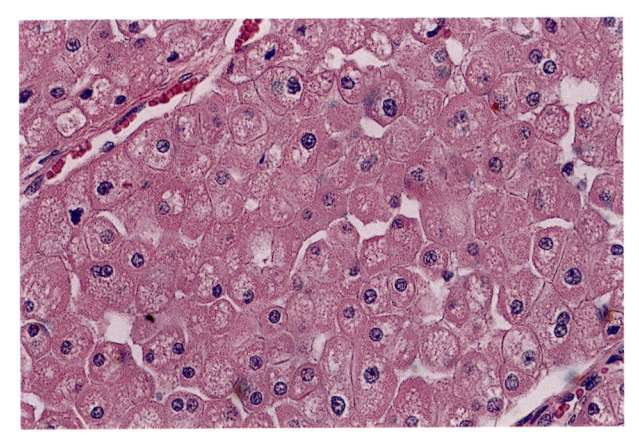

Fig. 4-5
嫌色素腎細胞癌。好酸性顆粒細胞からなる。しかし細胞質は、嫌色素腎細胞癌の特徴である、細胞膜側への集積に注意。

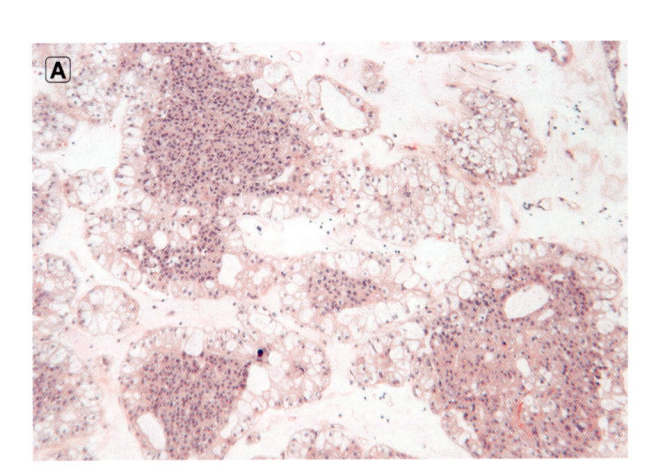

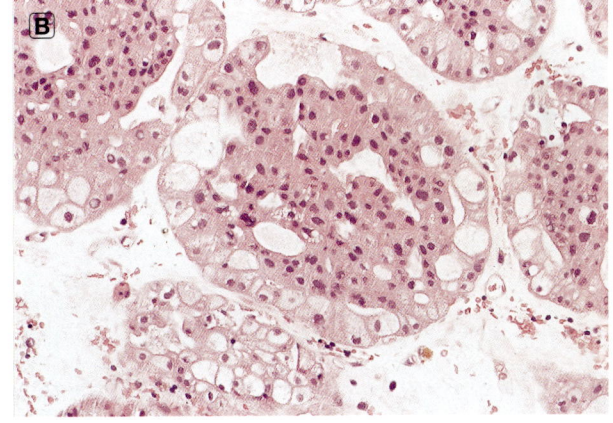

Fig. 4-6A, B
嫌色素腎細胞癌。この珍しい症例の特徴は、弱い結合織内で中心に位置する好酸性顆粒細胞と、それを取り囲む大型の膨満した細胞からなる細胞巣である。

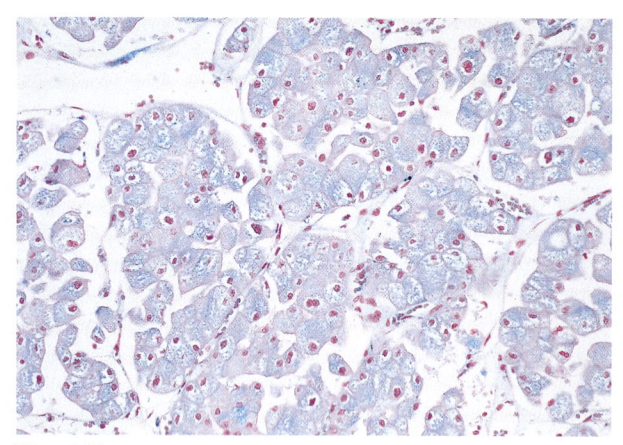

Fig. 4-7
嫌色素腎細胞癌。コロイド鉄染色陽性は、診断に有用な特性であるが必須でも特異的でもない。2核細胞が多くみられることに注意。

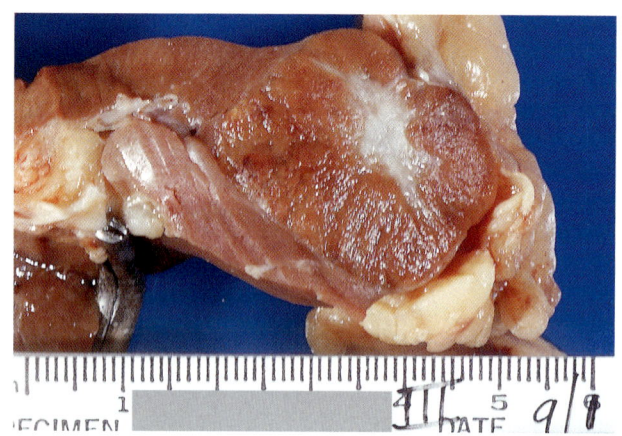

Fig. 4-8
オンコサイトーマ。輪郭明瞭な赤褐色の割面と中心瘢痕をもつ腫瘍。

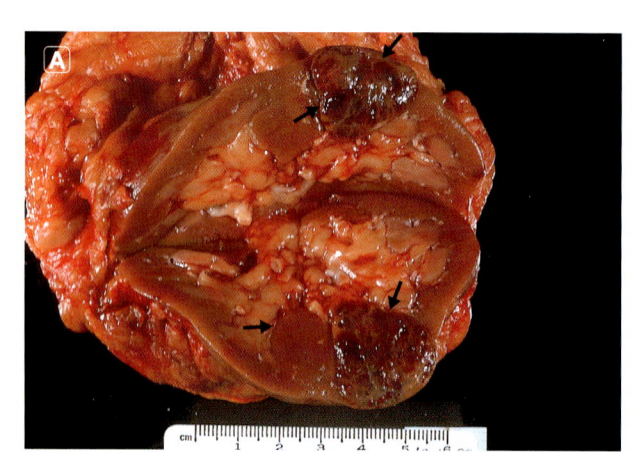

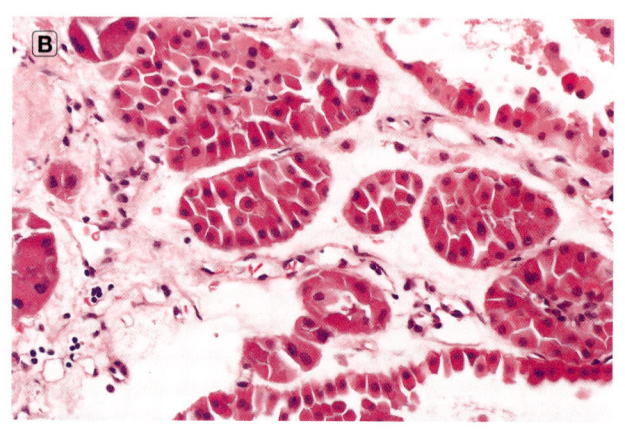

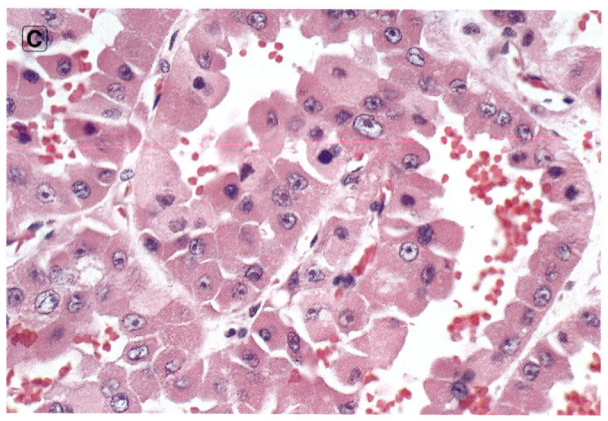

Fig. 4-9A, B, C
A：暗褐色割面をもつオンコサイトーマ（矢印）。色調が同じであるため正常皮質組織と識別することは難しい。
B：巣状部の好酸性腫瘍細胞の周囲を、結合の弱い血管性結合織の間質が取り巻いている。
C：好酸性細胞はこの領域では、疎性結合組織中に管状に並んでいる。

オンコサイトーマ（oncocytoma）

オンコサイトーマは良性腎上皮腫瘍ですが、この腫瘍は珍しくなく、いくつかの顕微鏡像が腎細胞癌の中でも特に嫌色素腎細胞癌と共通するため、この問題について述べましょう。1976年、KleinとValensiにより初めて良性腫瘍として腎細胞癌から分離されました。腎皮質新生物の約6％〜7％を占めます（Amin, 1997、Perez-Ordonez）。しかしながらその後も、オンコサイトーマが絶対的に良性であるかどうかという問題に関しては議論が続いていましたが、最近になり泌尿器科病理医の間では、まれに局所浸潤が証明されることはあるものの診断が正しければ良性の経過をたどる新生物であるというコンセンサスが確立されています。古い文献ではときに転移が報告されていますが、現時点では、"転移性"オンコサイトーマと呼ばれるものはおそらく嫌色素腎細胞癌であろう、という見解が一般的です。嫌色素腎細胞癌はオンコサイトーマに似ているだけでなく、ある種の特徴を共有しています（Question 7も参照）。"転移性"オンコサイトーマに関して考えられるもう1つの説明は、併発して起こった癌の転移によるという考え方です。

1. 肉眼像

オンコサイトーマの典型的肉眼像は、被膜のない境界明瞭な腫瘍です。割面は充実性で、暗褐色（赤褐色）から暗赤色です（**Fig. 4-8、Fig. 4-9A**）。中心瘢痕が症例

の1/3から1/2にみられます（**Fig. 4-8**）。暗褐色はミトコンドリアに含まれるサイトクロームによると言われています（Murphy）。出血は症例の20%にみられますが壊死はありません（Perez-Ordonez）。腫瘍は多巣性（13%，Perez-Ordonez、8%，Davis）で、両側性（4%，Perez-Ordonez）の場合もあります。

2. 顕微鏡像

(1) 特徴的な腫瘍細胞は強好酸性で、索状、胞巣状（**Fig. 4-9B**）、または嚢胞性に拡張した管状構造（**Fig. 4-9C**）を示します。細胞質はミトコンドリアで充満しているのが特徴です。核は小型円形（Fuhrman gradeではほとんど2）で、微細な顆粒状のクロマチンを伴い、小さい核小体を観察できることもあります（**Fig. 4-9C**）。

(2) 異型細胞として、大型核、過染性、多核がみられることもあります。これらは悪性であることを意味しているわけではありません（**Fig. 4-10**）。

(3) もう1つ、小管病巣や、明るい細胞質の細胞からなる病巣の存在も注意すべきです（症例の10%、Perez-Ordonezら）。それらは硝子化した間質に囲まれています。

(4) まれに分裂像がみられることがあります（症例の16%、Perez-Ordonez）が、いずれの場合にも異型分裂像はみられませんでした。

(5) 腎周囲脂肪組織への浸潤がみられることがあります（症例の20%、Perez-Ordonez）。

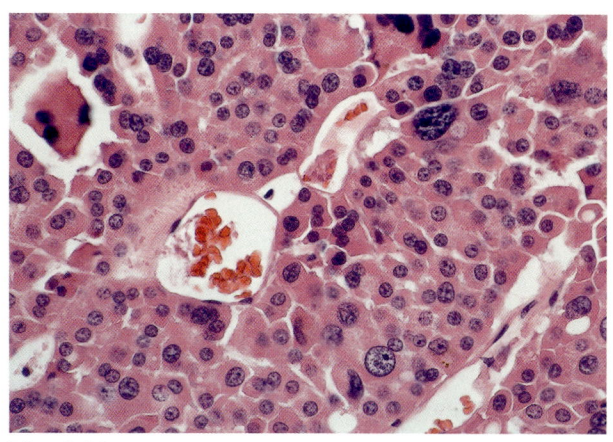

Fig. 4-10
巨核細胞がまばらにみられるオンコサイトーマ。悪性を意味するものではない。

(6) Perez-Ordonezの患者群では1例に毛細血管への浸潤がみられ、他の2例で静脈系血管への浸潤がみられました。後者2例中1例では、生検により証明された肝転移もみられました。

要約しますと、特徴的な肉眼像と顕微鏡像がみられる場合、病理医は、若干の異型像が存在していてもオンコサイトーマの診断を下すことができます。懸念すべき唯一の場合は、静脈浸潤がある場合で、その場合は進行性の可能性が十分あるわけです。まずオンコサイトーマの診断が確かなものかの再検討が必要となりましょう。専門病理医のセカンドオピニオンを受けるのは妥当でしょう。

References

1. Storkel S, Thoenes W, Jacobi GH, and Lippold R. Prognostic parameters in renal cell carcinoma: A new approach. Eur Urol, 16: 416-422, 1989.
2. Amin MB, Crotty TB, Tickoo SK, and Farrow GM. Renal oncocytoma: A reappraisal of morphologic features with clinicopathologic findings in 80 cases. Am J Surg Pathol, 21: 1-12, 1997.
3. Storkel S, Thoenes W, Jacobi GH, and Lippold R. Prognostic parameters in renal cell carcinoma: A new approach. Eur Urol, 16: 416-422, 1989.
4. Pavlovich CP, Walther MM, Eyler RA, Hewitt SM, Zbar B, Linehan WM, and Merino MJ. Renal tumors in the Birt-Hogg-Dube syndrome. Am J Surg Pathol, 26: 1542-1552, 2002.
5. Crotty TB, Farrow GM, and Lieber MM. Chromophobe cell renal carcinoma: Clinicopathological features of 50 cases. J Urol, 154: 964-967, 1995.
6. Tickoo SK, Amin MB, and Zarbo RJ. Colloidal iron staining in renal epithelial neoplasms, including chromophobe renal cell carcinoma. Emphasis on technique and patterns of staining. Am J Surg Pathol, 22: 419-424, 1998.
7. Klein MJ and Valensi QI. Proximal tubular adenoma of kidney with so-called oncocytic features. A clinicopathologic study of 13 cases of a rarely reported neoplasm. Cancer, 38: 906-914, 1976.
8. Perez-Ordonez B, Hamed G, Campbell S, Erlandson RA, Gaudin PB, and Reuter VE. Renal oncocytoma: A clinicopathological study of 70 cases. Am J Surg Pathol, 21: 871-883, 1997.
9. Amin MB, Crotty TB, Tickoo SK, and Farrow GM. Renal oncocytoma: A reappraisal of morphologic features with clinicopathologic findings in 80 cases. Am J Surg Pathol, 21: 1-12, 1997.
10. Murphy WM, Grignon DJ, and Perlman EJ. Tumors of the kidney, bladder, and related urinary structures. AFIP Atlas of tumor pathology series 4. p166, 2004. Am Reg Pathol, Wasington, DC.
11. Davis CJ, Sesterhenn IA, Mostofi FK, and Ho CK. Renal oncocytoma. Clinicopathological study of 166 patients. J Urogenit Pathol, 1: 41-52, 1991.

Question 5

集合管癌の特徴はどのようなものですか？ 粘液様管状紡錘形細胞癌というのは、どのような病理像ですか？

Answer

　集合管癌と従来呼ばれてきたものに4つのタイプの腫瘍があります。第1は古典的な高異型度集合管癌、第2は低異型度集合管癌（管状嚢胞癌）で、これらは両方ともBellini duct由来と考えられています。第3は腎髄様癌（高異型度集合管癌）で、これは最近の意見として尿路上皮細胞由来の可能性が高いといわれています。第4は粘液様管状紡錘形細胞癌で、これは低異型度癌で、遠位尿細管あるいは集合管由来と考えられています。古典的集合管癌と腎髄様癌は極めて浸潤性の高異型度の癌で転移傾向の極めて高いタイプです。腎髄様癌は鎌状赤血球形質をもつ、小児および若年成人にみられるまれな疾患です。管状嚢胞癌は高度分化した嚢胞状に拡張した管状構造を示し、割面において泡状の構造（運送業者が使用するショック吸収のための泡状のつめものを想像してください）がみられるのが特徴です。粘液様管状紡錘形細胞癌は、粘液性の間質の中に広がる管状および紡錘形に集積する上皮細胞からなります。

Comments

集合管癌
(collecting duct carcinoma, carcinoma of collecing ducts of Bellini)

　集合管癌は腎細胞癌の中では最もまれなタイプで、1％未満です。ベリニ（Bellini）管（腎盂に開口する集合管の最遠位部を構成する内側髄質集合管）由来と考えられています。Storkelは集合管癌を次の4つのタイプに分類しました：1.古典型（高異型度）、2.腎髄様癌（高異型度）、3.管状嚢胞癌（低異型度）、4.粘液様管状紡錘形型細胞癌（低異型度）。

1. 高異型度集合管癌（古典型）
　　　(collecting duct carcinoma, classical)

A. 肉眼像：高異型度腫瘍は、髄質に不規則に浸潤した灰白色の充実性腫瘍です。これらの腫瘍が腎盂の中にまで侵入することはきわめてまれです（**Fig. 5-1**）。

B. 顕微鏡像：他の型の腎細胞癌と異なり、腫瘍は線維形成反応を伴って破壊的に周囲腎組織を浸潤します。壊死巣と腎内および腎門部静脈への浸潤がよくみられます。大型の好酸性細胞が小嚢胞－乳頭パターンに並び、まれですが、管状構造をとることもあります（**Fig. 5-2A, B**、**Fig. 5-3**）（Fleming、Rumpelt、Aizawa）。核はFuhrman grade 3から4で、核小体は際立っています。乳頭状増殖パターンのため鑑別診断には乳頭状腎細胞癌が含まれます。乳頭状腎細胞癌を支持する特徴は、線維形成がみられないこと、乳頭構造が明確であること、限局性増殖であること、しばしば多巣性であることです。集合管癌を支持する特徴は、上記の違いに加え、周囲の集合管に細胞異型があること（Kennedy）（**Fig. 5-2B**）、高分子サイトケラチン34βE12とUlex europaeusレクチンに対する免疫組織化学的反応が陽性であることです（詳細はQuestion 8参照）。

2. 腎髄様癌
　　（medullary renal cell carcinoma：高異型度集合管癌）

　最近確認された悪性度の高い腎細胞癌で、髄質と錐体に生じます。これは、鎌状赤血球形質（sickle cell trait）をもつ小児および若年成人（鎌状赤血球貧血[sickle cell anemia]ではありません）に生じるのが特徴で（Davis、Abraham、Avery）、男女比は1.9：1です（Simpson）。最

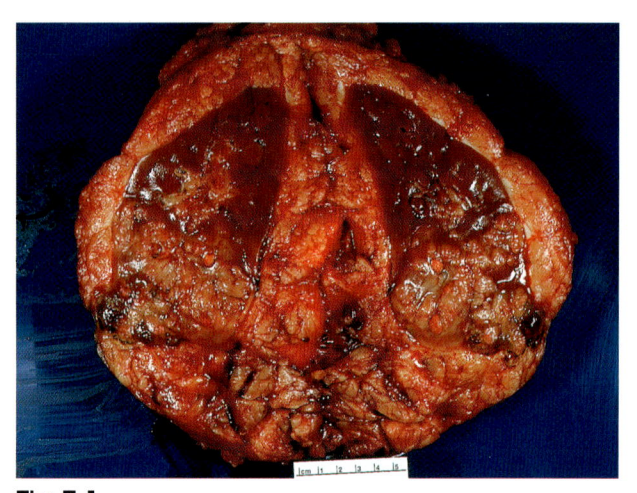

Fig. 5-1
集合管癌（古典型）。腎洞の広範囲にまで浸潤する癌が割面のほぼ2/3を占めていることが、腎の横断面からわかる。

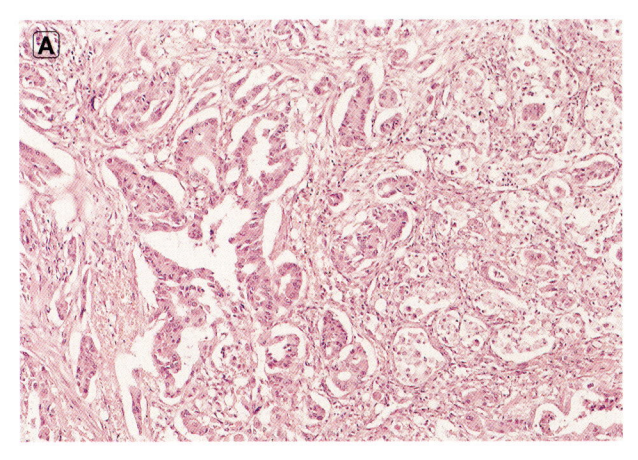

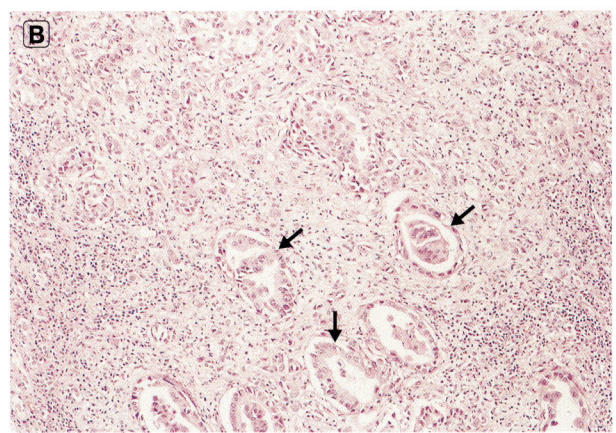

Fig. 5-2A, B
集合管癌（高異型度）。**A**：捩れた細管と索の中の低分化腫瘍細胞の周囲を線維性結合組織が取り巻いている。**B**：腫瘍組織内に閉じ込められた集合管は新生物細胞（矢印）にとって代わられる。提供：仙台市、東北大学医学部大学院遠藤希之博士。

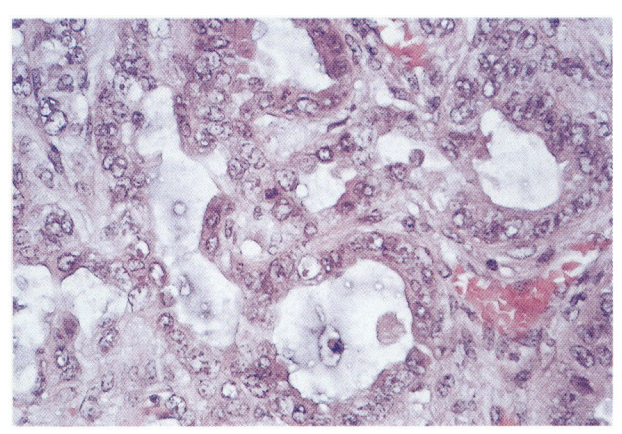

Fig. 5-3
集合管癌、古典型（高異型度）。大型の好酸性細胞が吻合細管状に並んでおり、高異型度の核をもつ。

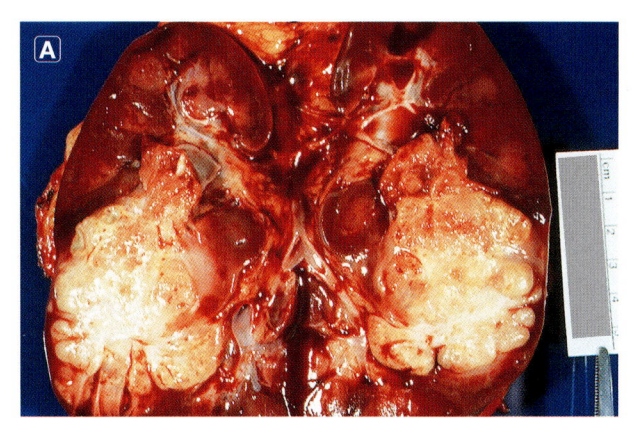

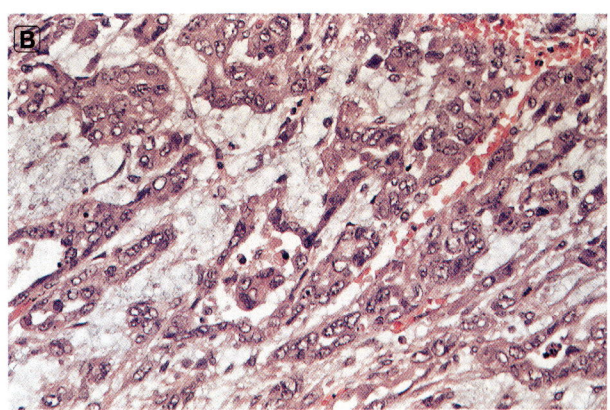

Fig. 5-4A, B
腎髄様癌（高異型度集合管癌）。20歳男性。**A**：髄質領域の充実性腫瘍は、横断面では灰白色の割面を示す。**B**：顕微鏡像では、粘液性背景に取り囲まれる管状紡錘パターンに対して索状構造をとる。提供：シカゴ、ノースウエスタン大学ファインバーグ医学部 Michael Pins 博士。

集合管癌と共通する特徴の他に、扁平上皮、卵黄嚢腫様、あるいは腺様嚢胞分化巣がみられ、さらに横紋筋腫瘍様病巣はこの腫瘍に特徴的な形態といわれています。診断時、すでに腫瘍は広く進展しており、ほとんどの患者は14か月以内に死亡します（Abrahams）。

3. 管状嚢胞癌
（tubulocystic carcinoma：低異型度集合管癌）

境界明瞭な腫瘍で髄質（および皮質）に発生し、割面は小さい嚢胞状スポンジ様（bubble-wrap）の外観を呈します（Amin, 2004）。bubble-wrap（Amin）と表現されていますが、これは運送業者が使う、ショック吸収のための泡状のつめものの割面に似ているからです。

顕微鏡的には、薄い線維性結合組織で正常組織から分離され、嚢胞性に拡張した、サイズの異なる高分化細管から構成されています。線維形成反応はみられません。腫瘍細胞は好酸性で立方状、平坦形、または"hobnail（靴底に打つ頭の大きな鋲）形"で、大きさ均等の核をもち、著明な核小体を有しています（**Fig. 5-5A, B**）。管状に配列されていれば、正常な尿細管にかなり似てい

近、ABL遺伝子の増巾とその遺伝子蛋白の増加が腫瘍細胞にみられると報告されましたが（Simpson）、その意義は目下不明です。

A. 肉眼像：腎髄様癌は、典型的には腎髄質に発生し、切断面は浸潤性の灰白色が特徴的です（**Fig. 5-4A**）。

B. 顕微鏡像：顕微鏡像は多様性を示します（**Fig. 5-4B**）。

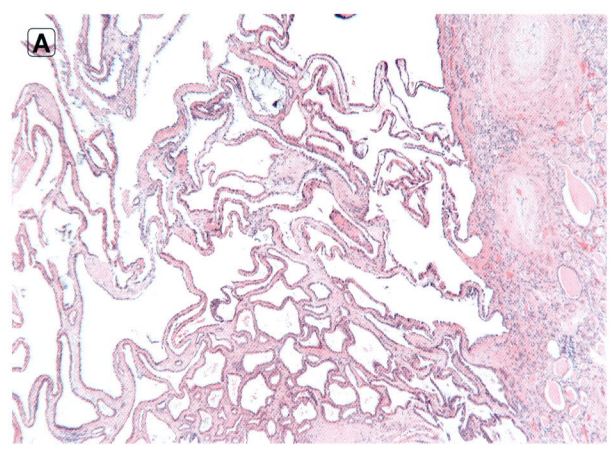

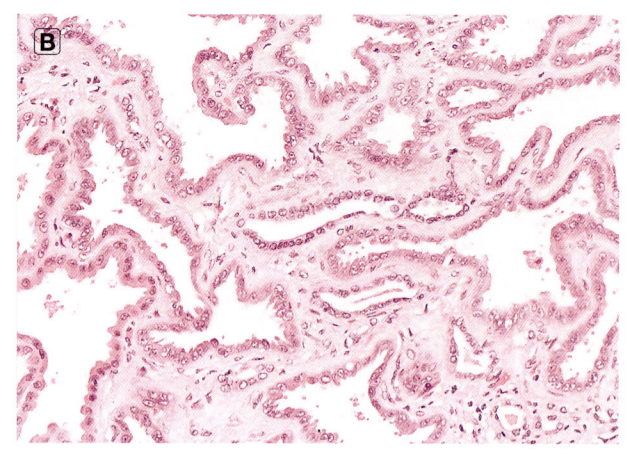

Fig. 5-5A, B
管状嚢胞癌（低異型度集合管癌）。境界明瞭な病変。嚢胞性に拡張した腫瘍腺は低−立方形の好酸性細胞に被覆され、大きい核と際立った核小体を伴う。分裂は実質的にみられない。間質は相対的に細胞が少ない。提供：シカゴ、ノースウエスタン大学ファインバーグ医学部Michael Pins博士。

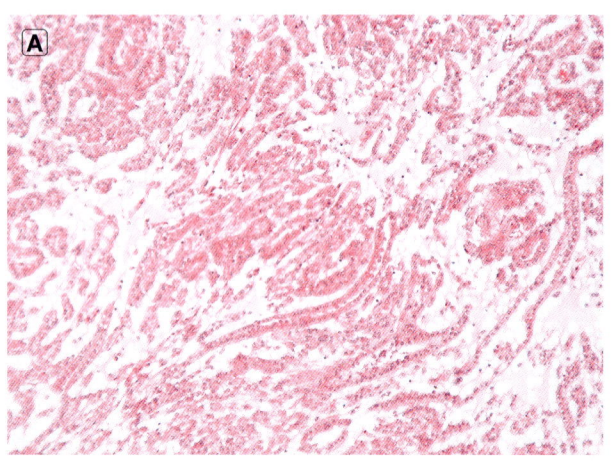

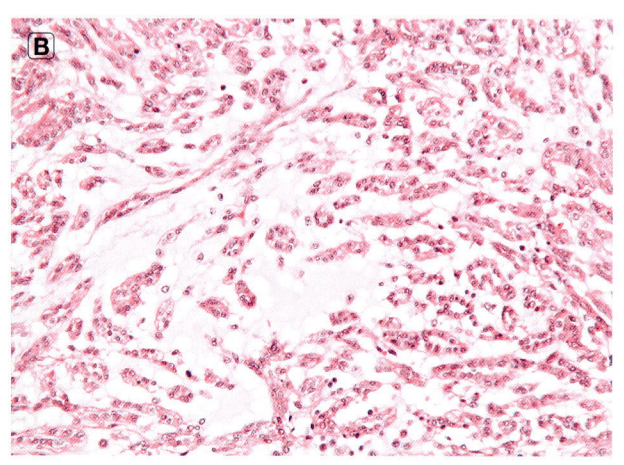

Fig. 5-6A, B
粘液様管状紡錘形細胞癌（低異型度集合管癌）。境界明瞭なこの腫瘍は34歳女性の標本。腫瘍細胞は一様で、淡色染色、捩れた細い管状に並んでいる。細胞外ムチン（粘液）はこの腫瘍の著明な特徴。提供：仙台市、東北大学医学部大学院遠藤希之博士。

す。近年Aminら（2004）は、管状嚢胞癌（tubulocystic carcinoma）と命名するように提案しました。免疫組織化学的には、palvalbumin、CK8、CK18、CK19（100％）、CD10（85％）、P504S（77％）、CK7（62％）、34βE12（15％）に陽性反応を示しました。29例中24例のstageはpT1、4例はpT2、1例はpT3aでした。転移は2例にみられただけでした。

Yangらによる13例の報告によれば、5例において乳頭状腎細胞癌（3例）あるいは乳頭腫が摘出腎に共存していました。遺伝子学的には、トリソミー7はみられたものの、トリソミー17は観察されませんでした。したがって乳頭状腎細胞に類似するがそれとは異なる腎細胞癌の亜型であると結論されました。

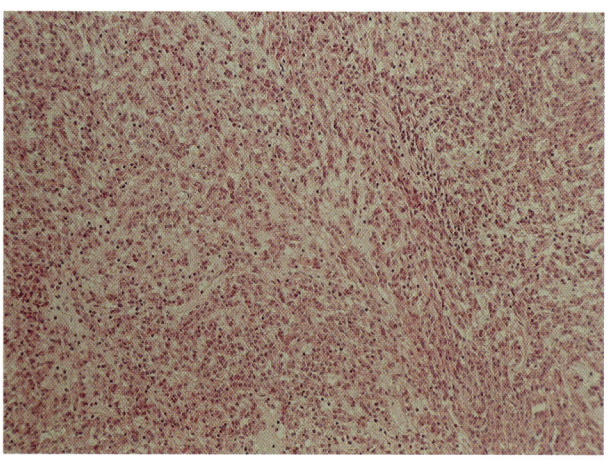

Fig. 5-7
粘液様管状紡錘形細胞癌（低異型度集合管癌）。これは別の症例で、85歳女性。腫瘍は、左腎下極に発生した境界明瞭な黄褐色の腫瘤で、5×4×3 cmのサイズであった。顕微鏡的には、粘液様背景において伸張する管状構造に並んだ小細胞からなる。提供：シカゴ、ノースウエスタン大学ファインバーグ医学部Michael Pins博士。

4. 粘液様管状紡錘形細胞癌
（mucinous tublar and spindle cell carcinoma：低異型度集合管癌）

これは近年報告されたもう1つの悪性度の低い型です（Rakozy）。腫瘍はすべて境界明瞭で、一様な黄色から黄褐色ないし桃色がかった割面を示します。

顕微鏡的には、すべての腫瘍が上皮細胞からなり結合織はほとんどみられません。腫瘍細胞は不明瞭な管状配列を示し、管は立方状細胞で被覆され淡色から暗色（好酸性）の細胞質です（**Fig. 5-6A, B、Fig. 5-7**）。核は細胞質の中心に位置し、円形で著しい異型はみられませんが、小～中サイズの核小体をもちます。腫瘍には、紡錘形の細胞領域がみられますが、肉腫様腎細胞癌の特徴である著しい細胞異型はみられません。全例に著明にみられる特徴は、アルシアンブルー染色（pH2.5）で強陽性、PAS陰性の豊富な粘液が主に細胞外に存在することです（Storkel, 2001）。

粘液様管状紡錘形細胞癌は乳頭状腎細胞癌と酷似しますので、それとの鑑別診断が重要になります。類似性を支持する所見として、両者とも免疫組織学的マーカーであるCK7、AMACR、EMA（Question 8参照）陽性がみられます。唯一の相違は、近位尿細管マーカーであるCD10の陽性率が低い（80％に対して12％）という点でしょう（Paner）。

さらに10例のFISH解析の結果トリソミー7、17（Cossu-Rocca）、およびY染色体の消失はみられなかったことから、乳頭状腎細胞癌とは異なる悪性腎細胞癌といえます。

References

1. Storkel S. Kidney tumors. Workshop presentation in 18th European Congress of Pathology, Berlin, September 8-13, 2001.
2. Fleming S and Lewi HJE. Collecting duct carcinoma of kidney. Histopathology, 10: 1131-1141, 1986.
3. Rumpelt HJ, Storkel S, Moll R, Schaerfe T, and Thoenes W. Bellini duct carcinoma: further evidence of this rare variant of renal cell carcinoma. Histopathology,18: 115-122, 1991.
4. Aizawa S, Kikuchi Y, Suzuki M, and Furusato M. Renal cell carcinoma of lower nephron origin. Acta Pathol Jpn, 37: 567-574, 1987.
5. Kennedy SM, Merino MJ, Linehan WM, Roberts JR, Robertson CN, and Neumann RD. Collecting duct carcinoma of the kidney. Hum Pathol, 21; 449-456, 1990.
6. Davis CJ, Mostifi FK, and Seterhenn IA. Renal medullary carcinoma. The seventh sickle cell nephropathy. Am J Surg Pathol, 19: 1-11, 1995.
7. Abrahams JH, Drachenberg M, and Beckwith DS. Medullary renal cell carcinoma (MRC): A report of 28 new cases. Mod Pathol, 11: 74A, 1998.
8. Avery RA, Harris JA, Davis CJ, Borgaonkar DS, Byrd JC, and Weiss RB. Renal medullary carcinoma. Clinical and therapeutic aspects of a newly described tumor. Cancer, 78: 128-132, 1996.
9. Simpson L, He X, Pins M, Huang X, Campbell SC, Yang XJ, Perlman EJ, Bergan RC.Renal medullary carcinoma and ABL gene amplification.J Urol,173:1883-1888,2005.
10. Amin MB, MacLennan GT, Paraf F, Cheville JC, Viellefond A, Radhakrishnan A, Che M, Srigly JR, and Grignon DJ. Tubulocystic carcinoma of the kidney: Clinicopathological analysis of 29 cases of a distinctive subtype of renal cell carcinoma (RCC). Mod Pathol, 17 (Suppl.1): 137A, 2004.
11. Rakozy C, Schmahl GE, Bohner S, and Storkel S. Low grade tubular-mucinous renal neoplasms: Morphologic, immunohistochemical and genetic features. Mod Pathol, 15: 1162-1171, 2001.
12. Paner GP, Srigley JR, Radhakrishnan A, Cohen C, Skinnider BF, Tickoo SK, Young AN, Amin MB.Immunohistochemical analysis of mucinous tubular and spindle cell carcinoma and papillary renal cell carcinoma of the kidney: significant immunophenotypic overlap warrants diagnostic caution.Am J Surg Pathol,30:13-19,2006.
13. Yang XJ, Zhou M, Hes O, Shen S, Li R, Lopez J, Shah RB, Yang Y, Chuang ST, Lin F,Tretiakova MM, Kort EJ, Teh BT.Tubulocystic carcinoma of the kidney: clinicopathologic and molecular characterization.Am J Surg Pathol,32:177-187,2008.
14. Cossu-Rocca P, Eble JN, Delahunt B, Zhang S, Martignoni G, Brunelli M, Cheng L.Renal mucinous tubular and spindle carcinoma lacks the gains of chromosomes 7 and 17 and losses of chromosome Y that are prevalent in papillary renal cell carcinoma.Mod Pathol,19:488-493,2006.

Question 6

肉腫様腎細胞癌が独立した腎細胞癌として分類されていないのは、どういう理由によるのですか？　分類不能の腎細胞癌について説明してください。

Answer

　肉腫様腎癌の呼称は1960年代にFarrowらによって提唱されたもので、腎細胞癌がその上皮性分化を失い肉腫様の細胞形態をとった腎癌を指して使われたものです。この呼称はあくまでHE染色像に基づいていますので、肉腫様癌は肉腫様だがあくまで上皮性の腫瘍を指しているか、あるいは非上皮性の細胞性格をもった悪性腫瘍すなわち、骨肉腫とかhemangiopericytomaなども含まれていることになります。厳密な定義に従えば、肉腫様腎細胞癌とは肉腫様の細胞形態を示すが、あくまで上皮様の細胞によって構成されるものを指し、これは超微構造、免疫組織反応で上皮細胞の性格を保っていることが示されているものです。肉腫様腎細胞癌は全例において上皮様分化を示す部分があるはずです。肉腫様腎癌を含む腎細胞癌は、極めて悪性の態度をとります。したがって、病理医は摘出標本中に含まれる肉腫様腎癌の部位を見落とすことなく組織検査に提出することが極めて大事です。肉腫様腎癌は腎細胞癌のいずれのタイプでも発生します。

Comments

　肉腫様癌（sarcomatoid renal cell carcinoma）という用語は、細胞が上皮の特徴を失い肉腫または"肉腫様（sarcomatoid）"の様相を呈する癌を説明するためFarrowらが創り出しました（Farrow, 1968A, B, C）。当時（1960年代後半）、今日のような高度な鑑別用の診断技術はなく、定義は厳密にHE染色像に基づいていました。したがって、（Farrowらが述べた［Farrow, 1968B］ように）肉腫様組織は、肉腫様上皮組織または骨原性（osteogenic）肉腫や血管周囲細胞腫（hemangiopericytoma）のような非上皮性悪性組織のいずれかであると推測されます（Farrow, 1968A, B, C）。厳密に定義すれば、肉腫様組織をもつ癌です（肉腫様ですが、電子顕微鏡または免疫組織化学的には上皮性）。このため、腫瘍中に通常型の腎細胞癌領域を識別する必要があります。しかし現実問題として、悪性組織が上皮性から非上皮性型に変化する可能性があるわけで、もし確実に非上皮性分化をしていれば肉腫として診断されるべきです。そのような場合は癌肉腫、癌腫と肉腫の混合型または分類不能型とすべきですが、そのような患者の予後は肉腫様腎細胞癌患者と同様であるため、区分は多かれ少なかれ学問上のものといえます。

　肉腫様腎細胞癌は腎細胞癌の約5％を占め、どの型の腎細胞癌にもみられます。しかし、最も頻繁にみられる淡明細胞型に発生することが一番多いといえましょう。Peralta-Venturinaらによれば（腎細胞癌952例中101例）、併存率は以下のとおりでした：淡明細胞型8％、乳頭状型3％、嫌色素細胞型9％、集合管型29％。転移は診断時において66％（Paralta-Venturina）から77％（Mian）に認められました。

1. 肉眼像

　肉腫様領域は、被膜外浸潤がみられることも多い大きな巣状の固い灰色領域として認識できます（Fig. 6-1、Fig. 6-2A、Fig. 6-3A）。出血と壊死が一般的にみられます。Roらは、多くの場合肉腫様分化領域は肉眼で認識しにくいことを報告しています。

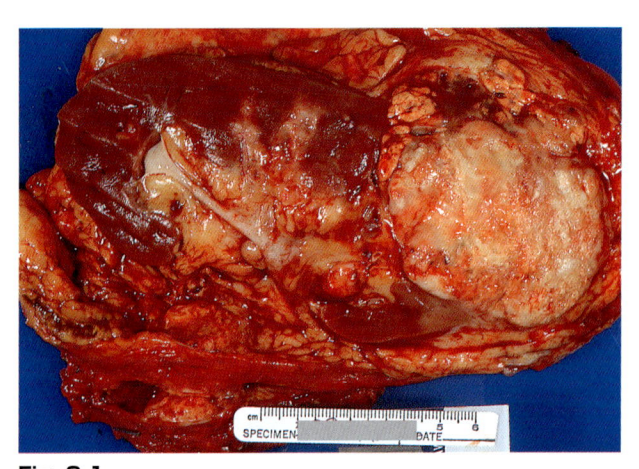

Fig. 6-1
肉腫様組織を伴う淡明細胞腎細胞癌。腎周囲脂肪組織に進展する充実性の腫瘤。肉眼ではこの症例で肉腫様領域の識別は難しい。顕微鏡検査により肉腫様分化を伴う淡明細胞腎細胞癌であることが確認された。

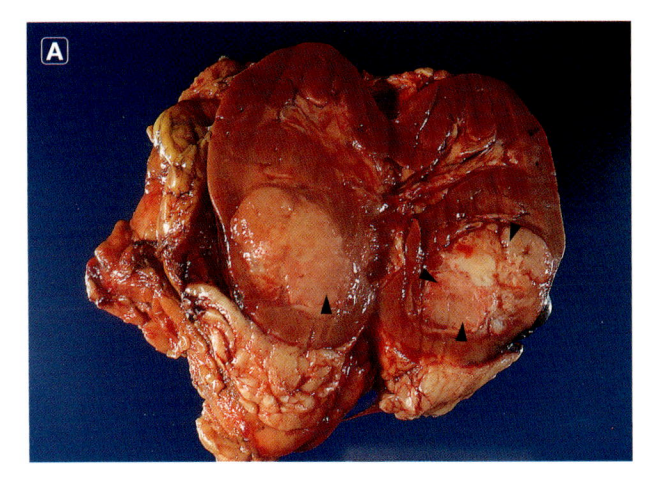

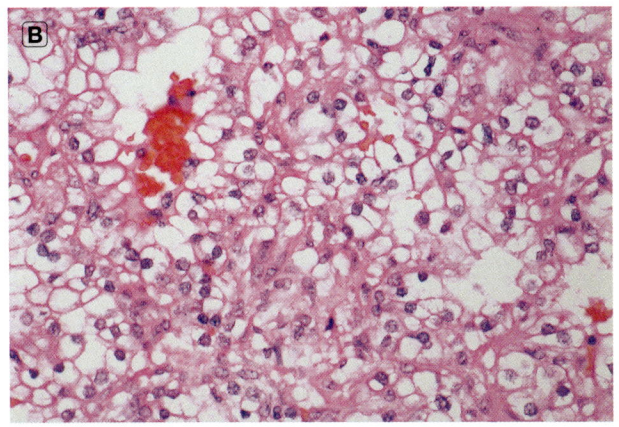

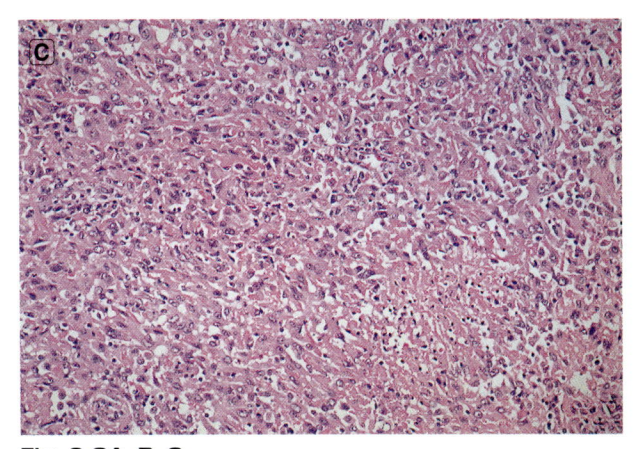

Fig. 6-2A, B, C
A：肉腫様分化を伴う淡明細胞腎細胞癌の別の例。肉腫様領域は淡明細胞領域の黄色とは異なり灰色の割面をもつ（矢頭）。
B：淡明細胞腎細胞癌領域、Fuhrman grade 2。
C：肉腫様領域。

2. 顕微鏡像

(1) 上皮分化巣部の存在の確認がまず必要です（**Fig. 6-2B、Fig. 6-4A**）。肉腫様領域の割合は症例毎に異なりますが、肉腫様組織が多いほど予後は不良です（$p < 0.001$）（Ro）。

(2) 肉腫様組織（**Fig. 6-2C、Fig. 6-3B、Fig. 6-4B、Fig. 6-5**）は、線維性組織球腫、線維肉腫等（横紋筋肉腫、骨原性肉腫、平滑筋肉腫、血管周囲細胞腫、非分類肉腫）

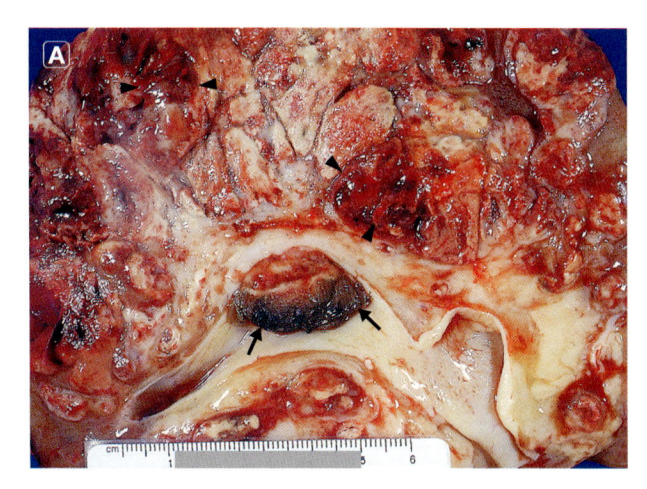

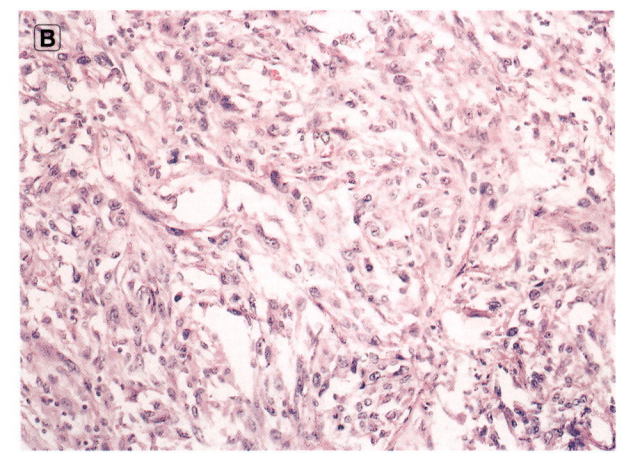

Fig. 6-3A, B
A：腎のほぼ80％を占める肉腫様分化を伴う大きい腎細胞癌。出血性壊死（矢頭）と腎静脈浸潤（矢印）を示す。B：肉腫様領域は紡錘細胞からなる。提供：シカゴ、ノースウエスタン大学ファインバーグ医学部Michael Pins博士。

と似た、または同定される多形性紡錘細胞から構成されます（Farrow、Bonsib、Ro、de Paralta-Venturina、Macke）。肉腫的様相にもかかわらず、超微細構造および免疫組織化学の研究により、ほとんどの症例で肉腫様細胞は上皮性の特徴を呈することが確認されました（Bonsib、Akhtar、DeLong）。一部症例では、細胞は上皮性の特徴を完全に失い、真に肉腫様の分化をしていることもあります。

(3) 上皮性組織部のほとんどでFuhrman gradeが高いのですが、かなりの症例に低異型度の癌が認められることを認識しておく必要があります（42例中6例、Ro）（**Fig. 6-2B**）。肉腫様領域の割合が小さくても、その存在は予後に悪影響を及ぼすため肉腫様領域を見過ごさないよう十分な標本採取が不可欠です（Ro）。

(4) 肉腫様癌のほとんどは進行した段階で発見され（**Fig. 6-3**）（Ro、de Peralta-Venturina、Mian）、予後は、腎摘除術時に遠隔転移の徴候のない患者より、遠隔転移があ

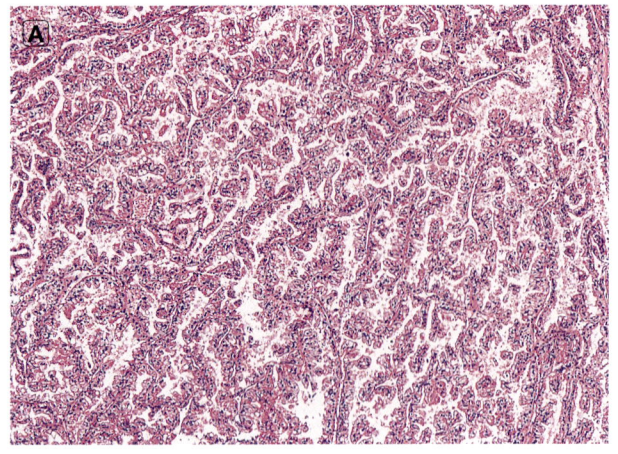

Fig. 6-4A, B
乳頭状腎細胞癌（**A**）と肉腫様分化（**B**）。

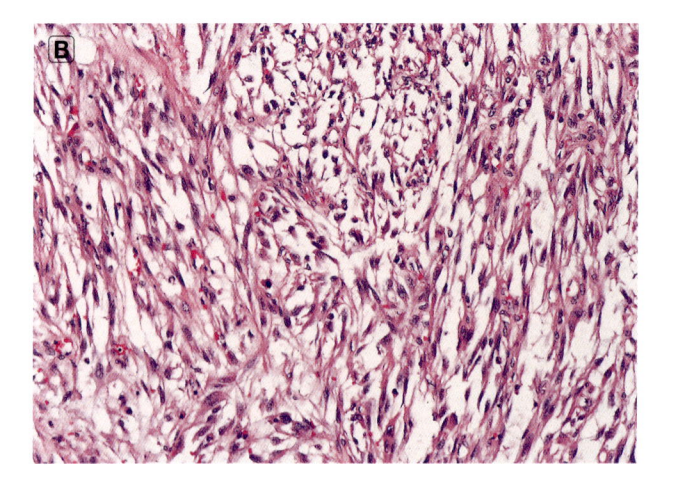

る患者で有意に不良です（p＜0.001、Cheville, 2004）。
（5）TNM病期（1997年および2003年）と腫瘍壊死は、肉腫様組織がある腎細胞癌患者の予後予測において有意な要因です（de Peralta-Venturina、Cheville, 2004）。

分類不能型腎癌
(unclassified renal cell carcinoma)

少数の腎癌で上記4タイプのいずれにも分類できない癌があります。それらの癌は、紡錘細胞（したがって肉腫様）、ムチン（粘液）産生細胞、管状篩状発育といった、異種の組織から構成されます（Amin）。これらはすべて核異型度が高く、TNM病期も高いのです。古典的集合管癌と分類不能型腎癌が腎細胞癌の中で最も悪性度の高い態度をとります。

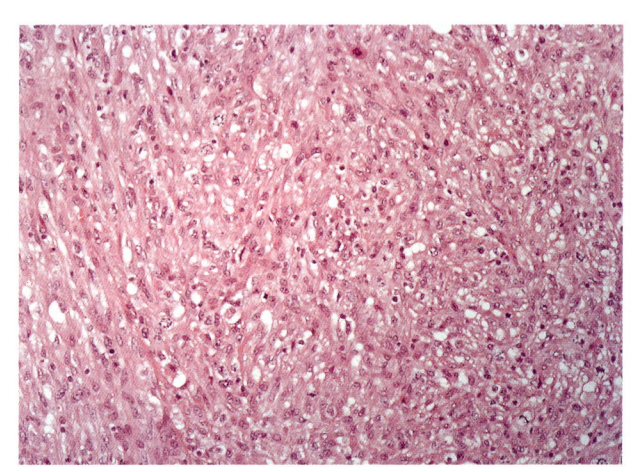

Fig. 6-5
肉腫様癌。上皮の様相がぼんやりと識別される。

References

1. Farrow GM, Harrison Jr EG, Utz DC, and ReMine WH. Sarcoma and sarcomatoid and mixed malignant tumors of the kidney in adults-Part I. Cancer, 22: 545-555, 1968. (A)
2. Farrow GM, Harrison EG, and Utz DC. Sarcomas and sarcomatoid and mixed malignant tumors of the kidney in adults-Part II. Cancer, 22: 551-555, 1968. (B)
3. Farrow GM, Harrison EG, and Utz DC. Sarcomas and sarcomatoid and mixed malignant tumors of the kidney in adults-Part III. Cancer, 22: 556-563, 1968. (C)
4. de Peralta-Venturina M, Moch H, Amin M, Tamboli P, Hailemariam S, Mihatsch M, Javidan J, Stricker H, Ro JY, and Amin MB. Sarcomatoid differentiation in renal cell carcinoma. A study of 101 cases. Am J Surg Pathol, 25: 275-284, 2001.
5. Mian BM, Bhadakamkar N, Slayton JW, Pisters PWT, Daliani D, Swanson DA, and Pisters LL. Prognostic factors and survival of patients with sarcomatoid renal cell carcinoma. J Urol, 167: 65-70, 2002.
6. Ro JY, Ayala AG, Sella A, Samuels ML, and Swanson DA. Sarcomatoid renal cell carcinoma: A clinicopathologic study of 42 cases. Cancer, 59:516-526, 1987.
7. Bonsib SM, Fischer J, Plattner S, and Fallon B. Sarcomatoid renal tumors. Clinicopathologic correlation of three cases. Cancer, 59: 527-532, 1987.
8. Macke R, Hussain MB, Imray TJ, Wilson RB, and Cohen SM. Osteogenic and sarcomatoid differentiation of a renal cell carcinoma. Cancer, 56: 2452-2457, 1985.
9. DeLong W, Grignon DJ, Shum DT, and Wyatt JK. Sarcomatoid renal cell carcinoma. An immunohistochemical study of 18 cases. Arch Pathol Lab Med, 117; 636-640, 1993.
10. Akhtar M, Karder H, Linjawi T, McClintock J, and Ali MA. Chromophobe cell cercinoma of the kidney. A clinicopathological study of 21 cases. Am J Surg Pathol, 19: 1245-1256, 1995.
11. Cheville JC, Lohse CM, Zincke H, Weaver AL, Leibovich BC, Frank I, and Blute ML. Sarcomatoid renal cell carcinoma. An examination of underlying histologic subtype and an analysis of association with patient outcome. Am J Surg Pathol, 28: 435-441, 2004.
12. Amin MaB, Amin MiB, Tamboli P, Javidan J, Stricker H, De-Peralta Ventrina M, Deshpande A, and Menon M. Prognostic impact of histologic subtyping of adult renal epithelial neoplasms. An experience of 405 cases. Am J Surg Pathol, 26: 281-291, 2002.

Question 7

最新の腎腫瘍の分類は、形態学、細胞遺伝学、および分子解析の組み合わせに基づいているという説明がありましたが、腎腫瘍に特徴的な分子生物学的および遺伝子的変化とは何でしょうか？　新しい知見に基づけば、治療の分子標的化（molecular targeting）は可能でしょうか？

Answer

　過去20年間、ある種の腎腫瘍において遺伝子がいくつか特定されました。腎腫瘍の遺伝的基盤を特定するために、諸家は、遺伝性癌の遺伝子を同定すれば散在性腎細胞癌にとっても重要な遺伝子に到達できるのではないかと考え、遺伝性腎癌について研究しました。そのアプローチは成功し、米国国立癌研究所（NCI）、英国ケンブリッジ大学、フランスのヒト多型研究センター（CEPH）の研究者は、淡明細胞腎細胞癌に関連するvon Hippel-Lindau病癌抑制遺伝子（VHL遺伝子）を同定しました。同様に、他の遺伝性腎腫瘍の解析から、乳頭状腎細胞癌のc-METとFH（フマル酸ヒドラターゼ）遺伝子が同定され、嫌色素腎細胞癌とオンコサイトーマのBHD（Birt-Hogg-Dube）遺伝子の存在が染色体17p11.2に示されています。

　今日までのところ、散在性腎癌に関する限りでは、VHL遺伝子は淡明細胞腎細胞癌の発現に有意に関連する唯一の遺伝子です。これは癌抑制遺伝子で、変異や欠失（物理的および機能的）によって機能を喪失すると、VEGF（血管内皮増殖因子）、PDGF（血小板由来増殖因子）、TGF（悪性化増殖因子）−α、GLUT（ブドウ糖輸送担体）等の遺伝子—これらはすべて、腫瘍細胞増殖を後押しする重要な遺伝子ですが、これらを含むいくつかの遺伝子の活性化を導きます。したがって、これらの遺伝子は腫瘍細胞増殖を抑制するための強力な標的となり得ます。

Comments

　この問題に関心をお持ちの読者は、ぜひLinehanら（2003）の優れたレビュー論文もお読みください。

淡明細胞腎細胞癌
1. 変異と欠失によるVHL遺伝子の不活化

　この腫瘍における機能的有意性が判明している唯一の遺伝子がVHL遺伝子です。VHL病の研究から、発生する腎腫瘍は一様に淡明細胞腎細胞癌であることがわかりました。淡明細胞腎細胞癌はこの遺伝子変化のある人の35〜45％に発現し、しかも若年で両腎に多発性腫瘍として発症します（Linehan, 2003）。その家系では、染色体3pから染色体6、8、11の短腕の一部に均衡のとれた構成性相互転座（reciprocal translocation）がみられます（Cohen, 1979、Pathak, Kovacs, 1988）。このため、染色体3pに淡明細胞腎細胞癌の病因／病原に関与する遺伝子が存在し、転座切断点は腎細胞増殖コントロールに関与する遺伝子を分断しているのではないかと示唆されました（Linehan, 1995）。

　RFLP解析を用いたその後の研究で、対象となった11例全例において染色体3のセグメントの欠失は腫瘍組織にのみ生じること、全例が同一染色体アレルの欠失（野生型で、遺伝子変化をもたない親由来の染色体）を示すことがわかり、この位置に腎細胞癌遺伝子があるという概念を裏付けました（Zbar、Tory）。1993年、ついにVHL cDNAがVHL病患者の生殖細胞系における不活化変異として染色体3p25−p26に同定されました。それは比較的小さい遺伝子で、854のコーディング・ヌクレオチドのある3つのエクソンから構成されています（Linehan, 1995）。また、Gnarraら（1994）による以下の的確な実験で証明されているように、腫瘍抑制遺伝子として機能します。VHL−/−（VHL遺伝子の2つのコピーが不活化している）の淡明細胞腎細胞癌細胞株はヌードマウスに腫瘍を形成します。VHL遺伝子の正常（WT）なコピーを腫瘍細胞株に移植しその細胞をマウスに接種したところ、小さい腫瘍が形成されるか、またはまったく腫瘍は形成されませんでした。この仕事は、VHL遺伝子が腫瘍抑制遺伝子として作用し、機能喪失によって腫瘍形成が導かれるという主張を強力に裏付けるものでした。したがって、VHL関連遺伝性腎腫瘍において、VHL遺伝子の2つのコピー

Table 7-1 **Mechanisms of VHL gene inactivation in renal cell carcinoma**

	First copy	Second copy
Familial type	Born with a mutated gene derived from an affected parent (germline mutations)*	Wild type inactivated mostly by deletion of DNA
Sporadic type	Inactivated by mutations**	Inactivated by deletion of DNA***

* Mutations identified in 75% of 114 VHL families (Linehan, 1995) and include microdeletion/insertions, deletions, nonsense mutations, or missense mutations involving all three exons. More recently, mutations were identified in 99% of 93 VHL families (Stolle).
** Mutations detected in 56-57% and include missense mutations, deletions, insertions and nonsense mutations involving all three exons (Gnarra, 1994, Shuin).
*** Loss of one copy in 98% of cases of clear cell carcinomas analyzed (Gnarra, 1994).

はどちらもその機能を喪失(異なる機序による)しており、このことはKnudsonとStrongの2-hit仮説を支持しています(**Table 7-1**)。散在性淡明細胞腎細胞癌においては、腫瘍の56〜57%で1つのコピーに(体細胞)変異がみられ、高い割合で第2のコピーは喪失していました(Gnarra, 1994、Shuin)。

その後、VHL遺伝子発現が喪失する別の機序が報告されました。Hermanらは、解析した淡明細胞腎細胞癌27例中5例において、通常メチル化されないVHL遺伝子の5′領域が過剰にメチル化されている一方、これら5例の腎癌中4例で他に検出できる変異はないことを明らかにしました。このことは過剰メチル化により、VHL遺伝子の発現が抑制されていることを示しています。

2. VHL遺伝子の機能

VHL遺伝子は前述のごとく、腫瘍抑制遺伝子であり、転写調節因子として作用します。しかし、VHL遺伝子機能の喪失がどのように腎細胞癌、特に淡明細胞腎細胞癌の発現を導くのかはわかっていませんでした。過去10年間、多くの研究者がVHL遺伝子作用の分子的機序の解明を試みた結果、**Fig. 7-1A, B**に示すようなVHLの役割が解明されました。要するに、VHLタンパク質(pVHL)は2つの重大な役割を果たします。第1は、ポリメラーゼⅡ活性をコントロールするelonginの調節であり、第2は、血管新生と細胞増殖に関連する遺伝子の活性を調節するHIF(低酸素誘導性因子)の制御です。各機能について以下に述べます。

A. elonginとの相互作用:elonginはポリメラーゼⅡによるRNAの転写伸張をコントロールします。elonginはサブユニットA、B、Cからなるヘテロトリマーで、生理的条件下では、pVHL(VHLタンパク質)のαドメインはelonginの制御サブユニットであるBとCに特異的かつ緊密に結合します。pVHL/elonginC/B複合体は、次にCul-2(多重遺伝子cullinファミリーのメンバー)に結合します(Pause)。これはユビキチン化(ubiquitination)(分解)経路です。触媒サブユニットであるelongin AのB/C複合体への結合は高度な転写活性に必要です。VHL遺伝子が変異をきたすとelonginと結合せず、分解経路が阻害されます。その結果、pVHL/elonginC/B複合体とelonginA/B/C複合体形成の均衡が後者側にずれることになり、ポリメラーゼⅡ活性が回復します(Krumm、Duan、Aso)。したがってVHL遺伝子変異は、細胞増殖を亢進するc-mycファミリーやc-fos等、ある種の標的遺伝子の制御不能を導くと考えられるのです。

B. HIFとの相互作用:酸素の豊富な細胞中のpVHLはそのβ領域を通じて直接HIFに結合し、HIFをユビキチン化の標的にします。この過程において、HIF αサブユニットの特異的領域は、プロリン残基で酸素分子により水酸化される必要があります(Jaakkola、Ohh)。pVHLは、VEGF、PDGF、GLUT-1およびエリスロポエチンなどの低酸素誘導性遺伝子の発現をマイナス制御します(Gnarra, 1996、Iliopoulos)。HIF活性は低酸素細胞においてそのαサブユニットの安定化と活性化を通じて誘導されます。したがって、腎細胞癌におけるVHL遺伝子(および低酸素状態)の不活化は、HIFシグナリングの活性化と上記の低酸素誘導性遺伝子発現を伴うのです(Schofield)。この過程におけるVHL遺伝子の生物学的重要性はin vitro実験で証明されました。野生型VHL遺伝子が欠失している腎細胞癌細胞への野生型VHL遺伝子の

Fig.7-1A **Molecular mechanism of wild-type VHL and HIF interactions**

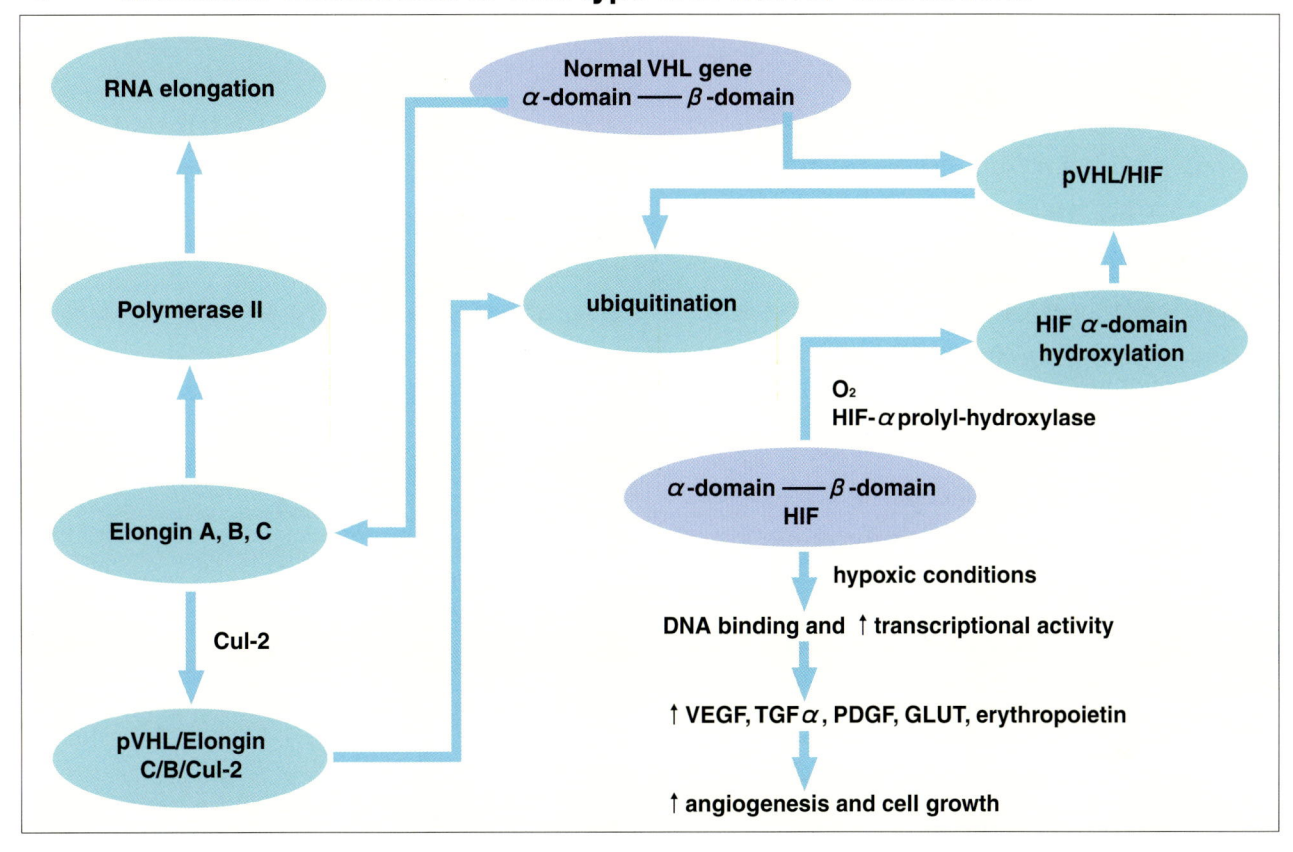

Fig.7-1B **Molecular mechanism of mutated (inactivated) VHL and HIF interactions**

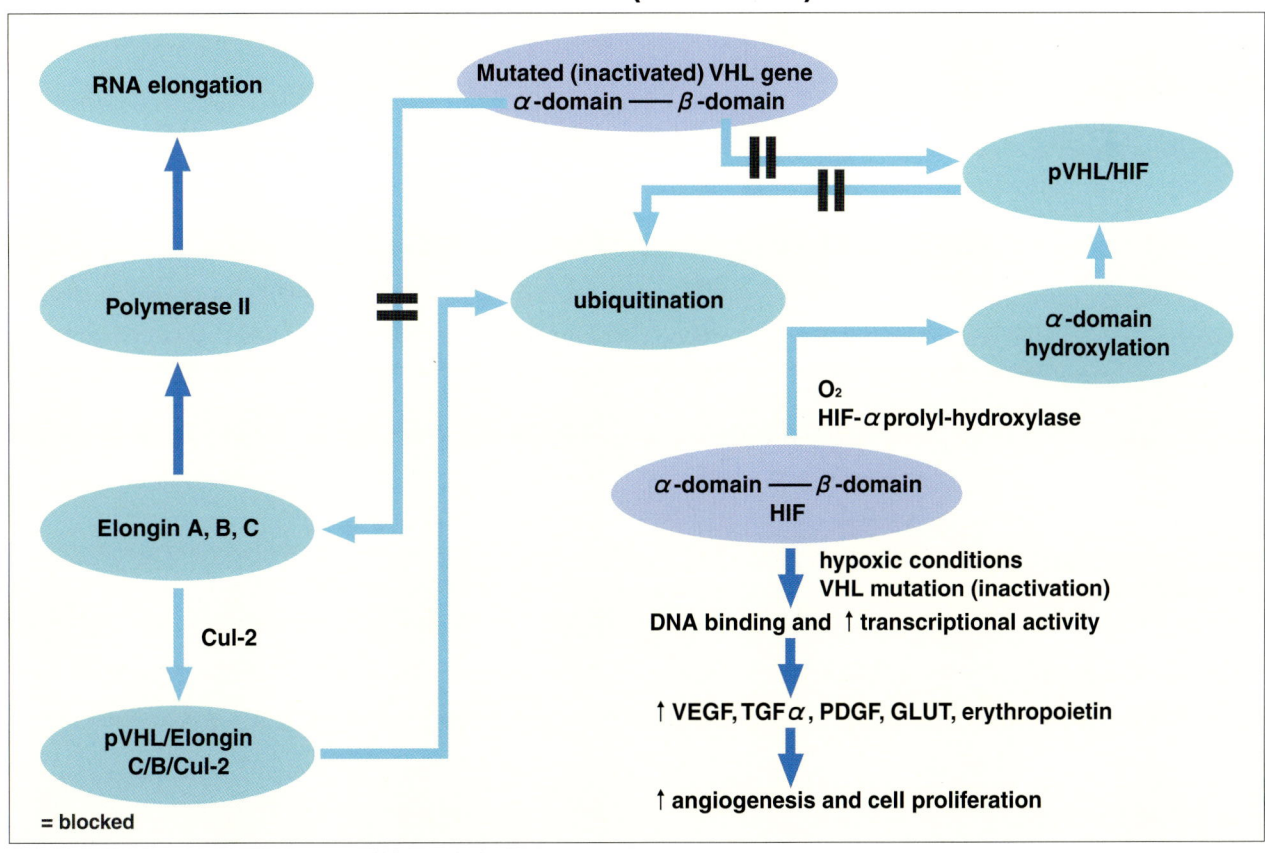

= blocked

濃い色の矢印は、VHL遺伝子変異の結果として活性化された経路を示す。

PAGE 113

導入は、標準酸素環境下において、これらのmRNA産生を特異的に阻害します（Ilipoulos、Siemeister）。

3. VHL遺伝子に無関係な淡明細胞腎細胞癌

報告されているVHL遺伝子の変異率は、散在性腎癌の56〜57%から家族性のほぼ100%まで様々です。かなりの数の淡明細胞腎細胞癌にこの遺伝子の変異がみられないという証拠があります。VHL遺伝子変異以外にも淡明細胞腎細胞癌を導く経路の存在が証明されています（Clifford、Martinez）。1990年代初期における淡明細胞腎細胞癌の染色体解析から、染色体3p切断点（3p12−14領域）で失われた他の遺伝子の存在が繰り返し示唆されています（Kovacs, 1988、Li, Lubinski, 1994、Yamakawa、Wilmhelm）。その候補の1つは、腎細胞癌の家系で同定されたt（3；8）染色体転座切断点にかかる腫瘍抑制遺伝子と推定されるfragile histidine triad（FHIT）です（Ohta）。しかし、その後のデータからは、FHITが抑制遺伝子であるという仮説は支持できていません。

VHL変化（変異と過剰メチル化）がある場合、腎摘除が行われたstage Ⅰ〜Ⅲの淡明細胞腎細胞癌患者における予後はVHL変化がない患者より良好と報告されています（Yao）。

乳頭状腎細胞癌

細胞遺伝学研究によって、散在性乳頭状腎細胞癌は染色体7、16、17のトリソミーと、男性においてはY染色体の欠失が特徴的であることが証明されました（Kovacs, 1989、Hughson、Katter、Corless）。末期腎疾患患者は、腎癌の中でも特に乳頭状腎細胞癌のリスクが高まっています。乳頭状腎細胞癌患者14例を対象としたある解析では、5例に染色体7と17にトリソミーがみられ、3例にトリソミー7またはトリソミー17のいずれかがみられましたが両方ではなく、6例には染色体7と17に変化はありませんでした。いずれの患者にも3p欠失はみられませんでした（Hughson）。これらの所見は、上記の細胞遺伝学的変化の他にも、ある種の変化が、末期萎縮腎に起こる乳頭状腎細胞癌の発生に関与していることをうかがわせます。

1. c-MET遺伝子の変異

乳頭状腎細胞癌の変異解析も、家族性の腎癌の研究により進展しました。責任遺伝子は染色体7q31.1−34にあることがわかり、c-MET遺伝子と特定されました。遺伝性乳頭状腎細胞癌家系の7ファミリー中の6ファミリーにおいて、生殖細胞のc-MET遺伝子においてチロシンキナーゼ領域にミスセンス変異がみられました（Schmidt, 1997, 1998）。腎腫瘍の家族歴がない乳頭状腎細胞癌患者の13%において、腫瘍にc-MET変異が確認されました（Schmidt, 1999）。今日までのところ、チロシンキナーゼ領域に15の異なるミスセンス変異があることが確認されています（Lubensky, 1999）。これらは、他の腫瘍において発生する癌原遺伝子c-kitとRETのミスセンス変異と同種のものです。これらの変異はNIH3T3細胞にトランスフェクションした場合形質転換し、c-METタンパク質のリガンド非依存性構成性リン酸化（ligand-independent constitutive phosphorylation）を引き起こすことが示されています（Schmidt, 1999）。この所見から、ミスセンス変異は乳頭状腎細胞癌においてもc-METタンパク質の活性化を導くことが示唆されます。

乳頭状腎細胞癌は形態学的に1型と2型に分類されることをQuestion 3で述べましたが、Lubenskyら（1999）による変異解析の結果、遺伝性か散在性かとは無関係にc-MET変異を示すのは常に1型病変であることが示され、さらに同じ変化は、乳頭状腺腫（＜0.5cm）の一部にもみられました。c-MET変異は遺伝性および散在性乳頭状腎細胞癌の1型すべてにc-MET変異があるわけではなく、他の未知の遺伝子のいくつかが腫瘍形成に関与していると指摘されています。

染色体トリソミー7の意味は何でしょうか？ 腫瘍で重複発現するのは変異したc-METアレルです（Schmidt, 1997、Fischer）。したがって、トリソミーは変異アレル量を増加させる役割を果たしていると考えられます（Schmidt, 1997）。c-MET癌原遺伝子（proto-oncogene）は受容体チロシンキナーゼファミリーメンバーであることに注意する必要があります。そのリガンドである肝細胞成長因子のc-METタンパク質の細胞外領域との結合は、METの細胞内チロシンキナーゼ領域における臨界チロシンの自己リン酸化の引き金になり、下流のシグナリングカスケードを活性化させます。METが他の多くのヒト癌において過剰に発現していることは、よく知られているところです。

2. c-Kit変異

最近、韓国の研究者グループは乳頭状腎細胞癌18例中17例のc-kitイントロン17に新しい点突然変異を認め、これは、淡明細胞腎細胞癌や嫌色素腎細胞癌をはじめとする他の型では認められなかったと報告しました。現在のところ、その意義は明らかではありません。免疫組織化学的にみれば、乳頭状腎細胞癌全例で細胞質にc-kitが染色されました（N＝18）。一方、嫌色素腎細胞癌（N＝20）でも染色が全例にみられましたが、乳頭状腎細胞癌と異なり、細胞膜に限定した染色で、細胞膜はチロシンキナーゼが正常細胞で発現される部位です。c-kit遺伝子の変異は消化管間質腫瘍（gastrointestinal stromal tumor）に高率に発見されますが、その場合、免疫組織化学的に染色は細胞膜でなく細胞質にびまん性に証明され、このことはc-kit変異を反映しているのではないかと示唆されています（Berman）。したがって、乳頭状腎細胞癌における細胞質染色はc-kitタンパク質の機能的変化を意味している可能性があります（Lin）。

3. FH（フマラーゼ）変異

家族発生の遺伝性疾患である遺伝性平滑筋腫症・腎癌症候群（hereditary leiomyomatosis and renal cell cancer：HLRCC）、および複数の皮膚平滑筋腫症候群・子宮平滑筋腫・腎癌症候群（multiple cutaneous and uterine leiomyomatosis：MCUL）は生殖細胞においてフマラーゼ（フマル酸ヒドラターゼ）の変異を伴う症候群です（Alam、Launonen、Kiuru）。

フマラーゼ（フマル酸ヒドラターゼ）は、ミトコンドリアにおけるトリカルボキシル酸サイクルの一部としてフマル酸からリンゴ酸への変換を触媒します。異型接合変異／野生型状態では、FHは腫瘍抑制遺伝子として作用します。ヘテロ接合性変異の場合、FH遺伝子は腫瘍抑制因子として働きます。この症候群にみられる腎癌は高グレードの乳頭状腎細胞癌と報告されています（Kiuru）。しかしながら、他の報告（Alam）では、組織像は集合管癌だと判断されました。FH遺伝子の変異が散在性乳頭状腎細胞癌発生に関与しているか否かわかっていません。

嫌色素腎細胞癌

最近、新たに良性皮膚腫瘍を伴う家族性腎腫瘍が発見されました。Birt-Hogg-Dube（BHD）症候群です（Birt）。これは、顔、首、上幹に小さいドーム型丘疹の発現が特徴的な常染色体優性皮膚疾患です。これらの良性毛囊腫瘍に加えて、この症候群には肺囊胞と組織学的に様々な型の腎腫瘍の発現を伴います。腎腫瘍は多発性および両側性です。患者30例から切除した腫瘍130検体に関する研究で、44検体は嫌色素腎細胞癌（34％）、65検体は嫌色素腎細胞癌とオンコサイトーマの混合腫瘍（50％）、12検体は淡明細胞腎細胞癌（9％）でした（Pavlovich）。遺伝子連鎖解析によりBHD遺伝子は染色体17p11.2に見出されました（Schmidt, 2001）。この遺伝子は抑制遺伝子のように思われます。この遺伝子が散在性嫌色素腎細胞癌とオンコサイトーマの発現に関与しているかどうか明らかにする必要があります。

同じPavlovichらのグループのその後の分析によれば、124例のBHD症候群患者のうち34例（27％）において種々の組織型の腎腫瘍が検索されました。同研究所（NCI）で手術を受けた10人の患者では、部分切除術を受けた腎が8例、全摘除術を受けた腎が4例でした。切除標本における平均腫瘍数は7個で、組織学的検索の結果は、嫌色素腎細胞型とオンコサイトーマの混合型が67％、嫌色素腎細胞癌が23％、淡明細胞腎細胞癌が7％でした。10例中4例の患者においては、組織型の異なる腫瘍が混在していました。2例において遠隔転移が発生しましたが、そのいずれにおいても原発巣は大きな腫瘍を示していました。転移巣の組織学的あるいは細胞診の検索結果では、いずれも淡明細胞型でした。したがって、このグループの報告で初めて、淡明細胞からなる腎腫瘍は転移能力をもつことが示されたわけです。

この症候群の患者において少なくとも3種の腫瘍が発現していることは重要な疑問を提示します。BHD遺伝子の変異が、これらの腫瘍発現の原因でしょうか？　これらの患者にみられる淡明細胞腎細胞癌は、形態学的には従来の淡明細胞腎細胞癌と識別できません。淡明細胞の形態をもつ腫瘍の分子解析によれば、腫瘍8例中4例で3pのVHL遺伝子近位にLOHが認められ、しかもVHL変異は腫瘍6例中2例でみられました（両例とも3p LOHが証明されました）。したがって、それらは淡明細胞に富む嫌色素腎細胞癌ではなく淡明細胞腎細胞癌と考えられます。BHD遺伝子の同定が待たれます。そうすれば混合型オンコサイトーマ様腫瘍や嫌色素腎細胞癌、およびその

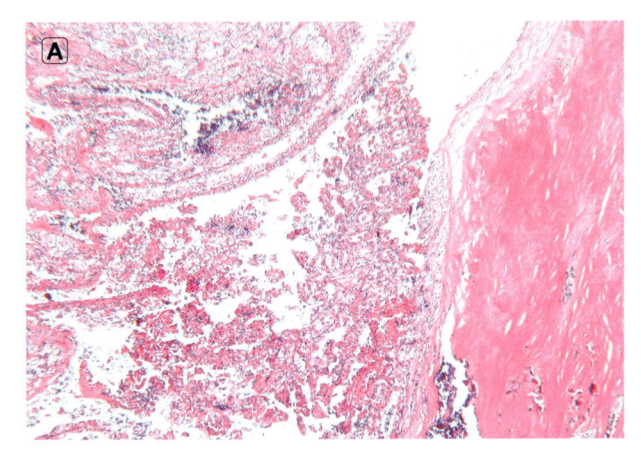

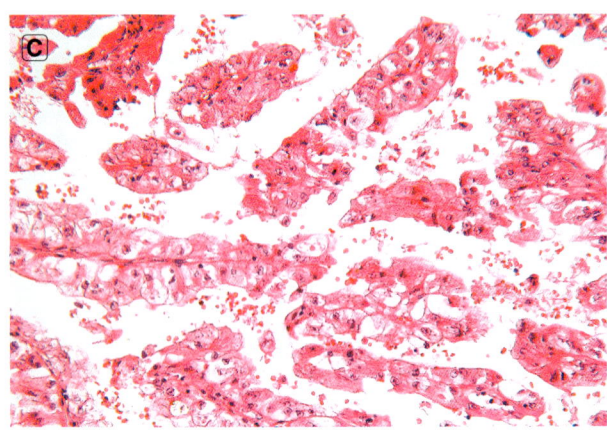

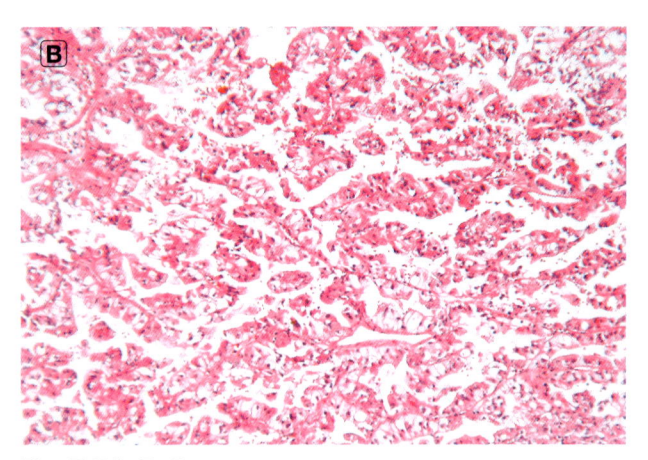

Fig. 7-2A, B, C
PRCC-TFE3腎癌。患者は12歳女児。腫瘍は、変性した非腫瘍性の実質（**A**）とは境界明瞭で、乳頭状（**B**、**C**）か、または肺胞（右下角）パターン（C）に並ぶ明色の顆粒状細胞からなる。一部細胞は明色で風船状に膨らみ、はっきりわかる細胞膜をもつことに注意。
腫瘍細胞核は免疫組織化学反応によりTFE3タンパク質に反応性であると報告されている。
提供：仙台市、東北大学医学部遠藤希之博士。

他の腫瘍形成におけるその特異的役割が明らかになるでしょう。

分類不能型腎癌とその他のまれな型の腎癌

　上述のカテゴリーのいずれにも分類できない腎癌があります。その多くはgradeの高いstageの進行した癌です（Amin）（Question 1と6参照）。

　さらに、染色体異常が明らかとなっている腎細胞癌の一群もあります。それは、TFEB腎細胞癌［t(6；11)(p21；q12)］（Argani, 2005）、PRCC-TFE3腎細胞癌および、同類のASPL-TFE3です（**Fig. 7-2**）。前者はt(X；1)(p11.2；q21)が特徴的で、後者はt(X；17)(p11.2；q25)が特徴です（Argani, 2002）。TFE3はXp11.2上の転写調節因子遺伝子です。両タイプの腫瘍とも30歳未満の若年層に発生が多いのですが、大人にも起こります（Argani, 2007）。明色から密に顆粒状の好酸性細胞が、充実した巣状、胞状パターン、または乳頭状構造に配列し、乳頭状腎細胞癌だけでなく通常の淡明細胞腎細胞癌にも似ていることが特徴です（Argani, 2002）。通常の腎細胞癌との識別は、PRCC-TFE3とASPL-TFE3癌の核にはTFE3タンパク質（カルボキシ末端部）の存在が免疫組織化学的に認められますが、通常の癌および正常腎にはないことです（Argani, 2003）。さらに、通常の淡明細胞腎細胞癌は成人の疾患です。したがって、淡明細胞の腎腫瘍が若年者に発現すれば、鑑別診断においてはt(X；1)またはt(X；17)腫瘍を考慮すべきであり、遺伝的解析が必要です。

References

1. Linehan WM, Waither MM and Zbar B. The genetic basis of cancer of the kidney. J Urol, 170: 2163-2172, 2003.

2. Cohen AJ, Li FP, Berg S, Marchetto DJ, Tsai S, Jacobs SC, and Brown RS. Hereditary renal-cell carcinoma associated with a chromosomal translocation. N Eng J Med, 301: 592-595, 1979.

3. Pathak S, Strong LC, Farrel RE, and Trindade A. Familial renal cell carcinoma with a 3:11 translocation limited to tumor cells. Science, 217: 939-941, 1982.

4. Kovacs G, Earlandsson R, Boldog F, IngvarssonS, Mueller-Brechlin R, Klein G, and Sumegi J. Consistent chromosome 3p deletion and loss of heterozygosity in renal cell carcinoma. Proc Natl Acad Sci USA, 85: 1571-1575, 1988.

5. Zbar B, Brauch H, Talmadge C, and Linehan M. Loss of allele of loci on the shirt arm of chromosome 3 in renal cell carcinoma. Nature, 327: 721-724, 1987.

6. Tory K, Brauch H, Linehan M, Barba D, Oldfield E, Filling-Katz M, Seisinger B, Nakamura Y, White R, Marshal FF, Lerman MI, and Zbar B. Specific genetic change in tumors associated with von Hippel-Lindau disease. J Natl Cancer Inst, 81: 1097-1101, 1989.

7. Linehan WM, Lerman MI, and Zbar B. Identification of the von Hippel-Lindau (VHL) gene. Its role in renal cancer. JAMA, 273: 564-570, 1995.

8. Stolle C, Glenn G, Zbar B, Humphrey JS, Choyke P, Walther M, Pack S, Hurley k, Andrey C, Klausner R, and Linehan WM. Improved detection of germline mutations in the von Hippel-Lindau disease tumor suppressor gene. Hum Mutat, 12: 417- 423, 1998.

9. Gnarra JR, Tory K, Weng Y, Schmidt L, Wei MH, Li H, Latif F, Liu S, Chen F, Duh FM, Lubensky I, Duan DR, Florence C, Pozzatti R, Waether MM, Bander NH, Grossman HB, Brauch H, Pomer S, Brooks ID, Isaacs WB, Lerman MI, Zbar B, and Linehan WM. Mutations of the VHL tumor suppressor gene in renal carcinoma. Nat Genet, 7: 85-90, 1994.

10. Herman JG, Latif F, Weng Y, Lerman MI, Zbar B, Liu S, Samid D, Duan DS, Gnarr JR, Linehan WM, and Baylin SB. Silencing of the VHL tumor suppressor gene by DNA methylation in renal carcioma. Proc Natl Acad Sci USA, 91: 9700-9704, 1994.

11. Shuin T, Kondo K, Torigoe S, Kishida T, Kubota Y, Hosokawa Y, Nagashima Y, Kitamura H, Latif F, Zbar B, Lerman MI, and Yao M. Frequent somatic mutations and loss of heterozygosity of the von Hippel-Lindau tumor suppressor gene in primary renal cell carcinoma. Cancer Res, 54: 2852-2855, 1994.

12. Krumm A and Groudine M. Tumor suppression and transcription elongation: the dire consequences of changing partners. Science, 269: 1400-1401, 1995.

13. Duan DR, Pause A, Burgers WH, Aso T, Chen DYT, Garret KP, Conaway RC, Conaway JW, Linehan WM, and Klausner RD. Inhibition of transcription elongation by VHL tumor suppressor protein. Science, 269: 1402-1406, 1995.

14. Aso T, Lane WS, Conaway JW, and Conaway RC. Elongin (SIII): a multisubunit regulator of elongation by RNA polymerase II. Science, 269: 1439-1443, 1995.

15. Pause A, Lee S, Worrell RA, Chen DYT, Burgess WH, Linehan WM, and Klausner RD. The von Hippel-Lindau tumor-suppressor gene product forms a stable complex with human CUL-2, a member of the Cdc53 family of proteins. Pro Natl Acad Sci USA, 94: 2156-2161, 1997.

16. Iliopoulos O, Levy AP, Jiang C, Kaelin WG, and Goldberg MA. Negative regulation of hypoxia-inducible genes by the von Hipprl-Lindau protein. Proc Natl Acad Sci USA, 93: 10595-10599, 1996.

17. Siemeister G, Weindel K, Mohrs K, Barleon B, Martiny-Baron G, and Marme D. Reversion of deregulated expression of vascular endothelial growth factor in human renal carcinoma cells by von Hippel-Lindau tumor suppressor protein. Cancer Res, 56: 2299-2301, 1996.

18. Gnarra JR, Zhou S, Merrill MJ, Wagner JR, Krumm A, Papavassiliou E, Oldfield EH, Klausner RD, and Linehan WM. Post-transcriptional regulation of vascular endothelial growth factor mRNA by the product of the VHL tumor-suppressor gene. Proc Natl Acad Sci USA, 93: 10589-10594, 1996.

19. Ohh M, Park CW, Ivan M, Hoffman MA, Kim TY, Huang LE, Pavletich N, Chau V, and Kaelin WG. Ubiquitination of hypoxia-inducible factor requires direct binding to the beta-domain of the von Hippel-Lindau protein. Nat Cell Biol, 2: 423-427, 2000.

20. Jaakkola P, Mole DR, Tian YM, Wilson MI, Gielbert J, Gaskel SJ, von Kriegsheim A, Hebestreit HF, Mukherji M, Schofield CJ, Maxwell PH, Pugh CW, and Ratcliff PJ. Targeting of HIF-alpha to the von Hippel-Lindau ubiquitylation complex by O2-regulated prolyl hydroxylation. Science, 292: 468-472, 2001.

21. Schofield CJ and Ratcliff PJ. Oxygen sensing by HIF hydroxylases. Nat Rev Mol Cell Biol, 5: 343-354, 2004.

22. Clifford SC, Prowse AH, Affara NA, Buys CH, and Maher ER. Inactivation of the von Hippel-Lindau (VHL) tumour suppressor gene and allelic losses at chromosome arm 3p in primary renal cell carcinoma: evidence for a VHL-independent pathway in clear cell renal tumorigenesis. Genes Chromosom Cancer, 22: 200-209, 1998.

23. Martinez A, Fullwood P, Kondo K, Kishida T, Yao M, Maher ER, and Latif F. Role of chromosome 3p12-p21 tumor suppressor genes in clear cell renal cell carcinoma: analysis of VHL independent pathways of tumorigenesis. Mol Pathol, 53: 137-144, 2000.

24. Li FP, Decker H-JH, Zbar B, Stanton Jr VP, Lovacs G, Seizinger BR, Aburatani H, Sandberg AA, Berg S, Hosoe S, and Brown RS. Clinical and genetic studies of renal cell carcinomas in a family with a constitutional chromosome 3;8 translocation. Genetics of familial renal cell carcinoma. Ann Int Med, 118: 106-111, 1993.

25. Kovacs G. Papillary renal cell carcinoma. A morphologic and cytogenetic study of 11 cases. Am J Pathol, 134: 27-34, 1989.

26. Katter MM, Grignon DJ, Wallis T, Haas GP, Sakr WA, Pontes JE, and Visscher DW. Clinicopathologic and interphase cytogenetic analysis of papillary (chromophilic) renal cell carcinoma. Mod Pathol, 10: 1143-1150, 1997.

27. Corless CL, Aburatani H, Fletcher JA, Housman DE, Amin MB, and Weinberg DS. Papillary renal cell carcinoma: quantitation of chromosomes 7 and 17 by FISH, analysis of chromosome 3p for LOH, and DNA ploidy. Diagn Mol Pathol, 5: 53-64, 1996.

28. Lubinski J, Hadaczek P, Podolski J, Toloczko A, Sikorski A, McCue P, Gruck T, and Huebner K. Common regions of deletion in chromosome regions 3p12 and 3p14.2 in primary clear cell renal carcinoma. Cancer Res, 54: 3710-3713, 1994.

29. Yamakawa K, Morita R, Takahashi E, Hori T, Ishikawa J, and Nakamura Y. A detailed deletion mapping of the short arm of chromosome 3 in sporadic renal cell carcinoma. Cancer Res, 51: 4707-4711, 1991.

30. Wilhelm M, Bugert P, Kenck C, Staehler G, and Kovacs G. Terminal deletion of chromosome 3p sequences in nonpapillary renal cell carcinomas: A breakpoint cluster between loci D3S1285 and D2S1603. Cancer Res, 55: 5383-5385, 1995.

31. Ohta M, Inoue H, Cotticelli MG, Kastury K, Baffa R, Palazzo J, Siprashvili Z, Mori M, McCue P, Druck T, Croce CM, and Huebner K. The FHIT gene, spanning the chromosome 3p14.2 fragile site, and renal carcinoma-associated t(3;8) breakpoint is abnormal in digestive tract cancer. Cell, 84: 587-587, 1996.

32. Hughson MD, Bigler S, Dickman K, and Kovacs G. Renal cell carcinoma of end-stage renal disease: An analysis of chromosome 3, 7, and 17 abnormalities by microsatellite amplification. Mod Pathol, 12: 301-309, 1999.

33. Yao M, Yoshida M, Kishida T, Nakaigawa N, Baba M, Kobayashi K, Miura T, Moriyama M, Nagashima Y, Nakatani Y, Kubota Y, and Kondo K. VHL tumor suppressor gene alterations associated with good prognosis in sporadic clear cell renal carcinoma. J Nat Cancer Inst, 94: 1569-1575, 2002.

34. Schmidt L, Duh FM, Chen F, Kishida T, Glenn G, Choyke P, Scherer SW, Zhuang Z, Lubensky I, Dean M, Allikmets R, Chidambaram A, Bergerheim UR, Feltis JT, Casadevall C, Zamarron A, Bernues M, Richard S, Lips CJ, Walther MM, Tsui LC, Geil L, Orcutt ML, StackhouseT, Lipan J, Slife L, Brauch H, Decker J, Niehans G, Hughson MD, Moch H, Storkel S, Lerman MI, Linehan WM, and Zbar B. Germline and somatic mutations in the tyrosine kinase domain of the MET proto-oncogene in papillary renal carcinomas. Nat Genet 16: 68-73, 1997.

35. Schmidt L, Junker K, Weirich G, Glenn G, Choyke P, Lubensky I, Zhuang Z, Jeffers M, Vande Woude G, Neumann H, Walther M, Linehan WM, and Zbar B. Two North American families with hereditary papillary renal carcinoma and identical novel mutations in the MET proto-oncogene. Cancer Res, 58: 1719-1722, 1998.

36. Schmidt L, Junker K, Nakaigawa N, Kinjerski T, Weirich G, Miller M, Lubensky I, Neumann HPH, Brauch H, Decker J, Vocke C, Brown JA, Jenkins R, Richard S, Bergerheim U, Gerrard B, Dean M, Linehan WM, and Zbar B. Novel mutations of the MET proto-oncogene in papillary renal carcinomas. Oncogene, 18: 2343-2350, 1999.

37. Lubensky IA, Schmidt L, Zhuang Z, Weirich G, Pack S, Zambrano N, Walther MM, Choyke P, Linehan WM, and Zbar B. Hereditary and sporadic papillary renal cell carcinomas with c-met mutations share a distinct morphological phenotype. Am J Pathol, 155: 517-526, 1999.

38. Fisher J, Palmedo G, Bugert P, Prayer-Galeti T, Pagono F, and Kovacs G. Duplication and overexpression of the mutant allele of the MET proto-oncogene in multiple hereditary renal cell tumors. Oncogene 17: 733-739, 1998.

39. Lin ZH, Han EM, Lee ES, Kim CW, Kim HK, Kim I, and Kim YS. A distinct expression pattern and point mutation of c-kit in papillary renal cell carcinomas. Mod Pathol, 17: 611-616, 2004.

40. Berman J and O'Leary TJ. Gastrointestinal stromal tumor workshop. Hum Pathol, 32: 578-582, 2001.

41. Alam NA, Rowan AJ, Wortham NC, Pollard PJ, Mitchell M, Tyrer JP, Barclay E, Calonje E, Manek S, Adams SJ, Bowers PW, Burrows NP, Charles-Holmes R, Cook LJ, Daly BM, Ford GP, Fuller LC, Hadfield-Jones SE, Hardwick N, Highet AS, Keefe M, MacDonald-Hull SP, Potts EDA, Crone M, Wilkinson S, Camacho-Martinez F, Jablonska S, Ratnavel R, MacDonald A, Mann RJ, Grice K, Guilett G, Lewis-Jones MS, McGrath H, Seukeran DC, Morrison PJ, Fleming S, Rahman S, Kelsell D, Leigh I, Olpin S, and Tomlinson IPM. Genetic and functional analysis of FH mutations in multiple cutaneous and uterine leiomyomatosis, hereditary leiomyomatosis and renal cancer, and fumarate hydratase deficiency. Hum Molec Genet, 12: 1241-1252, 2003.

42. Launonen V, Vierimaa O, Kiuru M, Isola J, Roth S, Pukkala E, Sistonen P, Herva R, and Aaltonen LA. Inherited susceptibility to uterine leiomyomas and renal cell cancer. Proc Natl Acad Sci USA 98: 3387-3392, 2001.

43. Kiuru M, Launonen V, Hietala M, Aittomaki K, Vierimaa O, Salovaara R, Arola J, Pukkala E, Sistonen P, Herva R, and Aaltonen LA. Familial cutaneous leiomyomatosis is a two-hit condition associated with renal cell cancer of characteristic histopathology. Am J Pathol, 159: 825-829, 2001.

44. Birt AR, Hogg GR, and Dube WJ. Hereditary multiple fibrofolliculomas with trichodiscomas and acrochordons. Arch Dermatol, 113: 1674-1677, 1977.

45. Schmidt LS, Warren MB, Nickeerson ML, Weirich G, Matrosova V, Toro JR, Turner ML, Duray P, Merino M, Hewitt S, Pavlovich CP, Glenn G, Greenberg CR, Linehan WR, and Zbar B. Birt-Hogg-Dube syndrome, a genodermatosis associated with spontaneous pneumothorax and kidney neoplasia, maps to chromosome 17p11.2. Am J Hum Genet, 69: 876-882.

46. Pavlovich CP, Walther MM, Eyler RA, Hewitt SM, Zbar B, Linehan WM, and Merino MJ. Renal tumors in the Birt-Hogg-Dube syndrome. Am J Surg Pathol, 26: 1542-1552, 2002.

47. Pavlovich CO, Grubb III RL, Hurley K, Glenn GM, Toro J, Schmidt LS, Torres-Cabala C, Merino MJ, Zbar B, Choyke P, Walther MM, and Linehan WM. Evaluation and management of renal tumors in the Birt-Hogg- Dube syndrome. J Urol, 173: 1482-1486, 2005.

48. Amin MaB, Amin MiB, Tamboli P, Javidan J, Stricker H, De-Peralta Ventrina M, Deshpande A, and Menon M. Prognostic impact of histologic subtyping of adult renal epithelial neoplasms. An experience of 405 cases. Am J Surg Pathol, 26: 281-291, 2002.

49. Argani P, Antonescu CR, Coutrier J, Fournet JC, Sciot R, Debiec-Rychter M, Hutchinson B, Reuter VE, Boccon-Gibod L, Timmons C, Hafez N, and Ladanyi M. PRCC-TFE3 renal carcinomas: morphologiic, immunohistochemical, ultrastructural, and molecular analysis of an entity associated with the t(X;1)(p11.2;q21). Am J Surg Pathol, 26: 1553-1566, 2002.

50. Argani P, Lal P, Hutchinson B, Lui MY, Reuter VE, Ladanyi M. Aberrant nuclear immunoreactivity for TFE3 in neoplasms with TFE3 gene fusions: a sensitive and specific immunohistochemical assay. Am J Surg Pathol,27:750-761,2003..

51. Argani P, Olgac S, Tickoo SK, Goldfischer M, Moch H, Chan DY, Eble JN, Bonsib SM, Jimeno M, Lloreta J, Billis A, Hicks J, De Marzo AM, Reuter VE, Ladanyi M. Xp11 translocation renal cell carcinoma in adults: expanded clinical, pathologic, and genetic spectrum. Am J Surg Pathol, 31:1149-1160, 2007.

52. Argani P, Laé M, Hutchinson B, Reuter VE, Collins MH, Perentesis J, Tomaszewski JE, Brooks JS, Acs G, Bridge JA, Vargas SO, Davis IJ, Fisher DE, Ladanyi M. Renal carcinomas with the t (6;11) (p21;q12): clinicopathologic features and demonstration of the specific alpha-TFEB gene fusion by immunohistochemistry, RT-PCR, and DNA PCR. Am J Surg Pathol, 29:230-240,2005.

Question 8

腎細胞癌にはその細胞型によって明らかな形態学的特徴がありますが、腫瘍細胞が好酸性／顆粒状細胞質を有していると、鑑別診断が困難な場合があります。鑑別診断に役立つ補助的な免疫組織化学的マーカーはありますか？

Answer

腎腫瘍はほとんどの場合、通常の顕微鏡検査で十分分類できます。しかし、補助的検査が最終診断に役立つ場合もあります。実用性の順でいえば、免疫組織化学法、FISH法（蛍光in situハイブリダイゼーション）による染色体解析、および染色体転座を検出する分子DNA解析で、最後の方法は小児や若年成人に生じた腎細胞癌の場合に考慮する必要があります。

免疫組織化学的解析は、腫瘍が好酸性細胞または淡明細胞からなり、しかも乳頭状増殖を呈している場合に必要となります。ある型の腎腫瘍に100％特異性を有するマーカーはありません。場合によっては複数のマーカーを組み合わせることが望ましくなります。淡明細胞腎細胞癌と乳頭状腎細胞癌の鑑別診断には、3つのマーカーが使用できます。GST-αと炭酸脱水酵素IXに対する陽性反応は淡明細胞腎細胞癌診断を示唆するものですが、AMACRに対する陽性反応は乳頭状腎細胞癌を示唆します。乳頭状腎細胞癌と嫌色素腎細胞癌／オンコサイトーマの鑑別診断にはAMACRが役に立ちます。最も困難なのは、嫌色素腎細胞癌とオンコサイトーマの鑑別診断です。嫌色素腎細胞癌の場合、より強力でより特異的に発現するマーカーはEpCamです。E-cadherinも、染色パターンが異なるため鑑別診断に利用できると思われます。最近CK7が、オンコサイトーマと比べて嫌色素腎細胞癌に高頻度で発現することが報告されました。FISH解析による染色体2、6、10、17はオンコサイトーマでは保たれているのに対して、嫌色素腎細胞癌では欠損しているのが特徴的であると報告されています。

Comments

ほとんどの腎腫瘍は通常の光学顕微鏡による組織病理検査で十分分類できますが、Question 2で述べたとおり、好酸性細胞質を伴う腫瘍は病理医にとって分類が難しいことがあります。cDNAまたは組織マイクロアレイの利用により、発現の異なる複数の遺伝子が発現され、これらの発現が免疫組織化学等の技法によって検出可能となり、分子マーカーになりうることがわかってきました。どういうものかといえば、RCCマーカー、炭酸脱水酵素IX、CD10、parvalbumin、KIT、CK7、CK19、E-cadherin、N-cadherin、vimentin、AMACR（α-methylacyl coenzyme A racemase）などであり、EpCamも最近加えられました。異なった発現を示す多くの遺伝子を同定する目的で、マーカーの組合せによる免疫組織反応も考慮されています。ある種の腫瘍に対して100％の特異性をもって強く発現するマーカーというものはみつかっていません。近位側ネフロンマーカーであるRCCマーカーと遠位側ネフロンマーカーであるKsp-cadherinを利用したShenらの最近の研究によって、嫌色素腎細胞癌とオンコサイトーマの95％以上はKsp-cadherinで染色され、類似した遺伝的特徴を共有することが示されました。淡明細胞腎細胞癌と乳頭状腎細胞癌は、その90％以上に近位側ネフロンマーカーBCCを発現しますが、抗RCC抗体に反応を示す嫌色素腎細胞癌も少数みられます。

特定の腎癌鑑別に有用なマーカーとしてかなり役立つものについて解説を進めます。

淡明細胞腎細胞癌と乳頭状腎細胞癌の鑑別診断

乳頭状腎細胞癌が小柱状や管状、または充実性の非乳頭状増殖パターンを示す場合、または乳頭状パターンでも好酸性細胞（大型細胞）または淡明細胞からなる場合には淡明細胞腎細胞癌との鑑別が難しくなります。淡明細胞腎細胞癌で好酸性細胞が大半を占めている場合は、他の型の腫瘍との鑑別も考慮されなければなりません。

複数のマーカーが報告されていますが、AMACR、

GST-α（glutathione S-transferase α）、炭酸脱水酵素IXについて以下に述べます。

1. AMACR（α-methylacyl coenzyme A racemase）

Xuらは2000年に、cDNAライブラリー・サブトラクション法と組織マイクロアレイ法によって、AMACRは前立腺癌細胞において特異的な過剰発現遺伝子であると初めて発表しました。詳細については、前立腺 Question 12を参照してください。AMACRは前立腺癌の細胞質に強く発現しますが、良性前立腺細胞ではみられません。しかし、AMACR蛋白質は前立腺癌に特異的ではないことが分かってきました。すなわち、肝細胞や尿細管細胞、気管支上皮細胞、および胆嚢上皮細胞等の正常組織でも出現することが、すぐに明らかとなりました。また、大腸腺腫と腺癌、肝癌、淡明細胞型と乳頭状型を含む腎癌、肺癌、乳癌、卵巣癌、リンパ腫、悪性黒色腫など多くの新生物でも免疫組織化学的に陽性になります（Jiang、Zhou）（抗体はZeta、p504S、およびCorixaから入手可）。したがって、転移癌評価におけるその有効性には限度があります。

正常腎ではAMACRは近位尿細管に発現します（Takahashi）。しかし、腎腫瘍においては、乳頭状腎細胞癌において強く発現し、100％に近い高い感受性を示します。Takahashiらによれば、AMACRは淡明細胞腎細胞癌のごく少数例にも発現していました（10例中1例）が、嫌色素腎細胞癌（N=10）とオンコサイトーマ（N=5）では1例もみられませんでした。その後、多数例に基づくTretiakovaらによれば、転移6例を含む乳頭状腎細胞癌全例（N=41）においてAMACRの強力な免疫組織化学的反応が示され、Takahashiらの研究結果を追認しました。淡明細胞腎細胞癌における反応は、52例中10例で限局性または微弱、わずか3例で強力かつびまん性でした。AMACRは肉腫様変異型（N=15）または嫌色素腎細胞癌（N=6）では検出されませんでした。

Massachusetts General HospitalのLiらは、限局性／びまん性染色は予測どおり乳頭状腎細胞癌の94％（53/56）にみられたが、淡明細胞腎細胞癌の16％（11/70）、嫌色素腎細胞癌の21％（8/38）、オンコサイトーマの7％（3/43）にもみられた、と最近報告しました。このように、AMACR染色は必ずしも乳頭状腎細胞癌に特異的ではないようなので、乳頭状腎細胞癌の診断にAMACRを使用する場合には注意が必要です。

Question 3で"オンコサイトーマ様"細胞からなる変異型乳頭状腎細胞癌7例に関する報告を記しましたが、そのAMACR染色では乳頭状腎細胞癌の全7例が陽性であり、好酸性（オンコサイトーマ様）細胞を伴う乳頭状腫瘍は乳頭状腎細胞癌の変異型であることを裏付けています。

2. GST-α（glutathione S-transferase α）

免疫組織化学上、GST-αは近位曲尿細管で検出され、遠位曲尿細管や糸球体および間質細胞では検出されません（Takahashi）。Takahashiの研究では、淡明細胞腎細胞癌10例中9例に発現しましたが、他の型では嫌色素腎細胞癌1例のみでした。後にYangグループ（Chuang）の研究で、淡明細胞腎細胞癌において平均染色強度（mean staining intensity）が2.41という強力で広範なGST-α免疫反応がみられました（166/202、82％）。その他の腫瘍では反応の頻度も強度も低く、乳頭状腎細胞癌では11/54、平均染色強度0.30、嫌色素腎細胞癌ではそれぞれ1/52、0.02、オンコサイトーマではそれぞれ5/40、0.20でした。染色強度の上昇はGST-α遺伝子mRNAの著明な増加を伴っていました。

3. 炭酸脱水酵素IX

炭酸脱水酵素IXの発現はVHL遺伝子依存性でその変異に伴うHIF経路亢進の結果、上昇します（Question 7 参照）。したがって淡明細胞腎細胞癌においてその発現の上昇は当然考えられることです。Al-Ahmadieらの報告では、分化度に応じて84％から95％以上の淡明細胞腎細胞癌でその出現がみられました。

Tuらの研究では、淡明細胞腎細胞癌15例すべてにおいてマーカー染色陽性でした。そのうち、肉腫様領域（2例）を含む14例は腫瘍細胞の10％以上が染色されましたが、乳頭状腎細胞癌16例中、陽性は5例で発現の割合は腫瘍細胞の10％未満でした。嫌色素腎細胞癌（N=18）、オンコサイトーマ（N=13）、分類不能型／集合管癌（N=3）は全例陰性でした。この良好な成績を追認する研究がさらに求められますが、炭酸脱水酵素IXは淡明細胞腎細胞癌に対する感度および特異性に優れた有望なマーカーであると考えられます。

要約しますと、淡明細胞腎細胞癌を確実に同定するうえで炭酸脱水酵素IXとGST-αは十分な感度と特異性を

伴う良好なマーカーであり、一方AMACRは乳頭状腎細胞癌にとってかなり特異性を有する感受性マーカーです。

淡明細胞腎細胞癌／乳頭状腎細胞癌と嫌色素腎細胞癌／オンコサイトーマの鑑別診断

上記2群の鑑別には次のマーカーが利用できます。CD10、parvalbumin、KIT、E, N-cadherin、AMACR、炭酸脱水酵素IXです。

1. CD10

CD10は急性リンパ芽球性白血病共通抗原(CALLA)であり、正常な近位尿細管上皮細胞の刷子縁に発現します(McIntosh)。CD10は淡明細胞腎細胞癌／乳頭状腎細胞癌に高率に発現します(淡明細胞腎細胞癌では58/62、乳頭状腎細胞癌では13/14)が、嫌色素腎細胞癌／オンコサイトーマ群では低い発現率です(嫌色素腎細胞癌では0/19、オンコサイトーマでは3/9)（Avery）。Martignoniらも、CD10の発現頻度が淡明細胞腎細胞癌(75/75)と乳頭状腎細胞癌(32/57)で高いことを明らかにしました。しかし、相当数の嫌色素腎細胞癌もCD10を発現していました(11/42)。悪性度の高い嫌色素腎細胞癌(病期pT3a/pT3b、2002年TNM病期分類)で7例中5例がCD10陽性であったことは注目に値します。Martignoniらによれば、嫌色素腎細胞癌においてCD10発現と臨床的な悪性度との間に、統計学的に有意な関連が明らかにされました($p<0.003$、単変量解析)。

一般的にはCD10は淡明細胞腎細胞癌／乳頭状腎細胞癌の陽性マーカーと考えてよいのですが、嫌色素腎細胞癌でCD10陽性がみられた場合、これらの腫瘍は臨床的に悪性度がより高いことを意味するようです。

2. parvalbumin

parvalbuminは遠位尿細管に発現するカルシウム結合蛋白です。Martignoniらは、parvalbuminは嫌色素腎細胞癌／オンコサイトーマ群で特異的に発現すると報告しました(2001、2004)。嫌色素腎細胞癌の全42例で発現がみられましたが、淡明細胞腎細胞癌75例と乳頭状腎細胞癌51例では"有意な"レベルの発現はみられませんでした(脚注参照)[1]。Youngらは、vimentin、β-defensin-1、parvalbuminの3マーカーを検討しました。オンコサイトーマ8例および嫌色素腎細胞癌6例はいずれもparvalbumin陽性であったのに対し、淡明細胞腎細胞癌23例中1例のみが陽性、乳頭状腎細胞癌では7例中4例が陽性でした。このようにparvalbuminは、淡明細胞腎細胞癌と嫌色素腎細胞癌／オンコサイトーマの鑑別に有効なマーカーです。

3. c-KIT

遺伝子発現の比較解析によって、嫌色素腎細胞癌ではc-KIT遺伝子の発現が増大していることがYamazakiらによって報告されました。c-KIT遺伝子は膜貫通型チロシンキナーゼ成長因子受容体をコードします。そのリガンドSCF(幹細胞因子)や肥満細胞成長因子は造血成長因子であり、他の造血因子とともに、早期に前駆体からの複数の細胞系統の増殖と分化を促します(Krystal)。c-KITとSCFの結合は、胚細胞の発育に不可欠です(Mauduit)。c-KIT遺伝子はBCR-ABL遺伝子、血小板由来受容体、およびARG遺伝子を含むチロシンキナーゼ群に属しており、これらのチロシンキナーゼとATPとの反応が、新規薬剤STI571(メシル酸イマチニブ、グリベック)によって阻害されます(Schindler)。c-KITにおける機能獲得型変異は消化管間質腫瘍の増殖に関与し(Hirota)、グリベックはその増殖を阻害することが明らかにされました(Joensuu)。

正常腎では、腎尿細管細胞質にc-KITの微弱な発現が検出されます(Yamazaki、反応部位の詳述はなし)。腎腫瘍において、KIT蛋白質は嫌色素腎細胞癌の細胞膜に限局して発現し機能的役割を果たしている可能性が推測されます。3つのグループ(Petit、Huo、Pan)の報告では、嫌色素腎細胞癌とオンコサイトーマの細胞膜において免疫組織化学上高発現率がみられたのに対して、淡明細胞腎細胞癌と乳頭状腎細胞癌のいずれにおいてもほぼ完全な陰性反応でした。Petitらの研究では、発現頻度は淡明細胞腎細胞癌で0/21、乳頭状腎細胞癌0/10、嫌色素腎細胞癌22/25、オンコサイトーマ10/14でした。Huoらの研究では、淡明細胞腎細胞癌1/40、乳頭状腎細胞癌1/21、嫌色素腎細胞癌38/49、オンコサイトーマ36/41でした。Panの研究では、淡明細胞腎細胞癌0/256、乳頭状腎細胞癌0/25、嫌色素腎細胞癌24/29、オンコサイトーマ5/7でした。

---

[1] 2004年論文で報告されている症例の大半を含むMartignoniらの2001年の報告では、淡明細胞腎細胞癌の0/75、乳頭状腎細胞癌の0/17、嫌色素腎細胞癌の32/32、オンコサイトーマの11/16がparvalbumin陽性(Martignoni, 2001)。

4. E, N-cadherin

現在のところ、研究報告は限られていますが、cadherinは今後の研究が待たれる有望なマーカーと考えられます。Takiらの報告では、E-cadherinが陽性なのは嫌色素腎細胞癌（19/19）とオンコサイトーマ（3/3）であるのに対し、淡明細胞腎細胞癌では陰性でした（0/19）。一方、N-cadherinに対する陽性反応は淡明細胞腎細胞癌に限られ（10/19）、嫌色素腎細胞癌とオンコサイトーマでは陰性でした（N-cadherin抗体、クローンGC-4、Sigma、1：2,000に希釈）。残念ながら、乳頭状腎細胞癌例はこの研究には含まれていません。

5. vimentin

淡明細胞腎細胞癌と乳頭状腎細胞癌が、vimentin抗体に対して高い陽性反応を示します。Takiらの報告では、淡明細胞腎細胞癌の13/21がvimentin陽性であったのに対し、嫌色素腎細胞癌（N=21）とオンコサイトーマ（N=8）は完全に陰性でした。Youngの研究では、淡明細胞腎細胞癌で17/20、乳頭状腎細胞癌で6/7が陽性であったのに対し、嫌色素腎細胞癌（N=8）とオンコサイトーマ（N=8）は全例陰性でした。

乳頭状腎細胞癌と嫌色素腎細胞癌／オンコサイトーマの鑑別診断

AMACRが、乳頭状腎細胞癌と嫌色素腎細胞癌／オンコサイトーマの鑑別診断に有効な手段と考えられます。その理由としては、前述のように、AMACRは高い感受性で乳頭状腎細胞癌に発現する（41/41）一方、嫌色素腎細胞癌では陰性マーカー（0/18）であり、オンコサイトーマでは反応性が低いためです（3/20）（Tretiakova）。

嫌色素腎細胞癌とオンコサイトーマの鑑別診断

嫌色素腎細胞癌、オンコサイトーマ、および集合管癌は遠位尿細管／集合管から発生するという見解（Storkel）を考えますと、前述の様々なマーカーに対する免疫学的反応が類似するということになります。これら2つの腫瘍は予後が大いに異なるため、両者を判別するマーカーの出現が期待されるところです。現在までのところ、有用性を示すマーカーはわずかです。

1. EpCam

EpCamは40 kDaの上皮膜貫通型糖蛋白で、上皮細胞に特異的なCA++非依存性細胞間接着分子です（Litvinov）。Wentらによれば、嫌色素腎細胞癌21例中19例（90％）において細胞の90％以上に強力なEpCamの膜発現をみました。オンコサイトーマ15例中13例（87％）でもEpCam発現をみましたが、染色されたのは腫瘍細胞の10％未満で、しかも低染色度でした（p<0.0001、χ^2検定）。陽性反応は限局性で、単細胞または小集団の細胞のみEpCamを発現しました。正常腎の遠位皮質尿細管は抗体に対して強く染色されるため、この報告において染色された細胞は腫瘍細胞ではなくて腫瘍中に取り残された正常遠位皮質尿細管である可能性が考えられます。

2. CK7/CK20/CD15の組み合わせ

Cleveland ClinicのMagi-Galluzziらは2005年USCAP Annual Meetingで、この2つの腫瘍の鑑別診断におけるCK7/CK20/CD15の組み合わせを提案しました。①CK7に対する免疫組織化学的反応がびまん性に陽性を示す（細胞の90％以上が染色されている）場合、または②CK7染色が限局性である（細胞の5％以上が染色されている）がCK20とCD15が陰性である場合には嫌色素腎細胞癌の診断がつけられる、と主張しています。対照的に、オンコサイトーマの診断は、①CK7が陰性で、②CK7とCK20が一部陽性である、または③CK7とCD15が一部陽性である場合につけられます。

最近、CK7の有用性が他のグループからも報告されています。Skinniderらによれば、CK7の陽性率は、嫌色素腎細胞癌で11/15（73％）、オンコサイトーマで1/10（10％）でした。

3. E-cadherin

Berbescuらは、E-cadherin発現パターンが嫌色素腎細胞癌とオンコサイトーマの鑑別に有効であると述べました。嫌色素腎細胞癌（N=58）は、6例の好酸性変異型を含む純粋な膜染色パターンを示しました。一方、オンコサイトーマ（N=54）はすべてE-cadherin陽性ですが、顆粒状細胞質染色パターンと部分的膜染色パターンの混在によるものでした。

4. S100A1

最近、Martignoniら（Rocca）およびYangら（Lin）のグループは、S100A1免疫組織反応の有用性を報告しました。前者らの報告ではオンコサイトーマで高率に出現する（40例中37例）のに対して、嫌色素腎細胞癌ではわずか51例中3例においての陽性でした（p<0.001）。

Table 8-1 **Useful markers in differential diagnosis among various types of renal epithelial neoplasms**

1	Clear cell carcinoma GST-alpha ↑ Carbonic anhydrase ↑	vs.	Papillary carcinoma AMACR ↑
2	Clear cell/papillary carcinoma CD10 ↑ [1] N-cadherin ↑ [3] Vimentin ↑	vs.	Chromophobe cell carcinoma/oncocytoma Parvalbumin ↑ [2] KIT ↑ E-cadherin ↑ [3]
3	Papillary carcinoma	vs.	Chromophobe cell carcinoma/oncocytoma AMACR ↑
4	Chromophobe cell carcinoma EpCam ↑ CK7 ↑ E-cadherin (pure membranous stain) Chromosomes 2,6,10, and 17 frequently lost (FISH analysis)	vs.	Oncocytoma E-cadherin (granular cytoplasmic and partial membranous stain) Sl00A1 ↑ Chromosomes 2, 6, 10, and 17 preserved (FISH analysis)

[1] Most of CD10 positive cases have aggressive clinical/pathological features (Martignoni, 2004).
[2] Useful in differentiating chromophobe cell carcinoma/oncocytoma from clear cell carcinoma.
[3] Papillary carcinoma cases not studied.

5. 染色体1、2、6、10、17のFISH解析

最近、BrunelliらはFISH（蛍光in situハイブリダイゼーション）法によって染色体1、2、6、10、17の欠失の差について述べています。染色体1、2、6、10、17の欠失は嫌色素腎細胞癌（好酸性型と古典型の両方）でよくみられます。対照的に、オンコサイトーマでは染色体1の欠失がみられることがありますが2、6、10、17の欠失はありません。

集合管癌と乳頭状腎細胞癌／尿路上皮癌との鑑別診断

集合管癌のマーカーについての研究は、集合管癌がまれであるため数が限られています。集合管癌は、その形態学的特徴と臨床的な悪性度によって、他の腎細胞癌と大部分の場合鑑別されますが、乳頭状腎細胞癌との鑑別を考慮しなければなりません。集合管癌の特徴は、高異型度、周囲正常組織への破壊的浸潤、線維形成です。免疫組織化学的には、UEA（ulex europaeus）陽性、CD10陰性、AMACR陰性が、集合管癌の診断に役立ちます。腎盂、発生する尿路上皮癌、特に乳頭状型は鑑別診断上問題になります。他の腎細胞癌が後腎から発生するのとは対照的に、それら両タイプの癌は中腎から発生すると考えられているため、複数の形態学的・抗原的な特徴を共有していることがあるからです（Orsola,Srigley）。UEA陽性反応が、集合管癌の診断に役立つ唯一の実用的なマーカーです（**Table 8-2**）。

鑑別診断における様々なマーカーの有用性を**Table 8-1**と**Table 8-2**に要約して示します。いずれのマーカーも腫瘍のタイプに限定されているわけではないため、複数のマーカーを組み合わせることが望ましいです。

Table 8-2 **Expression of immunohistochemical markers by renal neoplasms**

Renal neoplasms \ Markers	AE 1/3	Cam 5.2	34βE12	EMA	Vimentin	CD10	RCC*	AMACR	CK7	Kit	Parvalbumin	CK20	UEA**
RCC, Clear cell	+[1]	+[2,5]	−[2]	+[1,2]	+[1,2,10]	+[2,7]	+[2]	−/+[6,18]	−[1]	−[11,12,14]	−[10,13]		
RCC, Papillary	+[2]		−[2]	+/−[10]	+[7]	+[2]	+[6]	+[2] type1>2	−[10,11,12,14]	+[2,10] −[13]			
RCC, Chromophobe	+[5]	+[5]	−[2,5]	+[2]	−[2,10]	−[7]/+[13]	+/−[2]	−[6]	+[2,8,9]	+[11,12,14]	+[10,13]	−[9]	−[5]
Collecting duct Ca	+[5]	+[5]	+[2,17]	+[2,16]	−[5]/+[16]	−[17]	−[2]	−[6]	+[2]	−[12]			+[5,17]
Oncocytoma	+[2]		+[2]	+[2]	+[2]	−/+[7]	−[2]	−/+[6]	+/−[2,9] −[8]	+[11,14]	+[2,10,13]	+[2] −[9]	−[5]
Urothelial Ca	+[5]	+[5]	+[4,5]				−[6]	+[14]	−[12]			−/+[3] +[4]	−[5]

−/+: a small fraction positive   +/−: a large fraction positive   *RCC: renal cell carcinoma marker   **UEA: ulex europaeus

1. Taki et al.
2. Murphy et al.(AFIP)
3. Genega et al.
4. Parker et al.
5. Orsola et al.
6. Tretiakova et al.
7. Avery et al.
8. Adley et al.
9. Wu et al.
10. Young et al.
11. Petit et al.
12. Pan et al.
13. Martignoni et al.(2004)
14. Huo et al.
15. Yamazaki et al.
16. Paraf et al.
17. Srigley et al. (WHO)
18. Li et al.

References

1. Xu J, Stolk JA, Zhang X, Silva SJ, Houghton RL, Matsumura M, Vedvick TS, Leslie KS, Badaro R, and Reed SG. Identification of differentially expressed genes in human prostate cancer using subtraction and microarray. Cancer Res, 60: 1677-1682, 2000.
2. Shen SS, Chirala M, Krishnan B, Amato R, Liu YL, Zhai J, and Truong LD. Renal cell neoplasm with dual differentiation of proximal and distal nephron: an immunohistochemical study. Mod Pathol, 18 (Suppl 1): 164A, 2005.
3. Jiang Z, Fanger G, Woda B, Banner BF, Algate P, Dresser K, Xu J, and Chu PG. Expression of alpha-methylacyl-CoA racemase (P504S) in various malignant neoplasms and normal tissue: a study of 761 cases. Hum Pathol, 34: 792-796, 2003.
4. Zhou M, Chinnaiyan AM, Kleer GC, Lucas PC, and Rubin MA. Alpha-methylacyl-CoA racemase. A novel tumor marker over-expressed in several human cancers and their precursor lesions. Am J Surg Pathol, 26: 926-931, 2002.
5. Takahashi M, Yang XJ, Sugimura J, Backdahl J, Tretiakova M, Quian CN, Gray SG, Knapp R, Anema J, Kahnoski R, Nicol D, Vogelzang NJ, Furge KA, Kanayama H, and Kagawa S. Mollecular subclassification of kidney tumors and discovery of new diagnostic markers. Oncogene, 22: 6810-6818, 2003.
6. Tretiakova MS, Sahoo S, Takahashi M, Turkyilmaz M, Vogelzang NJ, Lin F, Krausz T, Teh BT, and Yang XJ. Expression of alpha-methylacyl-CoA racemase in papillary renal cell carcinoma. Am J Surg Pathol, 28: 69-76, 2004.
7. Li C, Jiang J, Banner B, and Wu CL. Expression of alpha-methylacyl-CoA racemase (AMACR)/P504S in renal neoplasms. Mod Pathol 18 (Suppl 1): 152A, 2005.
8. Chuang ST, Chu P, Sugimura J, Tretiakova M, Papavero V, Wang K, Tan M, Lin F, Teh BT, and Yang XJ. Overexpression of gluathione S-transferase alpha in clear cell renal cell carcinoma. Am J Clin Pathol, 123: 421-429, 2005.
9. Al-Ahmadie HA, Alden D, Qin LX, Olgac S, Fine SW, Gopalan A, Russo P, Motzer RJ, Reuter VE, Tickoo SK. Carbonic anhydrase IX expression in clear cell renal cell carcinoma: an immunohistochemical study comparing 2 antibodies. Am J Surg Pathol, 32:377-82, 2008.
10. Tu JJ, Chen YT, Hyjek E, and Tickoo SK. Carbonic anhydrase IX as a highly sensitive and specific marker of clear cell renal cell carcinoma: a comprehensive immunohistochemical study using a panel of commonly utilized antibodies in the differential diagnosis of renal cell tumors. Mod Pathol 18 (Suppl 1): 169A, 2005.
11. Avery AK, Beckstead J, Renshaw AA, and Corless CL. Use of antibodies to RCC and CD10 of renal neoplasms. Am J Surg Pathol, 24: 203-210, 2000.
12. McIntosh GG, Lodge AJ, Watson P, Hall AG, Wood K, Anderson JJ, August B, Horne CW, and Milton ID. NCL-CD10-270: a new monoclonal antibody recognizing CD10 in paraffin-embedded tissue. Am J Pathol, 154:77-82, 2003.
13. Martignoni G, Pea M, Brunelli M, Chilosi M, Zamo A, Bertaso M, Cossu-Rocca P, Eble JN, Mikuz G, Puppa G, Badoual C, Ficarra V, Novella G, and Bonetti F. CD10 is expressed in a subset of chromphobe renal cell carcinomas. Mod Pathol, 17: 1455-1463, 2004.

14. Martignoni G, Pea M, Chilosi M, Brunelli M, Scarpa A, Colato C, Tardanico R, Zamboni G, and Bonetti F. Parvalbumin is constantly expressed in chromophobe renal carcinoma. Mod Pathol, 14: 760-767, 2001.
15. Young AN, de Oliveira Salles PG, Lim SD, Cohen C, Petros JA, Marshall FF, Neish AS, and Amin MB. Beta defensin-1, parvalbumin, and vimentin. A panel of diagnostic immunohistochemical markers for renal tumors derived from gene expression profiling studies using cDNA microarray. Am J Surg Pathol, 27: 199-205, 2003.
16. Petit A, Castillo M, Santos M, Mellado B, Alcover JB, and Mallofre C. KIT expression in chromophobe renal cell carcinoma. Comparative immunohistochemical analysis of KIT expression in different renal cell neoplasms. Am J Surg Pathol, 28: 676-678, 2004.
17. Yamazaki K, Sakamoto M, Ohta T, Kanai Y, Ohki M, and Hirohashi S. Overexpression of KIT in chromophobe renal cell carcinoma. Oncogene, 22: 847-852, 2003.
18. Krystal GW, Hines SJ, and Organ CP. Autocrine growth of small cell lung cancer mediated by coexpression of c-kit and stem cell factor. Caner Res, 56: 370-376, 1996.
19. Mauduit C, Hamamah S, and Behnamed M. Stem cell factor/c-kit system in spermatogenesis. Hum Reprod Update 5; 535-545, 1999.
20. Pan CC, Chen PC, and Chiang H. Overexpression of KIT (CD117) in chromophobe renal cell carcinoma and renal oncocytoma. Am J Clin Pathol, 121: 878-883, 2004.
21. Huo L, Patton KT, Adley BP, Gupta R, Papavero V, Laskin WB, Yeldandi A, and Yang XJ. Analysis of c-kit expression in 171 renal neoplasms. Mod Pathol, 17 (Suppl 1): 150A, 2004.
22. Schindler T, Bornmann W, Pellicena P, Miller WT, Clarkson B, and Kuriyan J. Structural machanism for STI-571 inhibition of abelson tyrosine kinase. Science, 289: 1938-1942, 2000.
23. Joensuu H, Roberts PJ, Sarlomo-Rikala M, Andersson LC, Tervahartiala P, Tuveson D, Silberman S, Capdeville R, Dimitrijevic S, Druker B, and Demetri GD. Effect of the tyrosine kinase inhibitor STI571 in a patient with a metastatic gastrointestinal stromal tumor. N Engl J Med, 344; 1052-1056, 2001.
24. Hirota S, Isozaki k, Moriyama Y, Hashimoto K, Nishida T, Ishiguro S, Kawano K, Hanada M, Kurata A, Takeda M, Tunio GM, Matsuzawa Y, Kanakura Y, Shinomura Y, and Kitamura Y. Gain-of-function mutations in c-kit in human gastrointestinal stromal tumors. Science, 279: 577-580, 1998.
25. Taki A, Nakatani Y, Misugi K, and Yao M. Chromophobe renal cell carcinoma: an immunohistochemical study of 21 Japanese cases. Mod Pathol, 12: 310-317, 1999.
26. Went P, Dirnhofer S, Salvisberg T, Amin MB, Lim SD, Diener PA and Moch H. Expression of epithelial cell adhesion molecule (EpCam) in renal epithelial tumors. Am J Surg Pathol, 29: 83-88, 2005.
27. Storkel S, Eble JN, Adlakha K, Amin MB, Blute ML, Bostwick DG, Darson M, Delahunt B, and Iczkowski K. Classification of renal cell carcinoma: Workshop No.1. Union Internationale Contre le Cancer (UICC) and American Joint Committee on Cancer (AJCC). Cancer, 80: 987-989, 1997.
28. Berbescu EA, and Lager DJ. E-cadherin pattern of expression differentiates chromophobe renal cell carcinoma from oncocytoma: an immunohistochemical study of 137 renal neoplasms. Mod Pathol, 18 (Suppl 1): 129A, 2005.
29. Litvinov SV, Bakker HA, Gourevitch MM, Velders MP, and Warnaar SO. Evidence for a role of the epithelial glycoprotein 40 (Ep-CAM) in epithelial cell-cell adhesion. Cell Adhes Commun, 2: 417-428, 1994.
30. Magi-Galluzzi C, Levin HS, Willis-Eppinger, Hood L, and Zhou M. CK7, CK20, and CD15 can reliably differentiate renal oncocytoma from chromophobe renal cell carcinoma. Mod Pathol, 18 (Suppl 1): 154A, 2005.
31. Skinnider BF, Folpe AL, Hennigar RA, Lim SD, Cohen C, Tamboli P, Young A, de Peralta-Venturina M, and Amin MB. Distribution of cytokeratins and vimentin in adult renal neoplasms and normal renal tissue. Potential utility of a cytokeratin antibody panel in the differential diagnosis of renal tumors. Am J Surg Pathol, 29: 747-754, 2005.
32. Brunelli M, Eble JN, Zhang S, Martignoni G, Delahunt B, and Cheng L. Eosinophilic and classic chromophobe renal cell carcinomas have similar frequent losses of multiple chromosomes from among chromosomes 1, 2, 6, 10, and 17, and this pattern of genetic abnormality is not present in renal oncocytoma. Mod Pathol, 18: 161-169, 2005.
33. Paraf F, Viellefond A, Bouvier R, Droz D, Toublanc M, and Dupuytren CHRU. Collecting duct carcinoma of the kidney. Study of 29 cases. Mod Pathol, 12 (Suppl): 103A, 1999.
34. Genega EM, Hutchinson B, Reuter VE, and Gaudin PB. Immunophenotype of intermediate and high grade prostatic and urothelial carcinoma. Mod Pathol, 12 (Suppl): 98A, 1999.
35. Parker DC, Folpe AL, Bell J, Oliva E, Young RH, Cohen C, and Amin MB. Potential utility of uroplakin III, thrombomodulin, high molecular weight cytokeratin, and cytokeratin 20 in noninvasive, invasive, and metastatic urothelial (transitional cell) carcinomas. Am J Surg Pathol, 27: 1-10, 2003.
36. Orsola A, Trias I, Raventos CX, Espanol I, Cecchini L, and Orsola I. Renal collecting (Bellini) duct carcinoma displays similar characteristics to upper tract urothelial cell carcinoma. Urology, 65: 49-54, 2005.
37. Murphy WM, Grignon DJ, and Perlman EJ. Tumors of the kidney, bladder, and related urinary structures. AFIP Atlas of tumor pathology. Series 4. Washington DC, 2004, pp 101-240.
38. Srigley JR, and Moch H. Carcinoma of the collecting ducts of Bellini. In Tumors of the urinary system and male genital organs. Eds. Eble JN, Sauyer G, Epstein JI, and Sesterhenn IA. World Health Organization Classification of Tumors. IARC Press, Lyon, 2004, pp.33-38.
39. Rocca PC, Brunelli M, Gobbo S, Eccher A, Bragantini E, Mina MM, Ficarra V, Zattoni F, Zamo` A, Pea M, Scarpa A, Chilosi M, Menestrina F, Bonetti F, Eble JN, and Martignoni G.Diagnostic utility of S100A1 expression in renal cell neoplasms: an immunohistochemical and quantitative RT-PCR study.Mod Pathol,20:722-8,2007.
40. Lin F, Yang W, Betten M, Teh BT, Yang XJ; The French Kidney Cancer Study Group.Expression of S-100 protein in renal cell neoplasms.Hum Pathol,37:462-470,2006.
41. Murphy WM,Beckwith JB, and Farrow GM.Tumors of the kidney,bladder,and related urinary structures.Atlas of Tumor Pathology.Armed Forces Institute of Pathology,Bethesda,1994,pp 92-145
42. Genega EM, Hutchinson B, Reuter VE, and Gaudin PB.Immunophenotype of high-grade prostatic adenocarcinoma and urothelial carcinoma.Mod Pathol,13:1186-91,1999.
43. Parker DC, Folpe AL, Bell J, Oliva E, Young RH, Cohen C, and Amin MB.Potential utility of uroplakin III, thrombomodulin, high molecular weight cytokeratin, and cytokeratin 20 in noninvasive, invasive, and metastatic urothelial (transitional cell) carcinomas.Am J Surg Pathol.27:1-10,2003.
44. Wu SL, Kothari P, Wheeler TM, Reese T, and Connelly JH.Cytokeratins 7 and 20 immunoreactivity in chromophobe renal cell carcinomas and renal oncocytomas.Mod Pathol.15:712-7,2002.

Question 9

腎細胞癌の副腎への浸潤はまれです。しかし、それが認められた場合、予後にどのように影響するのでしょうか？ 同側副腎に直接浸潤している腫瘍は進展度としてpT3a腫瘍のままでよいのでしょうか？

Answer

信頼性の高い複数の報告において、同側副腎に直接浸潤する腎細胞癌の予後は不良でpT4癌に匹敵することがわかり、pT3aカテゴリーからpT4カテゴリーに変更すべきと提唱されています。副腎に直接浸潤した腫瘍を除外した後のpT3a症例のうち、サイズが7cm以下の腫瘍は7cmを超える腫瘍よりも予後良好です。

Comments

最新版（2002年）TNM分類（**Table 9-1**）では、T3a腫瘍は同側副腎または腎周囲組織に直接浸潤する（腎洞浸潤を含む）がGerota筋膜を越えない腫瘍、と定義されています。

腎細胞癌の副腎への直接浸潤はまれで、発現率は1.2～10％と報告されています（Han、Thompson、Sagalowsky、Sandock、Angervall、Kobayashi）。

同側副腎への直接浸潤の重要性について論じます。Hanらは後向き研究において、副腎に直接浸潤したpT3a腫瘍患者の予後は不良で、pT4腫瘍患者の予後に匹敵することに注目しました。腎摘除術を施行された患者1,087例中27例に副腎への直接浸潤（pT3a、副腎）が確認され、187例に腎脂肪被膜または腎洞への浸潤（pT3a、腎脂肪被膜）がみられました。pT3a（腎脂肪被膜）患者の生存期間中央値は36か月で、癌特異的5年生存率は36％でした。対照的に、pT3a（副腎）患者はそれぞれ12.5か月、0％と有意に予後不良でした（p<0.001）。この数値は病期pT4腫瘍患者の生存期間中央値（11か月）と類似していました。したがって、Hanらは副腎に直接浸潤を示す症例をpT4カテゴリーへ変更するように提唱しました。症例数は少ないのですが、Sandockらも同側副腎への直接的進展が播種性疾患に進行する腫瘍例を観察しています。

最近Mayo Clinicグループからも、直接副腎浸潤と癌特異的死亡率上昇との間には著明な関連があり、pT4腫瘍の癌特異的死亡率に匹敵することが、報告されました（Thompson）。同側副腎に直接浸潤するpT3aまたはpT3b腫瘍患者22例の癌特異的生存率は、副腎浸潤がないpT3a（p<0.001）またはpT3b（p=0.011）腫瘍患者と比較して有意に不良でした。pNx/pN0 pM0であるpT3aとpT3b患者のなかでも、直接副腎浸潤は依然として腎癌死と有意に関連していたのです（p=0.011）。さらに、直接副腎浸潤を伴うpT3aまたはpT3b腫瘍患者とpT4b腫瘍患者との間に癌特異的5年生存率に有意差はみられませんでした。

直接副腎浸潤例を除外すると、T3aは腎洞浸潤および腎脂肪被膜浸潤を伴う腫瘍のみで構成されることになります。Siemerら（2005）は、その場合にT3aが腎癌病期分類において有用なカテゴリーとして存続しうるかを検討しました。同側副腎の直接浸潤（Han）と遠隔転移は、TNM病期分類とは無関係に予後不良の徴候であるため、これらの症例はT3a症例解析から除外されました（しかし間接経路による副腎浸潤例は"腎脂肪被膜浸潤"[1]であるため症例に含まれました）。その後、最適なカットオフ・ポイントを得るため、腫瘍サイズと癌特異的生存率をROC曲線により解析したのです。結果、7cm以下のpT3a腫瘍患者における癌特異的生存率は7cmを超える患者より有意に良好であると判明しました（p<0.04）（**Table 9-2**）。

さらに大変興味深い結果は、pT1（定義によればサイズは7cm以下）がpT2（定義によれば7cmを超える）より良好な生存率を示すことは驚くに値しませんが、pT3a群でも、同様に腫瘍サイズ（7cmで2つのサブグループに分割）が予後に有意な影響を与えることが示されました。すなわち、Siemerの見解によれば、腎周囲への浸潤はそれ自体はっきりと予後に影響するものではない、したがって、7cm以下の腫瘍をすべて修正pT1として統合し、修正pT2群としての7cmを超える症例と比較すると、前者は後者より生存率が良好（p<0.001）、ということです。こ

---

[1] これは合理的な説明なしに正当化できませんが、Siemerら（Siemer, 2004）によって副腎への単発性転移は相応に良好な癌特異的生存率を示唆するデータが報告されています。

のように、カテゴリーpT3aは、直接副腎浸潤例を除外すると臨床的意義は激減します。Siemerらが、腎脂肪被膜浸潤は通常、術後に病理医によって診断されるもので術前の臨床的判断の意義はない、と指摘している点は適切であり、それをTカテゴリーに当てはめる目的で使用すべきではないと結論付けています。

Table 9-1 Renal cancer classification in TNM staging 6th (2002, Greene) editions

Classification	2002
T1	Tumor 7 cm or less, limited to kidney
T1a	Tumor 4 cm or less
T1b	Tumor more than 4 cm but not more than 7 cm
T2	Tumor more than 7 cm, limited to kidney
T3	Tumor extends into major veins or directly invades adrenal gland or perinephric tissues but not beyond Gerota's fascia
T3a	Tumor directly invades adrenal gland or perinephric tissues[a] but not beyond Gerota's fascia
T3b	Tumor grossly extends into renal vein(s)[b] or vena cava below diaphragm
T3c	Tumor grossly extends into vena cava above diaphragm
T4	Tumor invades beyond Gerota's fascia

[a] Includes renal sinus (peripelvic) fat
[b] Includes segmental (muscle-containing) branches

Table 9-2 Effect of tumor size on survival rates in stages pT1, pT2 and pT3a cases with pN_{all} and cM0
(data extracted from Siemer S et al., 2005)

Stage	N		Stage	N	p Value
pT1	744	vs.	pT2	256	<0.001
pT3a < 7 cm	100	vs.	pT3a > 7 cm	93	<0.04
pT1	744	vs.	pT3a < 7 cm	100	ns
pT2	256	vs.	pT3a > 7 cm	93	ns
pT1, modified*	895	vs.	pT2, modified*	419	<0.001
pT3b+c*	453	vs.	pT2, modified	419	<0.001
pT3b+c*	453	vs.	pT4, modified*	27	<0.001

*pT1, modified includes pT1+ pT3a 7cm or less; pT2, modified includes pT2 + pT3a greater than 7 cm; pT4 modified includes pT4 and pT3a with direct adrenal invasion; pT3b+c, tumor thrombus extending into vena cava, either below or above diaphragm
Note that, in general, the prognosis of staging category shown in the first column is significantly better than that of the corresponding staging category shown in the fourth column.

References

1. Han KR, Bui MHT, Pantuck AJ, Freitas DG, Leibovich BC, Dorey FJ, Zisman A, Janzen NK, Mukouyama H, Figlin RA, and Belldegrun AS. TNM T3a renal cell carcinoma: adrenal gland involvement is not the same as renal fat invasion. J Urol, 169: 899-904, 2003.
2. Siemer S, Lehmann J, Loch A, Becker F, Stein U, Schneider G, Ziegler M, and Stockle M. Current TNM classification of renal cell carcinoma evaluated: revising stage T3a. J Urol, 173: 33-37, 2005.
3. Sagalowsky AI, Kadesky KT, Ewalt DM, and Kennedy TJ. Factors influencing adrenal metastasis in renal cell carcinoma. J Urol, 151: 1181-1184. 1994.
4. Sandock DS, Seftel AD, and Resnick MI. Adrenal metastases from renal cell carcinoma: role of ipsilateral adrenalectomy and definition of stage. Urology, 49: 28-31, 1997.
5. Thompson RH, Leibovich BC, Cheville JC, Lohse CM, Frank I, Kwon ED, Zincke H, and Blute ML. Should direct ipsilateral adrenal invasion from renal cell carcinoma be classified as pT3a? J Urol, 173: 918-921, 2005.
6. Angervall L, and Wahlqvist L. Follow-up and prognosis of renal cell carcinoma in a series operated by perifascial nephrectomy combined with adrenalectomy and retroperitoneal lymphadenectomy. Eur Urol, 4: 13-17, 1978.
7. Kobayashi T, Nakamura E, Yamamoto S, Kamoto T, Okuno H, Terai A, Kakehi Y, Terachi T, Fujikawa K, Fukuzawa S, Takeuchi H, and Ogawa O. Low incidence of ipsilateral adrenal involvement and recurrences in patients with renal cell carcinoma undergoing radical nephrectomy: a retrospective analysis of 393 patients. Urology, 62: 40-45, 2003.
8. Siemer S, Lehmann J, Kamradt J, Loch T, Remberger K, Humke U, Ziegler M, and Stockle M. Adrenal metastases in 1,635 patients with renal cell carcinoma: outcome and indication for adrenalectomy. J Urol, 171: 2155-2159, 2004.

Question 10

腎静脈または下大静脈における腫瘍血栓の存在とその進展度は、予後にどのように影響しますか？

Answer

腎静脈（RV）または下大静脈（IVC）への腫瘍進展は、よく知られている予後不良因子、すなわち腎周囲進展、所属リンパ節転移、遠隔転移、および/または腫瘍サイズと相関する場合が多いのです。しかしながらリンパ節転移と遠隔転移とを統計上補正した後も、IVCにおける血栓の進展度は、予後と負の相関を示します。したがってMayoグループは、IVCへの腫瘍進展度と腎脂肪被膜浸潤の両方を考慮した新しいT3分類を提唱しています。

Comments

腎細胞癌は初期診断時4～9％において静脈系へ浸潤がみられます（Pagano、Casanova、Hatcher、Hoehn）。RVまたはIVCへの腫瘍進展の予後に対する重要性は長年論議されてきました。RV/IVCへの腫瘍進展というだけではなく血栓の進展度によっても予後不良になると主張している報告もみられます。他方、静脈への進展は、腫瘍を外科的に切除した場合には予後に有意な影響を及ぼさないという主張もみられます。

この問題について多数の論文をレビューしましたが、古い文献は疾患の程度に関する臨床評価（術中を含む）、病理学的評価、統計解析も不十分であり信頼性が置けないため、近年の発表のみに基づいて整理しました。

癌の血管浸潤は癌の発生場所とは無関係に予後不良を意味します。しかし、腎細胞癌患者におけるRV/IVC浸潤の予後に対する重要性については定説がありません。1997年と2002年に発表されたTNM/AJCC病期分類において、T3bは腎静脈または横隔膜下方の下大静脈までの進展を伴う腫瘍と定義されており、T3cは横隔膜上方の下大静脈への進展を伴う腫瘍と定義されています。この場合、腎被膜周囲浸潤の有無は考慮されていません。RV/IVC進展の予後に対する重要性は、併存する可能性のある他の予後不良病理学的因子を考察せずには論じられません。

このようにT3b/cは、本質的に性質の異なるものを含んだグループなのです。過去20年以上にわたり蓄積されたデータから、T3b/c腫瘍の大半の症例では、腫瘍の腎周囲進展や所属リンパ節転移、遠隔転移、大きな腫瘍サイズ等、予後不良因子が併存することが知られています。所属リンパ節転移、遠隔転移、大きな腫瘍サイズという三因子は独立した不良因子として知られており（Kuczyk、Rabbani、Golimbu、Ficarra）、それらの存在がRV/IVC内腫瘍血栓を伴う患者の予後不良に著しい影響をあたえます。Ficarraらのデータによると、これらの不良因子の発現率は以下のとおりでした。RV侵襲のみの118例において、限局性腫瘍浸潤、リンパ節転移、遠隔転移はそれぞれ20％、11％、25％にみられ、IVCへの腫瘍進展がある24例における発現率はそれぞれ33％、4％、25％でした。RVのみ侵襲の118例を上記の併存予後不良因子がある症例（N=66）とない症例（N=52）に分類すると、疾患特異的生存率（cause-specific survival）は前者で有意に不良でした（log rank検定、$p<0.0001$）（**Table 10-1**）。RV侵襲はあるが併存不良因子の伴わない114例中52例において、癌特異的生存率は5年後で83％、10年後で71％でした。この数字は腎細胞癌においては素晴らしい数字です。同様に、IVC進展がある24例中上記併存不良因子がない7例の疾患特異的生存率は、併存不良因子のある患者より有意に良好で（log rank検定、$p=0.008$）、T2N0M0患者と差がありませんでした（$p=0.191$）。

脈管内腫瘍進展自体の臨床的意義を評価する場合、脈管浸潤があること以外の条件は同等である症例と比較する必要があります。ただし実際には、前述したとおり、T3b/cは腫瘍サイズと限局性腫瘍進展という意味において異なった病態を含んだ1つのグループであるため、評価は容易なことではありません。

静脈への進展度が生存に及ぼす影響はどうでしょうか。pN病期とM病期を調整しても、RVまたはIVCにおける血栓形成の臨床的意義は十分に評価できていません。最

Table10-1 **Effects of concurrent presence of adverse prognostic factors on cause-specific survival of renal cell carcinoma patients with renal vein and inferior vena cava tumor thrombus**
(data extracted by paper by Ficarra et al., 2001)

Pathologic features	Adverse factors	N	Survival at		
			5 years	10 years	log rank p value
Tumor in renal vein	−	52	83%	71%	
	+	66	30%	14%	p< 0.0001
Tumor extending into IVC	−	7	69%		
	+	17	10%		p= 0.008

　近、pT3b腫瘍の癌特異的生存率がMayo Clinicグループから発表されました(Leibovich)。この研究の長所は、腎脂肪被膜浸潤やリンパ節転移(pN)、遠隔転移(M)の状態を調整してRV/IVC血栓形成を評価したことにあります。彼らのデータが、やや複雑ですが、以下にまとめてみました。まず、被膜周囲進展を含む腎脂肪浸潤と腎洞脂肪浸潤が解析対象にされ、IVCへの血栓進展度が次の4群に分類されました。レベル0：血栓はRVに限局、レベルⅠ：血栓進展がRV上2cm以下、レベルⅡ：血栓進展がRV上2cmを超えるが肝静脈合流点の下まで、レベルⅢ：血栓が肝静脈の高さまでまたは肝静脈上部に伸びるが横隔膜の下、レベルⅣ：血栓が横隔膜の上まで伸展している、の4群です。腎摘除後5年における癌特異的生存率が2002年版腎細胞癌分類によって算出されました。pT3患者計675例(前述の理由により直接副腎浸潤がみられる22例を除く)で、pT3a、pT3b、pT3c、pT4癌患者の生存率はそれぞれ54.7％、45.9％、34.4％、18.1％でした。pT3aを基準とした単変量解析によると、pT3b、pT3c、pT4という病期はすべて有意に異なっていましたが、c indexは0.548と低い数値でした[1]。c indexは、腎摘除術でのリンパ節転移(pN)と遠隔転移(M)を考慮すると0.704に上昇しましたが、2002年版分類はもはや予後と統計学的に有意な関連を示しませんでした。pT3b腫瘍患者422例中、血栓進展レベルⅠ、Ⅱ、またはⅢの患者は、血栓レベル0の患者と比較して腎癌死の可能性が有意に高いという結果でした(p<0.001)。リスクはpNとMの補正後でも持続していました(p<0.001)。同様に、単変量解析によると、腎周囲または腎洞脂肪浸潤がある患者は、脂肪浸潤がない患者と比較して腎癌死のリスクが約2倍でした(p<0.001)。そのリスクは腎摘除時におけるpNとMの補正後も持続しました。これらのデータを利用し、腎周囲脂肪浸潤と血栓進展度を統合して、pT3腎癌を4群に細分化しました。グループ1：血栓レベル0で脂肪浸潤がない、グループ2：脂肪浸潤のみ、グループ3：血栓レベル0で脂肪浸潤がある、または血栓レベルⅠ、Ⅱ、Ⅲで脂肪浸潤がない、グループ4：血栓レベルⅠ、Ⅱ、Ⅲで脂肪浸潤がある、の4群です。比較のため、腫瘍がGerota筋膜を越えて進展している患者(グループ5と提案されている)28例も追加されました。上記5群の癌特異的生存率をFig.10-1に示します。腎摘除5年後においてこれら5群の推定癌特異的生存率はそれぞれ63.5％、54.7％、42.4％、25.5％、18.1％であり、提案されているこの分類法と腎癌死との関連性は、単変量解析だけでなくpNとM補正後でも有意に高い値でした(グループ1対グループ2、p=0.262、グループ1対グループ3、4、5の全比較においてp<0.001)。

　要約しますと、RVまたはIVCへの腫瘍進展は不良因子

---

[1] これは、提唱したモデルの信頼性を評価する統計学的数値です。c indexが高いほど、そのモデルはよくなるわけです。

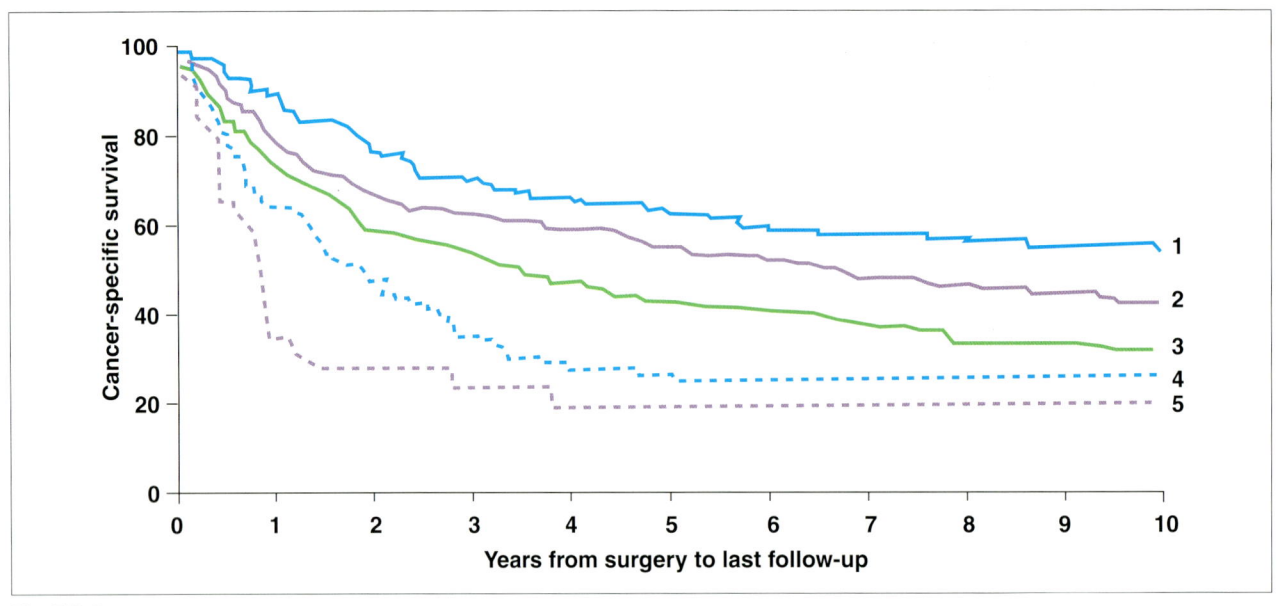

Fig.10-1
提唱した腫瘍分類に基づくpT3とpT4 腎細胞癌患者675名の癌特異的生存率（許可済み）

Cancer specific survival by proposed primary tumor classification for 675 patients with parmission with pT3 and pT4 RCC (Fig.2, Leibovich BC et al., J Urol, 173: 718, 2005.) (Copied with permission).Group 1 : thrombus level 0 without perirenal fat invasion ; group 2 : fat invasion only ; group 3 : thrombus level 0 with fat invasion or thrombus level Ⅰ, Ⅱ orⅢ with fat invasion ; and group 4 : thrombus level Ⅰ, Ⅱ orⅢ with fat invasion or thrombus level Ⅳ ; and group 5 : tumor extension beyond Gerota's fascia.

を伴うことが多く、したがって予後不良となります。pNとM病期を補正しても、腎周囲脂肪浸潤は高い腎癌死リスクです。同様に、IVCへの腫瘍進展度は予後と負の相関を示します。Mayo Clinicグループは、腎細胞癌の血栓進展度と腎周囲進展度を統合することでT3カテゴリーに関する新しい分類体系を提案しています。

References

1. Pagano F, Bianco M, Artibani W, Pappagallo G, and Prayer Galetti T. Renal cell carcinoma with extension into the inferior vena cava: problems in diagnosis, staging and treatment. Eur Urol, 22; 200-203, 1992.
2. Casanova GA and Zingg EJ. Inferior vena caval tumor extension in renal cell carcinoma. Urol Int, 47: 216-218, 1991.
3. Hatcher PA, Anderson EE, Paulson DF, Carson CC, and Robertson JE. Surgical management and prognosis of renal cell carcinoma invading the vena cava. J Urol, 145: 20- 24. 1991.
4. Hoehn W and Hermanek P. Invasion of veins in renal cell carcinoma-frequency, correlation and prognosis. Eur Urol, 9: 276-280, 1983.
5. Ficarra V, Righetti R, D'Amico A, Rubilotta E, Novella G, Malossini G, and Mobilio G. Renal vein and vena cava involvement does not affect prognosis in patients with renal cell carcinoma. Oncology, 61: 10-15, 2001.
6. Kuczyk MA, Bokemeyer C, Koehn G, Stief CG, Machtens M, Truss M, Hoefner K, and Jonas U. Prognostic relevance of intracaval neoplastic extension for patients with renal cell cancer. Br J Urol, 80; 18-24, 1997.
7. Rabbani F, Halimian P, Reuter VE, Simmons R, and Russo P. Renal vein or inferior vena cava extension in patients with renal cortical tumors: impact of tumor histology. J Urol, 171: 1057-1061, 2004.
8. Golimbu M, Tessler A, Joshi P, Al-Askari S, Sperber S, and Morales P. Renal cell carcinoma: survival and prognostic factors. Urology, 27: 291-301, 1986.
9. Leibovich BC, Cheville JC, Lohse CM, Zincke H, Kwon ED, Frank I, Thompson RH, and Blute ML. Cancer specific survival for patients with pT3 renal cell carcinoma- Can the 2002 primary tumor classification be improved? J Urol, 173: 716-719, 2005.

Question 11

腎細胞癌における腎洞侵襲は予後にどのように影響しますか？

Answer

腎洞は長い間、腎細胞癌が腎実質を越えて進展する部位としては注目されていませんでした。腎洞が癌の進展する解剖学的部位として初めて認識されたのは、2002年版TNM/AJCC分類です。腎洞浸潤が予後に及ぼす影響に注目している研究はまれです。腎洞浸潤は2つの形式で発生します。第1は、Bertin柱に限局していた原発腎腫瘍が直接進展する場合です。第2は、腎洞内の小静脈に腫瘍血栓が形成されて血管外へ進展する場合です。Mayo Clinicグループの最近の報告では、腎洞を含む腎外浸潤を伴った患者の死亡率は、腎外浸潤のない腎細胞癌患者のほぼ2倍であることが示されました。

Comments

腎洞は腎の内側縁に開口する腔で、脂肪組織内に腎盂と腎杯、腎動静脈の分枝、リンパ管、神経、少量の脂肪体を含みます（Schaeffer）(**Fig.11-1A**)。

腎洞浸潤が初めて認識されT3aと分類されたのは、2002年版TNM/AJCCでした（**Fig.11-1B**)。腎洞浸潤に特に言及した論文は、Bonsibらの2件が報告（Bonsib, 2000, 2004）されるまで実際にはありませんでした。腎皮質は、腎被膜によって腎周囲脂肪内の静脈やリンパ管か

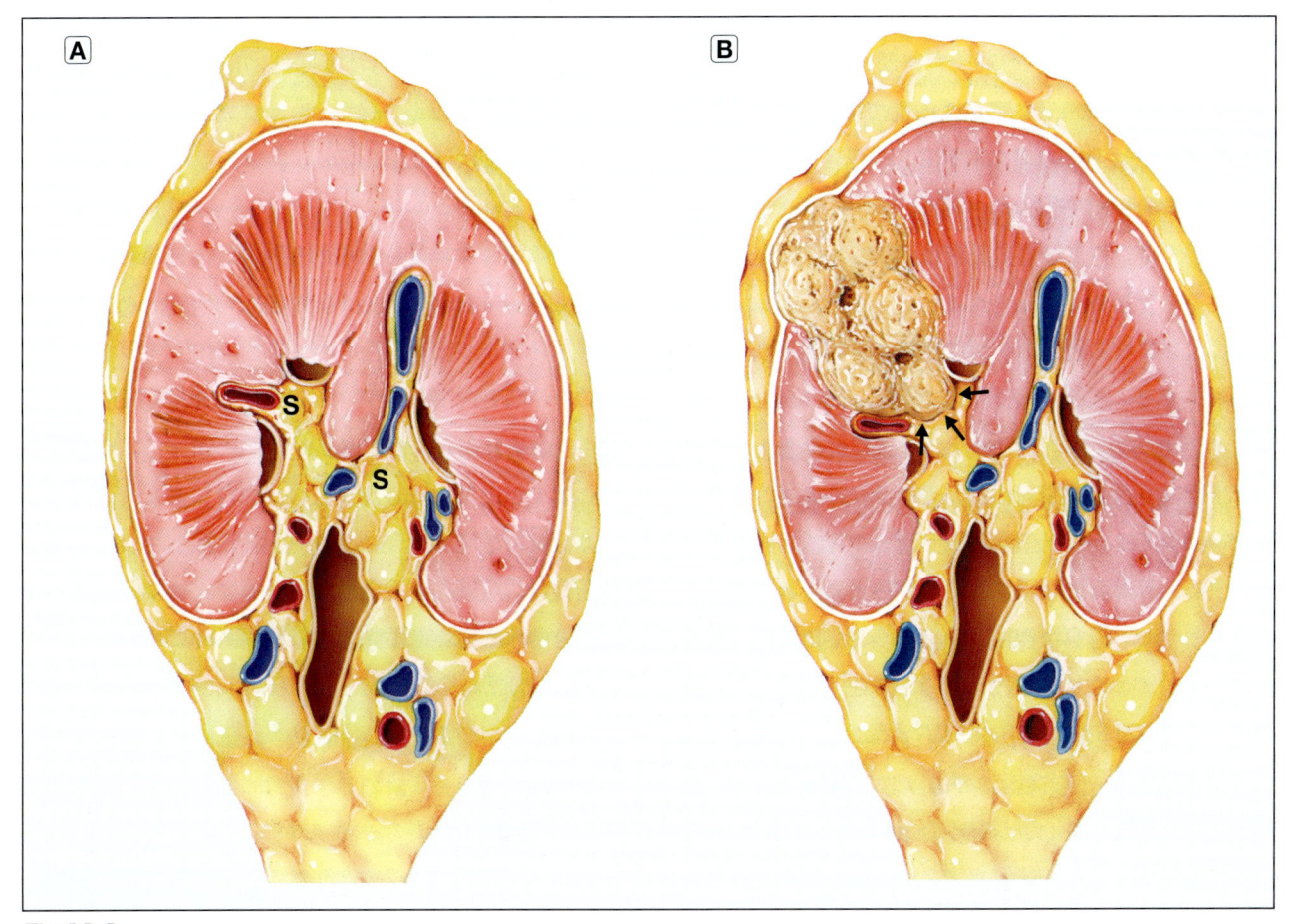

Fig.11-1
A：腎実質と腎洞の解剖学的関係を示す腎縦断面シェーマ。腎洞（S）はリンパ管（図では示されていない）、静脈（青）、動脈（赤）を含む。
B：腎洞に浸潤している腎細胞癌（矢印）。

Table 11-1 Relation between sinus invasion and capsular invasion
(Table 2, Bonsib, 2004. Copied with permission of publisher)

Renal carcinoma	Sinus negative		Sinus positive	
	Negative capsule	Positive capsule	Negative capsule	Positive capsule
Clear cell/unclassified	33	0	17	27
Papillary	15	0	0	1
Chromophobe	6	0	1	0
Total	54	0	18	28

ら分けられていますが、Bertin柱の腎皮質を腎洞から分ける線維被膜はありません。したがって、Bertin柱に侵襲している腫瘍は、血管とリンパ管に富む腎洞への進展が容易と考えられます。

Bonsibの研究（2004）は腎細胞癌100例からなります。摘除腎検体のほとんどはBonsib自身が処置したものです。最初の50例では腎洞と腫瘍の接触面全体をパラフィンブロックとして検査しましたが、後の50例では腫瘍を含む腎洞接触面から5つのブロックをとっています。腎被膜浸潤が最も疑われる部位から腎周囲被膜組織片も採取しました。2002年版TNM病期分類によると、T1が49例、T2が5例、T3またはT4が46例でした。淡明細胞腎細胞癌74例、乳頭状腎細胞癌16例、嫌色素腎細胞型7例、分類不能型3例でした。結果を **Table 11-1** にまとめます。腎被膜浸潤している腫瘍はすべて同時に腎洞にも浸潤していました。腎洞浸潤に2つの型がみられました。第1は、肉眼で注意深くみれば認識できるほどの腫瘍によって小静脈に腫瘍血栓が形成される場合です（pT3b）（私信）。第2は、腫瘍が腎洞脂肪組織に直接進展する場合、または腎洞静脈腫瘍血栓による血管外進展の場合です（**Fig.11-1B**）。腎洞脂肪への浸潤は、腎腫瘍の直接進展よりも、腎洞静脈腫瘍血栓の血管外進展のほうが多くみられました。腎洞浸潤腫瘍46例中9例では、腎洞軟部組織浸潤を伴わない静脈浸潤のみが確認されました。腎静脈への進展は38例中21例にみられました。腎洞浸潤はFuhrman grade（$p<0.001$）、腫瘍の型（**Table 11-1**）、腫瘍サイズと相関しました。腎洞浸潤は病期T1a癌（4cm未満）の16%にみられ、腫瘍サイズが4cmを超えるとその頻度は急速に上昇しました（$p<0.001$）。腎洞浸潤の精査の結果、症例の28%で病期がT1またはT2からT3に変更されました。

これらの所見はその後、追加症例の検索に基づいても確認されており、小血管内腫瘍血栓の血管外浸潤が腎洞浸潤の大部分を占めるとしています（Bonsib, 2005, 2007）。

Bonsibの報告から、2、3の重要な課題が提出されます。まず、病理医は摘除腎検体を調べる場合、腎洞浸潤の可能性により一層注意を払う必要があることです。その結果、より多くの症例がT2ではなくT3と分類されます。第2に、あまりみられない型で悪性度の低い腎癌（乳頭状型および嫌色素細胞型）を除外すると、2002年版TNM病期分類によるT1bとT2腎細胞癌は腎洞精査の結果、減少する可能性があることです。サイズが4cmを超える腫瘍の大半は腎洞に浸潤している場合が多く、T3腫瘍となります。Bonsibが、病期T1bとT2カテゴリーを病期分類に意義あるものとして残すためには再定義を要すると論じていることは妥当です。Bonsibらのデータから、数はそれほど多くはないものの、腎洞浸潤が予後不良にすることが示されています。腫瘍血栓が腎洞静脈腔に存在しているが腎静脈まで進展していない4例中3例が転移をきたしました（Bonsib, 2000）。ここで1つの疑問が残ります。腎洞静脈腫瘍血栓のみで腎洞に浸潤していない場合の予後は、浸潤している場合と比べてどのように違うのか、ということです。将来の研究の課題になりましょう。この問題は次のQuestion 12と関係してきますので、それを参照してください。

Question 10でも引用しましたが、Mayo Clinicグループは腎洞脂肪浸潤の影響を調べています（Leibovich, 2005）。それによるとpT3aの206例中（副腎直接浸潤例を除く）、腎周囲脂肪組織浸潤、腎洞浸潤、およびその両者の併存が、それぞれ166例（80.6%）、13例（6.3%）、27例

(13.1％)に観察されたのです。腎外進展が認められる場合は、ない場合と比較して腎癌死の危険性が2倍でした（p<0.001、単変量解析）。Bonsibのデータと比較して、腎洞浸潤および被膜周囲進展の発現率に大きな違いがあることに注目してください。

　Bonsibの研究によって刺激され、今後、腎洞浸潤とその予後に及ぼす影響の研究が出ることを期待します。事実、腎洞および腎洞小静脈の腫瘍血栓の重要性を示す報告が、もう1つ最近Mayoから報告されました（Thompson）。明らかに局在性の腎癌（pT1）として腎摘出を受けた患者の30％において追跡中に腫瘍転移がみられ（Leibovich）、その結果、癌死が起こることに注目し、保存しておいた腎摘出標本の病理再検査が行われました。その結果、癌死患者33名中14例（42％）で腎洞浸潤の存在、19例（58％）において腎洞小静脈の腫瘍血栓が新たに認められました。腎摘出後、良性の結果をたどった33例の同様な再検査の結果では、同病変はそれぞれ、2例と7例（21％, p = 0.003）でした。トータルとして、22例（67％）の癌死症例において腎洞浸潤もしくは腎洞小静脈腫瘍血栓が認められた（コントロールと比して、p＜0.001）わけです。精査の結果pT1がpT3aに上昇したことが癌死を説明する根拠として報告されたのです。

References

1. Bonsib SM, Gibson D, Mhoon M, and Greene GF. Renal sinus involvement in renal cell carcinoma. Am J Surg Pathol, 24: 451-458, 2000.
2. Bonsib SM. The renal sinus is the principal invasive pathway. A retrospective study of 100 renal cell carcinomas. Am J Surg Pathol, 28: 1594-1600, 2004.
3. Schaeffer JP, ed. Morris' human anatomy. A complete systemic treatise. Blackstone Co., Toronto, p.1427, 1951.
4. Leibovich BC, Cheville JC, Lohse CM, Zincke H, Kwon ED, Frank I, Thompson RH, and Blute ML. Cancer specific survival for patients with pT3 renal cell carcinoma- Can the 2002 primary tumor classification be improved? J Urol, 173: 716-719, 2005.
5. Leibovich BC, Blute ML, Cheville JC, Lohse CM, Frank I, Kwon ED, Weaver AL, Parker AS, Zincke H. Prediction of progression after radical nephrectomy for patients with clear cell renal cell carcinoma: a stratification tool for prospective clinical trials. Cancer, 97:1663-1671, 2002.
6. Thompson RH, Blute ML, Krambeck AE, Lohse CM, Magera JS, Leibovich BC, Kwon ED, Frank I, Cheville JC. Patients with pT1 renal cell carcinoma who die from disease after nephrectomy may have unrecognized renal sinus fat invasion. Am J Surg Pathol, 31:1089-93, 2007.
7. Bonsib SM. T2 clear cell renal cell carcinoma is a rare entity: a study of 120 clear cell renal cell carcinomas. J Urol, 174:1199-1202, 2005.
8. Bonsib SM. Renal veins and venous extension in clear cell renal cell carcinoma. Mod Pathol, 20:44-53, 2007.

Question 12　腎細胞癌において、腫瘍内にみられる微小血管への浸潤は、どのような重要性をもつのでしょうか？

Answer

腫瘍細胞による腫瘍内微小血管への浸潤が予後にどのように影響するかは、この10年以上、折にふれ報告されてきましたが、いずれも、腫瘍再発または癌特異的死亡に影響する不良因子であると指摘しています。微小血管浸潤の頻度は、腫瘍サイズ、Fuhrman核grade、病理期に密接に関連しています。微小血管浸潤の存在は、低stageおよび低核異型度腫瘍の予後予測においてより意義が高いと考えられます。病理医は、腎癌腫瘍内の腫瘍血栓の存在を、病理報告書で明らかにする必要があります。良好な予後が期待され早期段階に摘出された腫瘍でさえも、腫瘍内血管への浸潤能は、実は生物学的な悪性度の高さを示す所見と考えられます。

Comments

病理学的所見が良好（早期癌、低異型度、腎外進展やリンパ節転移および遠隔転移の徴候がない）なため、予後良好が予想されるにもかかわらず、いまだに多くの腎細胞癌患者での死亡が腎癌進展によるものです。その原因を究明するため、他の要因を追究する必要があります。そのうち腎洞浸潤はすでに論じました。第2の要因に、顕微鏡で認められる血管内（microscopic vascular：MV）腫瘍浸潤が予後に及ぼす影響の重要性が挙げられます。症例選択とデータ解析の点で容認できる論文5件を引用しました（**Table 12-1**）。これらの研究はいずれもMV浸潤が潜在的予後因子であると結論付け、研究の多くはMV浸潤が腫瘍再発または癌特異死亡に影響する複数の有意な独立因子の1つ、または唯一の有意な独立因子であると結論付けています。

興味深い所見として、第1に、MV浸潤の発現率は腫瘍サイズや核異型度（Fuhrman）、病期進行とともに有意に上昇するということです（Goncalves、Van Poppel）。Goncalvesらによると、MV浸潤発現率は腫瘍サイズ7cm以下では66例中10例（15％）でしたが、7cmを超える腫瘍では29例中14例（48％）でした（p<0.001）。Van Poppelによると、pT病期別MV浸潤発現率はpT1（<2.5cm、1987 TNM分類）で14例中0例、pT2で128例中31例（24％）、pT3で36例中19例（53％）、pT4で1例中1例でした（p=0.0005、χ^2検定）。Fuhrman grade（核異型度別）MV発現率は、grade 1で19例中0例、grade 2で96例中25例（26％）、grade 3で49例中17例（35％）、grade 4で15例中9例（60％）でした（p=0.001）。

第2に、MV浸潤とRV（腎静脈）またはIVC（下大静脈）内での腫瘍血栓形成との関係が挙げられます。MV浸潤と大血管浸潤との関係を検討した研究は2件のみです。Sammaらの研究では、RV/IVC血栓形成8例中7例にMV浸潤が観察されましたが、MV浸潤のみ観察されたのは60例中わずかに7例でした（p<0.01）。同様にGoncalvesらの研究では、大血管浸潤がある患者10例中9例はMV浸潤も伴っていました。さらに、大血管浸潤がMV浸潤と同様な不良の予測値を示しています（p<0.001、単変量解析）。しかし、多変量解析では、MV浸潤のみが有意な予後因子で、RV/IVC侵襲は他のより強力な不良因子とともに生じる一現象であることが示唆されています（Question 10参照）。

MVに関して、一連の事象を細かく検討してみると、腫瘍は最初きわめて小さい塊として発現します。その進行速度は、核異型度や増殖速度、腫瘍内血管を含む周囲正常組織への浸潤能など、腫瘍固有の生物学的な悪性度によって影響されます。大血管浸潤は腫瘍内の小血管浸潤後に起こる現象ですが、MV浸潤がおそらく予後不良の決定因子であると考えることは妥当です（Goncalves）。

現在までのところ、病理医が泌尿器科医への報告でMV浸潤の有無について言及することはまれです。引用した上記の報告は、特に早期で低異型度の可能性がある淡明細胞腎細胞癌の予後予測にきわめて有用であることは明らかです。淡明細胞型以外の腎細胞癌に関するデータはありませんが、MV浸潤は、発見された場合には、予後予測においても同様な重要性をもつと考えられます。

Table 12-1 **Effects of microscopic intratumoral microvascular (MV) invasion on cancer-specific survival or recurrence**

	Number of Cases	Number of paraffin blocks examined	Follow-up period	MV+	MV–	Effects on outcome	Comments
Samma 1991	68	2-3 per tumor	not stated	14	54	cancer-specific survival, $p<0.025$ (univariate analysis)	Report is faulted in that lymph node metastasis is not stated, analysis includes cases not surgically treated, and that cases of all stages (T1-T4) are included.
Mrstik 1992	58 (M+, LN+ excluded)	mean 5 (4-10)	median 37 m	14	44	5-year disease-free survival, $p<0.0001$	MV+ has significant impact on disease-free survival irrespective of Fuhrman grade or pT stage.
Kinouchi 1999	204 (TNM T1 and T2, 1997 only)	not stated	mean 5.4 y	11	193	cancer-specific survival, $p=0.0125$ (univariate analysis), $p=0.0068$ (multivariate analysis)	Tumor size and MV+ invasion are independent factors of cancer-specific survival.
Van Poppel 1997	180 (M+, LN+, renal vein / inferior vena cava-positive cases excluded)	1 or more block per cm tumor diameter	mean 52 m	57	129	disease-free survival, $p<0.00001$ (univariate analysis)	MV+ is the single most important risk factor by multivariate analysis for disease-free survival.
Goncalves 2004	95 (T1/T2 Nx M0)	not stated	median 45 m	24	71	disease-free survival, $p<0.001$ (univariate analysis)	MV invasion significantly correlated to tumor > 7 cm, perirenal invasion, macrovascular involvement, Fuhrman grade, lymph node metastasis, and presence of sarcomatoid component (all comparisons $p<0.001$). MV invasion and perirenal invasion are independent factors of cancer-specific survival by multivariate analysis.

References

1. Samma S, Yoshida K, Ozono S, Ohara S, Hayashi Y, Tabata S, Uemura H, Iwai A, Hirayama A, Hirao Y, and Okajima E. Tumor thrombus and microvascular invasion as prognostic factors in renal cell carcinoma. Jpn J Clin Oncol, 21: 340-345, 1991.

2. Mrstik CH, Salamon J, Weber R, and Stoegermayer F. Microscopic venous infiltration as predictor of relapse in renal cell carcinoma. J Urol, 148: 271-274, 1992.

3. Kinouchi T, Saiki S, Meguro N, Maeda O, Kuroda M, Usami M, and Kotake T. Impact of tumor size on the clinical outcomes of patients with Robson Stage I renal cell carcinoma. Cancer, 85: 689-695, 1999.

4. Van Poppel H, Vandendriessche H, Boel K, Mertens V, Goethuys H, Haustermans K, Van Damme B, and Baert L. Microscopic vascular invasion is the most relevant prognosticator after radical nephrectomy for clinically nonmetastatic renal cell carcinoma. J Urol, 158: 45-49, 1997.

5. Goncalves PD, Srougi M, Dall'Oglio F, Leite MKR, Ortiz V, and Hering F. Low clinical stage renal cell carcinoma: relevance of microvascular tumor invasion as a prognostic parameter. J Urol, 172: 470-474, 2004.

Question 13

囊胞形成を特徴とする腎腫瘍について討論してください。良性囊胞と悪性囊胞は臨床的にどのように区別できますか？

Answer

腎囊胞は、よくみられる病像で、超音波による最近の研究によれば、一般人口の男性15％、女性8％にみられます。臨床的に重要な囊胞形成を伴う腎腫瘍は、多房性囊胞状腎細胞癌、囊胞性腎腫（多房性腎囊胞）（cystic nephroma）、上皮性・間質性混合腫瘍、囊胞性部分的分化型腎芽腫、血液透析由来の後天性囊胞に併発する腎細胞癌です。これらのうち、囊胞性部分的分化型腎芽腫は年齢24か月以下の小児疾患であり、完全切除によって治癒します。囊胞性腎腫と上皮性・間質性混合腫瘍は良性であり、女性に好発しますが、30歳以下ではまれです。これら2疾患は、異なる組織学的発現を示す同一疾患であろうと考えられています。

多房性囊胞状腎細胞癌は淡明細胞腎細胞癌の亜型であり、完全切除後の予後は良好です。しかし、多房性囊胞状腎細胞癌と囊胞性腎腫は同じような放射線画像所見を呈するので、鑑別が問題となります。2疾患の顕微鏡所見には、明らかな違いがあります。確定診断は摘出検体の病理検査によります。

後天性囊胞に併発する腎細胞癌はほとんどが乳頭型ですが、淡明細胞型や嫌色素型も発生します。

CT、超音波、MRI検査は、囊胞性疾患を評価するには有用な手段です。Bosniak分類は、臨床でのdecision-makingには有用ですが、病理学的所見との相関度はあまりよくありません。

Comments

腎囊胞はよくみられる病変ですが、腹部CTスキャンなどが多用されるようになってきたため、偶然発見される症例が増加しました。Teradaらは、超音波検査（囊胞性疾患を検索するにはCTやMRIより劣っていますが）の研究によって、一般人口の男性15％、女性8％に腎囊胞を認めました。腎囊胞をもつ男性・女性を追跡調査した結果、囊胞はサイズも数も大きくなっており、若年層でより急速でした。ほとんどが単純性囊胞でしたが、45例中6例は"多房性"囊胞であり、単純性囊胞よりも急速に成長していました（p＜0.001）。"多房性"囊胞の組織学的な特徴は、検査されていません。囊胞性腎腫（多房性腎囊胞）との関連の可能性については、興味のあるところです。囊胞性腫瘍として発現する重要な腫瘍は、多房性囊胞状腎細胞癌、囊胞性腎腫（多房性腎囊胞）、上皮性・間質性混合腫瘍、囊胞性部分的分化型腎芽腫、血液透析由来の後天性囊胞に併発する腎細胞癌です。

囊胞性腫瘍の評価と治療のdecision-makingを目的として、1986年に紹介されたBosniakの腎囊胞分類が臨床医に利用されています（Israel）。Bosniak分類は、囊胞性腎疾患をCT画像に基づいて4カテゴリーに分けています。カテゴリーI病変は、薄い壁を伴う良性の単純性囊胞です。中隔、石灰化、充実性要素を含んでいません。カテゴリーII病変は、薄い中隔を含むことがある良性の囊胞性病変で、明らかな石灰化像が壁または中隔にみられることがあります。カテゴリーIIF病変は、カテゴリーIIやIIIに分類できない、より混合型の囊胞性病変です（Fはfollow-upを表しています）。これらの囊胞は、薄い中隔の増加、あるいは壁や中隔の最小かつ平滑な肥厚化を示すこともあります。壁または中隔は石灰化像を認めることもあります。カテゴリーIII病変は中間型腫瘍であって、良性か悪性かを画像では決定できません。肥厚した不整な壁や中隔を示し、カテゴリーIV病変は、悪性の囊胞性腫瘍です。カテゴリーIIIの腫瘍と一見似ていますが、壁または中隔に隣接して、あるいは独立して軟部組織がみられます。

MRI検査を追加すれば、場合によっては新たに中隔が特定でき、さらに上のBosniakカテゴリーに分類されることがあると述べています（Israel）。

このことから、カテゴリーIIIとIV病変は重要で、CT所

Table 13-1 **Pathological correlation of Bosniak II, III, IV lesions** (by Picken et al.)

Bosniak category	N	Pathological findings	
		Benign	Malignant
II	4	2 CN	2 CPRCC
III	7	1 CN	6 (3 CRCC, 2 PRCC, 1 ChRCC)
IV	8	3 MEST	5 (1 CCRCC, 4 PRCC)

CN: cystic nephroma, CPRCC: cystic papillary renal cell carcinoma, CRCC: clear cell renal cell carcinoma, PRCC: papillary renal cell carcinoma, ChRCC: chromophobe cell renal cell carcinoma, MEST: mixed epithelial and stromal tumor, CCRCC: cystic clear cell renal cell carcinoma.

見と病理検査との相関での研究が必要です。

最近、Bosniak分類の病変と病理学的所見との関連がPickenらによって報告されました。Bosniak分類のⅡ4例、Ⅲ7例、Ⅳ8例の病理検査による相関所見をTable 13-1にまとめました。おわかりのように、Bosniak分類は嚢胞性疾患の良性と悪性の鑑別には有用ですが、関連性は強くありません。CTとMRI所見上では、悪性疾患を思わせても実は良性の疾患(上皮性・間質性混合腫瘍)もあります。

なおここでもう1つの鑑別診断として問題になるのは、淡明細胞腎細胞癌で壊死による嚢胞性変化を起こしたものを多房性嚢胞状腎細胞癌と術前に鑑別できるかということです。というのは、後者と判断されれば腎保存手術(nephron-sparing surgery：NSS)が考慮されてよいからです。CTとMRIの併用で両者の鑑別が可能だとAubertらは結論しています。

1. 多房性嚢胞状腎細胞癌 (multilocular cystic renal cell carcinoma)

淡明細胞腎細胞癌の変異型であり(Question 2参照)、すべて成人に発生し、予後は良好です(Murad)。嚢胞は淡明細胞腎細胞癌で部分的にみられますが、多房性嚢胞状腎細胞癌は純粋に嚢胞だけで構成される腫瘍です(Fig.13-1A)。嚢胞はさまざまな大きさで、透明ないし血性までの種々の液体を含んでいます。中隔の石灰化像は、腫瘍の20％以上にみられます(Eble, 2005)。顕微鏡所見では、嚢胞の大部分は単層上皮によって被覆されており、明るい細胞質と小さく均一な核(Fuhrman grade 1)をもつことを特徴としますが(Fig.13-1B)、場所によりその配列は重層性です。間質では疎結合織からなり、その中に癌細胞群が占在するのが特徴です(Fig.13-1C)。後者の所見は、多房性嚢胞状腎細胞癌の診断を支持する特徴であり、重要な鑑別疾患である嚢胞性腎腫ではみられません。

2. 嚢胞性腎腫(多房性腎嚢胞) (cystic nephroma：CN) (multilocular cyst)

嚢胞性腎腫(CN)は成人の良性腎腫瘍であり、女性に好発します(9：1、Mukhopadhyay)。大部分の患者は無症候で、腫瘍は偶然に発見されます。腫瘍は、偽被膜(pseudocapsule)に覆われた境界明瞭な腫瘤を形成します。割面は、房性、房室間に明らかな交通はありません(Fig.13-2A、Fig.13-3A)。症例の5％で、腎の両側に発生します(Castillo)。

顕微鏡所見では、大小不同の多数の嚢胞からなり(Fig.13-2B)、嚢胞は、低立方形～扁平な単層上皮によって被覆されており、(Fig.13-2B、Fig.13-3B)、細胞質は、好酸性、クロマチン過染性の小さな核をもち、核はしばしば嚢胞の腺腔に向かって押し出される結果、"hobnail(鋲釘)"様の外観を呈します(Fig.13-2C)。まれに上皮細胞は明るい細胞質をもつことがあり(Davila)(Fig.13-2C, 2D、Fig.13-3B)、そのため多嚢胞性腎細胞癌との鑑別が問題になります(Murphy)(この問題については、後述参照)。間質は、紡錘細胞を含む密度の高い線維性結合組織からなり、部位や症例によっては、卵巣間質に類似します(Fig.13-3B)。卵巣様間質の存在は、CNの特徴の1つです。Mukhopadhyayらの報告では10例中7例に同定されました。これら10例のうち、4例で、間質細胞はエス

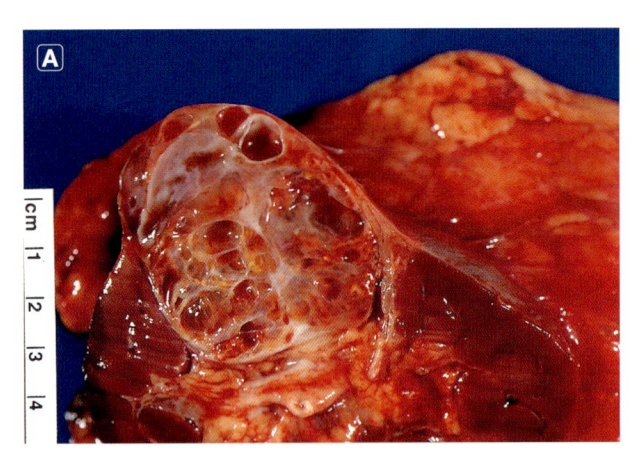

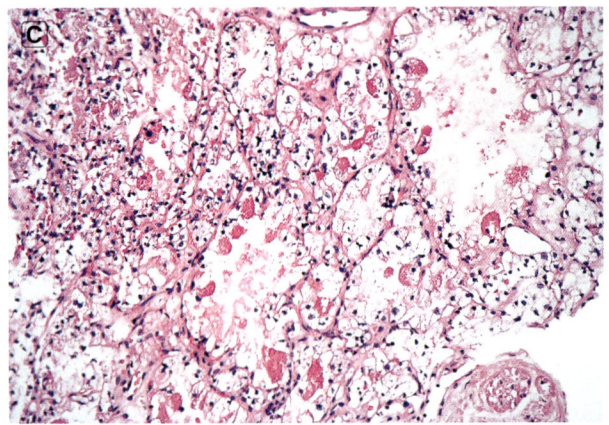

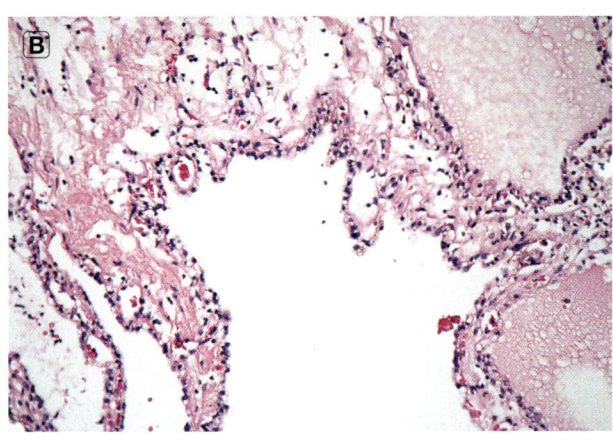

Fig.13-1A, B, C
多房性嚢胞状腎細胞癌。**A**：横断面は、境界明瞭な嚢胞性腫瘤を呈し、薄い内面平滑な線維性壁で隔てられた多発性房室に分かれている。肉眼的検査だけで本症例を嚢胞性腎腫と鑑別することは、不可能ではないが困難であろう（これは、Question 2のFig.2-6に示した症例と同一である）。**B, C**：顕微鏡検査では、薄い隔壁には、小さな円形核をもつ立方形の淡明細胞が単層で配列されていた。しかし、他部位では、隔壁間組織は淡明細胞腎細胞癌に特徴的な淡明細胞巣を含む。淡明細胞巣の存在が、多房性腎嚢胞（嚢胞性腎腫）の診断を否定する。

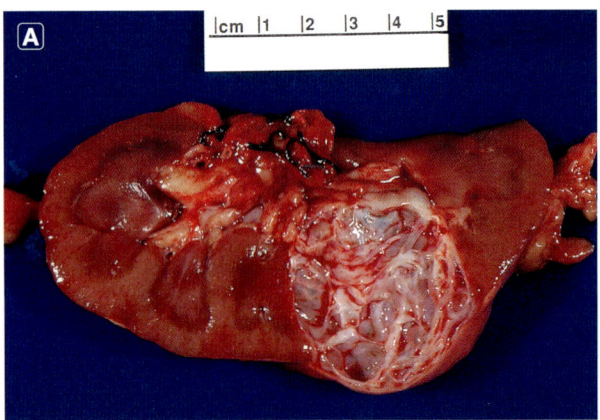

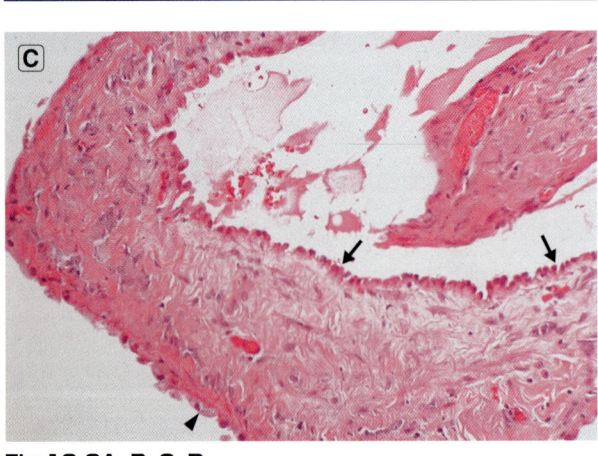

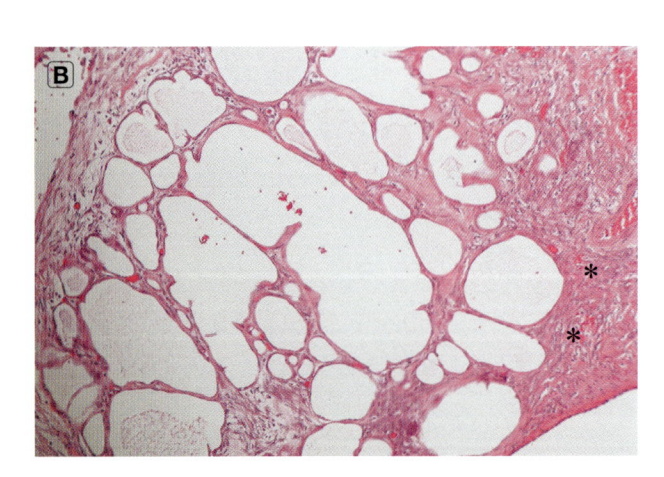

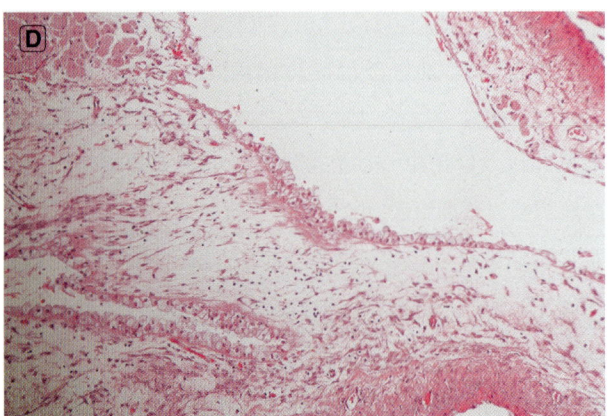

Fig.13-2A, B, C, D
52歳女性の嚢胞性腎腫。**A**：境界明瞭な嚢胞性腫瘤は、内面平滑な多発性房室に分かれている点に注意。**B**：大小不同の微小嚢胞があり、上皮細胞が内面に、目立たないが配列されている。嚢胞の外側組織は細胞に富み、卵巣様間質（＊）で構成されている。**C**：腫瘍の矢印で示す部位では、嚢胞は "hobnail（鋲釘）" 様外観を伴う立方形の好酸性細胞で覆われている。しかし他の部位では、配列する細胞は両染色性の細胞質（矢頭）をもつ。**D**：もう一方の領域では、嚢胞は淡明細胞を伴った立方形細胞の単層で覆われている。提供：シカゴ、ノースウエスタン大学ファインバーグ医学部Michael Pins博士。

Fig.13-3A, B
A：55歳女性の嚢胞性腎腫。B：腫瘍のこの部位では、嚢胞は立方形の淡明細胞の単層で配列されている。そのため、多房性嚢胞状腎細胞癌の細胞に似ていることがある。しかし、配列している嚢胞の下に淡明細胞巣はなく、間質は、卵巣様間質（*）の結合組織から構成されている。これらの特徴は、嚢胞性腎腫の診断を支持する。提供：シカゴ、ノースウエスタン大学ファインバーグ医学部Michael Pins博士。

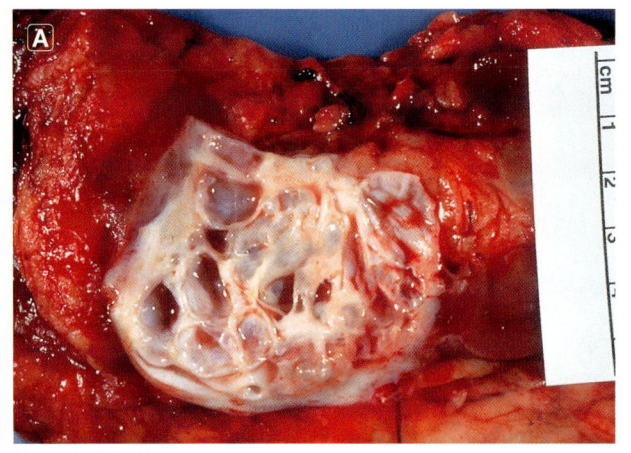

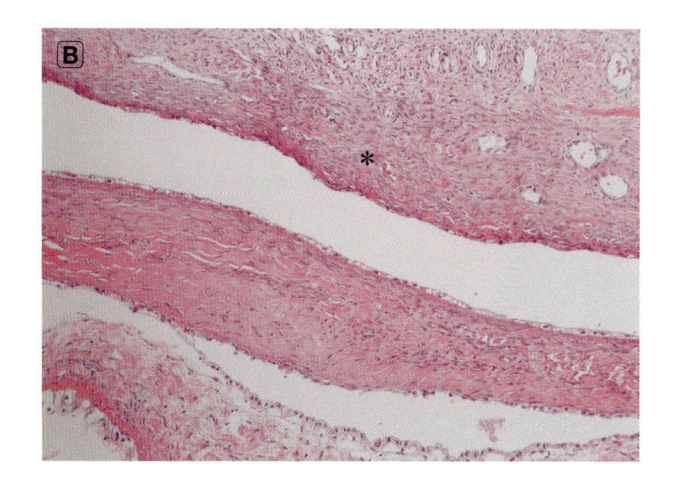

トロゲン受容体抗体に、6例はプロゲステロン受容体抗体に陽性反応を示しましたが、"非卵巣様"領域の間質細胞はこれらのマーカーには陰性でした。このように、正常な卵巣様間質とCNの卵巣様間質とに類似性がみられ（両方の細胞ともにvimentinとプロゲステロン受容体に陽性）ますが、他のマーカーに対する反応は異なります。CNの卵巣様間質はSMA（平滑筋アクチン）とdesminに陽性ですが、卵巣様間質はどちらのマーカーにも陰性でした。嚢胞上皮細胞は、遠位尿細管／集合管マーカー（CK19、AE1/3、EMA［上皮細胞膜抗原］）には一貫して陽性反応を示しましたが、近位尿細管マーカー（α1-antitrypsin、リゾチーム、CD15、CD10）にはさまざまな反応を示しました。

多嚢胞性腎細胞癌との鑑別診断が重要です。CN診断を支持する特徴は、しばしば"hobnail（鋲釘）"様外観を伴う単層扁平な好酸性細胞と、粗な粘液様間質です。卵巣様間質が存在すれば、明らかにCNと診断できます。淡明細胞が嚢胞壁に配列されることもあり多嚢胞性腎細胞癌の疑いが考えられますが、卵巣様間質を伴う場合は、CNと診断できます。多嚢胞性腎細胞癌の特徴は、すべての嚢胞表面に配列する淡明細胞と、嚢胞下の間質にも同じタイプの細胞群が散在していることです。

3. 上皮性・間質性混合腫瘍
（mixed epithelial and stromal tumor）

上皮性・間質性混合腫瘍（MEST）は、最近報告された成人の良性腎腫瘍であり、上皮細胞と間質細胞が混在しています。臨床的特徴と病理学的特徴が重なり合うため、嚢胞性腎腫（CN）と上皮性・間質性混合腫瘍は単一疾患なのかどうか、という議論が重ねられてきました。2005 USCAP Annual Meetingにおいて、上皮性と間質性という2つの類似点と相違点が討議されました。これに関して3つの研究報告がされ（Turbiner、Jevremovic、Antic）、CNとMESTは1つの疾患単位とする合意ができました。根拠とするところは、中年女性に好発し、嚢胞のさまざまな構造、好酸性細胞、"hobnail（鋲釘）"様細胞、卵巣様間質という特徴が双方にみられるということに基づいています。間質では、エストロゲン受容体（ER）、免疫組織染色、プロゲストロン受容体（PR）は、それぞれ、MESTで62%と85%、CNで26%と36%でした（Turbiner）。腫瘍が嚢胞を主体とする症例は、CNと診断される一方、嚢胞と充実性（線維性）領域の混合である場合、MESTと診断されるわけです。JevremovicらによってMESTと診断された全例にCN領域があった、と報告しています。おそらく、症例の大半が中間領域であり、両方の特徴を示すようです。Anticの報告では、MEST症例では患者は40～80歳です。7例中5例で長期のエストロゲン療法を受けており、2例は肥満体でした。

腫瘍は、全体的に多発性嚢胞と充実性部分から構成され、充実性部分が顕著な症例もあります。顕微鏡所見では、腫瘤は、円柱ないし立方型細胞が配列された大きな嚢胞、微小嚢胞、腺管から構成されます。一方、間質は瘢痕様領域から束状に配列される紡錘細胞からなります（**Fig.13-4A, B**）。免疫組織化学的には、紡錘細胞は平滑

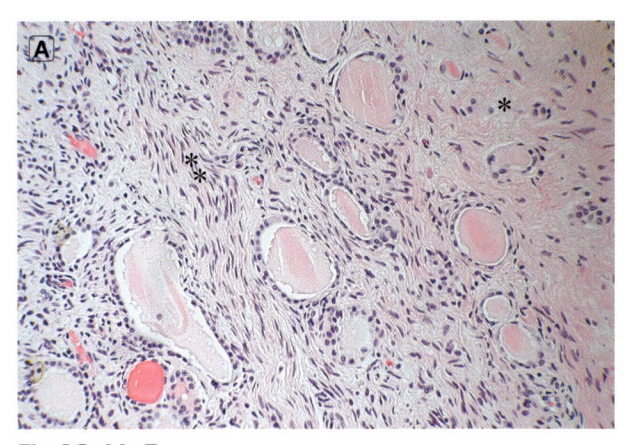

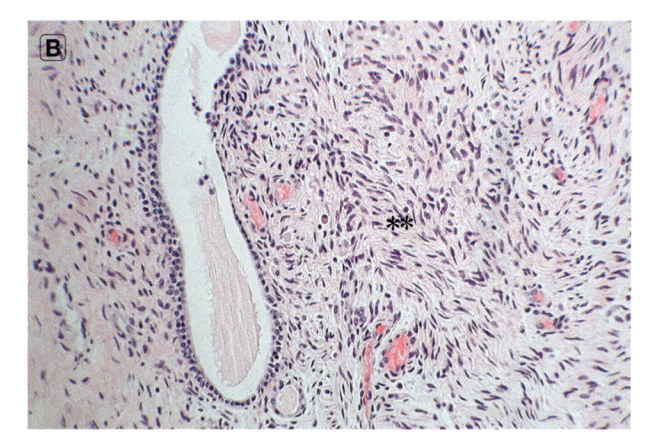

Fig.13-4A, B
A：80歳女性の上皮性・間質性混合腫瘍。瘢痕様領域（＊）から、平滑筋細胞分化を伴う紡錘細胞（＊＊）まで、さまざまな細胞間質内に小さな囊胞ないし腺管が散在している。提供：シカゴ、ノースウエスタン大学ファインバーグ医学部Michael Pins博士。

筋細胞マーカー陽性です（Adsay）。

4. 囊胞性部分的分化型腎芽腫
（cystic partially differentiated nephroblastoma）

囊胞性部分的分化型腎芽腫は、腎芽腫と他の未成熟要素を含み、Wilms腫瘍と関連があります。幼児の疾患であり、通常は生後24か月以内に、2：1の割合で男児に好発します（Murphy）。しかし良性疾患であり（Joshi）、完全な切除で治癒します。

囊胞は、Wilms腫瘍でも、まれではありますが、肉眼的検査で囊胞性腎腫（CN）と識別できない、全体が1つの囊胞性腫瘤として現れるタイプもあります。囊胞性部分的分化型腎芽腫とCNとの鑑別は、前者で腎芽腫と未成熟な間質、未成熟な上皮要素の存在です。囊胞内面上皮の配列は、CNのそれと同様であり、扁平で立方形または"hobnail（鋲釘）"様の細胞を伴います。

5. 後天性囊胞に併発する腎細胞癌
（acquired renal cystic disease : ARCD）

末期腎疾患（ESRD）患者に血液透析療法を導入すると後天性腎囊胞性疾患（ARCD）を誘発することはよく知られた事実です（Truong、Matson）。ARCDは女性より男性に好発し（p＜0.001、Fisher's exact test、Denton）、透析期間に並行してその頻度が増加します（p＜0.001、多変量解析、Denton）。1～3年間の透析療法中の患者では20％に発生しますが、5～10年間の患者では90％にまで増えます。ESRD患者の腎細胞癌発生率は高く、それらのほとんどがARCDに併発します（91％、10/11例、Denton）。Dentonらによれば、腎移植を受けた腎摘除術260例のうち、ARCD 33％、腎腺腫（すべて乳頭状型）14％、腎細胞癌4.2％、オンコサイトーマ0.6％が観察されました。これらの発生率は、0.5cm間隔で割を入れた摘除腎の病理学的検査に基づくものです。腎細胞癌（11/260例）は6例（55％）では淡明細胞型であり、そのうち3例は囊胞性変化を伴っていました。4例は乳頭状型で、そのうち1例は淡明細胞腎細胞癌が併存していました（1型癌3例と2型癌2例）。残る症例は、嫌色素型でした。しかし、一般的には、ESRDに伴う腎細胞癌（**Fig.13-5**）は乳頭状型がほとんどであり、発生癌の42～86％を占めます（Hughson、Chudek）。

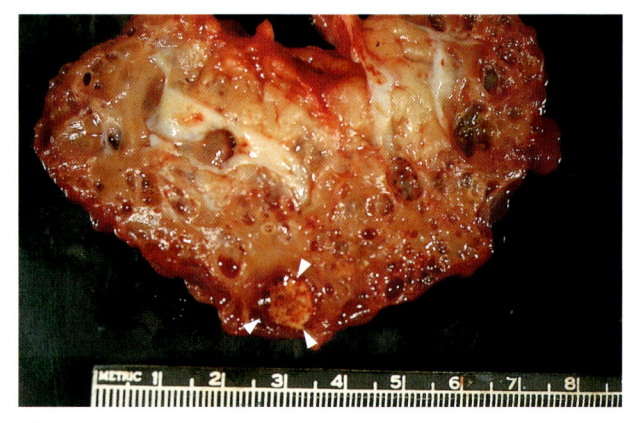

Fig.13-5
血液透析後の後天性囊胞腎。萎縮した腎に多くの囊胞がある。小さな腎細胞癌（矢頭）に注意。提供：シカゴ、ノースウエスタン大学ファインバーグ医学部Michael Pins博士。

Tickooらは、上記の普通のタイプの腎細胞癌の他に、特異な組織像を示す腫瘍の存在を認め、"acquired cystic disease-associated renal cell carcinoma"と呼んでいます。

一般に、充実性悪性腫瘍をもった患者は、治療後少なくとも2年間は、腎移植が延期されます。しかし、

Cincinnati Tumor Registryのデータは、偶然発見された被膜浸潤のない腎細胞癌は移植後の再発率が非常に低く、移植を延期する必要はないことを明らかにしました（Goldfarb、Gulanikar）。

ARCD患者での腎細胞癌発生機序はどのようなものでしょうか。ARCD腎の組織学的検査では、3種類の嚢胞がみられ、それらの嚢胞には扁平、立方形、または過形成上皮の細胞が配列されており、後者には増殖活性が示されており（Nadasdy）、微小乳頭状過形成へと進行していました（Konda、Hughson）。免疫組織化学的検査とRT-PCR法によって、肝細胞成長因子（HGF）とその受容体癌原遺伝子であるMETの発現が、これらの過形成上皮で観察されました（Konda）。もちろん、こうした癌原遺伝子の発現は、ESRD関連癌に特有ではなく、MET遺伝子の変異がみられる遺伝性乳頭状腎細胞癌をはじめとして（Schmidt）、さまざまなタイプの散発性腎細胞癌（Horie、Pisters）に発現します。

染色体7と17のトリソミーが散発性乳頭状腎細胞癌の大半で観察されることはすでに述べましたが、ESRD腎の乳頭状腎細胞癌でも染色体7と17のトリソミーは、一方または両方にせよ14例中8例にみつかりましたが、残り6例には変化がありませんでした（Hughson）。ESRD関連腎における多くの乳頭状腎細胞癌進展の背景に、通常の遺伝メカニズムおよびそれとは異なるメカニズムが働いていることを示唆しています。

References

1. Israel GM, Hindman N, and Bosniak MA. Evaluation of cystic renal masses: comparison of CT and MR imaging by using the Bosniak classification system. Radiology, 231: 365-371, 2004.
2. Picken MM, Antic T, Jahoda A, Damos T, and Campbell SC. Cystic adult renal lesions-radiologic and pathologic correlations. Mod Pathol, 18 (Suppl 1): 158A, 2005.
3. Terada N, Ichioka K, Matsuta Y, Okubo K, Yoshimura K, and Arai Y. The natural history of simple renal cysts. J Urol, 167: 21-23, 2002.
4. Murad T, Komaiko W, Oyasu R, and Bauer K. Multilocular cystic renal cell carcinoma. Am J Clin Pathol, 95: 633-637, 1991.
5. Eble JN. Cystic tumors of the kidney. 2005 Companion Meeting Syllabus. United States and Canadian Academy of Pathology, Annual Meeting, February 26-March 4, 2005. San Antonio, TX.
6. Murphy WM, Grignon DJ, and Perlman EJ. Tumors of the kidney, bladder, and related urinary structures. AFIP Atlas of Tumor Pathology Series 4. American Registry of Pathology. Washington, DC. 2004.
7. Castillo OA, Boyle ET Jr, and Kramer SA. Multilocular cysts of kidney. A study of 29 patients and review of literature. Urology, 37: 156-162, 1991.
8. Davila RM, Kissane JM, and Crouch EC. Multilocular cyst. Immunohistochemical and lectin-binding study. Am J Surg Pathol, 16: 508-514, 1992.
9. Mukhopadhyay S, Valente AL, and de la Roza G. Cystic nephroma: a histologic and immunohistochemical study of 10 cases. Arch Pathol Lab Med, 128: 1404-1411, 2004.
10. Adsay NV, Eble JN, Srigley JR, Jones EC, and Grignon DJ. Mixed epithelial and stromal tumor of the kidney. Am J Surg Pathol, 24: 958-970, 2000.
11. Turbiner J, Amin MB, Radhakrishnan A, Humphrey PA, Srigley JR, de Leval L, and Oliva E. Cystic nephroma (CN) and mixed epithelial and stromal tumor (MEST) of the kidney: are they one and the same entity? Mod Pathol, 18 (Suppl 1): 169A, 2005.
12. Jevremovic D, Lager DJ, and Lewin ML. Cystic nephroma and mixed epithelial and stromal tumor of the kidney: a spectrum of the same entity? Mod Pathol, 18(Suppl 1): 148A, 2005.
13. Antic T, Fresco R, Pins MR, and Picken MM. Mixed epithelial and stromal tumor of the kidney vs adult cystic nephroma-one or two entities? Reappraisal of 14 lesions. Mod Pathol, 18 (Suppl 1): 127A, 2005.
14. Joshi VV, Banerjee AK, Yadav K, and Pathak IC. Cystic partially differentiated nephroblastoma: a clinicopathologic entity in the spectrum of infantile renal neoplasia. Cancer, 40: 789-795, 1977.
15. Truong LD, Krishana B, Cao JT, Barrios R, and Suki WN. Renal neoplasm in acquired cystic kidney disease. Am J Kidney Dis, 26: 1-12, 1995.
16. Matson MA and Cohen EP. Acquired cystic kidney disease: occurrence, prevalence, and renal cancers. Medicine (Baltimore), 69: 217-226, 1990.
17. Denton MD, Magee CC, Ovuworie C, Mauiyyedi S, Pascual M, Colvin RB, Cosimi AB, and Tolkoff-Rubin N. Prevalence of renal cell carcinoma in patients with ESRD pre-transplantation: a pathologic analysis. Kidney Int, 61: 2201-2209, 2002.
18. Gulanikar AC, Daily PP, Kilambi NK, Hamrick-Turner JE, and Butkus DE. Prospective pretransplant ultrasound screening in 206 patients for acquired renal cysts and renal cell carcinoma. Transplantation, 66: 1669-1672, 1998.
19. Goldfarb DA, Neumann HP, Penn I, and Novick AC. Results of renal transplantation in patients with renal cell carcinoma and von Hippel-Lindau disease. Transplantation, 64: 1726-1729, 1997.
20. Hughson MD, Bigler S, Dickman K, and Kovacs G. Renal cell carcinoma of end-stage renal disease: an analysis of chromosome 3, 7, and 17 abnormalities by microsatellite amplification. Mod Pathol, 12: 301-309, 1999.
21. Chudek J, Herbers J, Wilhelm M, Kenck C, Bugert P, Ritz E, Waldman F, and Kovacs G. The genetics of renal tumors in end-stage renal failure differs from those occurring in the general population. J Am Soc Nephrol, 9:1045-1051, 1998.
22. Konda R, Sato H, Hatafuku F, Nozawa Y, Ioritani N, and Fujioka T. Expression of hepatocyte growth factor and its receptor C-met in acquired renal cystic disease associated with renal cell carcinoma. J Urol, 171: 2166-2170, 2004.
23. Nadasdy T, Laszik Z, Lajoie G, Blick KE, Wheeler DE, and Silva FG. Proliferative activity of cyst epithelium in human renal cystic diseases. J Am Soc Nephrol, 5: 1462-1468, 1995.
24. Horie S, Aruga S, Kawamata H, Okui N, Kakizoe T, and Kitamura T. Biological role of HGF/MET pathway in renal cell carcinoma. J Urol, 161: 990-997, 1999.
25. Pisters L, el-Naggar AK, Luo W, Malpica A, and Lin SH. C-met proto-oncogene expression in benign and malignant human renal tissues. J Urol, 158: 724-728, 1997.
26. Schmidt L, Duh FM, Chen F, Kishida T, Glenn G, Choyke P, Scherer SW, Zhuang Z, Lubensky I, Dean M, Allikmets R, Chidambaram A, Bergerheim UR, Feltis JT, Casadevall C, Zamarron A, Bernues M, Richard S, Lips CJ, Walther MM, Tsui LC, Geil L, Orcutt ML, StackhouseT, Lipan J, Slife L, Brauch H, Decker J, Niehans G, Hughson MD, Moch H, Storkel S, Lerman MI, Linehan WM, and Zbar B. Germline and somatic mutations in the tyrosine kinase domain of the MET proto-oncogene in papillary renal carcinomas. Nat Genet, 16: 68-73, 1997.
27. Tickoo SK, dePeralta-Venturina MN, Harik LR, Worcester HD, Salama ME, Young AN, Moch H, Amin MB.Spectrum of epithelial neoplasms in end-stage renal disease: an experience from 66 tumor-bearing kidneys with emphasis on histologic patternsdistinct from those in sporadic adult renal neoplasia. Am J Surg Pathol, 30:141-153, 2006.

Question 14

腎癌に対する腎保存手術（nephron-sparing surgery：NSS）の適応を論じてください。NSS後の再発の危険性はどれくらいですか？　部分切除する際に、どれくらい正常組織を付けて切除すべきですか？　部分切除は、腎機能に対して長期的にどのような影響を及ぼすのですか？

■ Answer

　腎保存手術（nephron-sparing surgery：NSS）の適応は、3つのカテゴリーに分けられます。絶対的（不可避的）適応は、対側腎の機能が不可逆的に不全になっている場合、対側腎にも併発癌が発生している場合です。全身性疾患または遺伝的素因のため将来的に腎機能を損なうおそれがある患者では、相対的適応です。一側腎に低stageの小さな腎癌が発生したが正常な対側腎をもつ場合は、選択的適応です。その意図は、将来腎不全の可能性を最小限にするため、正常腎組織をできる限り温存することです。低stageで4cm以下の腎腫瘍にNSSが施行された患者の腎腫瘍特異的予後は、腎摘除術を受けた患者に匹敵するほど良好な結果となっています。NSS後の局所再発率は、腎温存部に新たな腫瘍が発生する理論的可能性（約11％）があるにもかかわらず、非常に低いのです。部分切除する腎検体にどれくらい正常組織を付けて切除すべきか、ということに関しては、意見が一致していません。局所再発率と、正常組織の2.5mmまでの切除幅との間には相関関係はないというデータが出ています。筆者らの見解では、切除検体はただちに病理医による肉眼的検査がなされ、もし必要であれば、疑わしい領域を術中凍結切片で調べることです。陽性なら、陰性マージンを得るために再切除を行います。腫瘍床の凝固は、局所制御に関して有意義です。おそらく、1～2mm以下の切除マージンで、切除部位での再発を防ぐのに十分と考えます。

　一側性腎摘除術後の腎機能は、一般に良好です。しかし、蛋白尿と血圧において統計学的にはわずかな有意上昇（臨床的には有意でない）がみられ、腎クリアランスの低下もみられます。もし蛋白尿が増悪する場合は、腎障害の徴候であり、腎不全に至る危険があります。腎不全の原因となる病変の1つは、巣状分節状糸球体硬化症です。温存腎のクレアチニンクリアランスが低下している患者は腎不全への進行の危険性が高いのですが、術前に予測が可能です。最近の研究によれば、術前のMAG3（^{99m}Tc-mercaptoacetyltriglycine）クリアランスが、腎摘除術後の腎機能予測に有用です。温存される腎のMAG3クリアランスが130mL/min/1.73m^{2}以下であれば、術後のクレアチニンクリアランス低下を示唆します。腎不全の進展は、温存された腎の量と負の相関を示しており、単腎の患者にNSSを施行された場合によくみられます。

■ Comments

　腎細胞癌の外科的治療は近年改善されてきました。腫瘍径が4cm以下の場合、腎保存手術（nephron-sparing surgery：NSS）が普及してきました。NSSの施行は、長期追跡調査においては腎不全の危険性を減少させるのに明らかに貢献しています（Lee、Uzzo）。この点に関して詳しい情報を希望される読者は、最近のUzzoのレビュー論文をお読みください。

　以下、4つの論点に分けて解説します。

1．NSSの適応
2．NSS後の再発の可能性
3．NSS後の局所再発を防ぐため、正常組織をどれくらい付けて切除すべきか？
4．NSSが腎機能に与える長期的な影響

1. NSSの適応

　NSSの適応は、絶対的（不可避的）、相対的、選択的の3つに分けられます（Uzzo）。対側腎が欠損する場合、対側腎に何らかの機序によって不可逆的な障害が起きている場合、または両側腎に癌が発生した場合は絶対的（不可避的）適応です。全身的または遺伝的素因によって将来腎機能を損なうおそれがある場合、例えば糖尿病性腎症、慢性腎盂腎炎、腎結石、高血圧由来動脈性腎硬化症、腫

瘍発生の可能性（一例としてvon Hippel-Lindau病）がある患者では、相対的適応です。対側腎の機能が正常な患者に対してNSSを行う場合が選択的適応です。対側腎の機能が正常域内である患者に対して、NSSを行う理論的根拠はとりもなおさず腎機能をできる限り温存することです。NSSが腎機能に与える長期的な影響は、後述します。

2. NSS後の再発の可能性

NSS後の腫瘍再発の危険性は、泌尿器科医にとって大きな関心事です。この点について、2つの可能性が考えられます。第1は、NSS後に取り残された腫瘍の増殖による再発で、これは局所再発と遠隔転移による再発が考えられます。第2は、腎温存部に新たな腫瘍が発生することでの再発です。これは、次項において扱います。

第1の問題に関しては、再発の危険性は腫瘍サイズと相関します。Cleveland Clinicのグループは、NSS後の患者生存率と再発率に関して腫瘍サイズが与える影響を調べました（Hafez）。4cmまたは4cm未満の腫瘍（2002年TNM分類ではT1a）に施行したNSS後の再発率は、4cm以上の腫瘍（2002年TNM分類ではT1b）と比較して明らかに低いと報告しています（$p<0.001$）。Mayo ClinicのLernerら、Memorial Sloan Kettering Cancer CenterのLeeら、Salamaら、Belldegrunら、ほか数グループの報告でも同様の結論が出されています。選択基準を厳密に適用する場合（すなわち、腎腫瘍が4cmあるいはそれ以下で低stage）は、疾患特異的生存率または局所再発率においてNSS施行群と根治的腎摘除術施行群との間に差はありません（Lee）。長期追跡調査において、癌特異的生存の5年生存率と10年生存率はそれぞれ、stage T1a癌では98％と95％、stage T1b癌では95％と67％でした（Fergany）。NSS後の再発は、局所再発と転移による進展に分けられます。文献に報告された局所再発率は、0％から10％の間です（Uzzo）。しかし再発は、局所再発ではなくむしろ転移によることが多く、その再発率は腫瘍サイズに比例して上昇します（Lee、Hafez、Fergany）。代表的な報告のデータを、**Table 14-1**にまとめました。要約しますと、術前低stageの小さな腫瘍（4cm以下のサイズ）をもつ患者に対し専門医がNSSを施行した場合は、腎摘除術を施行した場合に匹敵するほどの予後良好な結果となります。

NSSに関する第2の問題は、腎の温存部分に取り残された腫瘍周囲の衛星病変（satellite tumor）が成長することによる再発です。腎癌の多病巣性発育は、von Hippel-Lindau病、遺伝性乳頭状腎細胞癌、家族性オンコサイトーマ、Birt-Hogg-Dube症候群（Question 7参照）のような、腫瘍が遺伝的に形成される症例で多数報告されています。散発性腎細胞癌では、再発の頻度は5％から30％まで幅広く報告されています（Mukamel、Cheng、Kletscher、Whang、Oya、Nissenkorn、Gohji、Baltaci、Richstone、Schlichter）（**Table 14-1**）。Richstoneらによる根治的腎摘除術1,071検体の研究では57検体（5.3％）が多発性腫瘍の病理学的所見を示し、そのうち6検体では両側性の同時発生腎皮質腫瘍（bilateral synchronous renal cortical tumor）が存在しました。多病巣性グループの標的腫瘍は、乳頭状型に次いで淡明細胞型がほとんどです。多病巣性グループの74％において同型の腫瘍でした（Richstone）。多発性腫瘍の発生は、両側性腫瘍併発、乳頭状型（Richstone）、標的癌の進行した腫瘍病期（Richstone、Whang、Baltaci）、リンパ節転移（Richstone、Oya）と強く相関しています。このように、NSSを考慮する場合は、標的病変の正確な術前stage決定が求められます。しかし、術前の画像診断では、摘除腎検体の詳細な病理学的検査によって同定されるすべての腫瘍を同定することはできません。病理医が摘除腎検体でみつける腫瘍を術前に同定できる可能性は、10〜33％までさまざまです（Oya、Gohji、Baltaci、Kletscher、Richstone）。例えば、根治的腎摘除術1,071検体のRichstoneらによる報告では、多病巣性は病理検査で57検体（5.3％）に観察されました。術前の画像診断で多病巣性を同定できたのは19検体だけです（病理学的検査後に同定された多発性腫瘍症例の33％、腎摘除術症例の2％）。したがって、併存する腎癌の約2/3はCTスキャンでは見落とされ、もしNSSが施行された場合は腎温存部内に残るということになります。Richstoneらの研究は、すべての型およびさまざまな大きさの腎細胞癌の症例に基づいています。したがって、NSSの対象となる小さな腫瘍症例では、このデータは当てはまらないかもしれません。そこで、標的腫瘍サイズと多発性の相関をみた報告を**Table 14-2**にまとめてみました。多発性腫瘍症例のうち標的腫瘍が5cm以下の割合は16〜90％であり、多発性と標的腫瘍のサイズ

Table 14-1 **Recurrence of renal cell carcinoma following nephron-sparing surgery (NSS). Relation to tumor size**

Investigators (year)	Median follow-up	Tumor size (cm)	Pathological stage						Recurrence			Comments
			N	T1	T2	T3a	T3b	T4	Local	Distant	Others	
Hafez (1999)	47 M	<4	310	240	0	46	24	0	3	10		Cancer-free survival is significantly better in patients with tumors 4 cm or less compared to those with larger tumors
		4–7	125	80	0	17	28	0	3	12		
		>7	50	0	21	18	11	0	2	6		
Lee (2000)	40 M	<4	79	70	0	9 (T3, T4 N+, M+)			0	3	3 (unknown status)	No significant difference in disease-specific, disease-free, and overall survival between NSS and radical nephrectomy
Fergany (2000)	5 and 10 years	<4	43	43 (T1a)					0	1		Cancer-specific survival rates: 98% (5 years), 95% (10 years)
		4–7	21	21 (T1b)					0	6	1 (both local + metastasis)	Cancer-specific survival rates: 95% (5 years), 67% (10 years)

との間に明らかな相関関係はありません。

上記のデータから、局所再発は、標的腫瘍サイズと厳密に相関しています。もし、4cm以下で低stageの腫瘍にNSSを施行した場合、温存腎に新たに発育することでの局所再発の理論的可能性は、7%（Richstone）から19%（Baltaci）まで幅があります［総合すると51/463（11%）］（**Table 14-2**）。

3. NSS後の局所再発を防ぐため、正常組織をどれくらい付けて切除すべきか？

NSSの目的は、低stage腫瘍（pT1）を完全に切除し、正常組織を最大限に温存することですが核出術は推奨されません（Blackley）。この点を特に検討した報告がいくつかあります（**Table 14-3**）。正常組織をどれだけ切除すべきか、ということに関しては、意見が一致していません。Vermootenはこの課題に最初に取り組み、最小の切除マージン（free margin）として、1cm幅を任意に選びました。他の報告者は、0.5～2.0cm幅（Chan、Polascik、Blackley、Zucchi）までの正常組織切除マージンを提唱しました。腫瘍周囲正常組織を一定量、切除部分に含めることが、局所再発を適切に制御することになると仮定します。その切除された正常組織マージンの中に、腫瘍の衛星病変の小結節が含まれている可能性はどうでしょうか？

この質問に答えた2つの報告があります。Liらは、根治的腎摘除術によって摘除されたpT1癌（1997 TNM分類）近傍の腎組織を顕微鏡で詳細に調べました。82例中10例（12%）において、腫瘍は偽被膜（pseudocapsule）を越えて進展しており、5mmほど正常組織に浸潤していました。他の2例では、原発腫瘍から20mmと15mmに位置する、それぞれ直径10mmと15mmの衛星病変がありました。全体として、82例中14例において、原発腫瘍の進展または独立した小さな衛星腫瘍病変がありました。切除マージンが0.5cm以下の場合、12%もの頻度で腫瘍部位に新たな腫瘍が発生する可能性がある、ということになります。Schlichterらは、摘除腎検体で多巣性腫瘍が散在する度合いを調べました。92の多巣性腫瘍例（19%）が、腫瘍辺縁から1cm以内に局在していたことがわかりました。Zucchiらによれば（**Table 14-3**）、選択適応（前述参照）で施行されたNSSの53例は、平均2.6cmで、すべての症例で（淡明細胞腎細胞癌43、乳頭状腎細胞癌2、混合型3、オンコサイトーマ5）腫瘍は明らかに正常な組織マージン10mmを付けて摘出されました。3例において腫瘍周囲に衛星病変が発見され、そのサイズは平均径2.3mmであり

Table 14-2 **Frequency of multifocality in renal cell carcinoma, its frequency in small primary cancer, and frequency of multifocality in small primary cancer**

Investigators (year)	No. of multifocal cases/total (%)	No. of small primary cancer/multifocal cancer (%)	No. of multifocal cancer/small primary cancer (%)	Comments
Kletscher(1995)	16/100 (16)	8 (<4 cm)/16 (50)		Tumor size not correlated to multifocality
Mukamel (1988)	20/66 (30)	6 (<4 cm)/20 (30)		
Baltaci (2000)	22/103 (21)	8 (<5 cm)/22 (36)	8/42 (<5 cm) (19)	Stage but not tumor size correlated to multifocality
Whang (1995)	11/44 (small and suitable for partial nephrectomy but radical nephrectomy performed) (25)	10 (<5 cm)/11 (91)		
Cheng (1991)	7/100 (<8 cm) (7)	2 (<4 cm)/7 (29)		
Oya (1995)	7/108(7)	3 (<4 cm)/7 (43)	3 (<4 cm)/7 (43)	M1 tends to be associated with multifocality compared to M0 (p=0.084). No other factors correlated
Gohji (1998)	10/64 (<5 cm) (16)			Vascular invasion in primary cancer is a risk factor for multifocality
Richstone (2004)	57/1,071 (5)		22/300 (<4 cm) (7)	Multifocality significantly correlated to bilaterality, papillary type, advanced tumor stage and lymph node metastasis
Schlichter (2000)	61/372 (16)	18 (<4 cm)/61 (30)	1 (<2 cm)/ 8 (13) 11 (2.1-3)/47 (23) 6 (3.1-4)/59 (10) total 18 (<4)/114 (16) 43 (>4.1)/258 (17)	1. Multifocality of renal cell carcinomas occurs independently of primary tumor size 2. Distances between primary tumors and additional tumor nodules (n=61 nephrectomy specimens with 92 multifocal tumors) Distance　　N (%) <1 cm　　17 (19) 1.1-2　　31 (34) 2.1-3　　17 (19) 3.1-4　　9 (10) >4.1　　18 (20) This means that, if nephron-sparing surgery is performed, the risk of having an additional (satellite) tumor within a 1 cm margin is 5% (17/372)

（1.2〜3mmまで）、原発病変から平均5.3mm離れた部位で発見されました。その3つはそれぞれ、乳頭状腎細胞癌[1]、乳頭状腺腫、オンコサイトーマでした。この報告では、1cm幅で新生物をみる頻度は6%（3/52）で、したがって、この切除幅内では、潜在的な再発率は6%ということになります。しかし、平均61か月の追跡調査においては、局所再発を起こした症例はありませんでした。Sutherlandらの NSS 44例は、淡明細胞腎細胞癌35例、乳頭状腎細胞癌8例、嫌色素腎細胞癌1例です。切除マージンは平均2.5mmで、0.5〜7mmまでの幅がありました。切除縁陽性は3例です。平均49か月の追跡調査後、局所再発を起こした例はありませんでした。Herrらは、平均3.0cmの腫瘍で少なくても0.5cmの切除マージンをもって選択的適応で施行されたNSS 70例を追跡しました。中央値が10年の追跡調査後、1例のみが局所再発を起こしました。

---

[1] この報告では、乳頭状腫瘍の1つが、サイズ3mmの乳頭状腎細胞癌として記載されていました。Question 3において、0.5cm未満の新生物的乳頭状病変は乳頭腺腫として分類されると述べたことを想起してください。

Table 14-3 **How much tumor-free margin is required to control local recurrence after nephron-sparing surgery for renal cell carcinoma?**

Investigators (year)	N	Histological types of tumor	Tumor size (cm)	Follow-up (mos)	Peritumoral satellite lesions found within 1cm (%)	Satellite lesions, mean (cm)
Zucchi (2003)	53 elective	clear cell (43), papillary (2), oncocytoma (5), mixed forms (3)	2.6 (mean)	61 (mean)	3 (5.6)	0.23
	7[2] imperative	clear cell (8), papillary (1), oncocytoma (1)	3.2 (mean)	39 (mean)	1 (10)	0.3
Sutherland (2002)	44	clear cell (35), papillary (8), chromophobe (1)	3.2 (mean)	49 (mean)	not stated	—
Herr (1999)	70 elective	not stated	3 (average)	10years (median)	not stated	—
Piper (2001)	67	not stated	3.0 (mean)	60 (mean)	not stated	—
Castilla (2002) imperative and absolute cases only	69	not stated	4.4 (average)	8.5years (mean)		
Lapini (2005)	107 elective	clear cell (93), papillary (8), chromophobe (5)	2.7 (mean)	88.3	not stated	—

1 In all of these 3 cases, the principal tumor was clear cell carcinomas.
2 Total 10 lesions surgically treated.
3 In one cases, multipul local and metastatic recurrences occured.
4 One case recurred around the kidney at a site distant from the original lesion.
5 Local and distant metastasis. Another patient had distant metastasis without local recurrence.
6 Five patients had distant metastasis.

Surgical margins positive (%)	Histological types of satellite lesions	Tumor-free surgical margin (cm)	Cancer-specific survival (%)	Local recurrence	Comments and conclusions
0	papillary ca (1)[1], papillary adenoma(1)[1], oncocytoma (1)[1]		96	0	1. In all cases with satellite tumors, the primary tumors are clear cell type. 2. The surgical margins must be at least 10mm of macroscopically healthy peritumoral tissue. 3. No intraoperative frozen section examination done.
0	papillary ca (1)		58	0	
3(7)[3]	—	0.5–7mm, 2.5mm (mean)	93	0[4]	1. None of patients with negative parenchymal margins had local recurrence at the resection site. 2. Only a minimal margin of normal renal parenchyma of less than 5mm must be removed.
—	—	at least 0.5cm	97	1	No specific conclusions drawn regarding the margin of normal kidney parenchyma.
7		0.45cm (mean) 46/67: negative margin less than 1.0cm		0	1. Of 7 cases with positive surgical margin, no evidence of disease in follow-up (mean 29mos) in 5. Died of disease in 1. Systemic recurrence in 1. 2. Of 11 with negative margin of less than 1 mm, no evidence of disease in follow-up (mean 50mos) in 9. Systemic recurrence in 2 (one also with local recurrence). 3. Of 49 with negative margin of more than 1 mm, all 49 are free of disease in follow-up (mean 73mos). 4. Necessity of a 1-cm margin is questionable.
		average 0.35cm ≤0.1 5 (7%) 0.1–0.2 15 (22) 0.2–0.25 7 (10) >0.25 42 (61)		1[5] 0[6] 2[7] 6[8] total 9	1. None of cases of NSS are elective. The study includes 14 patients with bilateral synchronous tumors (20%) and 21 patients with bilateral asynchronous tumors (30%). 2. The width of the resection margin after NSS does not correlate with long-term disease-free progression. 3. Histologically tumor-free margin, irrespective of its width of the margin, is sufficient to achieve complete local control. 4. Both TNM stage (1997) and Fuhrman nuclear grade correlate with disease progression.
enucleated, tumor bed coagulated	—	virtually none	99 (5years) 97.8 (10years)	2[9]	Simple tumor enucleation is an acceptable approach for elective nephron-sparing surgery. It provides excellent long-term progression-free and cancer-specific survival rates.

7 One local recurrence case also had distant metastasis. Another patient had distant metastasis without local recurrence.
8 Three local recurrence cases also had distant metastasis. Eleven patients had distant metastasis without local recurrence.
9 One of them also had distant metastasis.

Piperらは、平均3.0cmサイズの腫瘍67例にNSSを施行し、切除マージンは平均4.5mmでした。67例中46例において、切除縁陰性は1.0cm以下のマージンで、7例は切除縁陽性でした。平均60か月の追跡調査後、いずれも局所再発はみられませんでしたが、2例は全身転移を起こし、そのうち1例は癌で死亡しました。最後に、CastillaらのNSS 69例すべては、不可避的適応（前述参照）によるNSSで、腫瘍は平均サイズ4.4cm、切除マージンは1～2.5mmまでの幅がありました。平均8.5年の追跡後、局所再発は9名に起こりましたが、切除マージンの幅とは関係がありませんでした。彼らは、組織学的に切除マージンはいろいろであったが局所制御を達成するのに十分であった、という結論を出しました。局所再発を起こした9例のうち5例は遠隔転移を起こしたこと、また他の18例は局所再発の徴候なしに遠隔転移を起こしたことは、注目すべきです。この研究においては、59％もの症例が4cmを超える腫瘍であり、また36％がstage T2とT3であったことが、おそらく、その腫瘍の高い遠隔転移率につながると考えられます。

冒頭に、核出術は不完全な腫瘍切除につながり再発リスクが有意に高まるというBlackleyらの記述を引用しました。この結論は、追跡情報もない、腫瘍のex vivoの核出術に基づいています。最近、イタリアのLapiniらのグループは、腎癌に対する選択的な治療として、単純核出術を安全に施行できると主張しています。この研究は、選択的適応のみ、および単純核出術のみの計107名の患者（臨床的にはN0M0）を対象としており、淡明細胞腎細胞癌93例、乳頭状腎細胞癌9例、嫌色素腎細胞癌5例からなります。pT1aが102例、pT1bが4例、pT3aが1例です。腫瘍サイズの平均は2.7cm、追跡期間の平均は88.3か月でした。5年、10年の癌特異的生存率は、それぞれ99％と97.8％でした。腫瘍が進行したのは3例であり、1例は局所再発のみ、1例は遠隔転移を伴った局所再発、1例はFuhrman grade 3のpT1b腫瘍の転移によるものでした。局所再発のみの症例は、腎温存部に新たに発生した腫瘍であり、サルベージの腎摘除術により診断されました。その患者は、122か月の時点で癌の再発はみられません。遠隔転移の患者2例は、診断後数か月で死亡しました。Lapiniらは、単純核出術は安全であり、選択的適応のNSSでは容認される治療アプローチであると結論づけました。核出術切除縁を"非常に注意深く"検索し、外科的ジアテルミーまたはアルゴンビームで凝固したことは注目に値します。

まとめますと、第1に、腫瘍摘出が完全であれば局所再発は極めてまれであること、そして、もし摘出が不完全であったとしても、腫瘍床を凝固することで残存する腫瘍組織を取り除くことができる可能性が十分示されたということです。第2は、Zucchiら、Liらによって報告された微小な腫瘍衛星病変は、臨床的に有意ではないということです。第3は、局所制御の成功にもかかわらず遠隔転移が少数の症例で起こる可能性があるということです。こうした患者のほとんどにおいて、おそらくNSS施行時までに転移を起こしていたのでしょう。

筆者からのメッセージは、もちろん泌尿器科医は腫瘍を完全に摘出するということですが、腫瘍周囲の正常組織をどれくらい切除すべきかということは、泌尿器科医の判断と技術に任せます。Van Poppelは、以下のように結論づけています。"我々は、選択的適応の腎保存手術の場合、核出術はすべきでなく、腫瘍周囲にある程度の正常組織を付けて切除しなければならない。しかしながら凍結切片の使用は提唱できない…"。筆者らの見解は、1～2mmの切除マージンで局所制御には十分です。切除縁が適切かどうかを確かめるため、摘除腎検体を直ちに病理診断部へ送るべきです。もし肉眼的検査で疑わしい領域があれば、その部位をクライオスタットによる凍結切片で調べればよいのです。もし陽性であれば、その部位の追加切除が勧められます。腫瘍床の凝固は、局所制御に関して有意義であると思います。

4. NSSが腎機能に与える長期的な影響

散発性腎細胞癌の患者には、対側腎が正常であっても、病側腎を最大限に温存するよう試みるべきです。NSSが施行された患者は、根治的腎摘除術を施行された患者と比べて、腎不全（定義：血清クレアチニン2mg/dL以上）に進行する確率は低い（2.3％対12.4％、Lau）というデータが集まってきました。腎腫瘍摘出後の腎機能は、2つの要素に影響されます。温存された腎自体の量と、疾患腎を摘除した際の対側腎の腎機能です。健康な移植腎ドナーの一側腎摘除術後の腎機能に関するデータは、豊富にあります。概して、腎機能は良好に保たれています。

一側腎摘除術後のクレアチニンクリアランスは、腎移植前値と比較して約70〜80％に低下する一方（Fotino）、血清クレアチニン、尿蛋白排泄、収縮期血圧は有意に上昇します（各比較$p<0.001$）が、その変化はわずかであり、25年の追跡調査では臨床的に有意ではありませんでした（Goldfarb）。高血圧発生率は、一般人口の同じ年齢層での推定発生率と有意な差はありません（Goldfarb、Anderson、Hakim、Najarian、Talseth、Williams）。しかし、腎提供前に蛋白尿が軽度または境界領域であったドナーでは、移植後に蛋白尿が著明に進行する危険がありますが、これはすでに腎障害が存在していたことが原因と考えられます（Kasiske）。

　ラットで1つ以上腎を摘除すると、蛋白尿そして進行性腎不全となります。その変化は、糸球体高血圧と慢性糸球体過濾過によるものであり（Brenner）、巣状分節状糸球体硬化症（focal segumental glomerulosclerosis）に至ります（Shimamura）。この動物検査でのデータは、単腎症例の腎細胞癌または移行上皮癌に対し腎部分切除術を施行された場合にも当てはまります。Novickらは、このような単腎の限局性腫瘍に対して腎部分切除術が施行された14例について報告しています。単腎組織の25〜75％が切除され、5〜17年の経過観察が行われた症例です。12例は術後も腎機能は安定していましたが、2例は末期腎不全に進行しました。9例は蛋白尿を伴っており、4例では軽度（0.15〜0.8g/day）、5例では中等度から重症（0.9〜6.7g/day）でした。蛋白尿の量は、温存腎の量と負の相関を示し（$p=0.0065$）、経過観察期間の長さとは正の相関を示しました（$p=0.0005$）。中等度から重症の例のうち4例に腎生検を行った結果、3例に巣状分節状糸球体硬化症、1例に広汎性硬化症の所見がみられました。Novickらは、腎全体の50％以上が失われた患者のほとんどは安定した腎機能を維持するものの糸球体症発生の危険性が高く、さらに腎全体の70％以上を失った患者では腎不全の危険性が高い、と結論づけています。

　一側腎摘除術後の腎機能を推理するに有用な報告があります。Shirasakiらによる前向き研究で、腎癌患者32例と尿路上皮癌患者3例の全35例が対象です。一側性腎摘除術の術前と術後（各1か月）に、^{99m}Tc-mercaptoacetyltriglycine（MAG3）腎シンチグラフィーを全員に施行しました。温存腎の術前MAG3クリアランスが$130mL/min/1.73m^2$以下の場合、術後のクレアチニンクリアランス低下の危険因子となる（$40mL/1.73m^2$以下）と結論づけました。

　要約しますと、NSS後の腎機能は、腎機能検査において臨床的意義のない軽微な変化がみられることがありますが、一般的に長期追跡では腎機能は良好に維持されます。臨床的に有意な合併症が起こる唯一の場合は、温存腎の術前腎機能が境界線上か、腎実質が75％以上失われた場合です。腎機能損傷は、血清クレアチニンの増加、蛋白尿の増加、および／または血圧の上昇から示唆されます。

References

1. Lee CT, Katz J, Shi W, Thaler HT, Reuter VE, and Russo P. Surgical management of renal tumors less than 4 cm or less in a contemporary cohort. J Urol, 163: 730-736, 2000.
2. Uzzo RG and Novick AC. Nephron sparing surgery for renal tumors: indications, techniques, and outcomes. J Urol, 166: 6-18, 2001.
3. Lau W, Blute ML, and Zincke H. Matched comparison of radical nephrectomy versus elective nephron sparing surgery for renal cell carcinoma: evidence for increased renal failure rate on long term follow-up (>10 years). J Urol 163 (Suppl): 153, 2000.
4. Mukamel E, Konichezky M, Engelstein D, and Servadio C. Incidental small renal tumors accompanying clinically overt renal cell carcinoma. J Urol, 140: 22-24, 1988.
5. Cheng WS, Farrow GM, and Zincke H. The incidence of multicentricity in renal cell carcinoma. J Urol, 146: 1221-1223, 1991.
6. Kletscher BA, Qian J, Bostwick DG, Andrews PE, and Zincke H. Prospective analysis of multifocality in renal cell carcinoma: influence of histological pattern, grade, number, size, volume, deoxyribonucleic acid ploidy. J Urol, 153: 904-906, 1995.
7. Whang M, O'Toole K, Bixon R, Brunetti J, Ikeguchi E, Olsson CA, Sawczuk TS, and Benson MC. The incidence of multifocal renal cell carcinoma in patients who are candidates for partial nephrectomy. J Urol, 154: 968-970, 1995.
8. Oya M, Nakamura K, Baba S, Hata J, and Tazaki H. Intrarenal satellites of renal cell carcinoma: histopathologic manifestation and clinical implication. Urology, 46: 161-164, 1995.
9. Nissenkorn I and Bernheim J. Multicentricity in renal cell carcinoma. J Urol, 153: 620-622, 1995.
10. Gohji K, Hara I, Gotoh A, Eto H, Miyake H, Sugiyama T, Okada H, Arakawa S, and Kamidono S. Multifocal renal cell carcinoma in Japanese patients with tumors with maximal diameters of 50 mm or less. J Urol, 159: 1144-1146, 1998.
11. Baltaci S, Orhan D, Soyupek S, Beduk Y, Tulunay O, and Gogus O. Influence of tumor stage, size, grade, vascular involvement, histological cell type and histological pattern on multifocality of renal cell carcinoma. J Urol, 164: 36-39, 2000.
12. Richstone L, Scherr DS, Reuter VR, Snyder ME, Rabbani F, Kattan MW, and Russo P. Multifocal renal cortical tumors: frequency, associated clinicopathological features, and impact on survival. J Urol, 171: 615-620, 2004.
13. Hafez KS, Fergany AF, and Novick AC. Nephron sparing surgery for localized renal cell carcinoma: impact of tumor size on patient survival, tumor recurrence and TNM staging. J Urol, 162: 1930-1933, 1999.
14. Fergany AF, Hafez KS, and Novick AC. Long-term results of nephron sparing surgery for localized renal cell carcinoma: 10-year followup. J Urol, 163: 442-445, 2000.
15. Schlichter A, Wunderlich H, Junker K, Kosmehl H, Zermann DH, and Schbert J. Where are the limits of elective nephron-sparing surgery in renal cell carcinoma? Eur Urol, 37: 517-520, 2000.
16. Chan DY and Marshall FF. Partial nephrectomy for centrally located tumors. Urology, 54: 1088-1091, 1999.
17. Blackley SK, Ladaga L, Woolfitt RA, and Schellhammer PF. Ex situ study of the effectiveness of enucleation in patients with renal cell carcinoma. J Urol, 140: 6-10, 1988.
18. Zucchi A, Mearini L, Mearini E, Costantini E, Vivacqua C, and Porena M. Renal cell carcinoma: histologic findings on surgical margins after nephron-sparing surgery. J Urol, 169: 905-908, 2003.
19. Li QL, Guan HW, Zhang QP, Zhang LZ, Wang FP, and Liu YJ. Optimal margin in nephron-sparing surgery for renal cell carcinoma 4 cm or less. Eur Urol, 44: 448-451, 2003.
20. Sutherland SE, Resnick MI, Maclennan GT, and Goldman HB. Does the size of the surgical margin in partial nephrectomy for renal cell cancer really matter? J Urol, 167: 61-64, 2002.
21. Herr HW. Partial nephrectomy for unilateral renal carcinoma and a normal contralateral kidney: 10-year followup. J Urol, 161: 33-35, 1999.
22. Piper NY, Bishoff JT, Magee C, Haffron JM, Flanigan RC, Mintiens A, van Poppel HP, Thompson IM, and Harmon WJ. Is a 1-cm margin necessary during nephron-sparing surgery for renal cell carcinoma? Urology, 58:849-852, 2001.
23. Castilla EA, Liou LS, Abrahams NA, Fergany A, Rybicki LA, Myles J, and Novick AC. Prognostic importance of resection margin width after nephron-sparing surgery for renal cell carcinoma. Urology, 60: 993-997, 2002.
24. Lapini A, Serni S, Minervini A, Masieri L, and Carini M. Progression and long-term survival after simple enucleation for the elective treatment of renal cell carcinoma: experience in 107 patients. J Urol, 174: 57-60, 2005.
25. Lerner SE, Hawkins CA, Blute ML, Grabner A, Wollan PC, Eickholt JT, and Zincke H. Disease outcome in patients with low stage renal cell carcinoma treated with nephron sparing or radical surgery. J Urol, 155: 1868-1873, 1996.
26. Belldegrun A, Tsui KH, deKernion JB, and Smith RB. Efficacy of nephron-sparing surgery for renal cell carcinoma: analysis based on the new 1997 tumor-node-metastasis staging system. J Clin Oncol, 17: 2868-2875, 1999.
27. Salama ME, Guru K, Stricker H, Peterson E, Peabody J, Menon M, Amin MB, and De Peralta-Venturina M. pT1 substaging in renal cell carcinoma: validation of the 2002 TNM staging modification of malignant renal epithelial tumors. J Urol, 173: 1492-1495, 2005.
28. Shimamura T and Morrison AB. A progressive glomerulosclerosis occurring in partial five-sixths nephrectomized rats. Am J Pathol, 79: 95-106,1975.
29. Brenner BM. Hemodynamically mediated glomerular injury and the progressive nature of kidney disease. Kidney Int, 23: 647-655, 1983.
30. Fotino S. The solitary kidney: a model of chronic hyperfiltration in humans. Am J kidney Dis, 23: 88-98, 1989.
31. Goldfarb DA, Matin SF, Braun WE, Schreiber MJ, Mastroianni B, Papajcik D, Rolin HA, Flechner S, Goormastic M, and Novick AC. Renal outcome 25 years after donor nephrectomy. J Urol, 166: 2043-2047, 2001.
32. Anderson RG, Bueschen AJ, Lloyd LK, Dubovsky EV, and Burns JR. Short-term and long-term changes in renal function after donor nephrectomy. J Urol, 145: 11-13, 1991.
33. Najarian JS, Chavers BM, McHugh LE, and Matas AJ. 20 years or more follow-up of living kidney donors. Lancet, 340: 807-810, 1992.
34. Hakim RM, Goldszer RC, and Brenner BM. Hypertension and proteinuria: long-term sequelae of uninephrectomy in humans. Kidney Int, 25: 930-936, 1984.
35. Talseth T, Fauchald P, Skrede S, Djoseland O, Berg KJ, Stenstrom J, Heilo A, Brodwall EK, and Flatmark A. Long-term blood pressure and renal function in kidney donors. Kidney Int, 29: 1072-1076, 1986.
36. Williams SL, Oler J, and Jorkasky DK. Long-term renal function in kidney donors: a comparison of donors and their siblings. Ann Intern Med, 105: 1-8, 1986.
37. Kasiske BL, Ma JZ, Louis TA, and Swan SK. Long-term effects of reduced renal mass in humans. Kidney Int, 48: 814-819, 1995.
38. Novick AC, Gephardt G, Guz B, Steinmuller D, and Tubbs RR. Long-term follow-up after partial removal of a solitary kidney. N Engl J Med, 325: 1058-1062, 1991.
39. Shirasaki Y, Saika T, Tsushima T, Nasu Y, Arata R, and Kumon H. Predicting postoperative renal insufficiency in patients undergoing nephrectomy for renal malignancy: assessment by renal scintigraphy using ^{99m}technetium-mercaptoacetyltriglycine. J Urol, 173: 388-390, 2005.
40. Vermooten V. Indications for conservative surgery in certain renal tumors: a study based on the growth pattern of the cell carcinoma. J Urol, 64: 200-202, 1950.
41. Polascik TJ, Pound CR, Meng MV, Partin AW, and Marshall FF. Partial nephrectomy: technique, complications and pathological findings. J Urol, 154: 1312-1318, 1996.
42. Van Poppel H. The optimal margins in nephron-sparing surgery. Curr Opin Urol, 227-228, 2004.

Question 15

腎血管筋脂肪腫は腫瘍ですか？ それとも過誤腫ですか？ 腎血管筋脂肪腫は悪性の態度を示すことがありますか？ 良性なのでそのまま放置しておいてよいものでしょうか？ 手術的介入が必要な場合、その適応はどのようなものですか？

Answer

血管筋脂肪腫（angiomyolipoma：AML）は、腎に発生することが多い良性腫瘍で、過誤腫ではありません。これは、PEComaと呼ばれる一群の腫瘍の基本型であり、共通の発生母地として血管周囲類上皮細胞（perivascular epithelioid cell：PEC）から由来するものと考えられています。PEComaのすべては、メラニン形成マーカー抗体であるHMB45に反応しますので、HMB45はPEComaのマーカーとして有用です。PEComaの亜型がいくつか存在しますが、それは血管筋脂肪腫、リンパ管筋腫、"sugar" tumor、その他（いわゆるPEComas）であり、発生部位は全身に広く分布します。PEComa同様に血管筋脂肪腫は、結節性硬化症として知られる家族性疾患の一部としてだけではなく、散発的にも発生します。腫瘍抑制遺伝子TSC1とTSC2が同定されました。これらの遺伝子の変異は、血管筋脂肪腫、散発性と家族性両方のPEComaにおいてさまざまな頻度でみられます。

腎血管筋脂肪腫は、脂肪細胞、平滑筋細胞、形態学的に異常な血管という3つの要素によって特徴づけられます。こうした構成要素のすべては単クローンであり、新生物としての性質を決定づけています。腎血管筋脂肪腫のうちごく一部は、悪性度を示します。これらの腫瘍は、類上皮性の形態をもち、異型度の高い平滑筋細胞をその特徴とし、細胞分裂像を伴う大小不同の核がみられます。

ほとんどの腎血管筋脂肪腫は小さく、無症候性です。前向き研究によれば、サイズ4cm以上の腫瘍になると疼痛／出血等の症状を伴うようになります。したがって、手術適応は、腫瘍サイズ、疼痛、出血の増大の場合です。CTまたは超音波検査による定期的な経過観察が、腎血管筋脂肪腫の患者に必要です。

Comments

血管筋脂肪腫は長い間、過誤腫と考えられてきました。しかし、最近の分子生物学的および遺伝学的分析では、AMLは多クローン性の増殖ではなく単クローン性の新生物であるとの考えが有力です（Katter）。AMLとオンコサイトーマが腎に起こる良性腫瘍の主なものです。AMLは1つは散発性疾患として、もう1つは結節性硬化症の一部として発生します。AMLは、PEComa群に属する組織学的に類似したいくつかの腫瘍と関連して発生することもあります。以下、4つの論点に分けて述べます。

1. PEComaの概念
2. TSC1遺伝子およびTSC2遺伝子を含めた分子生物学的メカニズム
3. AMLの病理学
4. AMLの生物学的な悪性度と外科的治療または保存的治療の適応

1. PEComa（perivascular epithelioid-coma）の概念

1992年にBonettiらは、ある腫瘍群は特定の血管周囲類上皮細胞（perivascular epithelioid cell：PEC）を共通源として発生するということを提唱しました。この仮説は、血管豊富な紡錘細胞／淡明細胞で構成される一群の腫瘍にみられる共通所見として、メラニン形成マーカーであるHMB45にすべて陽性反応を示したという観察に基づきます。しかし今日までのところ、PECに対応する正常細胞は同定されていません（Bonetti）。この腫瘍群は、形態学的に明るい～好酸性の細胞質をもった類上皮～紡錘細胞まで幅広い細胞特性を示し、その多くは血管周囲に配列されています（Sadeghi）。超微細構造では、これらの腫瘍はプレメラノソーム（premelanosome）をもつことが特徴です（Folpe, 2000、Tazelaar）。この腫瘍群すべてに共通していることは、メラノーマ特定モノクローナル

抗体であるHMB45で細胞質が染色されますが、平滑筋アクチン抗体での染色反応はさまざまであり、上皮マーカーとvimentinには陰性反応ということです（Sadeghi）。PEComaには次の亜型が知られています。血管筋脂肪腫（AML）、リンパ管筋腫（**Fig.15-1**）、clear cell "sugar" tumor（細胞質はグリコーゲンに富むため"sugar" tumorの名前が付けられました）（**Fig.15-2**）、その他（いわゆるPEComas）です。

AMLはPEComaの基本型であり、最もよくみられます。AMLは、平滑筋細胞、脂肪細胞、血管という3要素から構成されるのが特徴で、これらはすべて単クローンです（Cheng、Paradis）。Bonettiらは、PECが3つの形態学的細胞型、すなわち紡錘細胞（平滑筋細胞型）、脂肪細胞、類上皮性で丸く明るい～好酸性の細胞、に分化する潜在力をもつと仮定しています（**Fig.15-3**）。

AMLは腎に最も多くみられますが、肝（Goodman、Tsui、Terris）、後腹膜（Hruban）、後腹膜リンパ節（Bloom）、肺（Guinee）、心房（Shimizu）、脾（Hulbert）、結腸（Maluf）といったいろいろな部位でも観察されています。AMLが変異した形態は一般的にPEComaと呼ばれ、肝鎌状間膜と肝円索（Folpe, 2000）、膵（Zamboni）、前立腺（Pan, 2003A）、膀胱（Pan, 2003B）、子宮（Vang）、直腸（Tazelaar）、回腸（Tazelaar）、外陰（Tazelaar）、心臓（Tazelaar）、総胆管（Sadeghi）、頭蓋底（Lehman）、軟部組織（Folpe 2000, 2002、Harris）といった種々の部位で観察されています。肺に起こるPEComaは、リンパ管筋腫と"sugar" tumorです。これらの名称は、PEComaという概念が提唱される以前から認知されていたため、現在も一般的に用いられています。"sugar" tumorは、肺以外の部位でも起こることが報告されています（Tazelaar、Zamboni、Govender）。PEComaのほとんど、特にAMLは良性ですが、AMLを含むある種のPEComaは、悪性の態度を示します。PEComaおよびAMLはリンパ節に発生することも知られていますが、これは転移ではありません。

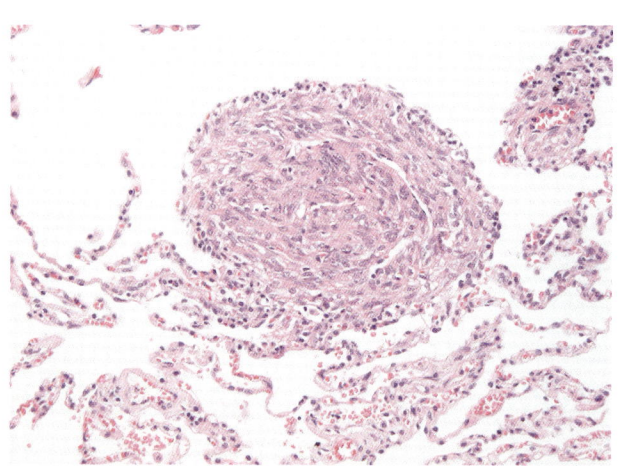

Fig.15-1
肺のリンパ管筋腫（lymphangiomyoma）。20代女性、進行性の労作時呼吸困難。胸部CTで両肺野に散存する多発性小結節を呈した。直視下生検で、肺胞中隔内に平滑筋細胞で構成される胸膜下結節を認めた。その細胞は、HMB45陽性であった（図示されていない）。その後、頭部CTスキャンによって結節性硬化症を疑わせる異常病変が発見された。提供：つくば市、筑波大学大学院稲留征典博士。

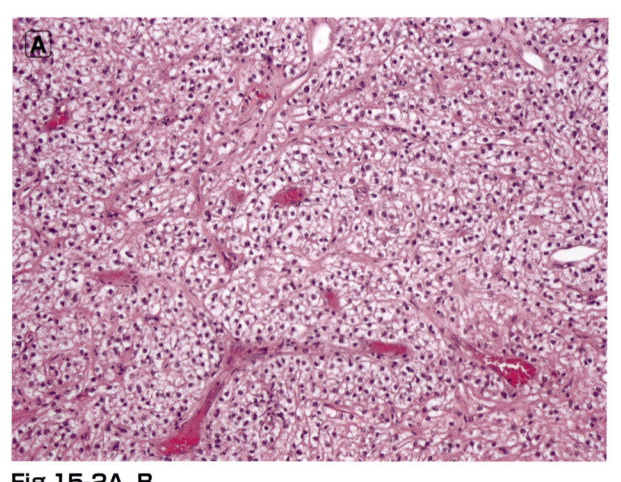

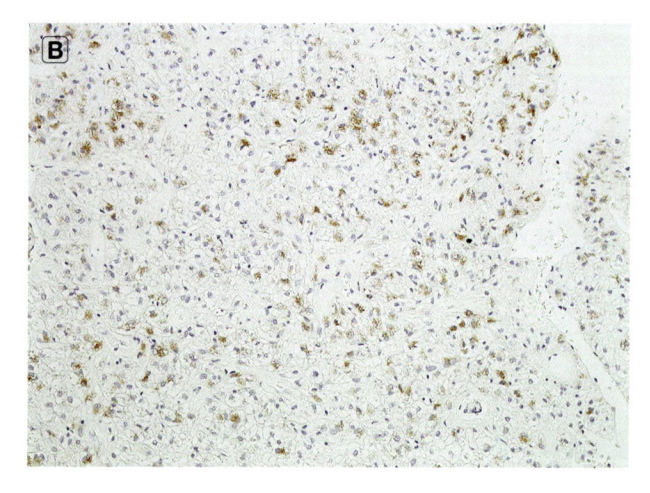

Fig.15-2A, B
肺の"sugar" tumor。43歳男性、9年前にセミノーマに対する精巣摘除術を受けた既往あり。定期検査において肺にコイン様の病巣がみつかった。部分切除検体に、小さな独立性小結節を認めた。
A：腫瘍は血管に富み、小葉構造の淡明細胞からなる。この細胞はPAS染色陽性であったが、ジアスターゼ消化後は陰性となり、PAS陽性の要素はグリコーゲンであることがわかった。B：散在する腫瘍細胞はHMB45陽性であった。腎細胞癌を思わせる腎腫瘍塊はない。

Fig.15-3 Histogenetic mechanism of PEComas (Perivascular Epithelioid Cell-related neoplasms). The figure formulated based on proposal by Bonetti et al.(1997)

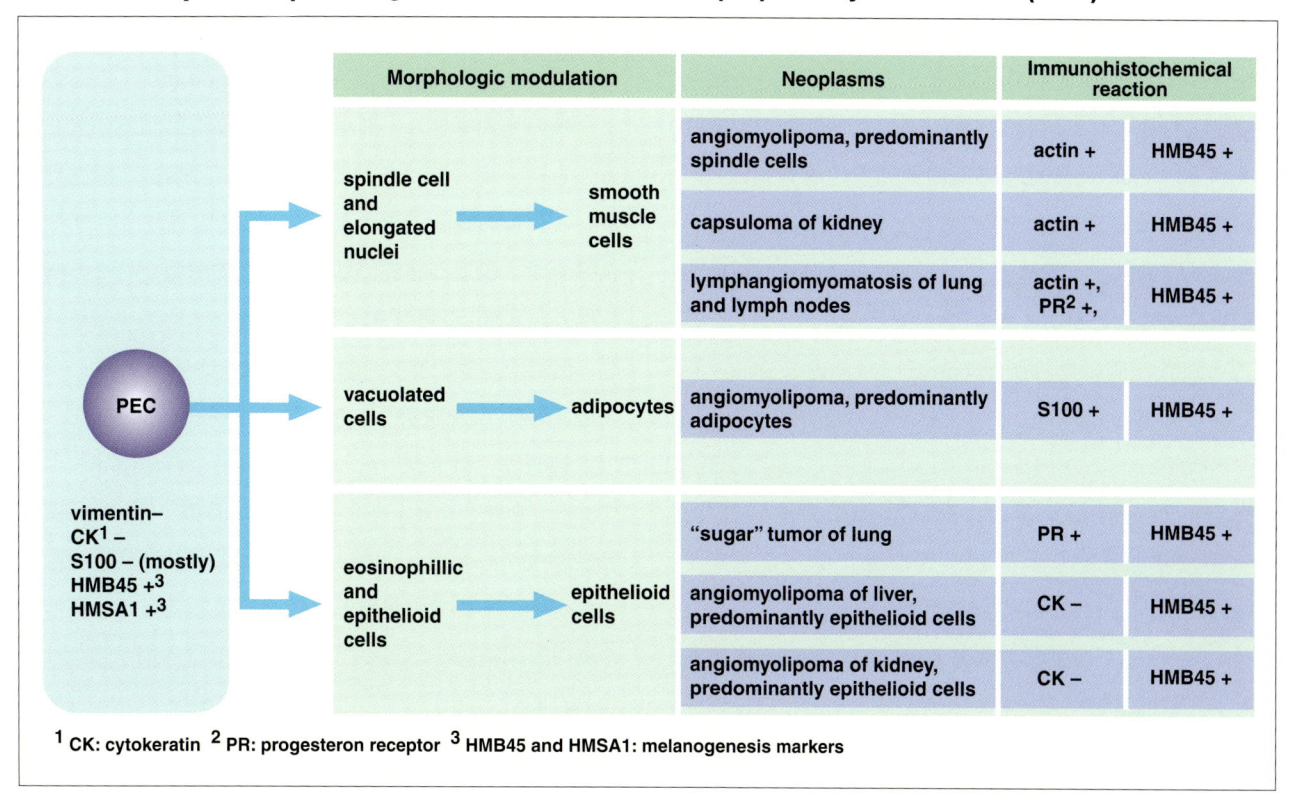

	Morphologic modulation		Neoplasms	Immunohistochemical reaction	
PEC vimentin− CK[1] − S100 − (mostly) HMB45 +[3] HMSA1 +[3]	spindle cell and elongated nuclei	smooth muscle cells	angiomyolipoma, predominantly spindle cells	actin +	HMB45 +
			capsuloma of kidney	actin +	HMB45 +
			lymphangiomyomatosis of lung and lymph nodes	actin +, PR[2] +,	HMB45 +
	vacuolated cells	adipocytes	angiomyolipoma, predominantly adipocytes	S100 +	HMB45 +
	eosinophillic and epithelioid cells	epithelioid cells	"sugar" tumor of lung	PR +	HMB45 +
			angiomyolipoma of liver, predominantly epithelioid cells	CK −	HMB45 +
			angiomyolipoma of kidney, predominantly epithelioid cells	CK −	HMB45 +

[1] CK: cytokeratin　[2] PR: progesteron receptor　[3] HMB45 and HMSA1: melanogenesis markers

2. TSC1遺伝子およびTSC2遺伝子を含めた分子生物学的メカニズム

　結節性硬化症（tuberous sclerosis：TSC）は、痙攣、精神発達遅滞、過誤腫性／腫瘍性病変を特徴とする常染色体優性遺伝疾患です。TSCの典型的な病変は、脳の皮質腫瘍と上衣下巨細胞星状細胞腫（subependymal giant cell astrocytoma）、心臓の横紋筋腫、皮膚の血管線維腫、爪周囲の線維腫、腎血管筋脂肪腫を含みます（Gomez、Kwiatkowski）。遺伝学的には、TSC疾患を決定づける遺伝子は染色体9（Fryer）と16（Kandt）に位置しています。1993年に染色体16上の遺伝子が同定され、その特徴が明らかとなりました（The European Chromosome 16 Tuberous Sclerosis Consortium）。TSC病変で、TSC1とTSC2ゲノム領域においてヘテロ結合の欠失（LOH）が発見されたことは、TSC遺伝子が腫瘍抑制遺伝子として機能していることを示唆しています（Carbonara、Green 1994 A, B、Henske 1995, 1996）。家族性TSCは、ほぼ半分ずつがTSC1遺伝子、TSC2遺伝子にそれぞれ連鎖しています。TSC1遺伝子産物であるhamartinは、腎の近位・遠位曲尿細管をはじめとするさまざまな正常組織で強く発現します。TSC2遺伝子産物であるtuberinの発現は、hamartinのそれとほぼ同じであり、tuberinとhamartinは緊密に相関して機能しているという最近の知見とも合致します。

　TSCにみられるAMLでは、遺伝子変異の発現として2つのタイプの免疫反応が観察されました。すなわち、hamartinまたはtuberinのどちらか一方の発現の欠如です（Plank）。これは、tuberinとhamartinは同じ分子学的経路で機能し、結果的にTSC1とTSC2関連疾患が臨床的にほとんど区別できない表現型になっていることを示唆しています（Plank）。遺伝子変異は、散発性とTSC関連のAML両方において、さまざまな頻度で観察されています。TSC患者において、アレルの欠失率は臓器によって異なります。LOHは、AMLの56％で観察されましたが、脳病変（脳の皮質腫瘍と上衣下巨細胞星状細胞腫）では4％でした（Henske, 1996）。

3. 腎AMLの病理

　AMLは、腎皮質、腎髄質、または腎被膜に起こる間質結節から発生します（Eble, 1998）。典型的なAMLの割面

は、境界明瞭、黄色調（脂肪細胞が豊富）からピンク褐色調（平滑筋細胞が豊富）までさまざまですが（**Fig.15-4**）、これは平滑筋細胞と脂肪細胞の構成比率に基づきます（**Fig.15-4**）。多発性AMLが融合した場合、その肉眼的外見はあたかも腎細胞癌浸潤のようにみえることがあります（Eble, 1998）。多発性で両側性腫瘍の場合は、TSCの可能性を考慮すべきです。まれに腎AMLは、腎内の静脈系、腎静脈／下大静脈、さらには右心房まで腫瘍血栓が進展することがあります（Rothenberg）。しかし、多巣性と血管浸潤は悪性腫瘍の所見ではありません。腎摘除術や腫瘍血栓の除去を行えば予後は良好です（Eble, 1998、Game）。

典型的なAMLは、囊状に配列された平滑筋細胞、成人型成熟脂肪細胞、異常血管の混在からなります（**Fig.15-5**）。まれに脂肪芽細胞がみられることもあります（Farrow）。しかし、ある種のAMLは、構成要素として比較的正常にみえる平滑筋細胞によってほぼ構成されることがあり、平滑筋腫や平滑筋肉腫を思わせることがあります（Bonsib、Nonomura）。一方、主として脂肪細胞からなるAMLは、脂肪腫や高分化型脂肪肉腫との鑑別が重要です（L'Hostis、Wang）。形態学的に異なる数種類の血管がAMLで観察されています。最も典型的な血管は、壁が肥厚したコラーゲンに富み、動脈に似ています。これらの血管は弾性内膜層形成が不十分なため（**Fig.15-5**）、緊急の腎摘除術を要する腎破裂の原因となります。平滑筋細胞は、紡錘形で、核は小さく、均一で、核分裂像はみられません。しばしば、平滑筋細胞は血管周囲に"帯状に配列し"（cuff）、血管平滑筋細胞と融合します（**Fig.15-6**）。血管周囲の紡錘細胞の分布は、PEComaの典型的な特徴です（Sadeghi）。核小体および核の増大を伴う、異型核をもつ平滑筋細胞がみられることは、まれではありません（Eble, 1998）。細胞分裂が、これらの細胞で出現することがありますが、予後は良好です。最近、紡錘ではなく類上皮細胞からなる病巣を伴ったAMLが報告されています。これらの平滑筋細胞は、円形から多辺形で、明るい（**Fig.15-7**）または好酸性（**Fig.15-8**）の細胞質をもち、腎細胞癌に類似します。類上皮細胞は、硝子様の索によって隔絶され、泡沫マクロファージを伴うことがあります（**Fig.15-8**）（Eble, 1997）。悪性態度が心配されるわけですが、大多数は良性、しかしながら、まれですが類上皮細胞による腫瘍は、悪性度の高い臨床経過をたどることがあります（詳細な議論は第4項参照）。

4. AMLの生物学的な悪性度と外科的治療または保存的治療の適応

AMLは、TSC患者の約50〜70％に起こります（Stillwell、Carsillo）。家族性のAMLは、散発性AMLとは対照的に、多発性で両側性です。AMLの大多数は良性の経過をたどり、ほとんどの場合、無症候性です。唯一よく知られた合併症は、腫瘍血管の破裂による大出血で循環血液量減少性ショックを起こすことです（Gomez）（**Fig.15-4**）。血管壁の弾性内膜層が欠損または喪失することが、出血の原因と考えられていることはすでに述べました（**Fig.15-5**）。出血の危険性は、腫瘍径が4cm未満では少ないのですが、そのサイズの増大に伴い50％以上にまで上昇します（Oesterling）。

AMLの一部では、平滑筋細胞が"類上皮"様の形態をとり（**Fig.15-7, 8**）、これらの細胞が、核サイズの大小不同、nucleomegaly（巨大核）、細胞分裂像などの異型（**Fig.15-9**）を示すことは、まれではありません。これらの症例の大多数は、良性腫瘍の態度を示します。しかし、AMLのごく一部で悪性の経過をとった症例の報告があります（Cibas、Martignoni, 1998, 2000、Pea、Lowe、Kawaguchi、Ferry、Yamamoto）。顕微鏡所見では、そうした病例は高異型度の紡錘細胞から円形類上皮細胞に

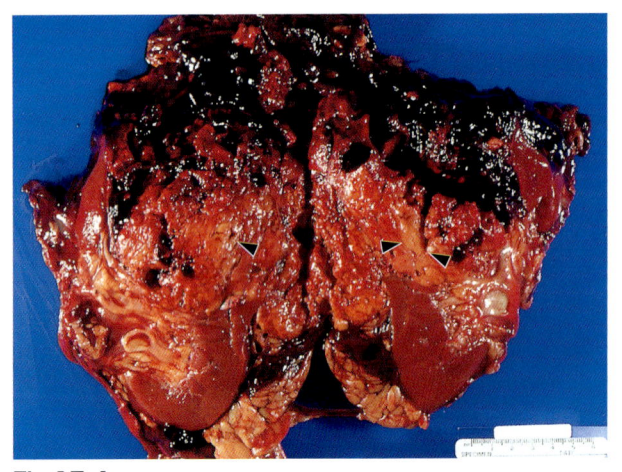

Fig.15-4
出血性血管筋脂肪腫（hemorrhagic angiomyolipoma）を呈する腎割面。症例の女性は、腹痛が突然発症し、続発した循環血液量減少性ショックによって緊急入院。手術時に、腎腫瘍からの大量出血がみられた。腎の割面では、黄色調の斑点状領域（矢頭）を伴う褐色調の腫瘍を呈する。

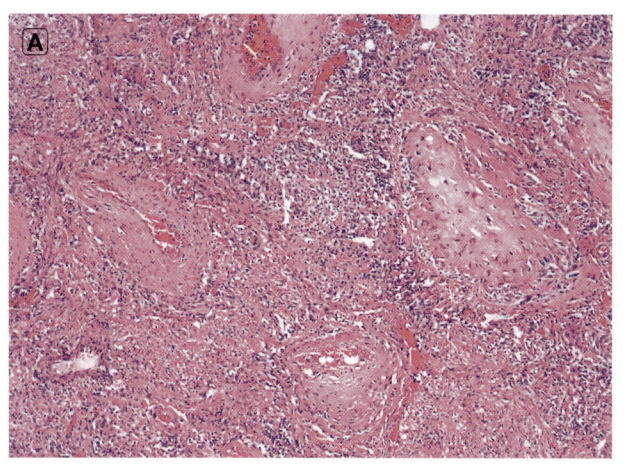

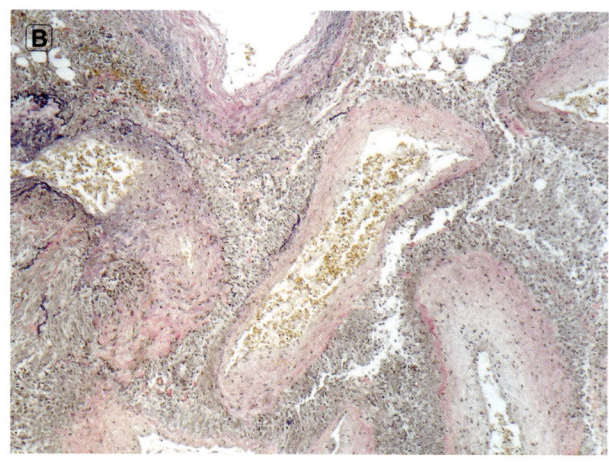

Fig.15-5A, B
腎血管筋脂肪腫。**A**：この視野では、壁が肥厚し部分的にコラーゲン化した複数の血管が、平滑筋の背景内に分布している。**B**：Elastica-Van Gieson染色組織片では、これらの血管が部分的に弾性内膜層（線状に黒く染まった部分）を欠損していることが明らかである。

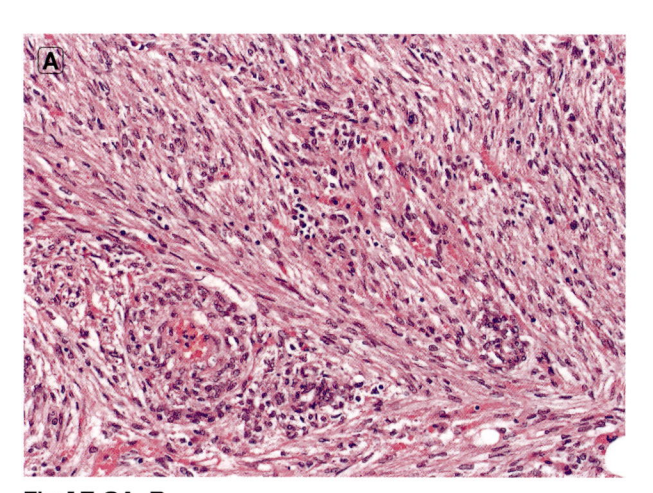

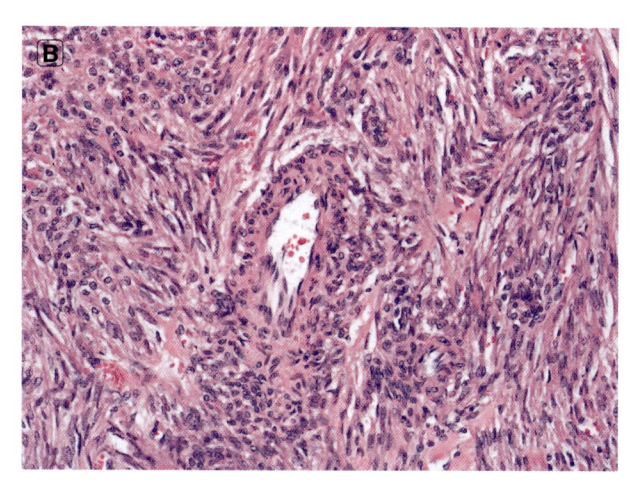

Fig.15-6A, B
腎血管筋脂肪腫。この視野では、平滑筋細胞は冊状あるいは血管周囲に螺旋状に配列されている。血管周囲における紡錘細胞の螺旋状配列は、PEComaの概念を支持する特徴である。

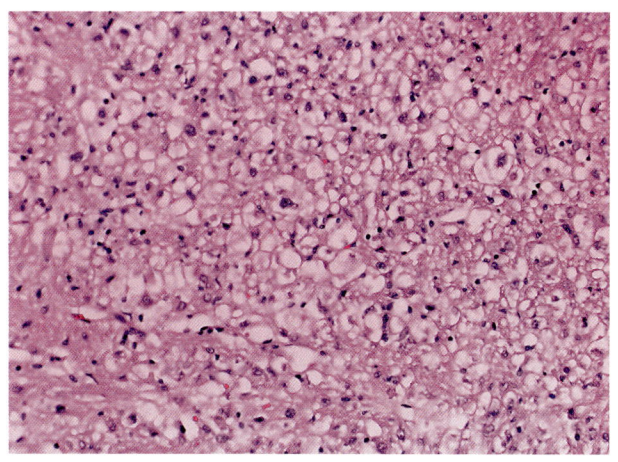

Fig.15-7
類上皮性血管筋脂肪腫（epithelioid angiomyolipoma）。54歳女性。この視野では、多角形の類上皮性淡明細胞がシート状に病巣を形成していた。提供：シカゴ、ノースウエスタン大学ファインバーグ医学部 Michael Pins博士。

よって構成されており、大きな核、大きな核小体、頻繁な分裂像（一部は異型）を伴います。さらに、悪性AMLと診断された症例の多くでは、AMLの特徴である脂肪細胞と異常血管が欠如していることが多く（Cibas）、"carcinoma-like monotypic epithelioid AML"（癌腫様類上皮単一性AML）として記載されています（Martignoni, 1998）。したがって、こうした症例は腎細胞癌との鑑別が問題になります。しかも、問題を複雑にすることになりますが、AML腎において腎細胞癌の発生の報告もなされています（Martignoni, 1998、Jimenez）。したがって腎細胞癌、特に肉腫様型との鑑別が必要になります。腎細胞癌として確定させるためには、上皮細胞マーカーに対する陽性反応が必要になりますが、一方、悪性AMLと診断するためには、HMB45をはじめとしたメラニン形成マーカーに対する陽性反応をみることが必要になります（Martignoni, 2000、Eble, 1997）。AMLの異型類上皮細胞は、低／高分子量ケラチン（AE1/AE3）、EMA（上皮細胞膜抗原）、CAM5.2、RCCマーカーに陰性であり、AMLのマーカーであるHMB45と平滑筋アクチンには陽性です

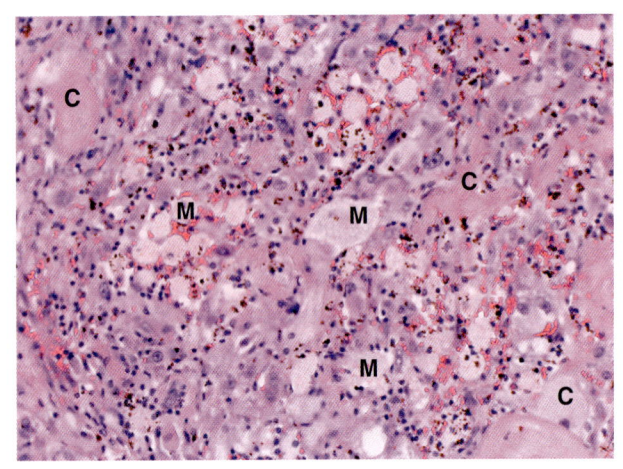

Fig.15-8
類上皮性血管筋脂肪腫。54歳女性。多発性AMLであったが、結節性硬化症を伴ってはいない。この視野では、腫瘍細胞は好酸性かつ類上皮性であり、泡沫マクロファージ（M）およびコラーゲン性の索（C）を伴う。提供：シカゴ、ノースウエスタン大学ファインバーグ医学部Michael Pins博士。

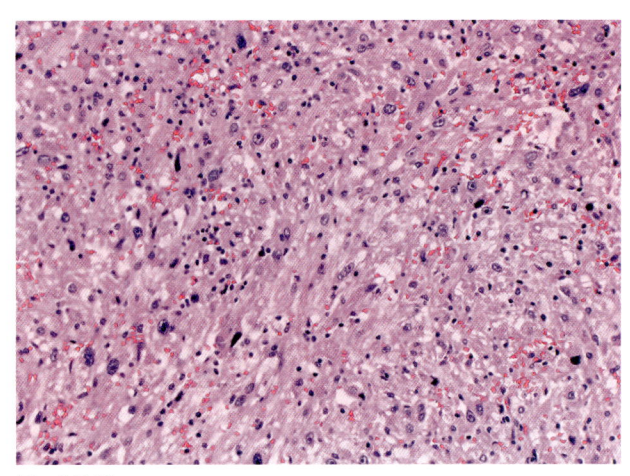

Fig.15-9
類上皮性血管筋脂肪腫。97歳男性。顕微鏡的血尿が、腫瘍の発見を導いた。部分切除が行われた。この視野では、腫瘍は好酸性の紡錘細胞と類上皮細胞からなる。異型な核を伴った腫瘍細胞が散在していることに注意。提供：シカゴ、ノースウエスタン大学ファインバーグ医学部Michael Pins博士。

(**Fig.15-3**)。しかし、ことはさように単純でなく、上皮細胞マーカーとHMB45をともに発現している類上皮細胞型AML（Pea、Bjornsson）、または再発後にHMB45反応を失った腫瘍（Martignoni, 1998）など、免疫組織化学的検査で複雑な反応を示すAMLも報告されてきました。こうした複雑な現象を説明するために、Cibasらは、いくつかの真の悪性AMLは腫瘍が分化度の減少に伴い抗原性変異を起こし、その結果HMB45反応が陰性になるということ、さらに、AMLの一部では、EMAやサイトケラチンのような"lineage-incorrect" antigenに反応を示すことさえある、と提唱しています。

　Johns Hopkins UniversityのSteinerらは、散発性およびTSC関連の両方のAML患者24例について前向き観察を行いました。腫瘍が4cm未満の患者では無症候性のほうがはるかに多かったのに対し（24%）、腫瘍が4cm以上の患者は、しばしば症候性になりました（52%）。平均4年の追跡調査では、腫瘍が4cm未満の全患者（N=15）は無症候性のままでしたが、1例は腎摘除術を必要としました。4cmを超える腫瘍（N=13）では、そのうち7例が外科的治療を必要としました（2例が腎部分切除術、5例が全摘除術）。手術適応は、6例が疼痛、3例が血尿症／出血、2例が腎細胞癌の除外、1例がショックでした。4cm未満のAMLの27%、4cm以上の腫瘍の46%が、調査期間中に増大しました。この研究に基づいた彼らの提言は以下の通りです。4cm未満の散発性AML患者では、毎年のCTまたは超音波検査による保存的な経過観察で十分ですが、4cm以上の散発性AML患者では、2つのグループに分けられます。無症候性または緩徐な症候性である患者では、半年ごとのCTまたは超音波検査による保存的な経過観察の継続でもよいが、著明な腫瘍増大がみられた場合は、たとえ無症状でも腫瘍塞栓術や腎保存手術を考慮すべきです。4cmを超える腫瘍患者が重度の徴候（出血または甚だしい疼痛）を伴う場合は、腎保存手術や腫瘍塞栓術を施行すべきです。van Baalらも、5年間の追跡調査によって同様の結論に達しました。3.5cm以上のAMLは大量出血の潜在的な危険性があり、積極的な治療アプローチが推奨される、ということです。

References

1. Bonetti F, Pea M, Martignoni G, Zamboni G, Manfrin E, Clombari R, and Mariuzzi E. The perivascular epithelioid cell related lesions. Adv Anat Pathol, 4: 343-358, 1997.
2. Sadeghi S, Krigman H, and Maluf H. Perivascular epithelioid clear cell tumor of the common bile duct. Am J Surg Pathol, 28: 1107-1110, 2004.
3. Cheng L, Gu J, Eble JN, Bostwick DG, Younger C, MacLennan GT, Abdul-Karim FW, Geary WA, Koch MO, Zhang S, and Ulbright TM. Molecular genetic evidence for different clonal origin of components of human renal angiomyolipomas. Am J Surg Pathol, 25: 1231-1236, 2001.
4. Kattar MM, Grignon DJ, Eble JN, Hurley PM, Lewis PE, Sakr WE, and Cher ML. Chromosomal analysis of renal angiomyolipoma by comparative genomic hybridization: evidence for clonal origin. Hum Pathol, 30: 295-299, 1999.
5. Paradis V, Laurendeau I, Vieillefond A, Blanchet P, Eshwege P, Benoit G, Vidaud M, Jardin A, and Bedossa P. Clonal analysis of renal sporadic angiomyolipoma. Hum Pathol, 29: 1063-1067, 1998.
6. Bloom DA, Scardino PT, Ehrlich RM, and Waisman J. The significance of lymph nodal involvement in renal angiomyolipoma. J Urol, 128: 1292-1295, 1982.
7. Guinee DG Jr, Thornberry DS, Azumi N, Przygodzki RM, Koss MN, and Travis WD. Unique pulmonary presentation of an angiomyolipoma. Analysis of clinical, radiographic, and histopathologic features. Am J Surg Pathol, 19: 476-480, 1995.
8. Folpe AL, Goodman ZD, Ishak KG, Paulino AF, Taboada EM, Meehan SA, and Weiss SW. Clear cell myomelanocytic tumor of the falciform ligament/ligamentum teres. Am J Surg Pathol, 24: 1239-1246, 2000.
9. Folpe AL, McKenney JK, Li Z, Smith SJ, and Weiss SW. Clear cell myomelanocytic tumor of the thigh: report of a unique case. Am J Surg Pathol, 26: 809-812, 2002.
10. Goodman ZD and Ishak KG. Angiomyolipoma of the liver. Am J Surg Pathol, 8: 745-750, 1984.
11. Tsui WM, Colombari R, Portmann BC, Bonetti F, Thung SN, Ferrel LD, Nakanuma Y, Snover DC, Bioulac-Sage P, and Dhillon AP. Hepatic angiomyolipoma: a clinicopathologic study of 30 cases and delineation of unusual morphologic variants. Am J Surg Pathol, 23: 34-48, 1999.
12. Terris B, Flejou JF, Picot R, Belghiti J, and Henin D. Hepatic angiomyolipoma. A report of four cases with immunohistochemical and DNA-flow cytometric studies. Arch Pathol Lab Med, 120: 68-72, 1996.
13. Hruban RH, Bhagavan BS, and Epstein JI. Massive retroperitoneal angiomyolipoma. A lesion that may be confused with well-differentiated liposarcoma. Am J Clin Pathol, 92: 805-808, 1989.
14. Maluf H and Dieckgraefe B. Angiomyolipoma of the large intestine: report of a case. Mod Pathol, 12: 1132-1136, 1999.
15. Govender D, Sabaratnam RM, and Essa AS. Clear cell "sugar" tumor of the breast: another extrapulmonary site and review of the literature. Am J Surg Pathol, 26: 670-675, 2002.
16. Pan CC, Yang AH, and Chiang H. Malignant perivascular epithelioid cell tumor ('PEComa') involving the prostate. Arch Pathol Lab Med, 127; e96-e98, 2003A.
17. Pan CC, Yu IT and Chang H. Clear cell myomelanocytic tumor of the urinary bladder. Am J Surg Pathol, 27: 689-692, 2003B.
18. Tazelaar HD, Batts KP, and Srigely JR. Primary extrapulmonary sugar tumor (PEST): a report of four cases. Mod Pathol, 14: 615-622, 2001.
19. Vang R and Kempson RL. Perivascular epithelioid cell tumor ('PEComa') of the uterus: a subset of HMB-45 positive epithelioid mesenchymal neoplasms with an uncertain relationship to pure smooth muscle tumors. Am J Surg Pathol, 26: 1-13, 2002.
20. Zamboni G, Pea M, Martignoni G, Zancanaro C, Faccioli G, Gilioli E, Pederzoli P, and Bonetti F. Clear cell 'sugar' tumor of the pancreas: a novel member of the family of lesions characterized by the presence of perivascular epithelioid cells. Am J Surg Pathol, 20: 722-730, 1996.
21. Shimizu M, Manabe T, Tazelaar HD, Hirokawa S, Moriya T, Ito J, Hamanaka S, and Hata T. Intramyocardial angiomyolipoma. Am J Surg Pathol, 18: 1164-1169, 1994.
22. Hulbert JC and Graf R. Involvement of the spleen by renal angiomyolipoma: metastasis or multicentricity? J Urol, 130: 328-329, 1983.
23. Harris GC, McCulloch TA, Perks G, and Fisher C. Malignant perivascular epithelioid cell tumor ("PEComa") of soft tissue: a unique case. Am J Surg Pathol, 28: 1655-1658, 2004.
24. Lehman NL. Malignant PEComa of the skull base. Am J Surg Pathol, 28: 1230-1232, 2004.
25. Gomez MR. Phenotypes of the tuberous sclerosis complex with a revision of diagnostic criteria. Ann N Y Acad Sci, 615: 1-7, 1991.
26. Kwiatkowski DJ and Short MP. Tuberous sclerosis. Arch Dermatol,130: 348-354, 1994.
27. Fryer AE, Chalmers A, Conner JM, Fraser I, Povey S, Yates AD, Yates JR, and Osborne JP. Evidence that the gene for tuberous sclerosis is on chromosome 9. Lancet, 1: 659-661, 1987.
28. Kandt RS, Haines JL, Smith M, Northrup H, Gardner RJ, Short MP, Dumars K, Roach ES, Steingold S, Wall S, Blanton SH, Flodman P, Kwiatkowski DJ, Jerwell A, Weber JL, Roses AD, and Pericak-Vance MA. Linkage of an important gene locus for tuberous sclerosis to a chromosome 16 marker for polycystic kidney disease. Nat Genet, 2: 37-41, 1992.
29. The European Chromosome 16 Tuberous Sclerosis Consortium. Identification and characterization of the tuberous sclerosis gene on chromosome 16. Cell, 75: 1305-1315, 1993.
30. Carbonara C, Longa L, Grosso E, Borrone C, Garre MG, Brisigotti M, and Migone N. 9q34 loss of heterozygosity in a tuberous sclerosis astrocytoma suggests a growth suppressor-like activity also for the TSC1 gene. Hum Mol Genet, 3: 1829-1832, 1994.
31. Green AJ, Johnson PH, and Yates JR. The tuberous sclerosis gene on chromosome 9q34 acts as a growth-suppressor. Hum Mol Genet, 3: 1833-1834, 1994 (A).
32. Green AJ, Smith M, and Yates JR. Loss of heterozygosity on chromosome 16p13.3 in harmartomas from tuberous sclerosis patients. Nat Genet, 6: 193-196, 1994 (B).
33. Henske EP, Neumann HP, Scheithauer BW, Herbst EW, Short MP, and Kwiatkowski DJ. Loss of heterozygosity in the tuberous sclerosis (TSC2) region of chromosome band 16p13 occurs in sporadic as well as TSC-associated renal angiomyolipomas. Genes Chromosomes Cancer, 13: 295-298, 1995.
34. Henske EP, Scheithauer BW, Short MP, Wollmann R, Nahmias J, Hornigold N, van Slegtenhorst M, Welsh CT, and Kwiatkowski DJ. Allelic loss is frequent in tuberous sclerosis kidney lesions but rare in brain lesions. Am J Hum Genet, 59: 400-406, 1996.
35. Plank TL, Logginidou H, Klein-Szanto A, and Henske EP. The expression of hamartin, the product of the TSC1 gene, in normal human tissues and in the TSC1-and TSC2-linked angiomyolipomas. Mod Pathol, 12: 539-545, 1999.

36. Stillwell TJ, Gomez MR, and Kelalis PP. Renal lesions in tuberous sclerosis. J Urol, 138: 477-481, 1987.
37. Carsillo T, Astrinidis A, and Henske EP. Mutations in the tuberous sclerosis complex gene TSC2 are a cause of sporadic pulmonary lymphangioleiomyomatosis. Proc Nat Acad Sci U S A, 97: 6085-6090, 2000.
38. Gomez MR. Phenotypes of the tuberous sclerosis complex with a revision of diagnostic criteria. Ann N Y Acad Sci, 1-7, 1991. 39. Oesterling JE, Fishman EK, Goldman SM, and Marshall FF. The management of renal angiomyolipoma. J Urol, 135: 1121-1124, 1986.
40. Eble JN. Angiomyolipoma of kidney. Semin Diagn Pathol,15: 21-40, 1998.
41. Farrow GM, Harrison EG Jr, Utz DC, and Jones DR. Renal angiomyolipoma. A clinicopathologic study of 32 cases. Cancer, 22: 564-570, 1968.
42. Game X, Soulie M, Moussouni S, Roux D, Escourrou G, Chevreau C, and Aziza R. Renal angiomyolipoma associated with rapid enlargement and inferior vena caval tumor thrombus. J Urol, 170: 918-919, 2003.
43. Rothenberg DM, Brandt TD, and D'Cruz I. Computed tomography of renal angiomyolipoma presenting as right atrial mass. J Comput Assist Tomogr, 10: 1054-1056, 1986.
44. Bonsib SM. HMB-45 reactivity in renal leiomyomas and leiomyosarcomas. Mod Pathol, 9: 664-669, 1996.
45. Nonomura A, Minato H, and Kurumaya H. Angiomyolipoma predominantly composed of smooth muscle cells: problems in histological diagnosis. Histopathology, 33: 20-27, 1998.
46. L'Hostis H, Deminire C, Ferriere JM, and Coindre JM. Renal angiomyolipoma: a clinicopathologic, immunohistochemical, and follow-up study of 46 cases. Am J Surg Pathol, 23: 1011-1020, 1999.
47. Wang LJ, Lim KE, Wong YC, and Chen CJ. Giant retroperitoneal angiomyolipoma mimicking liposarcoma. Br J Urol, 79: 1001-1002, 1997.
48. Jimenez RE, Eble JN, Reuter VE, Epstein JI, Folpe AL, de Peralta-Venturina M, Tamboli P, Ansell ID, Grignon DJ, Young RH, and Amin MB. Concurrent angiomyolipoma and renal cell neoplasia: a study of 36 cases. Mod Pathol, 14: 157-163, 2001.
49. Eble JN, Amin MB, and Young RH. Epithelioid angiomyolipoma of the kidney: a report of five cases with a prominent and diagnostically confusing epithelioid smooth muscle component. Am J Surg Pathol, 21: 1123-1130, 1997.
50. Ferry JA, Malt RA, and Young RH. Renal angiomyolipoma with sarcomatous transformation and pulmonary metastases. Am J Surg Pathol, 15: 1083-1088, 1991.
51. Yamamoto T, Ito K, Suzuki K, Yamanaka H, Ebihara K, and Sasaki A. Rapidly progressive malignant epithelioid angiomyolipoma of the kidney. J Urol, 168: 190-191, 2002.
52. Martignoni G, Pea M, Bonetti F, Zamboni G, Carbonara C, Longa L, Zancanaro C, Maran M, Brisigotti M, and Mariuzzi GM. Carcinomalike monotypic epithelioid angiomyolipoma in patients without evidence of tuberous sclerosis: a clinicopathologic and genetic study. Am J Surg Pathol, 22: 663-672, 1998.
53. Martignoni G, Pea M, Rigaud G, Manfrin E, Colato C, Zamboni G, Scarpa A, Tardanico R, Roncalli M, and Bonetti F. Renal angiomyolipoma with epithelioid sarcomatous transformation and metastases: demonstration of the same genetic defects in the primary and metastatic lesions. Am J Surg Pathol, 24: 889-894, 2000.
54. Pea M, Bonetti F, Martignoni G, Henske EP, Manfrin E, Colato C, and Bernstein J. Apparent renal cell carcinomas in tuberous sclerosis are heterogeneous: the identification of malignant epithelioid angiomyolipoma. Am J Surg Pathol, 22: 180-187, 1998.
55. Bjornsson J, Short MP, Kwiatkowski DJ, and Henske EP. Tuberous sclerosis-associated renal cell carcinoma. Clinical, pathological, and genetic features. Am J Pathol, 149: 1201-1208, 1996.
56. Cibas ES, Goss GA, Kulke MH, Demetri GD, and Fletcher CD. Malignant epithelioid angiomyolipoma ('sarcoma ex angiomyolipoma') of the kidney: a case report and review of the literature. Am J Surg Pathol, 25: 121-126, 2001.
57. Lowe BA, Brewer J, Houghton DC, Jacobson F, and Pitre T. Malignant transformation of angiomyolipoma. J Urol, 147: 1356-1358, 1992.
58. Kawaguchi K, Oda Y, Nakanishi K, Saito T, Tamiya S, Nakahara K, Matsuoka H, and Tsuneyoshi M. Malignant transformation of renal angiomyolipoma: a case report. Am J Surg Pathol, 26; 523-529, 2002.
59. Steiner MS, Goldman SM, Fishman EK, and Marshall FF. The natural history of renal angiomyolipoma. J Urol, 150: 1782-1786, 1993.
60. van Baal JG, Smits NJ, Keeman JN, Lindfout D, and Verhoff S. The evolution of renal angiomyolipoma in patients with tuberous sclerosis. J Urol, 152: 35-38, 1994.

日常臨床の疑問に答える
泌尿器科臨床病理学 III 膀胱

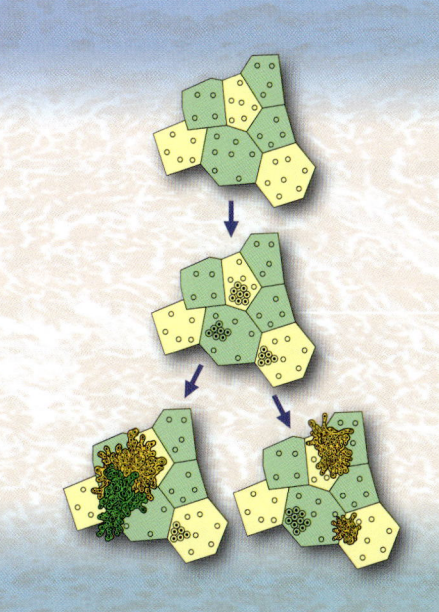

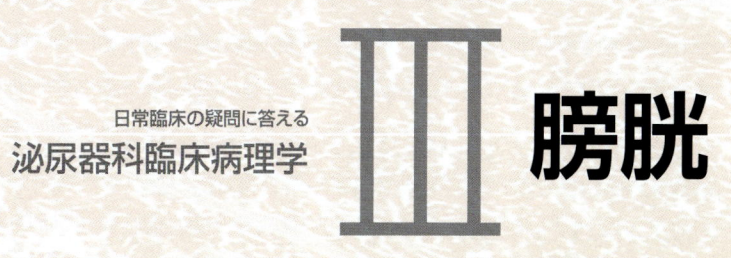

Question 1

2004年版WHO分類として採択された膀胱腫瘍に関する改訂版WHO分類(1998 WHO/ISUP分類)の長所と短所があれば解説してください。

■ Answer

　1973年に発表されたWHO分類(1973 WHO)は、世界で最も一般的に使用されています。しかし1973年版WHO分類は、組織学的基準が不正確で、それはグレード1移行上皮癌と分類されている相当数の乳頭状尿路上皮腫瘍が良性の経過をたどることもよく知られていました。

　1997年、病理医、泌尿器科医、腫瘍医からなるコンセンサス会議がDr. F.K. Mostofiにより組織され、この会議の後、1998年に国際泌尿器科病理学会(International Society of Urological Pathology：ISUP)会員の参加によるもう1つの会議が開催されました。その結果、世界保健機関(WHO)尿路上皮腫瘍委員会に対する勧告が作成され、乳頭状腫瘍は乳頭腫、低悪性度乳頭状尿路上皮新生物(papillary urotherial neoplasm of low malignant potential：PUNLMP)、低グレード癌(carcinoma, low grade：CaLG)、高グレード癌(carcinoma, high grade：CaHG)の4つのカテゴリーに分類され、後に、この分類は2004年版WHO分類として採択されました。

　この結果、1973年版WHO分類によるグレード1の癌のほぼ90％がPUNLMPに分類し直され、残りがCaLGとされました。グレード2の癌の一部はCaLGカテゴリーに分類され、残りはCaHG群に分類されました。グレード3の癌はCaHGとなりました。1973年版WHO分類との大きな違いは、PUNLMPという新しい表記が導入されたことです。その意図は、良性(浸潤および転移しないが再発しうる)の乳頭状非浸潤新生物群を区別することにより、この種の腫瘍に対する癌表記を取り除くことでした。難点は、臨床追跡データが得られないまま提案されたということで、それ以後、1998年版WHO/ISUP分類は論争の中心になっています。

　しかしその後、WHO/ISUP分類に基づく臨床追跡調査を報告する文献が現れ始めましたが、主要論点はPUNLMPという表記についてでした。一部の研究者はそれを支持し、ほかの研究者はこの新しい分類に関する否定的データを提示しています。PUNLMPという表記への支持にもかかわらず、病理医間でその診断の再現性に問題もあり、筆者らの見解では、1998年版WHO/ISUP分類およびその結果としての2004年版WHO分類は、2つの理由から依然として「改正中の分類(Working Classification)」です。第1に、PUNLMPが実際に臨床的にCaLGと異なることを立証するより多くの明確なデータ(分子生物学レベルでの特異性を含めて)が必要であり、第2に、今日使用されている組織学的基準は、臨床現場の病理医にとって具体性が乏しすぎるからです。

■ Comments

　尿路上皮の臨床的経過と、最近では分子生物学的な差に基づき、尿路上皮腫瘍は大きく分けて低グレードと高グレードの2種に分類されます。

　低グレードタイプはより普遍的で常に乳頭型であり、細胞と核の異形性は軽度で、ほとんどが非浸潤性または粘膜固有層のみへの浸潤です。この種の腫瘍患者はよく再発といわれる病変をきたしますが(大多数は単クローンであとは少数クローン性起源[Question 9参照])、10％以下の患者において、高グレード腫瘍が発生して筋層に浸潤し、転移して癌死をもたらすことを除けば、その予後はきわめて良好です(Greene)。

　高グレードタイプは最初から高グレード腫瘍として発生するものは、頻度は低いのですが、乳頭型または結節性の筋層浸潤腫瘍として現れ、予後は不良です。

　膀胱の尿路上皮腫瘍のグレード分類に関しては、他にもいくつかの分類が発表されています(Bergkvist, Jordan, Pauwels、およびMalmstromより報告されたBergkvist改訂版)。しかし、世界中で最もよく使用されているのは、1973年のWHOグレード分類です(Mostofi, 1973)。

尿路上皮腫瘍に関する1973年版世界保健機関 (WHO) 分類

　1973年版WHOグレード分類は、尿路上皮乳頭状腫瘍を乳頭腫、グレード1、2、3の癌という4種に分類しています。この分類は病理医と同様、泌尿器科医および腫瘍医にもよく受け入れられています。しかし、問題がないわけではありません。詳細な組織学的基準が作られなかったことがこの分類の重大な弱点です。

　一般に認められている基準によると、グレード1の癌は乳頭状新生物で、上皮は正常な尿路上皮と酷似し、細胞異型は軽度です。一方、最極端であるグレード3の癌は、細胞異型が顕著で、細胞の極性がなく、サイズがさまざまであり、核は多形性で濃染する場合が多く、核と細胞質の比が増大し、異常分裂を含む有糸分裂像の増加がみられます。グレード2の癌は、これら2極端の中間群です。したがってグレード2の癌と分割された腫瘍は均等性に乏しく、その一部はグレード1またはグレード3との境界領域に該当し、診断決定は病理医の判断に委ねられます。この結果、中間部に多くの症例が集中する結果になりました。そのため、グレード2の癌は、グレード1とグレード3の間に該当するさまざまな生物学的潜在能力を持つ腫瘍からなります。これらの腫瘍をより明確に定義するため、いくつかの研究者グループ (Malmstrom, Pauwels, Carbin) はグレード2腫瘍を2つのサブタイプ分類を試みています。

　どの分類法にも該当することですが、より詳細であればあるほど、診断上の再現性は低下します。しかし、使用される分類とは無関係に、文献に報告されているデータは腫瘍の多発性 (multiplicity)、サイズ、グレード、初回診断時の病期 (Millan-Rodriguez) (グレードと初回診断時の病期は密接に関連します)、および他粘膜部位の変化 (正常/軽度異形成 (dysplasia) vs. 中等度/重度の異形成) または上皮内癌 (carcinoma in situ) (Heney, Millan-Rodriguez) によって予後が決定されることが示されています。

1998年版WHO/ISUP (世界保健機関/国際泌尿器科病理学会) 尿路上皮 (移行上皮細胞) 新生物分類

　この分類は、1973年版WHOグレード分類上の問題に対応するものとして提唱されました (Epstein, 1998)。その目的は病理医、泌尿器科医、そして腫瘍医に普遍的に受け入れられ効果的に使用することのできる分類を提案し、良性の臨床経過をたどる病変に癌という過剰診断をすることを回避することでした。

　WHO/ISUP分類は、膀胱尿路上皮病変を正常、過形成、異型を伴う上皮内病変、乳頭状新生物、浸潤性新生物という5つのカテゴリーに分類しています。乳頭状病変の取り扱いにおいて、WHO/ISUP分類は1973年版WHO分類 (**Table 1-1**) と同様、4つのサブタイプを提唱しています。WHO 1973分類との違いを対照にして変更されたのでしょうか。その関係を **Table 1-1** に明記します。

　乳頭腫の定義については変わりありません。移行上皮癌グレード1はPUNLMPとCaLGに分割され (Holmang, 1999)、グレード2の癌はCaLGとCaHGに分割、グレード3の癌はそのままCaHGとしました。この分類は臨床データの支持なく提唱され、予後に関する臨床的意義を確立することなく発表されたものでした。PUNLMPという用語は大多数のグレード1移行上皮癌の代名詞として導入されたのです。その組織学的定義は「細胞層の厚みとは無関係に、構造異常、核異型が最小限の規則正しい細胞配列を伴う乳頭状尿路上皮病変」と定義されました (Epstein, 1998)。

　しかしながら、その後、癌と分類された腫瘍に関して意見の違いは続き、WHO/ISUP分類の修正版が1999年に提唱されました。この分類では、良性タイプの腫瘍をPUNLMPに分類した後、残った腫瘍をグレード1,2,3の癌に分類しましたが、結局1998年版WHO/ISUP分類が、2004年版WHO分類として採択されました (Eble, 2004)。

　2004年版WHO分類 (Ebleら, 2004) では、PUNLMPは外方増殖性 (膀胱腔に向かう) の尿路上皮乳頭腫に類似するが、細胞増殖が亢進し、正常尿路上皮の厚みを越えている乳頭状尿路上皮腫瘍と定義されています。この病変は、1973年版WHO分類によるグレード1移行上皮細胞癌のlower endを代表していると思われます。実際、低グレード乳頭状腫瘍を持つ患者の一部は悪性進展という意味での予後はきわめて良好であり、PUNLMPという表示に該当します。このPUNLMPという厄介な用語は、それまで「グレード1」と呼ばれていた組織学的にも生物学的にも良性である病変から「癌という言葉を取り除くための努力」により導き出されたものです (Murphy, 2001)。筆者らは、

Table 1-1 **Classification of urothelial neoplasms**

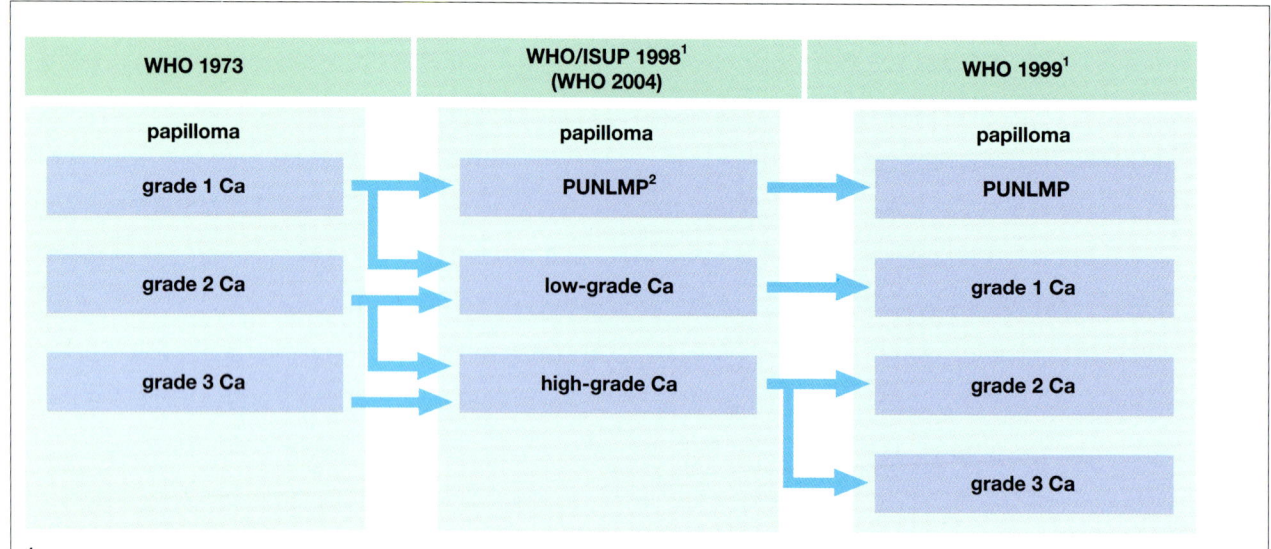

WHO 1973	WHO/ISUP 1998[1] (WHO 2004)	WHO 1999[1]
papilloma	papilloma	papilloma
grade 1 Ca	PUNLMP[2]	PUNLMP
grade 2 Ca	low-grade Ca	grade 1 Ca
grade 3 Ca	high-grade Ca	grade 2 Ca
		grade 3 Ca

[1] WHO/ISUP 1998 (WHO 2004) and WHO 1999 (Holmang, 2001) are identical other than that the latter subdivides high-grade Ca into 2 classes.
[2] Papillary urothelial neoplasm of low malignant potential.

そのような病変を持つ患者が完全に良性の経過をたどるなら、尿路上皮腫瘍サブグループの絞り込み化に異議はありません。

WHO/ISUP分類の意義を評価するための臨床的追跡調査データ

既述のとおり、WHO/ISUP分類はその有用性が証明されないまま提案された後、長期追跡調査データが発表されるという結果になりました。その結果をTable 1-2に示します。ほとんどの研究で、PUNLMPという概念はその良性経過予測に有用であるという結論に達しています。これらの研究において進行とは、pT1あるいはそれ以上の病期（higher-stage）腫瘍の再発、pTisの出現、および転移または癌死と定義されています。

Holmangら（1999）による報告は、西スウェーデンにおいて2年間にわたり、新しい膀胱腫瘍症例全例が参加した唯一の前向き研究です。すべての顕微鏡スライド標本を1名の熟練病理医によって再検され、PUNLMP、CaLG、CaHGの再発と進行の割合を比較したものです。再検査後、PUNLMPの81％は、もとは1973年版WHO分類で乳頭腫またはグレード1の癌と診断されており、19％はグレード2と診断されていました。5〜7年の追跡調査後、再発率はCaLG群と比較してPUNLMP群で有意に低く（35％ vs. 71％, p<0.001）、PUNLMPと比較したCaLG群の再発率は4か月時点の膀胱鏡検査では3倍高かったのです（p<0.001）。また、CaLG群（6/160）と比較して、PUNLMP群（N=95）では進行例は皆無でしたが、その差に統計的有意性は示せませんでした。CaLGとCaHG間との進行率には有意差がみられました（p<0.0001）。結論として、WHOによるグレード1の腫瘍は90％以上が良性で、グレード1の腫瘍をPUNLMPとCaLGに細分することは、予後に貴重なデータを提供しているようです。

Oosterhuisグループは、1998年版WHO/ISUPと1973年版WHO分類法を用い、新たに診断されたTa腫瘍322例を分類しました。平均79か月の追跡調査後、PUNLMP、CaLG、CaHG群間の再発率にも進行率にも有意な差はありませんでした。この結果、予後に関する1998年版WHO/ISUP分類の価値は、PUNLMPとCaHGの間においてのみ、無進行生存の予測に有用であると述べています（ログランク検定p=0.04）。

Samaratungaらは、新しく診断された病期pTaのPUNLMP 29例とCaLG 73例について調べました。症例は1973年版WHO分類法でも分類しましたが、グレード分類バイアスが生じないように、最初の病理報告によりました。90か月までの追跡調査後、WHO/ISUPによるグレード間の再発率に有意差はありませんでした。PUNLMP群とCaLG群の進行率は、それぞれ6.9％と9.6％でありましたが、WHO分類によるグレード1とグレード

2の進行率は、それぞれ7.1％（3/42）と13.9％（11/79）でした。この結果、1973年版WHOによるグレード（p=0.03）とWHO/ISUPによるグレード（p=0.002）は、両方とも独立して進行を予測するという結論に至りました。しかしながら、彼ら自身による裏づけデータがないにもかかわらず、考察の中で、発表された報告に基いて、PUNLMP腫瘍の進行リスクはCaLGと比較すると無視できるものであるという見解を述べます。

Pichらは、PUNLMP群とCaLG群の再発率と進行率を、再発に関しては中央値76か月の追跡調査により、進行に関しては中央値15か月の追跡調査により比較しました。再発はPUNLMP群よりCaLG群が有意に高率でした（76.7％ vs. 47.4％、p=0.04）。PUNLMP群で進行例は皆無でしたが、CaLG群ではの5例（11.6％）にみられ、その全例が膀胱癌で死亡しました。2群間の有意差は、有糸分裂数（p=0.006）、MIB-1（増殖指数）（p=0.002）、p53染色陽性（p=0.03）の比較にもみられました。Pichらは結論として、PUNLMPとCaLGの判別は生物学的活性と臨床経過の差を反映すると述べました。

Desaiらの扱った患者は乳頭腫8名、PUNLMP 8名（すべてpTa）、CaLG 42名（1 pT1）、CaHG 62名（31 pT1）で、追跡調査データがある120名中の106名に基づき進行の解析を行いました。病期進行は乳頭腫とPUNLMP症例16名にはいずれにもみられませんでしたが、CaLG群での10.5％とCaHG群での27.1％にみられました。また、乳頭腫とPUNLMP統合群 vs. CaLG vs. CaHG間には有意差がみられました（p=0.031）。結論として、WHO/ISUPによるグレード分類は腫瘍病期（p<0.005）、再発（p=0.02）、病期進行（p=0.031）と相関すると述べています。

最後に、Fujiiらの研究は、比較的長期の追跡調査（研究は後向きでしたが）を行った50PUNLMP症例からなり、過去に尿路上皮腫瘍歴のないものに限定されました。平均追跡期間11.7年で、再発率は60％、進行率は34％でした。進行をきたした症例はすべてpT1に限定され、筋層または上部尿路腫瘍に伸展する腫瘍をきたした例はありませんでした。重要なことは、患者34名（68％）が5年以上無病であったことです（18名は最初の治療後、16名は再発腫瘍の治療後）。彼らは結論として、高再発率にもかかわらず、PUNLMPの悪性潜在力はきわめて低いと述べました。しかし残念ながら、彼らはCaLG症例を含めておらず、そのためPUNLMPの生物学的潜在力を独立腫瘍カテゴリーとして十分に評価することはできません。

WHO/ISUP分類使用の長所と短所および観測者間の合意

乳頭腫に関しては問題はありません。乳頭腫と診断される病変は良性で、疾患が進行することはありません。

上述および**Table 1-2**に要約したデータに基づき、PUNLMPと分類された腫瘍は、病期の進行するリスクはきわめて限られていると思われます。しかし、進行率に関してCaLGとPUNLMP間の差はわずかです。各カテゴリーに分類された症例はきわめて少ないため、いずれの研究者グループも進行率における統計的有意差を証明できませんでした。差がわずかであるということと、二者を顕微鏡で識別することが困難であるという理由のため（下記参照）、病理医、泌尿器科医、腫瘍医による受け入れが遅れています（Lopez-Beltran, Bol, Yorukoglu, Oyasu, Jones, Murphy, 2001, 2002）。

BostwickとMikuzは、イタリアのアンコーナで開催された非浸潤性尿路上皮新生物診断国際会議（2001年5月11〜12日）の第1委員会の大半の委員により行われた研究を要約しています。会議の目的は、非浸潤性および早期浸潤性尿路上皮癌（pTaとpT1）の最適で最新の診断と分類に関して論じ、合意することでした。さまざまなグループの病理医が参加しましたが、この議論に対する傑出した貢献者数名は欠席していました。会議の結論として、ある程度の診断基準改善を行えば、乳頭状尿路上皮新生物に対する1973年版WHO分類（乳頭腫、グレード1、グレード2、グレード3の癌）は依然として、既存の代替分類法（1998年版WHO/ISUP分類系を含む）よりも優れていると報告しました。参加者たちは、1973年版WHO分類の長所は、長期にわたり世界中で使用されており、治療のための患者階層化に有効性が示されている点としました。しかしながら、短所としては、基準が不正確であり、観測者間の意見の不一致、グレード1とグレード2の腫瘍の不均一性（heterogeneity）、生物学的転帰が最小限の新生物（グレード1）に「癌」という用語が使用されていることです。一方、参加者は、1998年版WHO/ISUP系の長所は組織学的基準が比較的正確で、おそらく1973年版WHO分類のグレード1とグレード2の不均一性とい

Table 1-2 Progression of papillary urothelial neoplasm of low malignant potential (PUNLMP) and urothelial carcinoma, low-grade (CaLG) and high-grade (CaHG)

Investigator /year	N		Number of tumors at initial diagnosis			Follow-up (y)	Recurrence (%)
	WHO/ISUP		1	2-3	4 or more		
Holmang 2001	PUNLMP[b] CaLG CaHG	95 160 108	81 124 80	10 23 17	4 13 11	5 to 7	33 (35) 88 (71) 58 (73)
Oosterhuis 2005	WHO/ISUP PUNLMP[b] CaLG CaHG	 116 141 45				79 month (mean)	30 (26) 43 (30) 18 (40)
	WHO 1973 G1 G2 G3	 31 286 1				79 month (mean)	not available
Samaratunga 2002	WHO/ISUP PUNLMP[b] CaLG CaHG	 29 73 29				up to 90 M ″ ″	number for each type not available, but statistically no different among groups
	WHO 1973 G1[b] G2 G3	 42 79 6				″ ″ ″	number for each type not available, but G1 vs. G3,p=0.0001,G2 vs. G3,p=0.00001
Pich 2001	WHO/ISUP PUNLMP[b] CaLG	 19 43				76 M (median) 15 M (median)	9 (47.4) 33 (76.7) p=0.04
Desai 2003	WHO/ISUP papilloma PUNLMP[b] CaLG CaHG	 8 (all pTa) 8 (all pTa) 42 (1 pT1) 62 (31 pT1)				7.4 (mean)	(33)[d] (64) } p=0.02 (56)
Fujii 2003	WHO/ISUP PUNLMP[b]	 50				more than 5 years or till death 11.7 years (mean)	30 (60) 68% of patients disease-free after 5 years

a Progression defined as recurrence with pT1 or higher stage, CaLG, CaHG, pTis or/and metastasis/death.
b All new cases without prior history of bladder tumor.
c One patient died as a result of bladder carcinoma 44 months after the diagnosis of the primary tumor.
d Whether these cases represent newly diagnosed cases not stated.

う問題の解決に役立つ可能性があると思われること、治療に関して1973年版WHO系と同様に利用できることと認識しています。短所としては、有効性が証明されていないこと（上述のとおり、それ以後新しい分類に基づく臨床データが出てきていますが）、再現性が不確実であること、「低悪性度」という厄介な用語が導入されたこと、「高グレード」という用語の使用は一部泌尿器科医に膀胱摘出術を正当化させる可能性があることなどです。

　BostwickとMikuzに反論してBuschとAlgabaは、次の理由により1973年版WHO分類はWHO/ISUP分類に変更すべきであると主張しています。1973年版WHO分類によるグレード1の癌で、進行または癌死に至る症例は

Progression[a] (%)	Comments and conclusions
6 (4) 25 (23) } p<0.001	1. All sildes reviewed by one pathologist. 2. Recurrence: a tumor identified at cystoscopy that was fulgurated (no histologic material) or resected (histologically studied). 3. A significant difference in progression rate between CaLG and CaHG (p<0.001) as was between grade 2 and grade 3 of 1973 WHO system (p<0.0011). 4. 1998 WHO/ISUP system seems to have advantage compared with 1973 WHO classification. 5. There seems to be no significant difference in progression rate between PUNLMP and CaLG.
3 (3)[c] 6 (4) 4 (8) not available	1. Five-year recurrence-free survival is not significantly different between groups (p=0.12). 2. Five-year progression-free survival shows a small but significant difference (p=0.04) between PUNLMP and CaHG. 3. The prognostic value of 1998 WHO/ISUP classification system is limited to predicting progression-free survival, especially between PUNLMP and CaHG (p=0.04).
2 (6.9) 7 (9.6) 10 (34.5) 3 (7.1) 11 (13.9) } p=0.003 4 (66.7)	1. Diagnoses based on group review. 2. Progression: recurrence with pT1, T2, Tis or their combination. 3. Recurrence rates among WHO/ISUP statistically not significant. WHO 1973 G3 recurrence rate is significantly different from those of G1 (p=0.0001) and G2 (p=0.00001). 4. WHO 1973 grade (p=0.003) and tumor size (p=0.03) independently predicted progression, as did WHO/ISUP grade (p=0.002) and tumor size (p=0.04). 5. One of PUNLMP tumors that progressed required cystectomy for muscle-invasive carcinoma. 6. PUNLMPs have a negligible risk of progression compared with the low but increased risk of progression of CaLG.
0 5 (11.6)	1. Diagnosis made by one pathologist. 2. Five-year recurrence-free survival: 68% for PUNLMP and 21% for CaLG (p=0.002). 3. All 5 patients in whom cancer progressed died of bladder cancer. 4. Significant difference is found between PUNLMP and CaLG in mitotic count (p=0.006), tumor recurrence (p=0.04), MIB-1 (cell proliferation index, p=0.002), positive staining for p53 (p=0.03). 5. Distinction between PUNLMP and CaLG reflects a different biological activity and clinical behavior.
(0)[e] (10.5)[f] } p=0.031 (27.1)[g]	1. WHO/ISUP grade correlate with tumor stage (p<0.005), recurrence (p=0.02), and progression in stage (p=0.031). 2. Loss of CD44 (cell surface binding protein to hyaluronidate collagen) immunohistochemical staining and increasing CK20 (cytokeratin-associated intermediate filaments) reactivity are significantly correlated with increasing tumor grade and stage (p<0.005, each comparison).
17 (34)	1. All cases reviewed and diagnosed by two pathologists. 2. In all cases, progression was to CaLG/pTa or pT1. 3. Despite a high recurrence rate, PUNLMP carries a very low malignant potential.

e Total number for each category not available.
f pTa to pT1 in 2.6%, pTa to pT2 in 5.3%, death from cancer in 5.3%.
g pTa to pT1 in 8.3%, pTa to pT2 in 6.3%, death from cancer in 16.7%.

5%未満である(したがって、これらの腫瘍患者の95%以上は癌ではないと思われる)。グレード分類基準が不正確、グレード1とグレード2の間、およびグレード2とグレード3の間の違いの定義が不明確であり、1973年版WHO分類の観測者間診断における再現性が低い(Holmang, 1999, Ooms, RobertsonおよびBuschら、未発表観察事項、Busch, 2002における引用)。一方、WHO/ISUP分類の長所は数件の最新研究(上記参照)によりグレード別の再発率、進行率および死亡率の差が証明されており、WHO/ISUP分類は、低グレードおよび高グレード症例の層別化がやや簡潔でおそらく、より再現性が高く、臨床における決定過程にとって実践的価値があるということ

です。

明らかに、両者とも正当性を主張する論拠を示していますが、筆者らの見解では、1998年版WHO/ISUP分類は、組織学的基準がより詳しく説明されている点で功績が認められます。しかしながら、PUNLMPとCaLGの識別困難は依然として存在します。

Epsteinらは1998年の発表で、PUNLMPを「細胞層の厚みとは無関係に、構造的異常が最小限で、核異型も最小限である細胞の規則正しい配列を伴う、乳頭状尿路上皮病変」と定義しました。まれに核分裂像がみられますが、通常は基底層に限定されます。尿路上皮乳頭腫との鑑別根拠としては、乳頭腫は構造的または細胞学的異型がなく、尿路上皮細胞は7層以上みられないことです。CaLGは、「全体的に規則的な外観であるが、低倍率でも容易に認識できる構造的および／または細胞学的特徴の変化を伴う乳頭状新生物」と定義されています。極性と核のサイズ、形状、およびクロマチンの構造の多様性など最小限ですが確実に存在します。核分裂像はまれで、通常は腫瘍上皮層の下半分にみられますが、どのレベルにもみられることがあります。鑑別診断のための特徴は詳細に説明されていますが、「構造的(architectural)」異常とは何を意味するのか明確な説明がありません。

1998年版WHO/ISUP分類を支持するBuschとAlgabaは、「構造パターンにおける規則性／不規則性および細胞特異性に変化あり／変化なし」の基準に基づく膀胱癌グレード分類のための決断分岐図を提案しました。その提案では、規則性が優勢であればPUNLMPであり、規則性がなければCaLGまたはCaHGです。この場合にも、「規則性が優勢」とは何を意味するのか説明されていません。

筆者らにとって、そしておそらくは病院病理医達にとっても、これらの説明は不十分で混乱を招くものであり、鑑別診断に使用するには不十分です。この点において、筆者の1人(Oyasu)は、ネブラスカ大学医学部のSonny Johansson博士を介してBusch博士に問い合わせました。両者は共著者として新刊本「世界保健機関腫瘍分類法」(2004)において、PUNLMPを論議しています。Busch博士はその書簡において鑑別の枠組みに関し、次のように説明してくれました。「中間倍率での印象が重要です。それぞれの細胞が非常によく似ており、試料全体で相互に関連しあっている、きわめて規則的なパターンであれば、その病変はPUNLMPのカテゴリーに該当します(**Fig.1-1**)。構造からは、まだ規則性という印象を受けるものの、核のサイズや形、核間の距離および核の構造などに多様性がみられる場合、その腫瘍はCaLGのカテゴリーに該当します(**Fig.1-2, 3, 4**)。パターンが圧倒的に不規則な印象を与えるものの、多少なりとも規則性を示す領域が見いだされれば、CaHG (WHO 1999 グレード2)と分類され(**Fig.1-4**)、パターンが完全に無秩序状態であればCaHGではあるものの、WHO 1999 グレード3と分類されます」。

詳細な説明により定められた基準にもかかわらず、組織像解釈に関する、病理医の主観による観測者間のばらつきに関して次のような報告があります。

Yorukogluらは、6名の熟練病理医により観測者内および観測者間再現性を検討しました。それぞれ典型的なPUNLMP、CaLG、CaHGとみなされる標本15例を選択し、各カテゴリーから無作為抽出した5例の標本をWHO/ISUPガイドライン(Epstein, 1998)とともに各病理医に送付しました。初回レビュー後、結果と試験標本セットを回収し、ラベルを変えて、残りの10例の標本とともに同じ病理医に送り戻しました。観測者内の平均再現性は78% (k=0.67)[1]でしたが、各観測者の再現性(観測者内)は63〜93%とさまざまでした (k=0.45-0.89)。観測者間一致は、1998年版WHO/ISUPと1973年版WHO分類の両者に関して中等度の一致がみられ(それぞれk=0.56と0.48)、有意差はありませんでした (p>0.05)。「明確に定義された」1998年版WHO/ISUP分類の組織学的基準にもかかわらず、観測者内および観測者間再現性は、1973年版WHO分類と比べてわずかであり、その考えは統計的に有意でないものでした。PUNLMPに関して、一致がみられたのは標本の48%のみでしたが、一方1973年版によるグレード1腫瘍に関しては56%の一致がみられました。筆者らは結論として、非浸潤性尿路上皮新生物に関して、新しく提案された分類系は再現性を高めるものではないと述べました。

Murphyら(2002)は、病院病理医による、1998年版WHO/ISUP分類の再現性について報告しました。1組の試料を学習用セットと試験用セットに分割し、3名の病理

---

[1] K値は合意のレベルを示す尺度；0-0.2、ほんの少し；0.21-0.4、少し；0.41-0.6、中くらい；0.61-0.8、かなり；0.81-1、ほぼ完全。

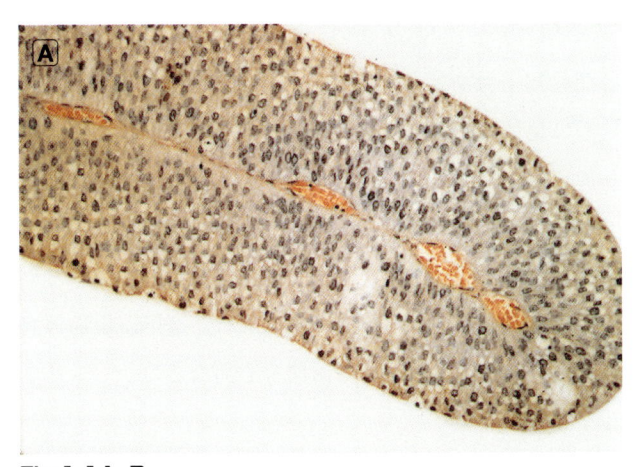

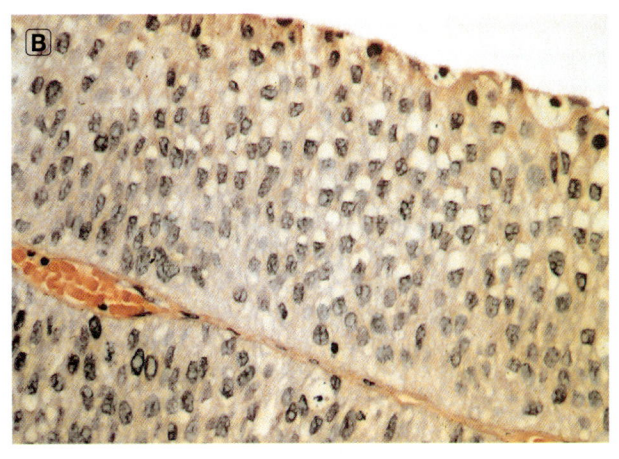

Fig.1-1A, B
低悪性度乳頭状尿路上皮新生物（PUNLMP）。乳頭部はサイズが一様の規則的に配列された多層の尿路上皮細胞からなる。核の長軸は相互に平行で、間質軸と直角である。核サイズは一様で核分裂像はみられない。

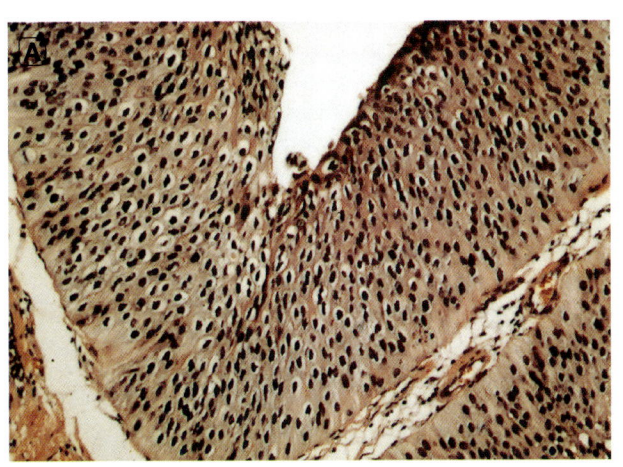

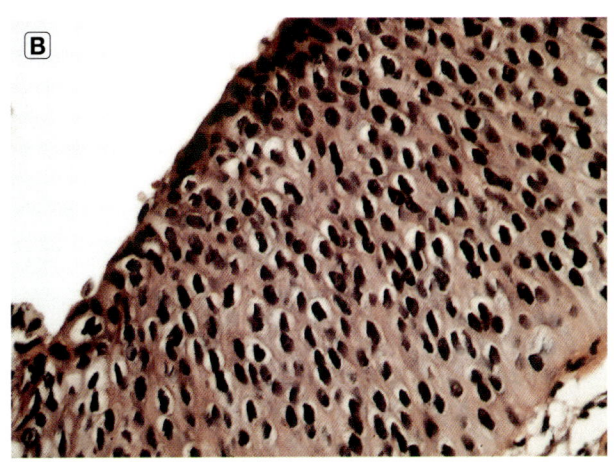

Fig.1-2A, B
低グレード癌（CaLG）。全体のパターンに細胞の規則正しい配列がみられるが、低倍率（A）でもサイズおよび細胞間隙の多様性と細胞軸の秩序異常が限局的にみられる。これらの変化は高倍率（B）で明白になる。一部核の重複がみられることに注意。

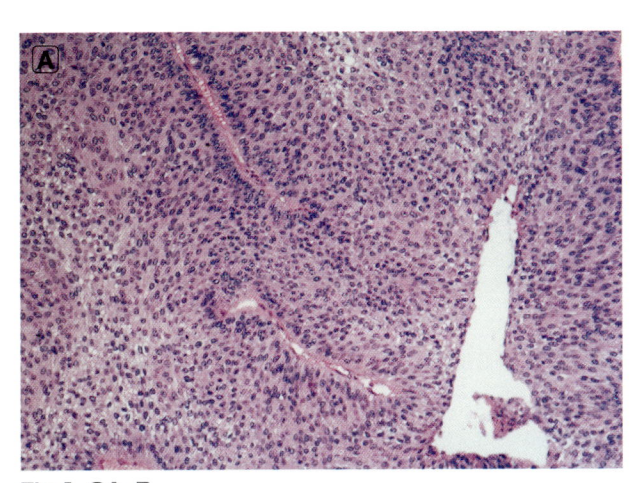

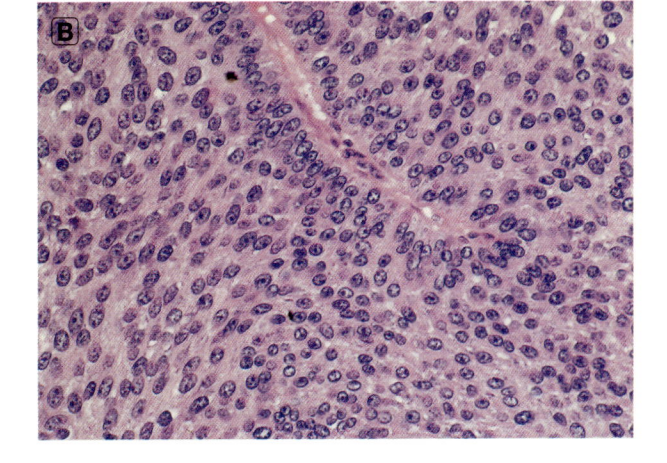

Fig.1-3A, B
低グレード癌（CaLG）、分裂像が一か所にみられる（B）。

医が個別に検討しました。学習用セットの資料は事前研修なしで判断し、試験用セットは集中研修直後に診断しました。PUNLMPとCaLGの区別において、見解の一致は僅少ないし中くらい（k=0.12-0.50）でした。研修を行っても、解釈の画一性上昇に至りませんでした。1998年版WHO/ISUP分類を適用するにあたって、病院病理医にとっての難しさという観点から、Murphyら（Murphy, 2002, Jordan）はPUNLMPとCaLGを単一の概念として統合し、低グレード膀胱腫瘍群とすることを勧告しています。その根拠は、泌尿器科医は低グレードの尿路上皮新

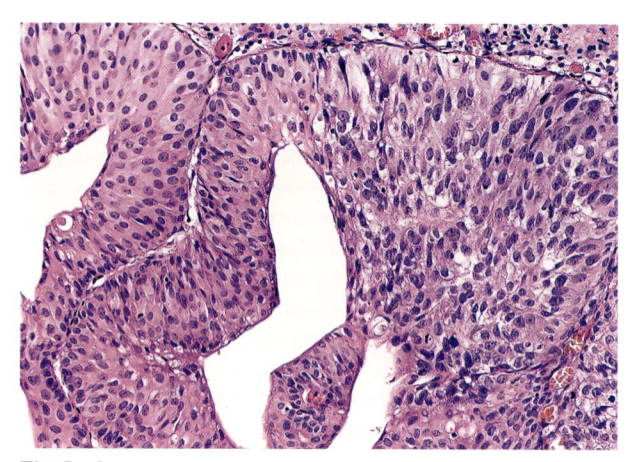

Fig.1-4
2つのパターンを持つ尿路上皮癌の例。左半分の腫瘍はWHO/ISUP分類のCaLG基準に適合し、右側の腫瘍はCaHG基準に適合する。

生物の治療基盤を主に病期におくことと、泌尿器科医は通常これらの腫瘍がPUNLMP、乳頭腫、低グレードまたはグレード1の癌などと細分されても、低グレード非浸潤乳頭状新生物である限り治療法に違いはありません(Oyasu, Murphy, 2002)。PUNLMPとCaLGを単一低グレード腫瘍として統合することにより、CaHG群からこの群を識別する病理医の能力は著明に向上しました(不一致率：9%, Murphy, 2002)。

Bolらも同様の結論に達し、観測者間不一致は、WHO/ISUP分類を使用する場合には無視しがたく、患者のケアに大きな意味合いを持つと述べています。Bolらはその考察の中で、泌尿器科診療における有効性に疑問を投げかけ、進行に関しては、比較的不活性の経過をたどる3つの組織型(乳頭腫、PUNLMP、CaLG)に再分することは、必ずしも治療における臨床医の意思決定の役に立たないと述べています。

PUNLMPとCaLG鑑別の「熟練病理医」における観測者間見解一致を評価する方法の1つは、これら2種の発生率に地域差がなく、症例選択にバイアスがないと仮定して、報告されたPUNLMP/CaLGの比を算出することです。**Table 1-2**に示すデータを**Table 1-3**に要約して、PUNLMP/CaLG比を示します。この比は0.2から0.8と大きく異なっています。診断基準の解釈と適用が現場の病理医だけでなく、熟練専門医間でも異なるのかもしれません。

要約すると、1998年に発表されたWHO/ISUP分類は、有効性の証明がない提案のため、筆者の1人(Oyasu)は使用に反対でした。以後、数件の追跡調査データが発表され、一部はその分類を支持し、また一部は反対を唱えました。PUNLMPという概念に有利と思われるデータが出ていますが、CaLGとの違いは依然としてきわめて小さいため、どの報告にも統計的有意差は証明されていません。

筆者らは、1998年版WHO/ISUP分類の有効性に関する最終決定を下すことができるまで、発表される今後の臨床データを監視し続けたいと考えています。概念的には、1998年版WHO/ISUP分類は、非浸潤性の経過をたどる低グレード尿路上皮腫瘍が、癌のカテゴリーから除外されるという点で合理的であるように思われます。しかしながら、WHO/ISUP分類は、依然として「改正中の分類(Working Classification)」です。まず、PUNLMPがその生物学的潜在力において、実際にCaLGと異なっていることを証明する明確なデータが必要です。第2に、今日使用されている組織学的基準(Epstein, 1998, Busch)は、

Table 1-3 **Frequency of PUNLMP and CaLG cases which were incorporated in the study to evaluate the biological potential.**

Investigator	No. PUNLMP	No. CaLG	PUNLMP/CaLG ratio
Holmang	95	160	0.59
Oosterhuis	116	141	0.82
Samaratunga	29	73	0.40
Pich	19	43	0.44
Desai	8	42	0.19

臨床現場の病理医にとっては、具体性が乏しすぎます。

一方、Murphyが提案しているように二段階式、すなわち低グレードと高グレード尿路上皮腫瘍という方式（Murphy, 2002）が、現実的で合理的な代用ではないかと思われます。この方法によれば臨床医による患者のケアを混乱させることはないと思われます。

References

1. Greene LF, Hanash KA, and Farrow GM. Benign papilloma or papillary carcinoma of the urinary bladder? J Urol, 110 : 205-207, 1973.
2. Mostofi FK, Sorbin LH, and Torloni H. Histological typing of urinary bladder tumors. International histological classification of tumours. No.10. Geneva : World Health Organization, 1973.
3. Bergkvist A, Ljungqvist A, and Moberger G. Classification of bladder tumours based on cellular pattern. Preliminary report of a clinical-pathological study of 300 cases with minimal follow-up of eight years. Acta Chir Scand, 130 : 371-378, 1965.
4. Pauwels RPE, Scharpers RFM, Smeets AWGB, Debruyne FMJ, and Geraedts JPM. Grading in superficial bladder cancer. 1. Morphological criteria. Br J Urol, 61 : 129-134, 1988.
5. Malmstrom P-U, Busch C, and Norlen BJ. Recurrence, progression and survival in bladder cancer. a retrospective analysis of 232 patients with 5-year follow-up. Scand J Urol Nephrol, 21 : 185-195, 1987.
6. Carbin B, Eckman P, Gustafson H. Christensen NJ, Sandsedt B, and Silfversward C. grading of human urothelial carcinoma based on nuclear atypia and mitotic frequency. I. Histological description. J Urol, 145 : 968-971, 1991.
7. Heney NM, Ahmed S, Flanagan MJ, Frable W, Corder MP, Hafermann MD, and Hawkins IR for National Bladder Cancer Collaborative Group A. Superficial bladder cancer : Progression and recurrence. J Urol, 130 : 1083-1086.
8. Millan-Rodriguez F, Chechile-Toniolo G, Salvador-Bayarri J, Palou, and Vicente-Rodriguez J. Multivariate analysis of the prognostic factors of primary superficial bladder cancer. J Urol, 163 : 73-78, 2000.
9. Epstein JI, Amin MB, Reuter VR, Mostofi FK, and the Bladder Consensus Conference Committee. The World Health Organization/International Society of Urological Pathology consensus classification of urothelial (transitional cell) neoplasms of the urinary bladder. Am J Surg Pathol, 22 : 1435-1448, 1998.
10. Murphy WM. Editorial comments in : Holmang S, Andius P, Hedelin H, Wester K, Busch C, and Johansson SL. Staging progression in Ta papillary urothelial tumors ; Relationship tp grade, immunohistochemical expression of tumor markers, mitotic frequency and DNA ploidy. J Urol, 165 : 1124-1130, 2001.
11. Tumors of the Urinary System and Male Genital Organs. World Health Organization Classification of Tumours. Ed. Eble JN, Sauter G, Epstein JI, and Sesterhenn IA. IARS Press, Lyon, France. 2004, p 90.
12. Holmang S, Andius P, Hedelin H, Wester K, Busch C, and Johansson SL. Stage progression in Ta papillary urothelial tumors : relationship to grade, immunohistochemical expression of tumor markers, mitotic frequency and DNA ploidy. J Urol, 165 : 1124-1130, 2001.
13. Samaratunga H, Makarov, and Epstein JI. Comparison of WHO/ISUP and WHO classification of noninvasive papillary urothelial neoplasms for risk of progression. Urology, 60 : 315-319, 2002.
14. Schapers RF, Pauwels RP, Wijnen JT, Arends JW, Thunnisen FB, Coebergh JW, Smeets AW, and Bosman FT. A simplified grading method of transitional cell carcinoma of the urinary bladder: reproducibility, clinical significance and comparison with other prognostic parameters. Br J Urol, 73 : 625-631, 1994.
15. Oosterhuis JWA, Schapers RFM, Janssen-Heijnen MLG, and Pauwels RPE. Histological grading of papillary urothelial carcinoma of the bladder : prognostic value of the 1998 WHO/ISUP classification system and comparison with conventional grading system. J Clin Pathol, 55 : 900-905, 2002.
16. Pich A, Chiusa L, Formiconi A, Galliano D, Bortolin P, and Novone R. Biologic differences between noninvasive papillary neoplasms of low malignant potential and low-grade (grade 1) papillary carcinomas of the bladder. Am J Surg Pathol, 25 : 1528-1533, 2001.
17. Desai S, Lim SD, Jimenez RE, Chun T, Keane TE, McKenney JK, Zavala-Pompa A, Cohen C, Young RH, and Amin MB. Relationship of cytokeratin 20 and CD44 protein expression with WHO/ISUP grade in pTa and pT1 papillary urothelial neoplasia. Mod Pathol, 13 : 1315-1323, 2000.
18. Fujii Y, Kawakami S, Koga F, Nemoto T, and Kihara K. Long-term outcome of bladder papillary urothelial neoplasms of low malignant potential. BJU Int, 92: 559-562, 2003.
19. Lopez-Beltran A and Montironi R. Non-invasive urothelial neoplsms : according to the most recent WHO classification. Eur Urol, 46 : 170-176, 2004.
20. Bostwick DG and Mikuz G. Urothelial papillary (exophytic) neoplasms. Virchows Arch, 441 : 109-116, 2002.
21. Busch C and Algaba F. The WHO/ISUP 1998 and WHO 1999 systems for malignancy grading of bladder cancer. Scientific foundation and translation to one another and previous systems. Virchows Arch, 441 : 105-108, 2002.
22. Holmang S, Hedelin H, Anderstrom C, Holmberg E, Busch C, and Johansson SL. Recurrence and progression in low grade papillary urothelial tumors. J Urol, 162 : 702-707, 1999.
23. Ooms ECM, Andersen WAAD, Alons CL, Boon ME, and Veldhuizen RW. Analysis of the performance of pathologists in the grading of bladder tumors. Hum Pathol, 14 : 140-143, 1983.
24. Robertson AJ, Swanson Beck J, Burnett RA, Howatson SR, Lessels AM, McLaren KM, Moss SM, Simpson JG, Smith GD, Tavadia HB, and Walker F. Observer variability in histopathological reporting of transitional cell carcinoma and epithelial dysplasia in bladders. J Clin Pathol, 43 : 17-21, 1990.
25. Jones TD and Cheng L. Papillary urothelial neoplasm of low malignant potential (PUNLMP) : Evolving terminology and concepts. J Urol (in press).
26. Yorukoglu K, Tuna B, Dikicioglu E, Duzcan E, Isisag A, Sen S, Mungan U, and Kirkali Z. Reproducibility of the 1998 World Health Organization/International Society of Urologic Pathology Classification of papillary urothelial neoplasms of the urinary bladder. Virchows Arch, 443 : 734-740, 2003.
27. Murphy WM, Takezawa K, and Maruniak NA. Interobserver discrepancy using the 1998 World Health Organization/International Society of Urologic Pathology classification of urothelial neoplasms : practical choices for patient care. J Urol, 168 : 968-972, 2002.
28. Jordan AM, Weingarten J, and Murphy WM. Transitional cell neoplasms of the urinary bladder. Can biological potential be predicted from histologic grading? Cancer, 60 : 2766-2774, 1987.
29. Bol MGW, Baak JPA, Buhr-Wilghagen S, Kruse A-J, Kjellevold KH, Janssen EAM, Mestad O, and Ogreid P. Reproducibility and prognostic variability of grade and lamina propria invasion in stages Ta, T1 urothelial carcinoma of the bladder. J Urol, 169 : 1291-1294, 2003.
30. Oyasu R. World Health Organization and international Society of Urological Pathology classification and two-number grading system of bladder tumors (Editorial counter point). Cancer, 88 :1509-1512, 2000.

Question 2

尿路内反性乳頭腫の病理、特に通常の乳頭状尿路上皮腫瘍との違いについて説明してください。内反性乳頭腫の発症機序は、通常の尿路上皮新生物と異なっているのでしょうか？ 悪性の内反性乳頭腫というものは存在しますか？

Answer

　尿路の内反性乳頭腫（inverted papilloma：IP）は良性腫瘍で、女性より男性に多くみられます。IPの90％以上は膀胱三角部、膀胱頸部、前立腺部尿道に発生します。摘出後に再発することはまれです。腎盂と尿管を含む上部尿路に発生することもあります。ブルン細胞巣（Brunn's nest）、嚢胞性膀胱炎、腺性膀胱炎を含む増殖性疾患と密接に関連することから、その組織発生的役割が推測されます。内反性乳頭腫が真性腫瘍かどうかも判然としていません。

　低グレード尿路上皮癌のマーカーであるFGF-R3（線維芽細胞増殖因子受容体3）の発現率が低いことと、細胞増殖マーカーであるKi-67発現頻度が低いことは、IPの発生機序が異なることを示すように思われます。時折IPは核肥大や著明な核小体、および核分裂像などの細胞異型を示すことがありますが、それがあるからといって、悪性の病態を示すものではありません。このほかに典型的なIPではありますが、外方増殖性乳頭状増殖が限局性にみられることがあります。その臨床的意義は不明です。

　まれですが、尿路上皮癌は内方増殖性（内反増殖）を示すことがあります。そのため、病理医にとって、IPとの鑑別が絶対に必要です。線維形成性浸潤、筋固有層への伸展、または高グレード尿路上皮癌に匹敵するび漫性細胞異型がみられた場合、内反増殖パターンを伴う癌と診断できます。浸潤が明らかでない場合、Ki-67、p53及びCK20への陽性反応があれば内反増殖型の上皮癌の診断が支持されます。

Comments

　内反性乳頭腫（inverted papilloma：IP）は、まれにみられる尿路上皮の良性ポリープ状病変で、1963年に初めて報告されました（Potts）。その頻度は、尿路上皮新生物の1％未満です。IPは典型的に高齢成人に現れ、女性より男性ではるかに多くみられます。臨床的には、IPは膀胱三角部、または膀胱頸部にみられることが多いため、血尿または排尿障害を伴うのが一般的です。IPは上部尿路に発生することもあります。

内反性乳頭腫の病理像

　通常の尿路上皮腫瘍の外方増殖パターンとは対照的に、上皮増殖は正常にみえる尿路上皮表面から、間質に向かう増殖です。この増殖パターンは、内視鏡像で平滑な表面を伴うポリープ状、または有茎性の塊として写し出されます（**Fig. 2-1**）。組織学的には、7〜10個の細胞幅の上皮索が、正常にみえる尿路上皮表面から内反し、ポリープの中心（core）に向かって伸展しており、中心部に嚢胞性の腔がみられ、そこにエオジンに染まる分泌物が含まれることもあります。外側の基底細胞は、その長軸に垂直に配列されていることが多く、内側の細胞は紡錘細胞で流れるように配列しています（**Fig. 2-2**）。腫瘍細胞は均一で細胞分裂像はまれです。扁平上皮化生はしばしばみられ、まれではありますが、粘液を産生する円柱細胞からなる偽腺様、または真の腺様パターンを示すこともあります（Kunze）。このパターンは多くの場合、通常の尿路上皮型細胞と共存しています。間質は粗な線維状で、壁の薄い血管を多く含んでいます。

IPの悪性の変異型はあるか？ IPは悪性になるか？

　典型的IPにおいて、悪性変化をきたしたとする報告がありますが、その主張が正当とみなされるためには、悪性腫瘍と断定できる部分がIPと共存し、再発腫瘍が侵襲的な経過をとる場合のみです。一方、典型的IPの一部に細胞学的および構造的変異型がみられることがありますので、その意義について考察することが必要です。最後に、尿路上皮癌は内反（内方に）増殖パターンで増殖することがあることを認識しておく必要があります。これらの点

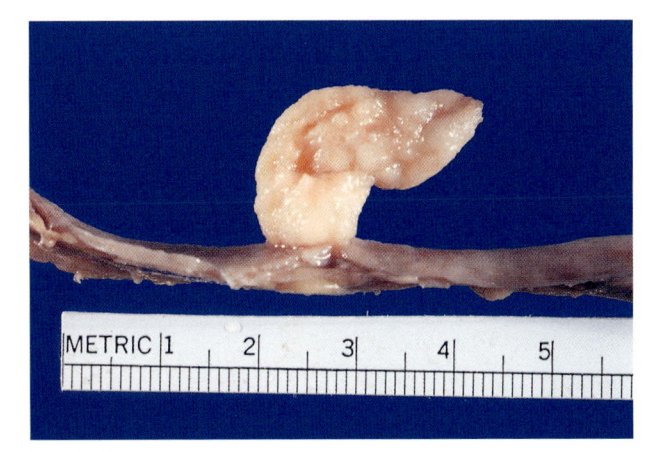

Fig. 2-1
有茎性尿管内反性乳頭腫、サイズ0.8×1.5×2 cm。表面は比較的平滑。尿管の限られたスペースで増殖するため90°上方に湾曲していることに注意。

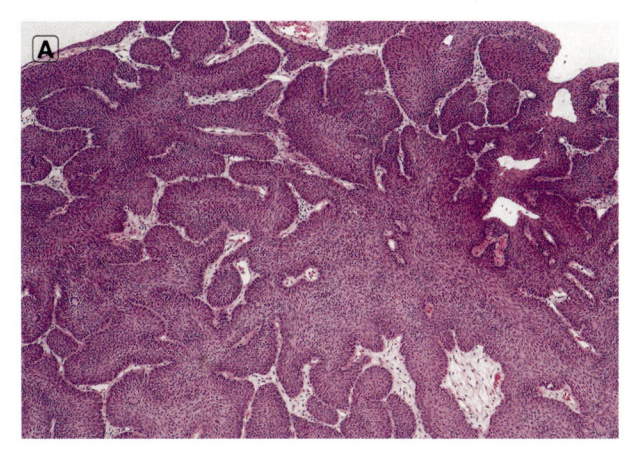

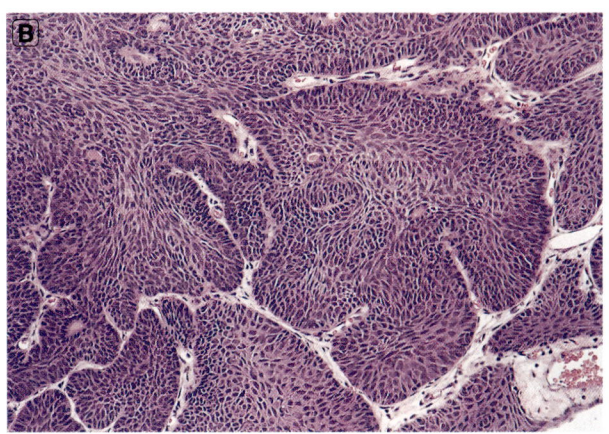

Fig. 2-2A, B
内反性乳頭腫。
A：尿路上皮細胞の枝状の小柱が、正常にみえるが薄くなった尿路上皮表面から内方に増殖しており、比較的粗細胞性の間質内へ深く伸展している。
B：倍率を上げると、末梢基底細胞はその長軸に垂直な領域にあり、内側の細胞は紡錘形で流れるように配列されている。腫瘍細胞は一様で核分裂像はみられない。

に関して、以下考察します。

1. 核異型、核分裂活性、または結節状上皮細胞巣を形成する幅広いコアを伴うIP（Fig. 2-3）

Kunzeらの報告では、細胞異型（著明な核小体と核分裂像）が40例中6例にみられました。臨床的追跡調査データが報告されていないため、その意義は不明です。

Kimuraらが報告した症例は、ポリープ状尿管腫瘍で、細胞異型がみられた以外は、組織学的に典型的IPの外観を示していました。手術中に「内反型移行細胞癌」と診断されたため、腎尿管切除術が施行されました。判明している2年間の術後経過は良好でした。

StowerらとUyamaらが、悪性変化を伴うIPとして報告した症例は、同様の細胞異型を示していますが、悪性の臨床象がありません。Uyamaらの患者は、腎尿管切除術と放射線療法および化学療法が行われ、判明している5年間良好な状態でした。Kimuraらが報告した症例と同様に、積極的治療が行われたため、悪性かどうかの評価は不可能です。

Broussardらが報告した細胞異型を伴うIP例11例には、5か月から7年の臨床追跡が行われました。全例において、異型領域は限局的で、著明な核小体を伴う細胞と、異型の扁平上皮化生を示す細胞、上皮内癌のレベルに近似する異型細胞および多核巨細胞からなっていました。Ki-67は、一部症例でやや増加していました。著明な核小体がみられる2例では、p53染色亢進が証明されました。臨床追跡調査によると、それ以前または以後の膀胱新生物の既往はないことが明らかでした。したがって、彼らのデータは、ある程度の細胞異型を持ったIPとして扱ってよいと思われます。

2. 他の点では典型的であるが、限局性の表面乳頭状増殖を伴うIP

Kyriakosらは、尿管IPの10％で、乳頭状突起（papillary fronds）がIP病変内、またはそれに隣接して存在しました。この構造は、従来の尿路上皮乳頭腫またはグレード1の乳頭状尿路上皮細胞癌と類似していました。筆者らは乳頭状成分の潜在的な生物学的重要性に関してはっきりした見解を表明していませんが、隣接する粘膜においてしばしばみられる嚢胞性膀胱炎およびブルン細胞巣に類似した増殖活性と考えられると示唆しています。

3. 明瞭な外方増殖性の乳頭状増殖巣を伴うIPで、乳頭状尿路上皮癌が併存すると報告されているもの

IPに伴う乳頭状（外方増殖性）尿路上皮細胞成分につ

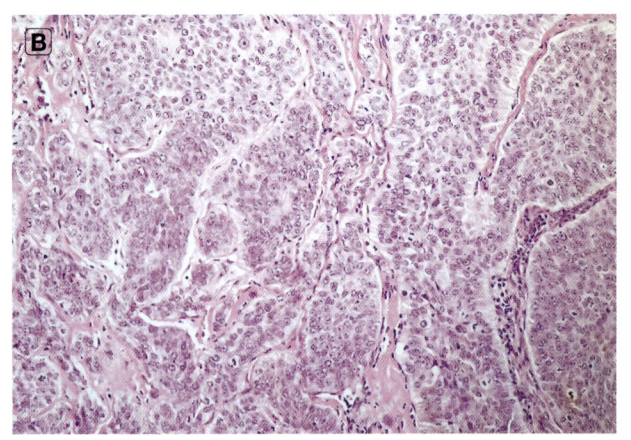

Fig. 2-3A, B, C
異型を伴うIP。このIPは全体として通常の組織（**A**）の外に、巨大な核小体と核腫大を含む細胞異型を伴う領域がある（**B**、**C**）。3年までの臨床追跡調査では、疾患再発および進行の臨床像はみられなかった。

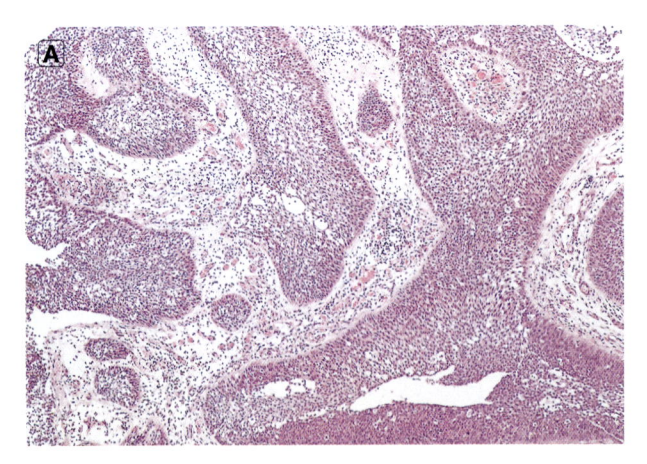

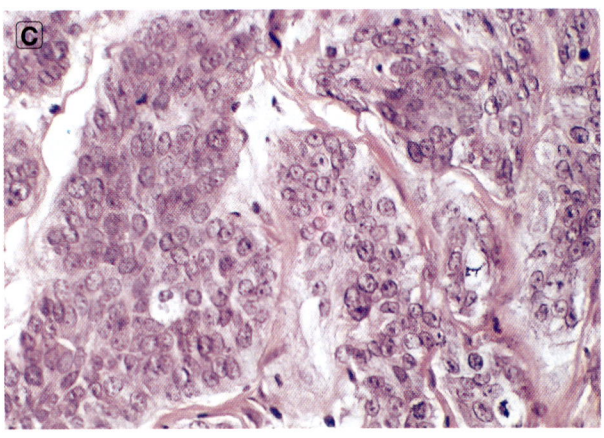

いて述べた報告が、数件みられます。これらの病変は、IP内で増殖する移行細胞癌と説明されました（Kunze, Lazarevic, Stower, Palvio, Stein）。しかし、これらの病変のいずれにも浸潤性増殖はみられませんでした。癌であると結論するためには、疑う余地のない細胞異型、浸潤性、同一部位における癌としての再発、または転移が証明されなければなりません。

Risioらは、IPと外方増殖性病変が合併した症例2例について報告しました。その1つは75歳男性の例で、IP領域を伴う乳頭状病変がみられました。乳頭状病変は、明らかに固有層に浸潤していました。これらの観察に基づくと、外方増殖性尿路上皮細胞癌がまれにIP内に発生することがあると考えられます。

IPと外方増殖性病変の合併発生機序について、3つの可能性が考えられます。まず、外方増殖性成分が核グレードの低い細胞（1973年版WHO分類系のグレード1）からなっており、顕微鏡で浸潤性増殖のエビデンスが認められなければ、そのような病変はIPの局所的形態異常とみなすこと。第2に、これらの病変は二重の分化、すなわち良性腫瘍（IP）と悪性腫瘍（低悪性度）の増殖とみなすこ

と。第3に、これらは互いにぶつかり合った腫瘍（collision tumor）と考えること、の3つです。

IPはほとんどの場合、膀胱癌の併存および既往を伴わないので、組織発生機序は尿路上皮癌と異なると推測されます。事実、KunzeらはIPがブルン細胞巣に起源を持つ増殖性病変由来ではないかと述べています。しかし、まれではありますが、IPは外方増殖性尿路上皮増殖、すなわち癌患者に発生して、同時性または異時性に発生することもあります（Anderstrom, Risio）。

4. IPの悪性変化と誤って報告されることがある尿路上皮癌のnested variant of urothelial carcinoma (Fig. 2-4)

TalbertとYoungは、細胞と細胞巣構造が一見良性のようにみえる奇妙な尿路上皮癌について初めて報告しました（**Fig. 2-4A**）。浸潤性の細胞巣はブルン細胞巣、嚢胞性膀胱炎、腺性膀胱炎または腎性化生に類似していました。この変種は主に高齢男性に現れ、尿路上皮癌やIPの好発部位である尿管口周囲に発生します（Drew）。組織学的に、索と細胞巣が、正常とみられる尿路上皮から発生して内方増殖を示します。細胞はIPと同様、軽度の細胞異型を示すのみです（Drew, Lin, Terai）。細胞巣のいくつかは、中心に嚢胞（**Fig. 2-4B**）や扁平上皮分化を形成していることもあり、これらの点もIPと特徴が共通します。しかし、癌の疑いを示す顕微鏡像は細胞巣の不規則な分布、不規則な形状、多数の稠密な小細胞巣および限局性の細胞異型などです（**Fig. 2-4B**）（Talbert）。当然ながら、筋固有層への浸潤がみられるなら、癌の診断が確

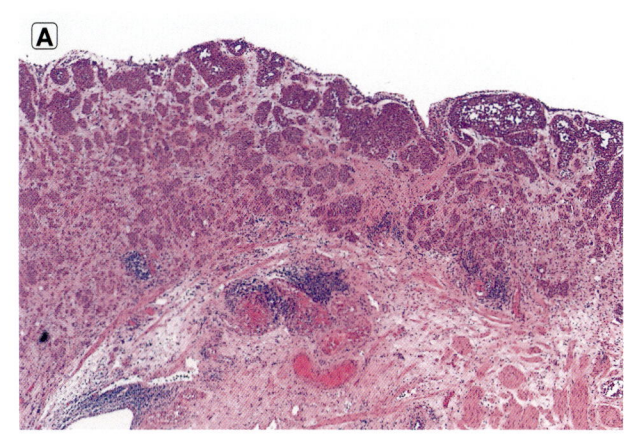

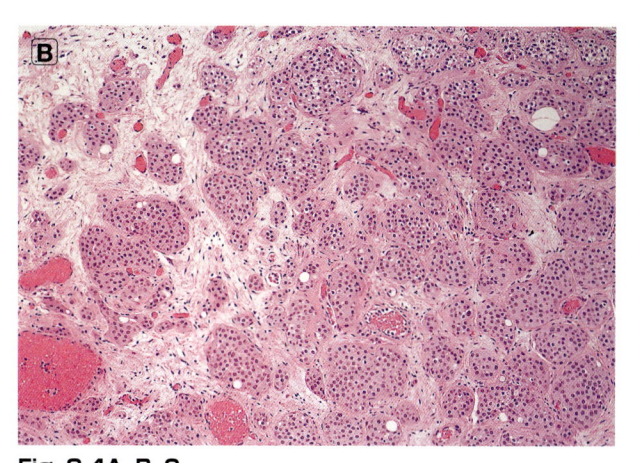

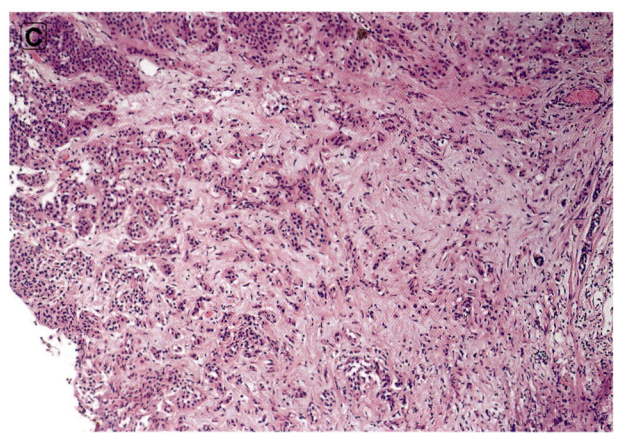

Fig. 2-4A, B, C
尿路上皮細胞癌のnested variant。
一見良性にみえる細胞巣（ブルン細胞巣に似ている）が粘膜下に存在する。細胞巣は深層に伸展するのに伴い、大きさ、形状ともに不規則となり、一部で粘膜筋板を浸潤している（**A**）。
高倍率では（**B**）、細胞巣の形状に若干の差がみられるものの、細胞異型はきわめてわずかである。**C**：しかしながら細胞巣の深層への伸展に伴い、反応性の線維形成がみられ、浸潤癌が裏づけられる。

立されます（**Fig. 2-4C**）。反能性線維形成がみられれば、癌診断が明らかに裏づけられます。Murphyらは、いずれの症例においても、多形性核とやや不規則なクロマチン、および大きな核小体からなる部分が常に存在すると述べています。浸潤深度が深くなるにつれて、細胞異型が高度になる傾向がみられる（**Fig. 2-4C**）のは興味深く、診断に役立ちます（Murphy）。細胞異型は最小限であっても、このタイプの腫瘍は侵襲性が高く、転移する潜在力を持ちます。

5. IPの悪性変種と誤って報告されることがある内反型の尿路上皮癌
（urothelial carcinoma of inverted pattern）

尿路上皮細胞癌の細胞増殖が、時に内側に向かい、内反増殖パターンを示すことはよく知られています（**Fig. 2-5, 6**）。したがって、IPとの鑑別がきわめて重要になります。Aminらは、次のように述べています。「IPとの鑑別には、病変の構造と細胞学的特徴に注意を払うことが必要である。内反増殖パターンを伴う移行上皮癌の細胞柱は厚みがあり、細胞柱の幅は不規則で、この索と柱は、さらに充実性の領域へと移行している。IPに特徴的にみられる規則正しい細胞の成熟、紡錘形、また末梢では樹状配列は、内反増殖パターンを持つ癌では通常みられないか、または目立たない。固有層または筋層への明白な浸潤がみられれば、IPという診断は除外される」（**Fig. 2-5, 6**）。

残念ながら、筆者らの見解では、これらの基準はその病変がIPか内反型TCC（移行上皮癌）かを判断するには不十分と思われます。癌を支持する所見は、第1に明らかな浸潤像（反応性線維形成があれば、さらによく）です。固有層浸潤の診断には、固有層内部に不規則な形状の細胞巣、または線維形成反応あるいは炎症反応を伴うこともある個々の細胞が存在していなければなりません（Amin）。第2に細胞異型、すなわち、核多型性、核膜およびクロマチン分布の不規則性、核分裂像の存在です。第3に、表面に乳頭状成分があることは、上述のほかの細胞構造的特徴と同様に、癌の診断確定に利用できます。

両者を鑑別するのに役立つ補助診断が最近Chengらのグループから報告されました（Jones）。免疫組織反応に大きな違いがみられます。すなわち、Ki-67、p53、CK20への陽性反応は内反型の尿路上皮癌において、それぞれ19/29、17/29、17/29であったのに対してIPではそれぞれ0/15、1/15、0/15でした。FISHによる染色体の異常は前者において21/29（72％）にみられたのに対し、後者では0/15でした。したがって、これらの補助診断法は極めて有用です。浸潤の明らかな症例で試みる価値があり

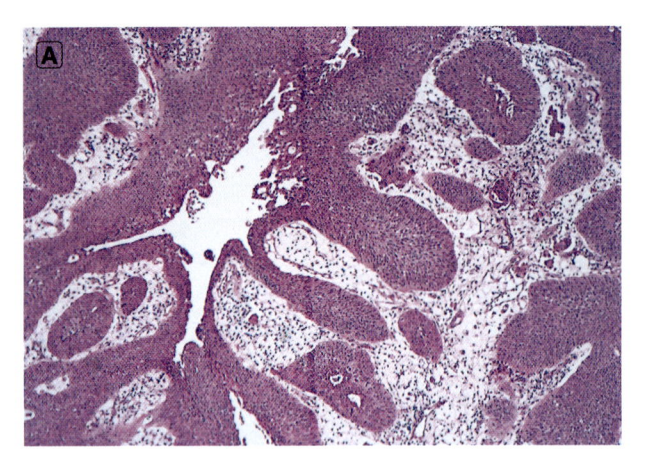

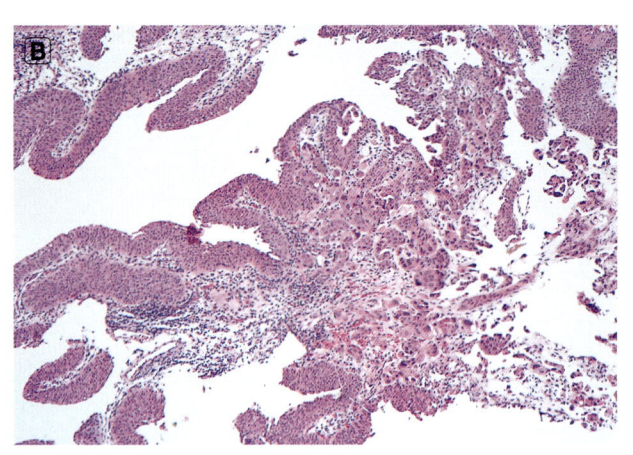

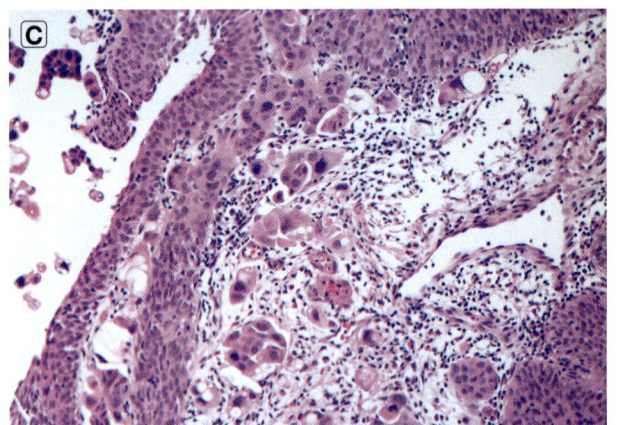

Fig. 2-5A, B, C
外方と内方両者の増殖パターンを示す高グレードの尿路上皮細胞癌（1973年版WHO分類系）。
A：この領域では腫瘍は内反増殖パターンを示し、グレード2の癌からなる。浸潤性細胞巣が視野の右半分に散在する。
B, C：この領域では外方と内方両者の増殖パターンを示し、グレード3の癌細胞巣の固有層への浸潤がみられる。

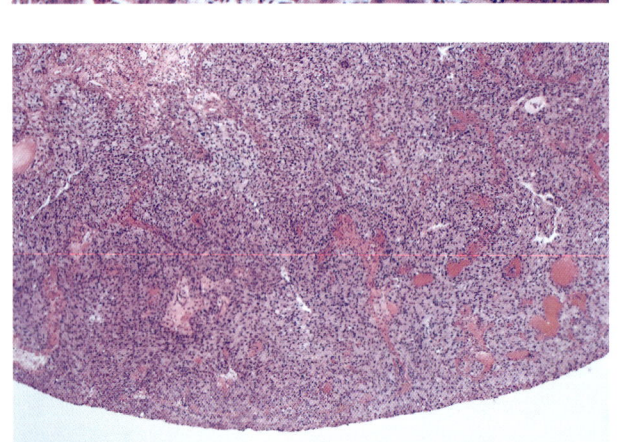

Fig. 2-6
高グレード、内方型の結節性尿路上皮癌で、融合した複数の浸潤性細胞巣を固有層に送り出している。

ます。

IPと通常の乳頭状の癌を鑑別する分子生物学的変化

2005年USCAP（米国およびカナダ病理学会）年次会議において、内反型尿路上皮癌と比較したIPの遺伝子発現パターンが報告されました（Eiber）。有意に異なっていたのは、内反型の癌では、線維芽細胞増殖因子受容体3（FGF-R3、低グレード尿路上皮細胞癌のマーカー）の突然変異（p<0.0001）（van Rhijn, 2001, 2004）、およびKi-67（増殖マーカー）発現（p<0.0001）が高率にみられることでした。Ki-67発現の上昇（≧5％）とFGFR変異率の上昇により、68.9％の感受性（CI95％：53.4〜81.8％）と90.5％の特異性（CI95％：69.6〜98.8％）で内反型癌とIPを鑑別することができました。結論として、明らかな悪性の特徴がない内反型腫瘍は悪性腫瘍と分類すべきではないと考えられました。

要約すると、内反性乳頭腫（IP）は独立したエンティティーであり、良性です。その内の約15％は核異型、巨核、有糸分裂像などの細胞異型を示すことがありますが、このような症例が悪性の臨床経過をとることはありません。まれに、IPは部分的に外方増殖パターンを示し、このような病変は、IPと低悪性度乳頭状尿路上皮癌が合併したものとも考えられていますが、浸潤性が証明されないかぎり、その真の悪性には議論の余地があります。きわめてまれな事例では、IPは明らかな浸潤癌の病巣を伴うことがあります。明らかな内反病変でありながら、びまん性の核異型が証明される場合は、癌と分類すべきです。IPの悪性変化と分類すべきではありません。内反型の癌とIPとの鑑別には免疫組織反応が役に立ちます。

References

1. Potts IF and Hirst E. Inverted papilloma of the bladder. J Urol, 90 : 175-179, 1963.
2. Kunze E, Schauer A, and Schmitt M. Histology and histogenesis of two different types of inverted urothelial papillomas. Cancer, 51: 348-358,1983.
3. Kimura G, Tsuboi N, Nakajima H, Yoshida K, Masugi Y, and Akimoto M. Inverted papilloma of the ureter with malignant transformation: A case report and review of the literature. Importance of the recognition of he inverted papillary tumor of the ureter. Urol Int, 42 : 30-36, 1987.
4. Stower MJ, MacIver AG, Gingell JC, and Clarke E. Inverted papilloma of the ureter with malignant change. Br J Urol, 65 : 13-16, 1990.
5. Uyama T and Moriwaki S. Inverted papilloma with malignant change of renal pelvis. Urology, 17 : 200-201, 1981.
6. Broussard JN, Tan PH, and Epstein JI. Atypia in inverted urothelial papilloma : pathology and prognostic significance. Hum Pathol, 35 : 1499-1504, 2004.
7. Kyriakos M and Royce RK. Multiple simultaneous inverted papillomas of the urinary tract. A case report with a review of ureteral and renal pelvic inverted papillomas. Cancer, 63 : 368-380, 1989.
8. Lazarevic B and Garret R. Inverted papiolloma and papillary transitional cell carcinoma of urinary bladder. Report of four cases of inverted papilloma, one showing papillary malignant transformation and review of the literature. Cancer, 42 : 1904-1911, 1978.
9. Risio M,. Coverlizza S, Lasaponara F, Vercesi E, and Giaccone G. Inverted urothelial papilloma : a lesion with malignant potential. Eur Urol, 14 : 333-338, 1988.
10. Anderstrom C, Johansson S, and Petterson S. Inverted papilloma of the urinary tract. J Urol, 127 : 1132-1134, 1982.
11. Palvio DHB. Inverted papillomas of the urinary tract. A case of multiple, recurring inverted papillomas of the renal pelvis, ureter and bladder associated with malignant change. Scand J Urol Nephrol, 19 : 299-302, 1985.
12. Stein BS, Rosen S, and Kendall AR. The association of inverted papilloma and transitional cell carcinoma of the urothelium. J Urol, 131 : 751-752, 1984.
13. Talbert ML and Young RH. Carcinoma of the urinary bladder with deceptively benign-appearing foci. A report of three cases. Am J Surg Pathol, 13 : 374-381, 1989.
14. Murphy WM and Deana DG. The nested variant of transitional cell carcinoma : a neoplasm resembling proliferation of Brunn's nests. Mod Pathol, 5 : 240-243, 1992.
15. Drew PA, Furman J, Civantos F, and Murphy WM. The nested variant of transitional cell carcinoma: an aggressive neoplasm with innocuous histology. Mod Pathol, 9 : 989-994, 1996.
16. Terai A, Tamaki M, Hayashida H, Tomoyoshi T, Takeuchi H, and Yoshida O. Bulky transitional cell carcinoma of bladder with inverted proliferation. Int J Urol, 3 : 316-319, 1996.
17. Lin O, Cardillo M, Dalbagni G, Linkov I, Hutchinson B, and Reuter VE. Nested variant of urothelial carcinoma : A clinicopathologic and immunohistichemical study of 12 cases.
18. Amin MB, Gomez JA, and Young RH. Urothelial transitional cell carcinoma with endophytic growth patterns. A discussion of patterns of invasion and problems associated with assessment of invasion in18 cases. Am J Surg Pathol, 21 : 1057-1068, 1997.
19. Jones TD, Zhang S, Lopez-Beltran A, Eble JN, Sung MT, MacLennan GT, Montironi R,Tan PH, Zheng S, Baldridge LA, Cheng L.Urothelial carcinoma with an inverted growth pattern can be distinguished from inverted papilloma by fluorescence in situ hybridization, immunohistochemistry,and morphologic analysis.Am J Surg Pathol, 31:1861-1867,2007.
20. Eiber M, Blaszyk H, van Oers JMM, Zwarthoff E, van der Kwast T, Stoer R, Burger M, Cheville JC, Sauter G, Amin M, Hofstaedter F, and Hartman A. Molecular analysis of inverted urothelial tumors. Mod Pathol,18 (Suppl 1) : 138A, 2005.
21. van Rhijn BWG, Lurkin I, Radvanyi F, Kirkels WJ, van der Kwast TH, and Zwarthoff EC. The fibroblast growth factor receptor 3 (FGFR3) mutation is a strong indicator of superficial bladder cancer with low recurrence rate. Cancer Res, 61 : 1265-1268, 2001.
22. van Rhijn BWG, van der Kwast TH, Vis AN, Kirkels WJ, Boeve ER, Jobsis AC, and Zwarthoff EC. EGFR3 and p53 characterize alternative genetic pathways in the pathogenesis of urothelial carcinoma. Cancer Res, 64 : 1911-1914, 2004.

Question 3

膀胱の小細胞癌とは何でしょうか？ 小細胞癌の生物学的性状は普通の尿路上皮癌とどのように違いますか？

Answer

小細胞癌は、尿路上皮癌における、まれで高悪性度腫瘍です。女性より男性にはるかに多くみられ、膀胱はその最たる好発部位です。初期症状は一般膀胱腫瘍と同様、血尿です。小細胞癌はドーム型またはポリープ状の腫瘍を形成します。診断時までにほとんどの腫瘍は、筋層に浸潤しています。その名の通り、この腫瘍細胞は尿路上皮癌の細胞より小さく、紡錘形または円形で、核は円形～細長い形状で、核小体は目立ちません。また、この腫瘍は肺に発生する腫瘍と形態学的に鑑別できません。大半の腫瘍は、ある種の神経内分泌マーカーを発現します。

予後は、治療法にかかわらず不良です。膀胱全摘をする場合としない場合を比較しても、予後に変わりはないように思われます。シスプラチン・ベースの化学療法によって延命が期待できます。

Comments

一般的特徴

肺癌の中で、小細胞癌(small cell carcinoma：SCC)はよくみられる変種で、悪性肺腫瘍の約1/4を占めます。肺以外のSCCはまれですが、食道、乳、頭部と頸部、皮膚、下部消化管、泌尿器領域での発生が近年次々と報告されています(Christopher)。

泌尿器科領域では、膀胱に最もよくみられ、前立腺、腎盂尿管の順に減少します(Mackey)。しかしながら、SCCは膀胱腫瘍の1％未満という、まれな腫瘍です(Trias, Blomjous, Christopher, Grignon, Holmang, Mackey)。SCCは、神経内分泌分化の腫瘍とみなされています。神経内分泌細胞は正常な尿路上皮にみられます(UICC Technical Report Series)が、腫瘍の起源がこの細胞にあるようには思われません(Murphy)。おそらく粘膜内に存在する幹細胞分化によるものでしょう。この仮説は、SCCの約50％に尿路上皮癌、扁平上皮細胞癌、または腺癌領域が共存することから裏づけられます(Mills, Ordonez, Grignon, Trias, Blomjous, Podesta, Murphy, WHO分類, Cheng)。

臨床的特徴

SCCは高齢者に発現し、男性では女性の3～4倍の頻度で発現します。最も一般的な症状は、肉眼的または顕微鏡的血尿です。まれに高カルシウム血症(Reyes)、異所性副腎皮質ホルモン(Partanen)またはゴナドトロピン(Kawamura)放出による腫瘍随伴症候群として出現します。診断時に、大半の患者は筋層への腫瘍浸潤をきたしていました(81/85 [Trias]、63/64 [Cheng])。Chengの患者64例中1例のみがpT1でした。

病理学的特徴

腫瘍の肉眼的外観はポリープ状から結節状の腫瘍で、中心部に潰瘍を伴うことが多くみられます(**Fig. 3-1**)。そのほとんどは膀胱に生じますが、一部は腎盂、尿管を含む上部尿路に発現します(Guillou, Ordonez)。

顕微鏡的にみた腫瘍は、小さい円形細胞(**Fig. 3-2, 3, 5A**)、燕麦細胞(**Fig. 3-4A**)、またはシート状に増殖する中間細胞からなります。これらの細胞は、肺SCCの細胞と識別することができません。核小体は通常、小さいか明白でありません。SCC症例の約50％では尿路上皮癌(**Fig. 3-2, 4B**)、扁平上皮癌、またまれには腺癌とさえも混在しています。カルチノイドに分化した領域の存在も報告されています(Ordonez)。膀胱摘出標本の検索で、上皮内癌(**Fig. 3-5C**)が高頻度にみられます(Quekによると20例中16例)。

免疫組織学的反応はさまざまで、SCC細胞は通常、上皮マーカー EMA (Mills, Blomjous) とCam 5.2 (Trias)がび漫性に染色され、頻度は低いものの上皮細胞サイトケラチンマーカー、AE1/3 (Podesta)も染色されることがあります。神経内分泌分化のための、いくつかのマーカーが検討されました。ニューロン特異的エノラーゼ(NSE、しかしこれは神経内分泌分化のマーカーとしては特異的ではありません)は、大半の症例に発現されます(Blomjous, Podesta)。シナプトフィジンは症例の約半数に発現し、クロモグラニンは低頻度に発現します(Blomjous, Trias)。神経内分泌マーカー中、少なくとも1個、そして上皮細胞マーカー中、少なくとも1個の陽性反応がSCCの診断に必要です。肺にみられるSCCではTTF1の免疫組織学的反応が90％陽性ですが、膀胱SCCでは44例中、陽性率は38％にとどまりました(Jones)。

治療と予後

ほとんどの患者に、診断時に局所進行癌、または転移

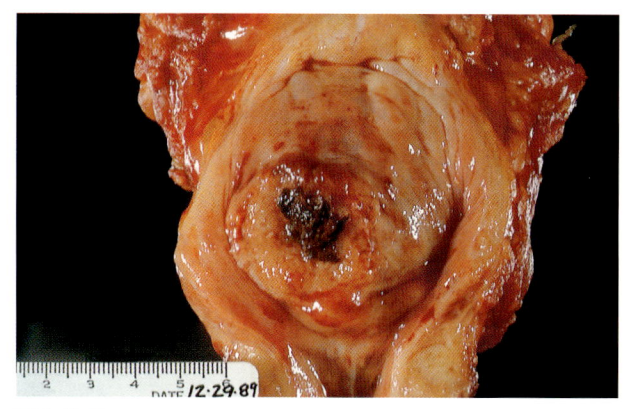

Fig. 3-1
膀胱全摘標本にみられる小細胞癌。腫瘍は無茎性で後壁を占有している。腫瘍のドーム部分の潰瘍（穿針部分）は凝血塊で覆われている。

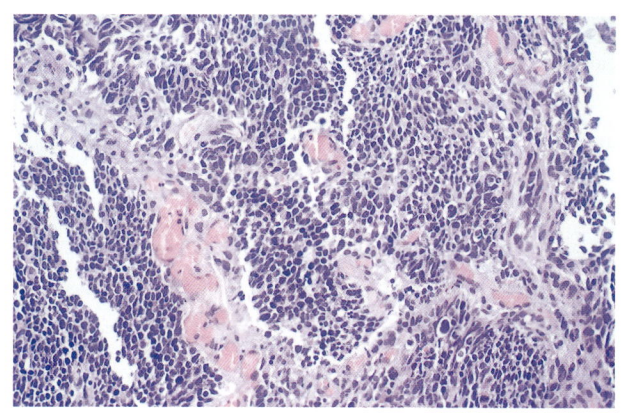

Fig. 3-2
筋固有層に浸潤する膀胱の小細胞癌。円形〜長円形の核を持つ小細胞からなる。

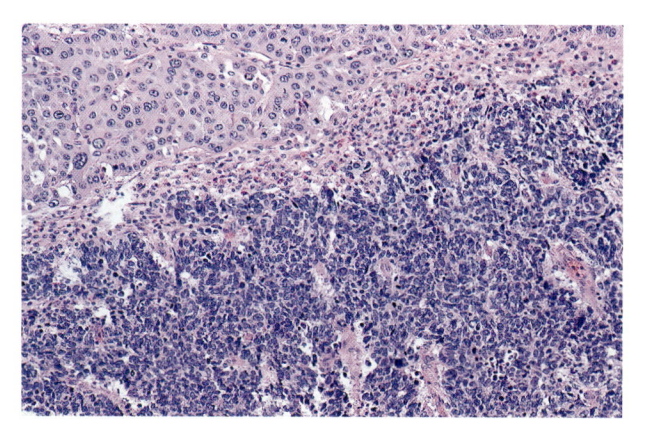

Fig. 3-3
高グレード尿路上皮細胞癌領域と併在する膀胱の小細胞癌。

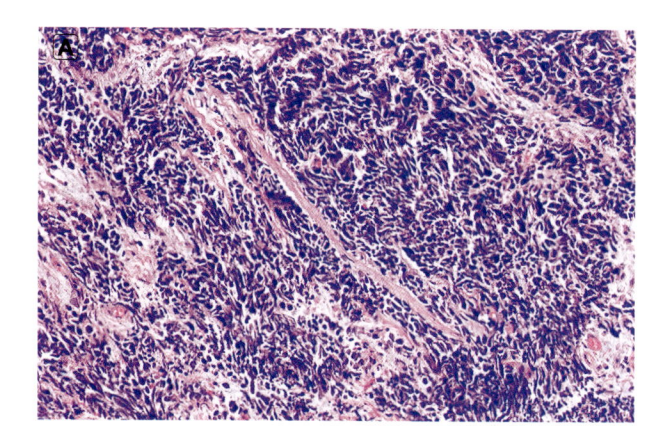

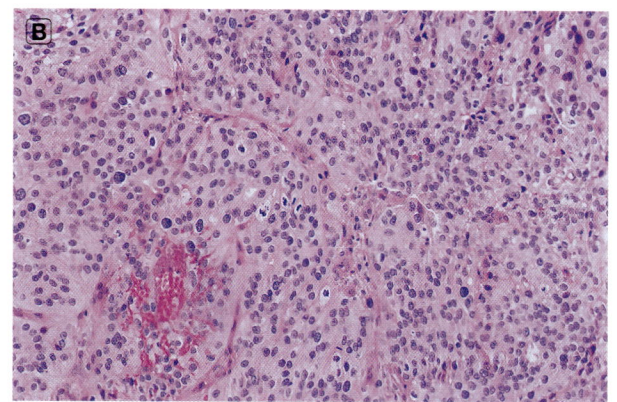

Fig. 3-4A, B
A：膀胱の小細胞癌、燕麦細胞型。
B：この症例には低グレード尿路上皮細胞癌領域が共存する。

癌がみられます。Chengらの報告は64例に基づいており、検討した臨床病理学的パラメーター（年齢、性別、症状、喫煙歴、非小細胞癌成分の存在、化学療法、放射線療法）のいずれにも、生存率改善との関連はみられませんでした。膀胱全摘した患者と未切除患者との間には生存率に差がみられませんでした（p=0.65）。1年、18か月、3年、5年の疾患特異的全生存率は、それぞれ56％、41％、23％、16％でした。

Triasらが報告したSCC患者23名中18名は、18か月以内に死亡しましたが、3名の患者は36か月、48か月、50か月の時点で再発がみられませんでした。3名の腫瘍はすべてT2で、TUR治療後に化学療法が施行されていました。この3名の腫瘍がすべて、神経内分泌マーカー（NSEとクロモグラニンA）反応陰性であったことはSCC診断に基づかないので違うタイプの尿路上皮腫瘍の可能性があります。

Triasらは、世界の文献に報告されたデータの要約も行いました。81名の患者のレビューにおいて、63名は18か月以内に死亡しましたが30名は無病生存していました（17名は2年以上、11名は5年以上）。Triasらは結論として、シスプラチン・ベース化学療法は予後を改善するように思われると述べています。Wolmangらも同様の観察を行っています。病期T2M0からT4M0で、外科治療（膀胱切除またはTUR）した癌患者18名中5名は、中央値10年（6〜18年）の追跡調査後において、腫瘍の存在がみられませんでした。彼らは、一部の患者は、遠隔転移の病像がないかぎり、放射線療法と併用するTURまたは部分的、根治的膀胱切除術により治癒可能と述べています。

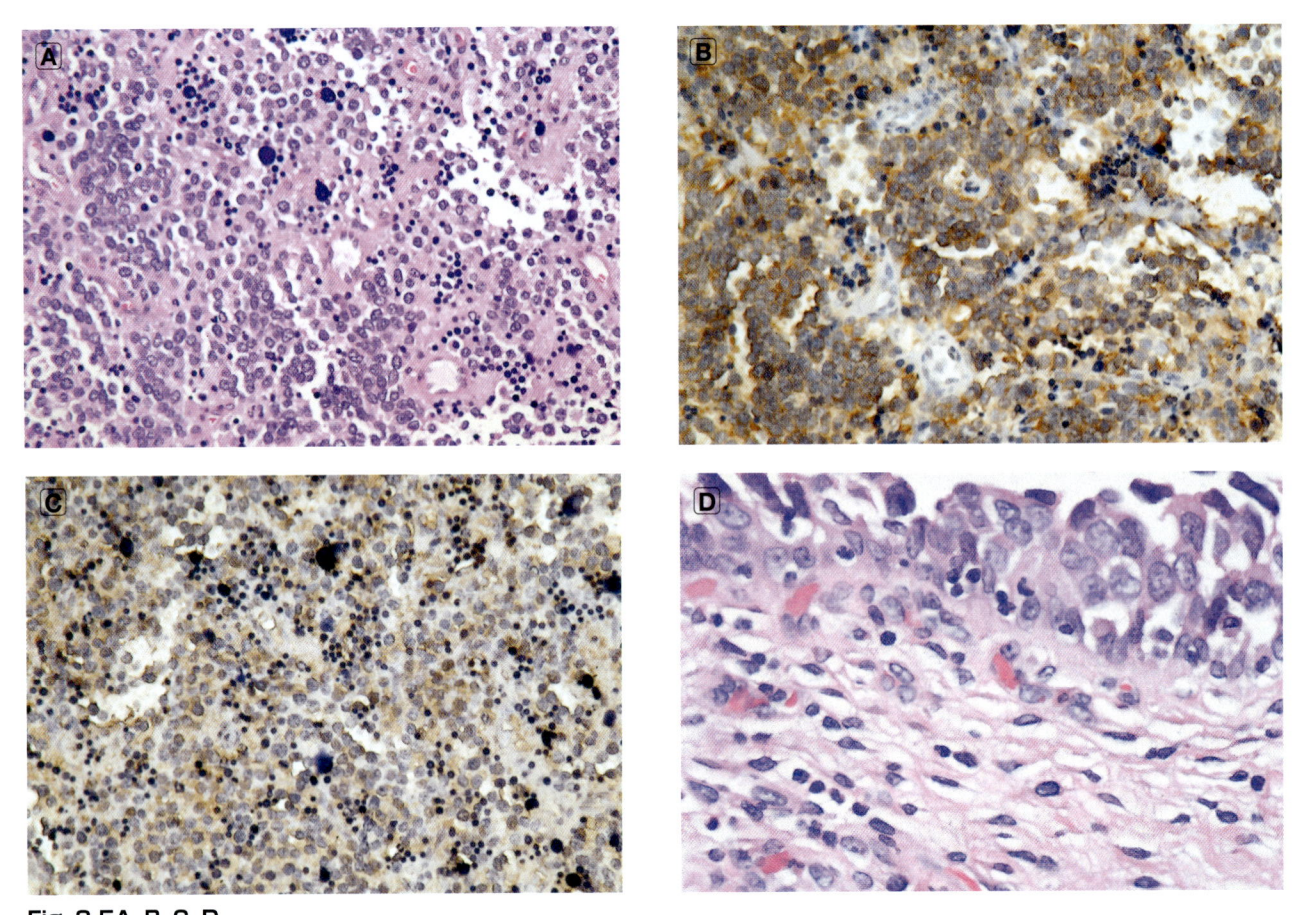

Fig. 3-5A, B, C, D
A：比較的一様な小細胞からなる膀胱の小細胞癌。
B, C, D：腫瘍細胞はNSE（B）とシナプトフィジン（C）に反応性であるが、クロモグラニンA（表示せず）には無反応。この症例には上皮内癌を示す表面粘膜がみられた。上皮内癌は異型の大細胞からなり、小細胞ではないことに注意（D）。

References
1. Christopher ME, Seftel AD, Sorenson K, and Resnick MI. Small cell carcinoma of the genitourinary tract : an immunohistochemical, electron microscopic and clinicopathological study. J Urol, 146 : 382-388, 1991.
2. Trias I, Algaba F, Condom E, Espanol I, Segui J, Orsola I, Villavicencio H, and Garcia Del Muro X. Small cell carcinoma of the urinary bladder. Presentation of 23 cases and review of 134 published cases. Eur Urol, 39 : 85-90, 2001.
3. Blomjous CE, Vos W, De Voogt HJ, Van der Valk O, and Meijer CJ. Small cell carcinoma of the urinary bladder. A clinicopathologic, morphometric, immunohistochemical and ultrastructural study of 18 cases. Cancer, 64 : 1347-1357, 1989.
4. Grignon DJ, Ro JY, Ayala AG, Shum DT, Ordonez NG, Logothetis CJ, Johnson DE, and Mackay B. Small cell carcinoma of the urinary bladder. Cancer, 69 : 527-536, 1992.
5. Holmang S, Borghede G, and Johansson SL. Primary small cell carcinoma : a report of 25 cases. J Urol, 153 : 1820-1822, 1995.
6. Mackey JR, Au HJ, Hugh J, and Venner P. Genitourinary small cell carcinoma : determination of clinical and therapeutic factors associated with survival. J Urol, 159 : 1624-1629, 1998.
7. Murphy WM, Grignon DJ, and Perlman EJ. Tumors of the kidney, bladder, and related urinary structures. AFIP Atlas of Tumor Pathology Series 4. Am Regist Pathol, Washington, DC, 2004, pp 310.
8. WHO Classification of Tumors. Tumours of the urinary system and male genital organs. Ed. Eble JN, Sauter G, Epstein JI, and Sesterhenn IA. IARC Press, Lyon, 2004. pp.135.
9. Cheng L, Pan C-X, Yang XY, Lopez-Beltran A, MacLennan GT, Lin H, Kuzel TM, Papavero V, Tretiakova M, Nigro K, Koch MO, and Eble JN. Small cell carcinoma of the urinary bladder. A clinicopathologic analysis of 64 cases. Cancer, 101 : 957-962, 2004.
10. UICC Technical Report Series : Bladder Cancer. Ed. P. Skrabanek and Walsh A. Report No.13. International Union Against Cancer, Geneva, 1981, pp.38.
11. Mills SE, Wolfe III JT, Weiss MA, Swanson PE, Wick MR, Fowler Jr JE, and Young RH. Small cell undifferentiated carcinoma of the urinary bladder. A light-microscopic, immunocytochemical, and ultrastructural study of 12 cases. Am J Surg Pathol, 11 : 606-617, 1987.
12. Ordonez NG, Khorsand J, Ayala AG, and Sneige N. Oat cell carcinoma of the urinary tract. Cancer, 58 : 2519-2530, 1986.
13. Guillou L, Duvoisin B, Chobaz C, Chapius G, and Costa J. Combined small-cell and transitional cell carcinoma of the renal pelvis. Arch Pathol Lab Med, 117 : 239-243, 1993.
14. Podesta AH and True LD. Small cell carcinoma of the bladder. Report of five cases with immunohistochemistry and review of the literature with evaluation of prognosis according to stage. Cancer, 64 : 710-714, 1989.
15. Reyes CV and Soneru I. Small cell carcinoma of the urinary bladder with hypercalcemia. Cancer, 56 : 2531-2533, 1985.
16. Partanen S and Askainen U. Oat cell carcinoma of the urinary bladder with ectopic adrenocorticotropic hormone production. Hum Pathol, 16 : 313-315, 1985.
17. Kawamura J, Machida S, Yoshida O, Oseko F, Imura H, and Hattori M. Bladder carcinoma associated with ectopic production of gonadotropin. Cancer, 42 : 2773-2780, 1978.
18. Quek ML, Nichols PW, Yamzon J, Daneshmand S, Mirand G, Cai J, Groshen S, Stein JP, and Skinner DG. Radical cystectomy for primary neuroendocrine tumors of the bladder : the University of Southern California experience. J Urol, 174 : 93-96, 2005.
19. Jones TD, Kernek KM, Yang XJ, Lopez-Beltran A, MacLennan GT, Eble JN, Lin H, Pan CX, Tretiakova M, Baldridge LA, and Cheng L. Thyroid transcription factor 1 expression in small cell carcinoma of the urinary bladder: an immunohistochemical profile of 44 cases. Hum Pathol, 36:718-723, 2005.

Question 4

膀胱など尿路に発生する腎性腺腫とは何ですか？ それは常に良性ですか？ 腎性腺腫の組織発生はどのようなものですか？ 腎移植患者に発生することが多いと報告されています。腎性腺腫の発現および臓器移植一般との関連、特に腎移植との関連はありますか？

Answer

　腎性腺腫（nephrogenic adenoma：NA）は比較的多い、良性の反応性増殖です。腎尿細管細胞が尿中に流れ出て、損傷のある尿路上皮に生着した増殖性自家移植であると説明されています。したがってNAは、外科的処置や結石、慢性炎症を含む尿路上皮粘膜の損傷歴を有する患者に発生する場合が典型的です。また、腎移植を含む免疫抑制歴の患者でも発生し、NAは複数部位発生の傾向があり、再発率も高くなります。

　膀胱での発生頻度が最も高く、次が尿道と尿管です。血尿がNAの一般的症状です。NAでは内視鏡所見は、1cm以下の乳頭状増殖で顕微鏡下の所見は、尿細管に似た管状構造で、時に囊胞状に拡大した腺腔から構成され、腺管周囲は硝子化した基底膜により包まれており、間質は炎症細胞を伴う肉芽組織で形成されます。NAの鑑別診断として、尿道（特に女性の尿道）の明細胞腺癌や尿路上皮癌の明細胞変異、前立腺の腺腫様過形成と腺癌があります。最近、NAの特徴として核に転写因子PAX2が存在することが免疫組織化学的に証明されました。したがって、必要な場合、免疫組織反応で、このような転写因子タンパクが証明されれば、NAの診断が確実になります。

Comments

　腎性腺腫（腎原性化生、Nephrogenic Metaplasiaとも呼ばれる）は尿路のまれな反応性病変で、Davisによって「過誤腫」名で初めて報告されました。1年後、FriedmanとKuhlenbeckはこの病変の特徴を詳しく解明し、「腎性腺腫」という名称を提案しました。NAは、外科的処置や結石、慢性尿路炎症を含む尿路上皮粘膜の損傷歴、または免疫抑制歴がある患者に発生します。腎移植レシピエントにおいては発生率が高いと報告されています。XY染色体マーカーを使用して、腎移植レシピエントにおけるNAは移植された腎に由来する尿細管細胞の自家移植であることが明らかにされました（Mazal）。NAはすべて腎尿細管細胞特異的マーカーであるPAX2を発現します（Mazal, Tong）。したがって、NAは腎尿細管細胞による増殖性病変であるようです。女性より男性に多くみられ（2：1）、15歳〜94歳の患者に発生しています。膀胱に最も多く（55％）、次が尿道（41％）と尿管（4％）です（Oliva）。悪性転換に関する信頼性の高い報告はありません。

　腎性腺腫、尿道の明細胞腺癌、前立腺腺癌という3つの疾患はいくつかの類似する組織学的所見のため、特に生検標本が小さい場合には、病理医は慎重に識別しなければなりません。

臨床所見

　臨床症状は非特異的、ほとんどの患者は肉眼的および顕微鏡的血尿や頻尿または排尿困難を症状とします（Bhgavan）。尿管に発生したNAは、結石や膀胱炎、慢性腎盂腎炎、尿管閉塞ならびに水腎症を合併し、そのため癌を疑わせる可能性があります（Gokaslan）。

内視鏡所見

　内視鏡検査ではほとんどの場合、脆弱なイチゴ状あるいは乳頭状病変です。サイズは2〜3mmが普通ですが、Guptaらの38症例中、最大のものは8mmでした。1cmを超えるような場合、NA以外のものを考慮すべきです。腎移植レシピエントにおいては、NAは複数部位に発生することが多いのですが、膀胱内において、特に好発部位はありません（Beaudry, Fournier）。

病理所見

　80症例に基づいてYoungらは、病理所見を要約してい

ます(Young, Oliva)。約56％が乳頭状、34％が無茎性(結節性)(sessile)、10％がポリープ状です。顕微鏡所見は、管状、囊胞状、乳頭 - ポリープ状、び漫性という4つのパターンに分類されます。管状構造が最も多く、症例の96％にみられました(**Fig. 4-1A**)。小管腔構造で丸く中空ですが、一部は充実性で、時に細長くなっています。膀胱の固有層内に存在する細管は一部不規則なパターンで並んでおり、腺癌のような像を呈します(**Fig. 4-1B**)。一部の細管は細長く伸びて分枝し、複雑な細管ネットワークを形成します(Oliva, **Fig. 4-1C**)。上皮細胞は立方形で、好酸性ないし淡明(pale)のやや顆粒状細胞質を持っており(**Fig. 4-1B**)、管腔にはしばしば好酸性分泌物が含まれています。20症例においては管周囲の基底膜が肥厚していました。80例中12例では、一部細胞に透明な細胞質がみられました。囊胞状パターン(**Fig. 4-1D**)は80例中58例にみられ、うち6例では顕著でした。上皮細胞は平坦でしたが、鋲釘(hobnail)状の細胞で覆われていることもあります(**Fig. 4-1D**)。第3パターンは乳頭 - ポリープ状

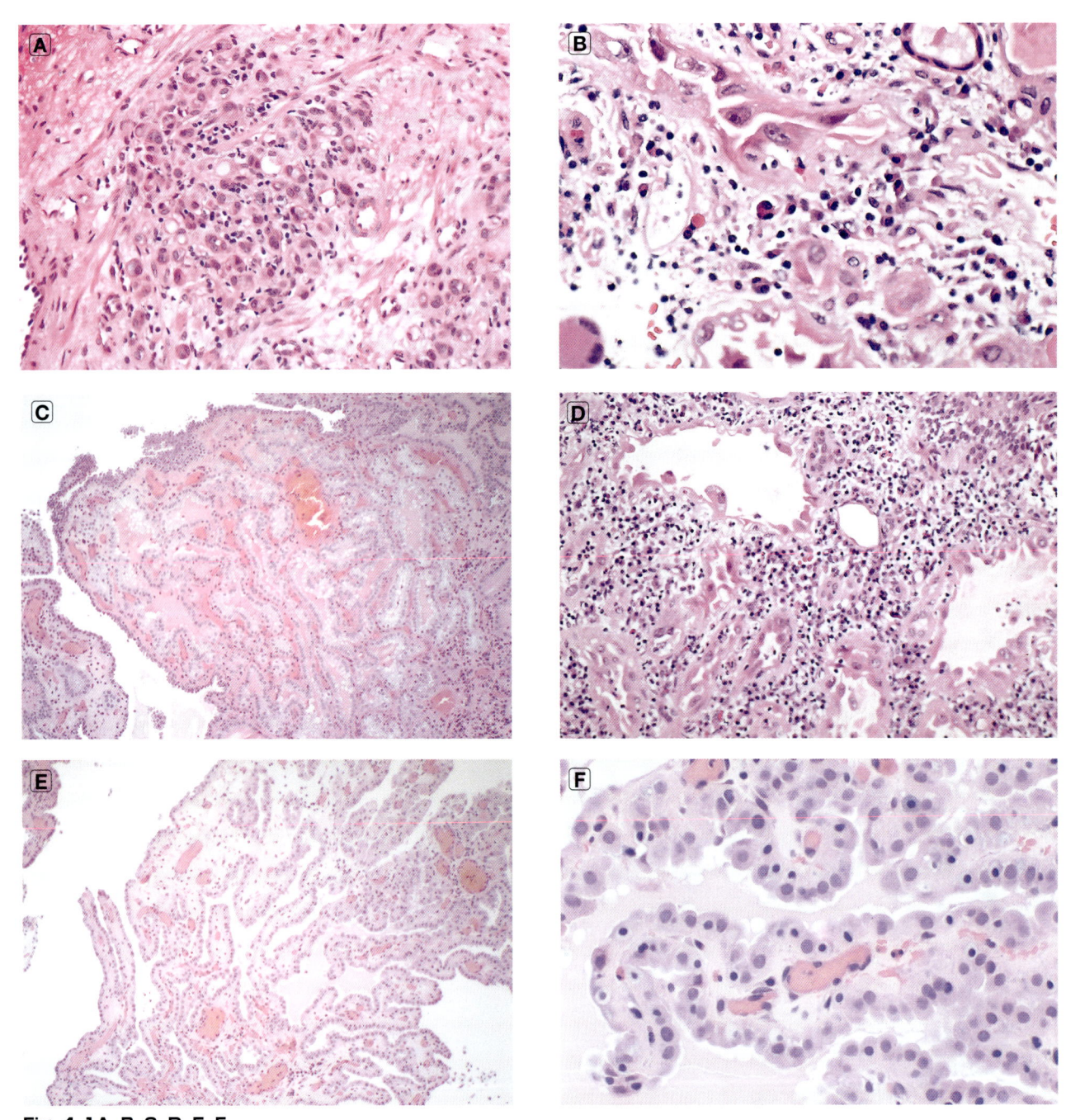

Fig. 4-1A, B, C, D, E, F
腎性腺腫。**A**：典型的細管状パターン。小さくまとまった細管が固有層にあり、筋層粘膜筋線維を分離している。**B**：細管はサイズと形状が不規則で、好酸性細胞質とやや拡大した核および、時に著明な核を持つ上皮細胞においても同様である。一部の核は不鮮明で、変性を示していることに注意。リンパ球と形質細胞が基質に浸潤している。**C**：この場合は分枝した細管が透明な細胞質を持つ立方細胞で覆われている。**D**：一部細管は囊胞性に拡大し、核が内腔に押されている細胞(鋲釘状の細胞)で覆われている。**E**, **F**：腎性腺腫の乳頭状パターン。乳頭の葉状部は一様な小さい核を持つ立方細胞層で覆われている。

で膀胱内腔に突き出ています（**Fig. 4-1E, F**）。乳頭状は9例にみられ、ポリープ状パターンは43例にみられました。しかしながらほとんどの症例で管状構造を示す領域がありました。第4の、び漫性パターンは11例にみられ、ほとんどの場合限局性でした。細胞は細い索状に配列され、浸潤癌との鑑別が困難な部分もありました。NA巣は固有層にみられますが（**Fig. 4-1A**）、まれに固有筋層まで伸展することがあります。分裂像はきわめてまれであり、通常核のサイズのばらつきもありません。

鑑別診断

考察すべき鑑別診断は、尿道の明細胞腺癌、尿路上皮細胞癌の淡明細胞亜型、前立腺腺癌、前立腺の非亜型的腺腫様過形成です。これらの病変はNAと共通する特徴、例えば部位（尿道）、明細胞、び漫性および乳頭状増殖、前立腺組織の関与といったいくつかの特徴を有しています。

淡明細胞腺癌
(clear cell adenocarcinoma)

下部尿路の淡明細胞腺癌は独立したまれな疾患で、ミュラー管起源と考えられ、男性より女性にはるかに多く、ほとんどの癌が尿道に発生します。さらに、腫瘍の50％以上は憩室に発現します（**Fig. 4-2A, B, C**）。外科的尿路処置の既往や外傷、結石、尿路感染歴があればNA診断に有利です。逆に、そのような既往や病歴がない場合、特に女性では、淡明細胞腺癌の疑いが濃くなります（Young, 1986）。透明細胞質が豊富な細胞はNAではまれです。ほとんどの淡明細胞腺癌症例では明らかな細胞異型と細胞分裂像がみられます（Young, Gilcrease）。Gilcreaseらによると、NAの13例では軽度の細胞異型がみられたものの、分裂像は1個の細胞に発見されただけでしたが、淡明細胞腺癌症例5例中4例は高度細胞異型および、10の高倍率視野のうち2〜12という範囲の分裂像が明らかでした。免疫組織化学的解析の行われた5例全例にp53の強い染色がみられたことと、MIB-1陽性細胞率がNAでは5.5であるのに対し、淡明細胞癌では高いこと（細胞200個あたり平均47）がその特徴でした。

注目すべきは、NAが膀胱と尿道の憩室にも発現するという事実です（Medeiros）。したがって女性患者において

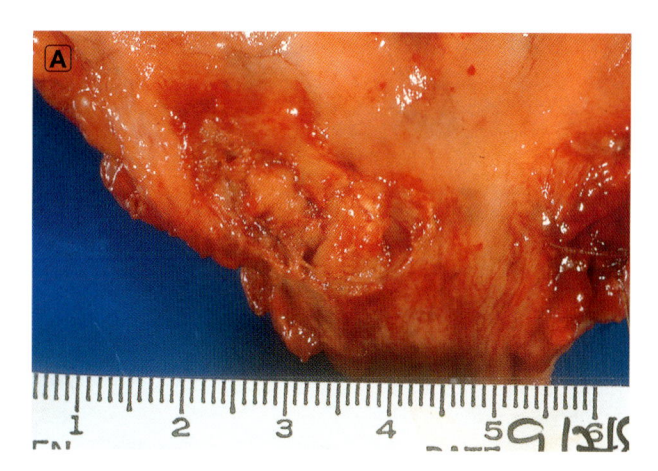

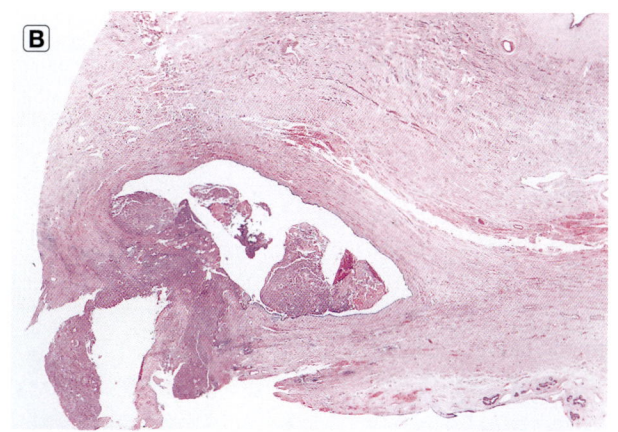

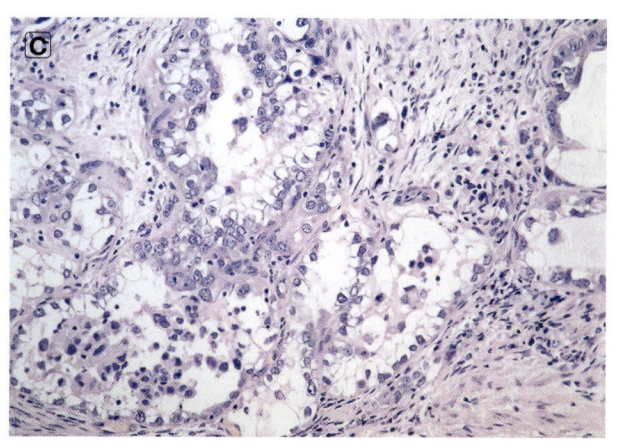

Fig. 4-2A, B, C
女性尿道の淡明細胞腺癌。**A**：膀胱切除標本。近位尿道の憩室内にポリープ状の癌がある。**B**：憩室内で増殖する腺癌。**C**：透明な細胞質と中等度の多形性を示す核をもつ高分化細管腺癌。

は、淡明細胞腺癌との鑑別診断は重要なポイントになります。繰り返しますが、核異型と高頻度でみられる分裂像は、淡明細胞腺癌の診断確立に役立ちます。PAX2タンパクが免疫組織化学的に染色されるとNA診断が確実となります（詳細は組織発生参照）。

淡明細胞の特徴を持つ尿路上皮細胞癌

尿路上皮細胞癌には、管状嚢胞的パターンまたは著

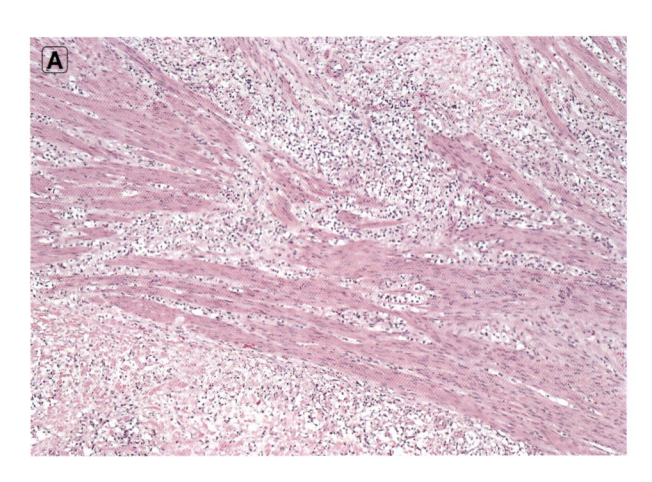

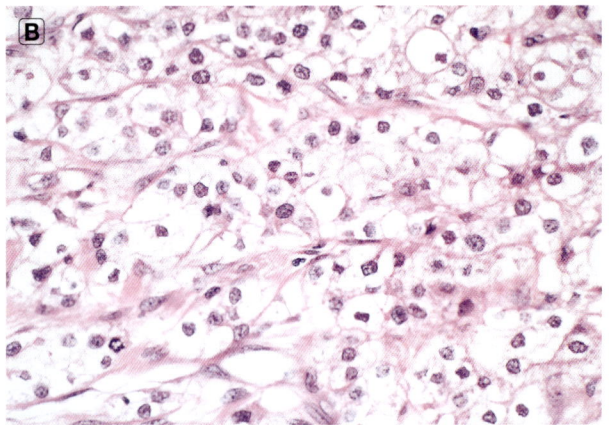

Fig. 4-3A, B
透明な細胞像を持つ尿路上皮細胞癌。71歳男性。筋固有層に深く浸潤している（A）。膀胱切除標本は尿路上皮内癌の病巣を示す。その後癌が広範囲に転移し、20か月後に死亡。

明な微小乳頭状パターンの透明な細胞領域（**Fig. 4-3A, B**）がある場合があります（Kotliar, Young, 1991, Amin, Johansson）。著明な細胞異型と、典型的な尿路上皮細胞癌分化を示す領域がみられることが、NAとの鑑別診断に役立ちます。

前立腺腺癌

NAは時に尿道に発現し、前立腺の線維筋性間質に細管および細胞群として存在するため、前立腺腺癌との鑑別診断が重要です（Young, 1992）。両方とも、細管構造は透明細胞質および著明な核小体さえも持つ単層立方細胞に覆われています。診断におけるこの落とし穴についてはEpsteinとYangが論じており、NAでみられる、きわめて微小な管から囊胞までの細管サイズの多様性、ヒアリン鞘の基底膜、鋲釘様細胞などは前立腺癌では考えられない所見として強調しています。これらの特徴が存在する場合、病理医は前立腺癌という診断に疑問を抱き、前立腺癌を否定するための免疫組織化学的マーカーが有用です。NAはPSAおよび前立腺特異的酸性ホスファターゼ陰性です。しかし、NA症例中58%は前立腺癌陽性マーカーであるAMACR陽性で、斑状から巣状、広範性に染色されることを強調しておかなければなりません。その一方、前立腺癌陰性マーカーである34βE12への反応は、NA症例中38%で陽性でした（Gupta）。

前立腺の非定型的腺腫様過形成（atypical adenomatous hyperplasia：AAH）

AAHは通常、前立腺の移行領域（TZ）に発現するため、経尿道的切除試料において検出されます。AAHは、丸い核のある透明な立方細胞で覆われ、一様なサイズの細管集合体からなっています。基底細胞層がありますが目立ちません。分泌円柱細胞と基底細胞はPSAと34βE12に対しそれぞれ陽性染色を示すはずです。

組織発生

NAは膀胱切除後のS状結腸新膀胱と回腸導管（尿路上皮細胞が存在しないはずの）にも発生しますが、これは尿路上皮の化生仮説に反する所見です。それにもかかわらず、NAは尿路上皮の異形成反応であるという考え方は、エビデンスのないままに広く受け入れられてきました（Redondo Martinez, Strand）。

先述のとおり、NAは腎移植レシピエントにおいては珍しくありません（Beaudry, Gordon, Behesti）。2002年、オーストリアの研究者Mazalらは、腎移植レシピエントに発現するNAはドナー腎の尿細管細胞に由来するという説得力あるエビデンスを発表したのです。彼らは蛍光 in situ ハイブリダイゼーションにより、男性提供者からの移植である女性被提供者14名におけるNAと、女性提供者からの移植である男性被提供者10名のNAはすべてドナー腎と同じ性染色体を示し、被提供者の膀胱組織周囲の性染色体と同じではないことを明らかにしました。腎マーカーであるアクアポリン（aquaporin）1（水チャンネルの膜タンパクで、近位尿細管とヘンレのループの細い下行脚に発現するが他のネフロン部分、集合管、尿路上皮細胞には発現しない）、PAX2（器官発生時に発現する転写因子）及びレクチンとの結合に関するMazalの研究はすべて、腎尿細管細胞が起源であることを示しました。さらにTongらが、PAX2は腎移植に関係なく発生した

NAすべてに同様に発現する（N=39、膀胱が21例、尿道前立腺部が16例、遠位尿道が2例）が、正常な前立腺と尿路上皮、前立腺腺癌（N=100）および浸潤性尿路上皮癌（N=47）には発現しないことを示してMazalらの所見を確認しました。したがって、これらの研究は、NAでは腎尿細管細胞マーカーが確実に発現しており、NAが腎尿細管細胞の自家移植による増殖であることが強力に証明されたわけです。

なぜNAが尿路上皮損傷既往と関連して生じるのかという疑問がわきます。Ingelfingerは、腎移植レシピエントにおけるNA発生の機序について、次のような説を提唱しました。すなわち、通常でも数千個の腎尿細管細胞が尿中に剥離放出されており、その中には生存細胞も含まれていることをin vitro増殖で証明した、Dorrenhausの報告を引用しました。機能障害または傷害がある尿路上皮細胞は、腎移植され免疫抑制状態にある宿主において剥離した生存尿細管細胞を「捕獲」しやすいと思われます（Beaudry）。免疫学的に健常な宿主においてさえ上皮が剥離した膀胱粘膜は自家移植をきたしやすいという推定は理にかなっています。NAは通常、膀胱のほか尿道の憩室にも発現します。尿の滞留は剥離した腎尿細管細胞の増殖に有利と思われます（Ingelfinger）。

References

1. Davis TA. Hamartoma of the urinary bladder. Northwest Med, 48 : 182-185, 1949.
2. Friedman NB and Kuhlenbeck H. Adenomatoid tumor of the urinary bladder reproducing renal structure (nephrogenic adenoma). J Urol, 64 : 657-670, 1950.
3. Oliva E and Young RH. Nephrogenic adenoma of the urinary tract : a review of the microscopic appearance of 80 cases with emphasis on unusual features. Mod Pathol, 8 : 722-730, 1995.
4. Bhagavan BS, Tiamason EM, Weenk RE, Berger BW, Hamamoto G, and Eggleston JC. Nephrogenic adenoma of the urinary bladder and urethra. Hum Pathol, 12 : 907-916, 1981.
5. Gokaslan ST, Krueger JE, and Albores-Saavedra J. Symptomatic nephrogenic metaplasia of ureter : a morphologic and immunohistochemical study of four cases. Mod Pathol, 15 : 765-770, 2002.
6. Beaudry C, Bertrand PE, Leplante L, Houde M, Lamoureux C, Laverdiere M, and Dandavino R. Nephrogenic adenoma of the bladder after kidney transplantation ; surgical trauma and cytomegalovirus infection as possible etiologic factors. J Urol, 130 : 1183-1185, 1983.
7. Fournier G, Menut P, Moal M-C, Hardy E, Volant A, and Mangin P. Nephrogenic adenoma of the bladder in renal transplant patients : a report of 9 cases with assessment of deoxyribonucleic acid ploidy and long-term followup. J Urol, 156 : 41-44, 1996.
8. Young RH and Scully RE. Nephrogenic adenoma : a report of 15 cases, review of the literature, and comparison with clear cell adenocarcinoma of the urinary tract. Am J Surg Pathol, 10 : 268-275, 1986.
9. Oliva E and Young RH. Nephrogenic adenoma of the urinary tract : a review of the microscopic appearance of 80 cases with emphasis on unusual features. Mod Pathol, 8 : 722-730, 1995.
10. Gilcrease MZ, Delgado R, Vuich F, and Albores-Saavedra J. Clear cell adenocarcinoma and nephrogenic adenoma of the urethra and urinary bladder : a histologic and immunohistochemical comparison. Hum Pathol, 29 : 1451- 1456, 1998.
11. Medeiros LJ and Young RH. Nephrogenic adenoma arising in urethral divereticulum. Arch Pathol Lab Med,. 113 : 125-128, 1989.
12. Kotliar SN, Wood CG, Schaeffer AJ, and Oyasu R. Transitional cell carcinoma exhibiting clear cell features. A differential diagnosis from clear cell adenocarcinoma of the urinary tract. Arch Pathol Lab Med, 119-79-81, 1995.
13. Young RH and Zukerberg LR. Microcystic transitional cell carcinomas of the urinary bladder. A report of four cases. Am J Clin Pathol, 96 : 635-639, 1991.
14. Amin MB, Ro JY, El-Sharkawy T, Lee KM, Troncoso P, Silva EG, Ordonez NG, and Ayala AG. Micropapillary variant of transitional cell carcinoma of the urinary bladder. Am J Surg Pathol, 13 : 1224-1232, 1994.
15. Johansson SL, Borghede G, and Holmang S. Micropapillary bladder carcinoma ; a clinicopathological study of 20 cases. J Urol, 161 : 1798-1802, 1999.
16. Young RH. Nephrogenic adenomas of the urethra involving the prostate gland : a report of two cases of a lesion that may be confused with prostate adenocarcinoma. Mod Pathol, 5 : 617-620, 1992.
17. Epstein JI and Yang XJ. Prostate biopsy interpretation. Lippincott Williams & Wilkins. Baltimore, Third ed. 2002. pp277-283.
18. Gupta A, Wang HL, Policarpio-Nicolas ML, Tretiacova MS, Papavero V, Pins MR, Jiang Z, Humphrey PA, Cheng L, and Yang X J. Expression of alpha-methylacyl-coenzyme A racemase in nephrogenic adenoma. Am J Surg Pathol, 28 : 1224-1229, 2004.
19. Gordon HL and Kerr SG. Nephrogenic adenoma of bladder in immunosuppressed renal transplantation. Urology, 5 : 275-277, 1975.
20. Behesti M and Morales A. Nephrogenic adenoma of bladder developing after renal transplantation. Urology, 20 : 298-299, 1982.
21. Redondo Martinez R and Rey Lopez A. Adenoma nefrogenica en mucosa intestinal : un caso en una anastomosis uretero-sigmoidea. Arch Esp Urol, 51 : 284-286, 1998.
22. Strand WR and Alfert HJ. Nephrogenic adenoma occurring in an ileal conduit. J Urol, 137 : 491-492, 1987.
23. Mazal PR, Schaufler R, Alten-Huber Muller R, Haitel A, Watschinger B, Kratzik C, Krupitza G, Regele H, Meisl FT, Zechner O, Kerjaschki D, and Susani M. Derivation of nephrogenic adenomas from renal tubular cells in kidney-transplant recipients. N Engl J Med, 347 : 653-659, 2002.
24. Tong G-X, Melamed J, Mansukhani M, Memeo L, Hernanzdez O, Deng F-M, Chiriboga L, and Waisman J. PAX2 : a reliable marker for nephrogenic adenoma. Mod Pathol, 19 : 356-363, 2006.
25. Ingelfinger JR. Nephrogenic adenomas as renal tubular outposts. N Engl J Med, 347 : 684-686, 2002.
26. Dorrenhaus A, Muller JI, Golka K, Jedrusik P, Schulze H, and Follman W. Cultures of exfoliated epithelial cells from different locations of the human urinary tract and the renal tubular system. Arch Toxicol, 74 : 618-626, 2000.

Question 5

間質性膀胱炎(IC)の病態は、ほとんど明らかになっていません。診断に必要な臨床像および病理像というのは、どのようなものですか？ 考慮すべき鑑別診断は何ですか？

Answer

間質性膀胱炎(interial cystitis：IC)は、長年「膀胱炎」と呼ばれていましたが、必ずしも組織学的に炎症所見を示すとは限らないため、今日では疼痛性膀胱症候群(painful bladder syndrome：PBS)とされています。その病因および発症機序は不明です。

診断は臨床像によってなされます。すなわち、尿意切迫、頻尿、疼痛などの過敏排尿症状はあるが、他疾患の証左がないこと(尿培養と細胞診の結果が陰性であることを含む)、および膀胱拡張後に特徴的な内視鏡所見がみられることです。ICの症状は炎症を示唆するため、尿培養・検尿・生検などにより、感染性疾患と新生物、特に上皮内癌でないことを証明する必要があります。なお、病因論と治療法についてQuestion 6と7において論じます。

Comments

1914年の米国泌尿器学会ニューイングランド部会で、Hunnerは「まれなタイプの膀胱潰瘍」として長年にわたり持続する「"膀胱の問題"を持つ女性症例8例」について報告し、膀胱鏡および顕微鏡所見を詳しく解説しました(Hunner)。今日受け入れられている診断基準によると、Hunnerの潰瘍は、実際は間質性膀胱炎患者の10％にしかみられません。

間質性膀胱炎(IC)という用語は、長年にわたり使用されてきましたが、ICは必ずしも炎症性変化を伴うものではありません。2002年に国際禁制学会(international continence society：ICS)は、ICを膀胱痛症候群(painful bladder symdrome：PBS)[1]と定義しました(Warren)。ICSは、この用語を使用することにし、ICと診断するためには、典型的な膀胱鏡検査および組織検査により特徴を確認することを必要としています。しかしながら、ICという表現が長らく使われてきているので、本書でも"IC"という表現を使います。ICは5：1の割合で男性より女性に多くみられ、年齢は女性では41歳～45歳で、男性ではこれより後期(60代後半)で最も多くみられます(Clemens)。有病率は、用いられる診断基準によって異なり、女性は10万人あたり45～197人、男性は10万人あたり8～41人です(Clemens)。白人にはるかに多いと報告されています(Simon)。日本における有病率ははるかに低く、女性10万人当たり4.5人と推定されています(Ito)。しかしこれは、日本では米国国立衛生研究所の基準を使用している泌尿器科医が10％に過ぎないため、過小評価の可能性があります(Kusek)。多くのIC患者が診断されておらず(終末期のICしかみていない)、泌尿器科医、一般の人々にICの認識が高まれば、有病率はもっと高くなると思われます(Ueda)。

この症候群の特徴は3つあります。つまり慢性の下部尿路症状(排尿により部分的に軽減する恥骨上の疼痛、尿意切迫感、頻尿)、他疾患(尿路感染症や新生物等)の客観的な証左がない、膀胱鏡検査でみられる特徴的所見です(Hanno, 1998, Abrams)。

ICは、膀胱鏡検査所見によって2つのサブタイプに分類されます(詳細は下記参照)。タイプ1(非潰瘍型)とタイプ2(古典的すなわち潰瘍型)で、タイプ1のほうが、はるかに多くみられます(約90％)。この2つのタイプは、患者背景、膀胱鏡所見、組織学的所見、発症年齢、治療への反応性などが異なると考えられ、異なった疾患ではないかと推測されます。(Peeker, 2002, Buffington, Erickson, 1997)。

症状は？　診断方法は？

患者は、膀胱に関連する症状だけではなく、それに関連しない症状も訴えることが多いので、病態生理学的には、膀胱以外の臓器系の関与が推測されます。ウィスコンシン大学間質性膀胱炎スケール(Table 5-1)には、膀胱に直接関連する7つの症状と18の膀胱に関連しない症

---

1) PBSは、明らかな尿感染症やほかの病態によるものではなく、日中や夜間の頻尿を伴う膀胱の膨満に関連した恥骨部の疼痛症候群である(Abrams)。

状が含まれています。これはIC症状を定量化するために作成され（Keller, 1994）、経過中の症状を評価するために使用されています（Keller, Erickson, 2001A, Goin, 1998）。

もう1つのスケールは、ハーバード大学医学部グループが作成したO'Learyの症状スコアです。最近ではこのほうがウィスコンシン大学間質性膀胱炎スケールより普及しています（O'Leary）。質問状は、下記の6つのセクションで構成されています。A：排尿症状、B：疼痛症状、C：性機能、D：全般的健康、E：症状と月経周期の関係、F：生活の質。

ICの診断には、決定的な検査がないため、依然として除外診断としてなされます。症状は非特異的です。感染や癌などを除外するため、尿培養と尿細胞診の結果は陰性でなければなりません。IC研究に参加する患者の均一性を保証するために、米国国立糖尿病・消化器病・腎臓病研究所（NIDDK）は1987年（Gillenwater）と1988年（Wein）にワークショップを開催し、診断基準を提唱しました（**Table 5-2**）（Hanno, 1994）。診断には、膀胱水圧拡張（hydrodistension）時の膀胱鏡検査が必要でした。しかし、NIDDK基準は臨床に用いる基準としては厳格すぎるので、患者の60％が除外されると判断されます（Hanno, 1999）。

その後2003年には、3つの国際コンセンサス会議で、ICの診断基準の改訂が試みられました（Nickel）。その結果、水圧拡張を伴う膀胱鏡検査は特異性に欠け、症状との相関性も乏しい（Waxman, Denson, Tomaszewsk, 1998）ため、膀胱癌ではないことを証明するためにのみ必要であるとされました（Ottem, 2005）。NIDDKは多施設共同観察研究として、間質性膀胱炎データベース（ICDB）研究を現在も進めていて、ICの経過や患者特性を明らかにしようとしています（Simon）。この研究では内視鏡検査を施行するかどうかは担当医の判断に任されます（適格基準はSimonらの表IIIに記載）。登録患者のほとんどが女性（91.5％）、白人（91.0％）で、平均年齢は44.3歳、約45％の患者が登録時に膀胱鏡検査を受けております。疼痛および尿意切迫感はハンナー潰瘍（Hunner's ulcer）の有無と、統計学的に有意な関連性（$p<0.01$）がみられました（病理学的考察に関しては下記参照）が、これらの症状と、点状出血（glomerulation）を含む膀胱鏡所見との関連性はみられませんでした（詳細は病理学の章参照）（Messing, 1997）。

IC膀胱における膀胱鏡所見は？

1949年にはHandにより詳細な臨床病理学的な研究がなされました。その後、MessingとStamey（1978）により

Table 5-1 The University of Wisconsin interstitial cystitis scale
(From Goin JE et al. J Urol, 159: 1085, 1998.)

The scale is completed by the patient within the context of question "How often did you experience the following symptoms today?"

IC items:
Expressed in rating scale of 0 (not at all) to 6 (a lot)
Discomfort, bladder pain, nocturia, day frequency, sleeping, urgency, and burning.

Reference items:
Pelvic pain (discomfort), headache, backache, dizziness, feelings of suffocation, chest pain, ringing in ears, aches in joints, swollen ankles, nasal congestion, "flu", abdominal cramps, tingling in fingers and toes, nausea, blind spots in vision or blurred vision, heart pounding, sore throat, and coughing.

Table 5-2 Interstitial cystitis patient accrual form
(From Gillenwater JY, J Urol, 140 : 203, 1988.)

Automatic exclusions:
<18 yrs.old
Benign or malignant bladder tumors
Radiation cystitis
Tuberculous cystitis
Bacterial cystitis
Vaginitis
Cyclophosphamide cystitis
Symptomatic urethral diverticulum
Uterine, cervical, vaginal or urethral Ca
Active herpes
Bladder or lower ureteral calculi
Waking frequency <5 times in 12 hrs.
Nocturia <2 times
Symptoms relieved by antibiotics, urinary antiseptics, urinary analgesics (for example phenazopyridine hydrochloride)
Duration <12 mos.
Involuntary bladder contractions (urodynamics)
Capacity >400 cc, absence of sensory urgency

Automatic inclusions:
Hunner's ulcer

Positive factors:
Pain on bladder filling relieved by emptying
Pain (suprapubic, pelvic, urethral, vaginal or perineal)
Glomerulations on endoscopy
Decreased compliance on cystometrogram

Bladder distension is defined arbitrarily as 80 cm.water pressure for 1 minute. Two positive factors are necessary for inclusion in the study population. Substratification at the conclusion of the study by bladder capacity with the patient under anesthesia was less than and greater than 350 ml.

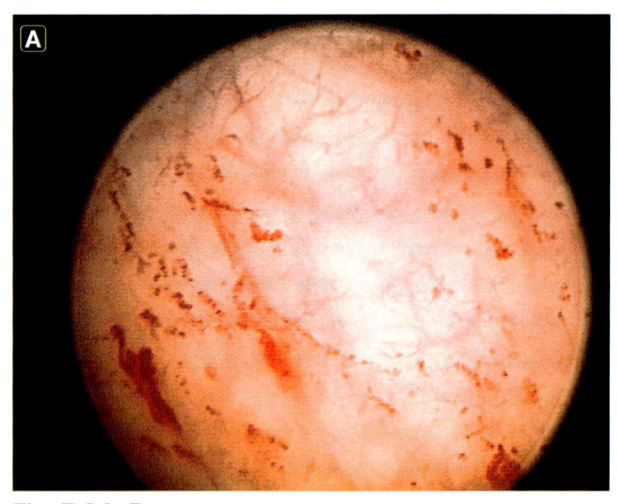

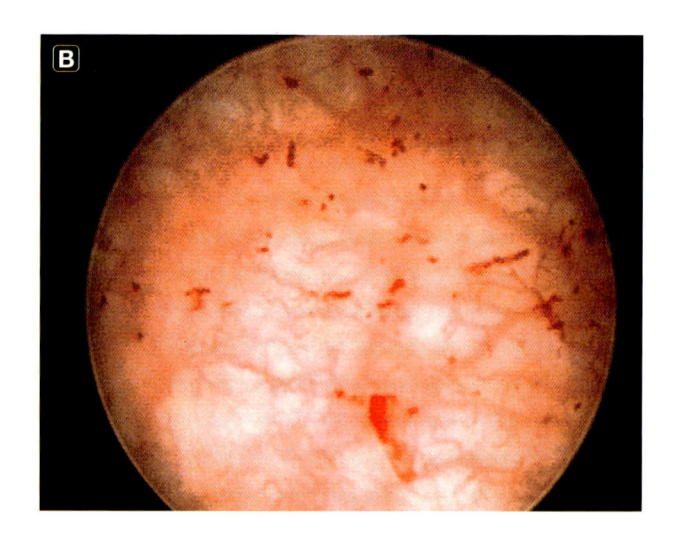

Fig. 5-1A, B
間質性膀胱炎（膀胱非潰瘍型）、内視鏡所見。
膀胱の水圧拡張後に発現した点状出血。粘膜固有層にある拡張した毛細血管に沿って散在する斑点または線状の点状出血に注目。患者は49歳女性で5年以上尿路刺激症状があった。
Northwestern University Feinberg School of Medicine、Chcaigo, Quentin Clemens, M.D.提供。

拡張後の膀胱鏡検査所見に基づいてICを潰瘍型（古典的タイプ）と非潰瘍型の2種に分類することが提案されました。彼らは非潰瘍型を潰瘍型の早期病変とみなしましたが、その後の研究でこれらの2型は異なるものとされています。

潰瘍型ICは、非潰瘍型よりも高齢者にみられる傾向があります（26〜84歳、平均年齢64歳と19〜71歳、平均年齢39歳）（Johansson, 1990, Peeker, 2002）。潰瘍型タイプでは、麻酔下に70cm水圧で行った膀胱鏡検査で、明らかな膀胱容量低下がみられ（Johansson, 1990, Messing, 1978, Peeker, 2002）、いわゆるハンナー潰瘍と点状出血がみられます。これらの変化は2回目の膀胱拡張でさらに明確になります。この赤いイチゴ状の点状出血[Walsh（**Fig. 5-1**）の造語であるglomerulation]は、亀裂や割れ目のため融合して、出血斑となります。通常、点状出血は膀胱の体部や後壁、側壁に著明で、膀胱三角にはまれです（Messing, 1978, Erickson, 1997）。非潰瘍型は潰瘍型と同様の症状を呈しますが、拡張後に点状出血が明白になるまで膀胱鏡所見は明白でありません。もちろんハンナー潰瘍はみられません。

ICの組織学的所見は？

膀胱鏡所見と組織学的所見の関連については、Johanssonらが優れた研究を行っています（Fall, 1987, Johansson, 1990, 2004）。それによると、本質的には、潰瘍型にしろ非潰瘍型にしろICに特異的な所見はありません。著明な変化は潰瘍型に限られます。すなわち、潰瘍は血液とフィブリン様浸出液で覆われています（ハンナー潰瘍、**Fig. 5-2A, B**）。固有層には肉芽組織があり、主にリンパ球と形質細胞が浸潤しています。時に、胚中心を持つリンパ組織がみられます（**Fig. 5-2A**）。好中球および好酸球はまれです。内視鏡所見の点状出血（glomerulation）に相当する斑状の出血が固有層にみられ、この病巣は水圧拡張とともに増えます。肥満細胞は固有層にも筋層にもみられます（肥満細胞については下記参照）。膀胱鏡的に正常な部分から採取した検体は剥離した尿上皮が浮いている像がしばしばみられます。神経周囲に単核球浸潤（**Fig. 5-2C**）が79%にみられました（非潰瘍型患者または対照にはみられません）（Johansson, 1990）。

潰瘍型とは対照的に、非潰瘍型の膀胱の組織学的所見は著明ではありません。唯一明らかな所見は、拡張後にはみられる固有層のび漫性浮腫と新鮮な出血巣で（**Fig. 5-3**）、炎症反応はわずかです（**Fig. 5-4A, B**）。これらの病巣は、内視鏡で観察される点状出血に相当します。粘膜の亀裂は、Johanssonら（1990）によると非潰瘍型のみにみられましたが、Ericksonらは重度の炎症をきたした膀胱のみでなく軽度の炎症の膀胱でも亀裂を観察していますが、重度の炎症をきたした膀胱は潰瘍型も含むのかもしれません（Erickson, 1997）。

亀裂も点状出血も、炎症反応との有意な関連はみられま

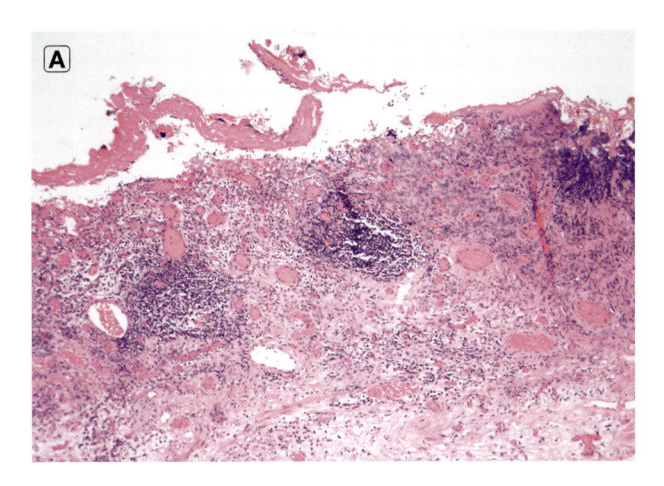

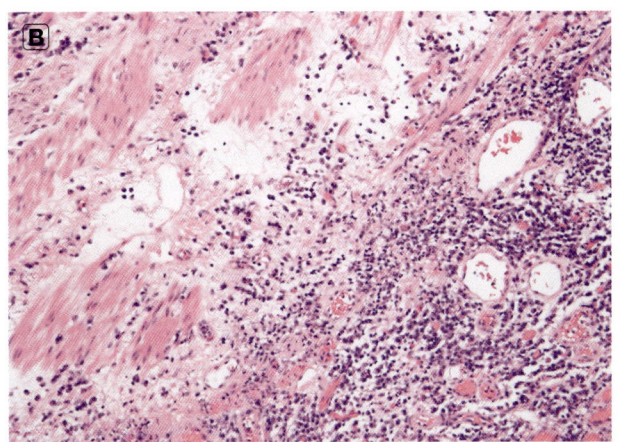

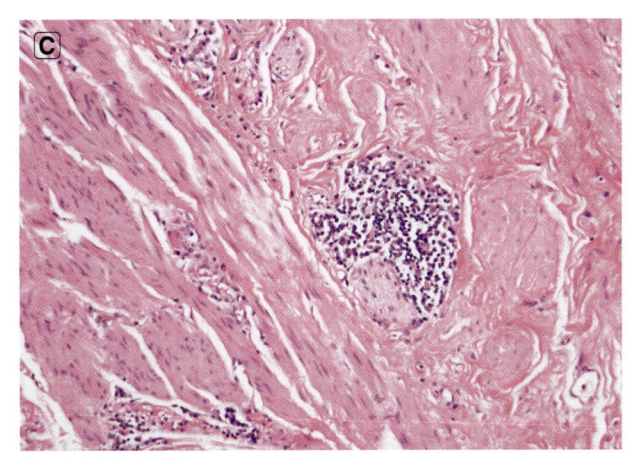

Fig. 5-2A, B, C
81歳女性、間質性膀胱炎（潰瘍型）の組織所見（膀胱摘除標本）。
広範囲に潰瘍化した粘膜がフィブリン層で覆われている。粘膜固有層は多くの拡張した毛細血管と後毛細血管細静脈、多くのリンパ球、形質細胞、肥満細胞を含む（**A,B**）。胚中心を有するリンパ濾胞が2つみられる（**A**）。慢性炎症が筋固有層に広がっている（**B**）。**C**には神経周囲に単核白血球の浸潤がみられる。

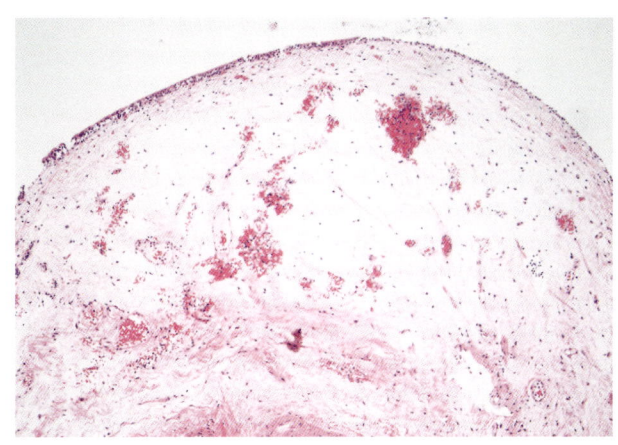

Fig. 5-3
間質性膀胱炎（非潰瘍型）の組織所見（生検標本）、78歳男性。
粘膜固有層にび漫性浮腫と血管周囲の新鮮出血がみえる（点状出血）。炎症反応はごくわずか。

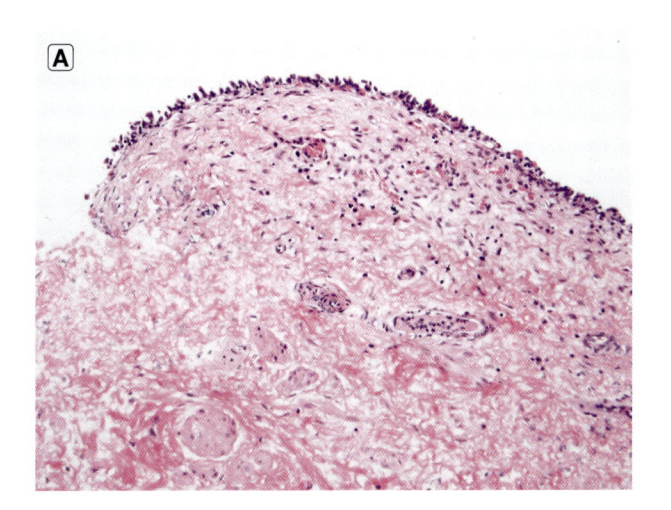

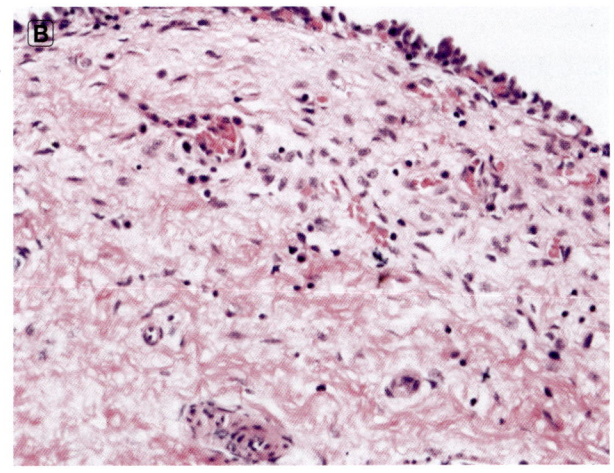

Fig. 5-4A, B
間質性膀胱炎（非潰瘍型）の組織所見（生検標本）、25歳女性。
単核細胞浸潤はほんのわずかみられるのみである。

せんでした。非潰瘍型では正常にみえる粘膜の生検標本では、軽度の浮腫以外に著明な変化はみられませんでした。約10％の症例で、最も異常と思われる部位から採取した生検標本でもこれといった臨床所見はみられませんでした（**Fig. 5-5**）。つまり、いずれのタイプのICにおいても、組織学的に変化がまったくみられないことがあるということです（Tomaszewski）。筆者らの観察でも同様な経験をしております。非潰瘍型では、肥満細胞は固有層でも筋層でも増えていません（Fall）。

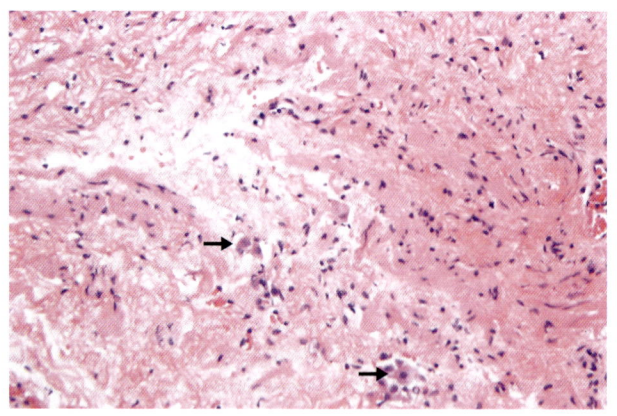

Fig. 5-5
間質性膀胱炎(非潰瘍型)の組織所見(生検標本)、21歳女性。
膀胱生検は少数の単核細胞(矢印)以外に異常はない。

鑑別診断で重要なことは？

ICの症状は炎症性疾患を思わせるため、ウイルス性、細菌性、寄生虫性感染症を除外する必要があります。これらは尿培養、尿沈渣または生検組織により除外できます。ただし、ルーチンの培養で検出できないウイルスや細菌によるICの可能性は残ります。もう1つ除外しなければならない疾患は、上皮内癌で、顕微鏡的血尿と膀胱刺激症状が特徴的です。したがって、ICと診断するには尿細胞診と生検が陰性であることが必須です。

ICで肥満細胞は増加するのか？

IC患者の膀胱組織に肥満細胞が出現することは多数の報告で指摘されていますが、これらの報告にいくつかの留意点が必要です。非潰瘍型と潰瘍型により数および分布が異なる可能性、肥満細胞には2種類あり、その1つは特殊固定方法を使用しないと認識できないということです。

TheoharidesらとPangらは、肥満細胞の増加を報告していますが、部位は記載しておりません。排尿筋における増加についてのみ言及している者もいます(Larsen, Kastrup, Lynes)。また、粘膜ないし尿路上皮と排尿筋の両方で肥満細胞が増加しているとの報告もあります(Christmas, Feltis)。潰瘍型と非潰瘍型の肥満細胞数を比較し、潰瘍型のみで増加する(Aldenborg, Lundeberg)とも報告されています。

一方、Dundoreらは、非潰瘍型では肥満細胞は増加しないとしています。しかし、この研究は、対照例の選択に問題があります。Feltisらは、粘膜固有層($p<0.01$)と排尿筋($p<0.001$)の両方で肥満細胞が有意に増えている症例は、潰瘍型と非潰瘍型の混合型であるとしました。この研究の対照例は正常者の生検組織と、臓器提供者の膀胱です。

すでに簡単にふれましたが、膀胱にはいわゆる粘膜型と結合組織型の2種類の肥満細胞がみられます。粘膜型肥満細胞の証明には、特殊な固定と染色が必要です(Aldenborg, 1986)。アルデヒド系固定液(ホルマリン液など)は粘膜型肥満細胞の顆粒の特異的結合部位を遮断し染色を困難にしますが(Wingren)、この遮断は、染色時間の延長(Wingren)、または0.5%酢酸と0.6%ホルムアルデヒドの等張性混合液(Enerback)の使用により克服できる可能性があります。

通常、肥満細胞はpH 0.5のトルイジンブルーで顆粒を異染染色して同定します。Fallらは固定液として0.6%ホルムアルデヒドと0.5%酢酸の等張性混合液と従来の4%ホルムアルデヒドの両方を使い、染色性を比較しました。潰瘍型ICでは、等張性混合液(粘膜型と結合組織型の両方の肥満細胞を染色する)の固定により、肥満細胞数の有意な増加(2倍)が明らかでした。この増加は粘膜固有層のみならず尿路上皮内にも浸潤する粘膜型の肥満細胞によるもので、潰瘍型に独特な所見でした。対照的に、非潰瘍型では固有層の肥満細胞は増加していませんでした。排尿筋でも、結合組織型肥満細胞の有意な増加がみられたのは潰瘍型のみでした。

まとめますと、ICの生検標本においては肥満細胞は増加しています。増加は主に排尿筋にみられ、特に潰瘍型で顕著です。排尿筋における肥満細胞の増加は結合組織型肥満細胞の増加によるものです。粘膜固有層における増加は粘膜型肥満細胞の増加によるものであり、一部は尿路上皮内にまで移動しています。現時点ではICの発病に関して、この2種類の肥満細胞を識別することの意義は不明です。2種類の細胞は顆粒放出を刺激する物質が異なり、放出されるメディエータの種類も異なることが知られています(Galli)。例えば、結合組織型肥満細胞は神経ペプチドに反応し、エキソサイトーシス(exocytosis)により分泌が起こります(典型的な例として、アナフィラキシー時に分泌顆粒を爆発的に放出する)。一方、粘膜型肥満細胞では膜を変化させることなく、顆粒内の活性化ま

たは「漸次」活性化により分泌が起こります(Letourneau, 1996)(詳しい考察はQuestion 6を参照)。

　IC患者の尿中には、ヒスタミン(Lundeberg, Yun)、ヒスタミンの主要代謝産物であるメチルヒスタミン、および肥満細胞の特異的マーカーであるトリプターゼ(Pang)の増加がみられ、ICでは肥満細胞が活性化されていることが推測されます。肥満細胞の数だけではなく、その顆粒の活性状態がICの発病に重要なようです(Elbadawi, 1996, 1997, Theoharides, Letourneau, Pang)。Theoharidesらは、IC標本にみられた肥満細胞の90％以上はさまざまなレベルで脱顆粒しているが、対照群ではほぼすべて非活性状態にあることを明らかにしました。同様の観察をそれ以前にもLynesらも報告しています。さらに、肥満細胞は活性化しているだけでなく神経突起周囲に存在しており(Letourneau, Pang, Elbadawi, 1996, 1997)、機能的な関連が推測されます。この意味についてはQuestion 6で詳しく述べます。

References

1. Hunner GL. A rare type of bladder ulcer in women; Report of cases. Boston Med Surg J, 172: 660-668, 1918.
2. Warren JW, Meyer WA, Greenberg P, Horne L, Diggs C, and Tracy JK. Using the International Continence Society's definition of painful bladder syndrome. Urology, 67: 1138-1143, 2006.
3. Abrams P, Cardozo L, Fall M, Griffiths D, Rosier P, Ulmsten U, van Kerrebroeck P, Victor A, and Wein A. The standardization of terminology of lower urinary tract function: Report from Standardisation Sub-committee of the International Continence Society. Neurourol Urodyn, 21: 167-178, 2002.
4. Clemens JQ, Meenan RT, Rosetti MC, Gao SY, and Calhoun EA. Prevalence and incidence of interstitial cystitis in a managed care population. J Urol, 173: 98-102, 2005.
5. Simon LJ, Landis JR, Erickson DR, Nyberg LM, and the ICDB Study Group. The Interstitial cystitis data base study: Concepts and preliminary baseline descriptive statistics. Urology, 49 (Suppl 5A): 64-75, 1997.
6. Ito T, Miki M, and Yamada T. Interstitial cystitis in Japan. BJU Int, 86: 634-637, 2000.
7. Kusek JW and Nyberg LM. The epidemiology of interstitial cystitis: Is it time top expand our definition? Urology, 57(Suppl 6A): 95-99, 2001.
8. Ueda T. The legendary beginning of the international consultation on interstitial cystitis. Intern J Urol, 10: S1-S2, 2003.
9. Hanno PM. Interstitial cystitis and related diseases. In: Campbell's Urology, 7th ed. ed. PC Walsh, AB Retic, ED Vaughn Jr, and AJ Wein. Philadelphia: WB Saunders, vol 1, chapt 17, pp 631-662, 1998.
10. Peeker R and Fall M. Toward a precise definition of interstitial cystitis: further evidence in differences of classic and nonulcer disease. J Urol, 167: 2470-2472, 2002.
11. Buffington CA. Comorbidity of interstitial cystitis with other unexplained clinical conditions. J Urol, 172: 1242-1248, 2004.
12. Erickson DR, Belchis DA, and Dabbs DJ. Inflammatory cell types and clinical features of interstitial cystitis. J Urol, 158: 790-793, 1997.
13. Keller ML, MaCarthy DO, and Neider RS. Measurement of symptoms of interstitial cystitis. A pilot study. Urol Clin North Am, 21: 67-71, 1994.
14. Erickson DR, Morgan KC, Ordille S, Keay SK, and Xie SX. Nonbladder related symptoms in patients with interstitial cystitis. J Urol, 166: 557-562, 2001(A).
15. Goin JE, Olaleye D, Peters KM, Steinert B, Habicht K, and Wynant G. Psychometric analysis of the University of Wisconsin Interstitial cystitis scale: implications for use in randomized clinical trials. J Urol, 159: 1085-1090, 1998.
16. O'leary MP, Sant GR, Fowler FJ Jr, Whitmore KE, and Spolarich-Kroll J. The interstitial cystitis symptom index and problem index. Urology, 49 (Suppl 5A): 58-63, 1997.
17. Gillenwater JY and Wein AJ. Summary of the National Institute of Arthritis, Diabetes, Digestiive and Kidney Diseases Workshop on Interstitial Cystitis, National Institutes of Health, Bethesda, Maryland, August 28-29, 1987. J Urol, 140: 203-206, 1988.
18. Wein AJ, Hanno PM, and Gillenwater JY. Interstitial cystitis: An introduction to the problem. In Hanno PM, Staskin DR, Krane RJ, and Wein AJ (eds): Interstitial Cystitis. London, Springer-Verlag, 1990.
19. Hanno PM. Diagnosis of interstitial cystitis. Urol Clin North Am, 21: 63-66, 1994.
20. Hanno PM, Landis JR, Matthews-Cook Y, Kusek J, Nyberg L Jr, and The Interstitial Database Study Group. The diagnosis of interstitial cystitis revisited: Lessons learned from the National Institutes of Health Interstitial Cystitis Database Study. J Urol, 161: 553-557, 1999.

21. Nickel JC. Interstitial cystitis: the paradigm shifts. International consultations on interstitial cystitis. Rev Urol, 6: 200-202, 2004.
22. Waxman JA, Sulak PJ, and Kuehl TJ. Cystoscopic findings consistent with interstitial cystitis in normal women undergoing tubal ligation, J Urol, 160: 1663-1667, 1998.
23. Denson MA, Griebling TL, Cohen MB, and Kreder KJ. Comparison of cystoscopic and histological findings in patients with suspected interstitial cystitis. J Urol, 164: 1908-1911, 2000.
24. Tomaszewski JE, Landis JR, Russack V, Williams TM, Wang LP, Hardy C, Brensinger C, Matthews YL, Abele ST, Kusek JW, Nyberg LM, The Interstitial Cystitis Database Study Group. Urology, 57(Suppl 6A); 67-81, 2001.
25. Ottem DP and Teichman JM. What is the value of cystoscopy with hydroditention for interstitial cystitis? Urology, 66: 494-499, 2005.
26. Simon LJ, Landis JR, Erickson DR, Nyberg LM, and the ICDB Study Group. The interstitial cystitis data base study: Concepts and preliminary baseline descriptive statistics. Urology, 49 (Suppl 5A): 64-75, 1997.
27. Messing E, Pauk D, Schaeffer A, Nieweglowski M, Nyberg LM Jr, Landis JR, Cook YL, Simon LJ, and The ICDB Study Group. Associations among cystoscopic findings and symptoms and physical examination findings in women enrolled in the interstitial cystitis data base (ICDB) study. Urology, 49 (Suppl 5A): 81-85, 1997.
28. Hand JR. Interstitial cystitis: Report of 223 cases (204 women and 19 men). J Urol, 61: 291-310, 1949.
29. Messing EM and Stamey TA. Interstitial cystitis: early diagnosis, pathology, and treatment. Urology, 12: 381- 392, 1978.
30. Johansson SL and Fall M. Clinical features and spectrum of light microscopic changes in interstitial cystitis. J Urol, 143: 1118-1124, 1990.
31. Walsh A. Interstitial cystitis. In: Campbell's Urology, 4th ed. Ed: JH Harrison RF Gittes, AD Perlmutter, TA Stamey, and PC Walsh. Philadelphia: WB Saunders, Vol 1, Chapt 19, pp 693-707, 1978.
32. Fall M, Johansson SL, and Aldenborg F. Chronic interstitial cystitis; a heterogeneous syndrome. J Urol, 137: 35-38, 1987.
33. Johansson SL, Fall M, and Peeker R. Interstitial cystitis. In Foster CS and Ross JS (eds): Pathology of the Urianry Baldder. Saunders, Philadelphia, 2004. pp. 91-101.
34. Theoharides TC, Sant GR, El-Mansoury M, Letourneau R, Ucci AA Jr, and Meares EM Jr. Activation of bladder mast cells in interstitial cystitis: a light and electron microscopic study. J Urol, 153: 629- 636, 1995.
35. Pang X, Marchand J, Sant GR, Kream RM, and Theoharides TC. Increased number of substance P positive nerve fibers in interstitial cystitis. Br J Urol, 75: 744-750, 1995.
36. Larsen S, Thompson SA, Hald T, Barnard RJ, Gilpin CJ, Dixon JS, and Gosling JA. Mast cells in interstitial cystitis. Br J Urol, 54: 283-286, 1982.
37. Kastrup J, Hald T, Larsen S, and Nielsen VG. Histamine content and mast cell count of detrusor muscle in patients with interstitial cystitis and other types of chronic cystitis. Br J Urol, 55: 495-500, 1983.
38. Lynes WL, Flynn SD, Shortliffe LD, Lemmers M, Zipser R, Roberts LJ II, and Stamey TA. Mast cell involvement in interstitial cystitis. J Urol, 138: 746-752, 1987.
39. Christmas TJ and Rode J. Characteristics of mast cells in normal bladder, bacterial cystitis and interstitial cystitis. Br J Urol, 68: 473-478, 1991.
40. Feltis JT, Perez-Marrero R, and Emerson LE. Increased mast cells of the bladder in suspected cases of interstitial cystitis: a possible disease marker. J Urol, 138; 42-43, 1987
41. Aldenborg F, Fall M, and Enerback L. Proliferation and transepithelial migration of mucosal mast cells in interstitial cystitis. Immunology, 58: 411-416, 1986.
42. Lundeberg T, Liedberg H, Nordling L, Theodorsson E, Owzarski A, and Ekman P. Interstitial cystitis: Correlation with nerve fibers, mast cells and histamine. Br J Urol, 71: 427-429, 1993.
43. Dundore PA, Schwartz AM, and Semerjian H. Mast cell counts are not useful in the diagnosis of nonulcerative interstitial cystitis. J Urol, 155: 885-887, 1996.
44. Wingren U and Enerback L. Mucosal mast cells of the rat intestine: a re-evaluation of fixation and staining properties, with special reference to protein blocking and solubility of the granular glycosaminoglycan. Histochem J, 15: 571-582, 1983.
45. Enerback L. Mast cells in rat gastrointestinal mucosa. I. Effect of fixation. Acta Pathol Microbiol Scand,66: 289- 302, 1966.
46. Galli SJ. New concepts about the mast cells. N Engl J Med, 328: 257-265, 1993.
47. Letourneau R, Pang X, Sant GR, and Theoharides TC. Intragranular activation of bladder mast cells and their association with nerve processes in interstitial cystitis. Br J Urol, 77: 41-54, 1996.
48. Yun SK, Laub DJ, Weese DL, Lad PM, Leach GE, and Zimmern PE. Stimulated release of urine histamine in interstitial cystitis. J Urol, 148: 1145-1148, 1992.
49. Pang X, Boucher W, Triadafilopoulos G, Sant GR, and Theoharides TC. Mast cell and substance P-positive nerve involvement in a patient with both irritable bowel syndrome and interstitial cystitis. Urology, 47: 436-438, 1996.
50. Elbadawi AE and Light JK. Distinctive ultrastructural pathology of nonulcerative interstitial cystitis: new observations and their potential significance in pathogenesis. Urol Int, 56: 137-162, 1996.
51. Elbadawi A. Interstitial cystitis: a critique of current concepts with a new proposal for pathologic diagnosis and pathogenesis. Urology, 49(Suppl 5A): 14-40, 1997.

Question 6

間質性膀胱炎（IC）の病因および発病機序について解説してください。

■ Answer

　ICの病因および発病機序については、いくつかの仮説が提唱されています。しかし、完全に納得できるものはありません。潰瘍型と非潰瘍型の病因の差異に焦点をしぼった報告はありません。文献的には、(1) 尿路上皮障壁 (urothelial barrier) の欠陥により尿中成分の膀胱壁内への透過性が亢進する、(2) 定義が曖昧な他の疾患と同様に自律神経系の活動が異常に亢進、その結果、知覚神経を刺激する、(3) 神経原性炎症や肥満細胞の活性化により一連の反応過程が開始される、などが提唱されています。

　これらは必ずしもお互いに排他的ではなく、むしろ密接に関連しています。仮説のうち最も関心を引くのは、神経原性炎症説です。尿路上皮の神経知覚様作用が亢進する結果、アデノシン三リン酸（ATP）が尿路上皮から過剰に放出されます。このATPは周囲の知覚神経線維を刺激します。一方、膀胱で知覚組織が刺激されると、尿意の信号が橋排尿中枢に伝わり、橋排尿中枢は副交感神経を経由して排尿筋収縮を誘発します。サブスタンスPやカルシトニン遺伝子関連ペプチドなどのニューロキニンの遊離を誘導します。これらのニューロキニンは、知覚神経線維の近傍に遊走してきた肥満細胞を刺激し、分泌顆粒中の炎症性サイトカインが断続的に遊離されます。これらの結果、ICの特徴的所見である血管拡張、浮腫、慢性炎症などが生じます。この過程では肥満細胞の重要性が強調されがちですが、ニューロキニンが内皮細胞に直接作用する可能性もあります。感染性疾患やある種の遺伝的素因もICの引き金になっているのかもしれません。

■ Comments

　以下に述べる仮説は、臨床的または実験的な観察に基づくものです。

1．尿路上皮透過性の亢進

　Parsonsらの仮説によると、尿路上皮を被うグリコサミノグリカン（GAG）層の障害により粘膜の障壁機能が低下したことが、多数のIC患者での症状の原因であるとされています（Parsons, 1980, 1990, 1991, 1994, 1998, 2005）。正常なGAG（粘液）では、その硫酸基に存在する酸素が水分子を強固に捕捉し、捕捉された水分子はGAG層内に閉じ込められて膀胱内容物（尿）の通過に対する物理的な障壁となります（Parsons, 1996）。40mEqの塩化カリウム（KCl）40mlを健常対照者またはIC患者の膀胱内に注入して尿意切迫感と疼痛の増強を検査した（カリウム浸透試験）ところ、疼痛の著しい増強が患者の75％にみられたのに対し、対照群ではわずかに4％でした（p<0.01）（1998）。健常者でも、（GAGを除去するため）プロタミンを膀胱注入し、その後にKClを注入すると、知覚過敏が著しく亢進しました（11％ 対 79％）。逆に、ヘパリン（GAGの一種でもある）を注入すると、尿意切迫感や疼痛などの症状は42％で消失しました。KClへの知覚過敏は急性膀胱炎患者でもみられ、GAG層の障害は尿路感染でも生ずるようです（Parsons, 1998）。臨床的にも、ヘパリン類似物質（sodium pentosanpolysulfate[1]：PPS）の4か月以上の経口投与により、症状が改善することが示されています（Parsons, 1983, 1987）。このことは、Parsonsの仮説がICの発病機序の一つである裏づけともなっています。しかし、その後の研究では、異論もあります。^{99m}technesium-diethylenetriaminepentaacetic acid（^{99m}Tc-DTPA）を膀胱内注入したChelskyらのデータは、上記仮説を裏づけるものではありませんでした。ただし、後にこの結果は統計学的な検出力の低さによるとして、TeichmanおよびNielsen-Omeisにより批判されています。Ericksonら（2001B）は、100mlの5％ラムノース液の膀胱内注入をIC患者6例と対照群8例で行いました。ラムノースの吸収量は、平均値では対照群8例よりIC患者ではるかに高い結果が得られました（p=0.008）。しかし、吸収の程度には

---

[1] ペントサン多硫酸ナトリウムともよばれる。

患者間に大きな差異がありました。Teichmanらは、ヘパリンまたはPPS投与前にカリウム浸透試験を行い、陽性23例と陰性15例の患者に6か月間以上の治療を行いました。治療後には、陰性の患者に比べ陽性の患者では疼痛スコアの25%以上の低下（78% 対 40%、p=0.01）、頻尿の改善（83% 対 47%、p=0.02）、夜間頻尿の改善（83 vs. 53%、p=0.05）がより多くみられ、陽性の患者はより改善しやすいという結果でした。障壁機能試験（barrier function study）の結果によらず、障壁機能の重要性は前向きの無作為化プラセボ比較試験で判定することが大事です（Question 7で後述）。

超微細構造の研究は、矛盾する結果が示されています。Dixonらによると、ruthenium redで観察する限り、上皮細胞やグリコカリックスの形態はIC患者と対照群で差はありませんでした。Anderstromらは走査電子顕微鏡で検討し、IC患者では上皮細胞新生の亢進という非特異的な所見とムチン層の減少を認めるに留まりました。対照的に、ElbadawiとLightは、非潰瘍型の生検標本でかなりの変化が広範にみられたとしています。すなわち、隣接する上皮細胞は離開しており（noncohesive）、細胞間隙が大きく、変性細胞片がしばしば上皮表面にみられました。正常の被蓋細胞にみられる非対称単位膜は不明確となり、粘膜固有層には毛細血管が拡張し、間質はび漫性に浮腫を示し、種々の程度でリンパ球と活性化した肥満細胞の浸潤がみられました。排尿筋層では、一貫して筋細胞は膨張してカシの葉状の外観を呈し、神経と血管にも変性がみられました。彼らは、これらの所見は非潰瘍型ICの診断に特徴的なものであり、GAG欠陥仮説を裏づけるものではないとしています。たいへん劇的な所見ですが、ほかの研究者による確認が必要です。

2．免疫学的機序

ICの原因として免疫学的な機序を支持する証拠は乏しく非特異的で疑義のあるものです（Said, Wilson, Ochs）。しかし、BCGの膀胱内投与が有効とする研究もあります（後述）（Peters）。Ericksonら（1997）は、高度の炎症を呈するICの膀胱は、軽度の炎症の膀胱と比較して、T細胞（p<0.0003）とB細胞（p<0.0001）が増加していると報告しています。また、尿路上皮細胞は通常HLAクラスⅡ抗原を発現していませんが、IC患者の20例中18例でHLA-DR蛋白の異常発現がみられました（Christmas）。細菌性膀胱炎や正常膀胱では、このような所見はみられません。HLAクラスⅡ分子の異常発現は、特に自己免疫疾患の組織に特徴的ですので（Robbins）、発症機序として自己免疫の可能性が想定されます。その一方で、HLAクラスⅡ分子の発現を引き起こすものは何かという疑問が生じます。ICでは激しい慢性炎症はむしろまれですから、免疫学的反応がICの発病の重要な機序となっているとは考えにくいと思われます。

3．定義のあいまいな他の慢性疾患と同様の自律神経系の異常亢進

ICには多くの因子が関与しています。疫学調査によると、IC患者は、(1) 慢性骨盤痛症候群[2]、(2) 過敏性大腸、(3) 線維筋痛症[3]、(4) 慢性疼痛および疲労症候群[4] などの漠然と定義されている症状を伴う疾患を併発しています。

これらの関連から、少なくともICの一部の症例では、類似した病態生理学的な異常がほかの臓器系にも影響を与えていることが推測されます。最近では、KusekとNybergがICを慢性骨盤痛症候群の一部とみなし、Gunterは慢性骨盤痛患者には種々の婦人科、消化器科、筋骨格系、神経科疾患のみならずICも考慮すべきであるとしています。Gunterによると、骨盤痛にはnociceptive（侵害受容性）（知覚神経性）疼痛とnon-nociceptive（非侵害受容性）（神経原性）疼痛の2つがあります。前者の痛みは体性痛または内臓痛で、組織や臓器の損傷に由来するものです。体性痛は皮膚、筋、骨、関節などに由来し、知覚線維によって伝達され、一般には鋭い痛みまたは鈍い痛みと形容され、通常は局在が明確です（Gunter）。内臓痛は交感神経線維を通じて伝達され、鈍痛または疝痛などと形容され、局在が不明確です。内臓痛は多くの場合、悪心、嘔吐、発汗、強い情動などの自律神経現象を伴います。神経原性疼痛は（組織や臓器の損傷ではなく）中枢・末梢神経の傷害の結果生じる痛みで、典型的には灼熱痛や知覚異常や電撃痛を起こします（Gunter）。Buffinton（2004）は、治療への反応の差に基づいて、潰瘍型ICの疼痛は知覚神経性の疼痛であるが、非潰瘍型の疼痛は神経

---

[2] 妊娠とは無関係に6か月以上続く、下腹部痛と定義（Kusek, Zondervan）。膣痛や過敏性腸症候群を含む（Alagiri, Erickson, Whitehead, Lynn, Azpiroz）。
[3] 診察における特異的圧痛点と関連する（Clauw）。
[4] 症状について、医学的および精神医学的に説明できない、6か月以上持続する疲労感と定義（Holmes, Straus）。

原性ではないかと述べています。ただし、自律神経失調や情動的なストレスと症状が関連する点は、両方の型に共通していることは注意すべきです。

ICの症状は増悪と寛解を繰り返します。精神的なストレスは症状を増悪させます（Rothrock）。増悪の引き金には2つの原因があるようです。第1の引き金は、膀胱の慢性炎症または上皮内に侵入した尿が知覚神経を刺激することです（**Fig. 6-1**）。その結果、蓄尿早期から尿意が生じます（premature urge）。排尿には、排尿筋収縮と括約筋弛緩が同調して起こることが必要です。排尿筋収縮は、腰仙髄レベルで副交感神経の節前神経からの知覚刺激を受けて誘発されます。括約筋は下腹神経叢にある交感神経により支配されています（**Fig. 6-1**）。IC患者では早期に尿意が生じ、その刺激は橋の排尿中枢にある青斑核（locus coeruleus：LC）に達します。排尿の神経生理は主にラットとネコで研究されています。橋のBarrington核はラットの排尿中枢の1つで、青斑核の腹側内側にあります（Valentino）。ラットおよびネコの橋排尿中枢に相当する領域はヒトでも特定されています（Valentino）。Barrington核からは副腎皮質刺激ホルモン放出因子（CRF）が放出されます。この下垂体外性のCRFは、神経調整因子や神経伝達物質として作用していると推測されます。ラットでは、ストレスによってBarrington核でのCRFの産生が誘導されることが証明されています（Imaki, 1991, 1992）。Barrington核からの神経は青斑核の神経細胞とシナプスを形成しており、CRFがその伝達物質となっています（Valentino）。青斑核からの投射線維は、ノルエピネフリンを神経伝達物質として前脳と辺縁系を刺激して尿意を起こします。ラットや間質性膀胱炎モデルのネコ（feline interstitial cystitis：FIC）では、膀胱（Elam, Page）や結腸（Elam, Lechner）を拡張すると青斑核の興奮が起こることが知られています（Reche）。Barrington核からの遠心路は、副交感神経の節前性の神経細胞に達しています。このように、Barrington核からの神経線維は、上行性には青斑核に、下行性には脊髄へと投射しており、骨盤内臓の刺激に対する中枢性・末梢性の反応を調整する基盤となっています（Valentino）。

第2の引き金は、視覚的、身体的、精神的な外因性のストレスです（**Fig. 6-1**）。ストレスは、視床下部からのCRFの放出を刺激して副腎刺激ホルモンの分泌を刺激すると同時に、Barrington核でのCRFも活性化させます。きわめて類似した疾患とされる過敏性大腸においても、ストレスが増悪因子として作用し、Barrington核でのCRFの発現を増大させます（Imaki, 1991, 1992）。過敏性大腸の場合は、Barrington核から脊髄方向への投射は迷走神経を経由すると想定されています（Valentino）。

下垂体－副腎軸の役割も検討されてはいますが、それがどの程度なのかは不明確です。しかし、Lutgendorfらによると、早朝の尿中コルチゾールが12.5nmol/L未満の患者は、それ以上の患者よりも12.8倍高い頻度で尿意切迫感を訴えると報告しています。ストレスを負荷した環境に置かれると、健常なネコと比較して間質性膀胱炎のネコの副腎は小さく、ACTH刺激に対するコルチゾールの反応も低下しているとされます（Westropp）。Buffingtonは、この副腎皮質の反応性の低下は遺伝的な障害ではないかと疑っています（2004）。

ストレスに反応して交感神経系の亢進が起こり、それがICの発病に何らかの役割を果たしているという説もあります。Irwinらは、IC患者の足の皮膚を低温度ストレスに曝すと異常な血管緊張（収縮）がみられることを報告しました。IC患者では、尿路上皮下（$p<0.01$）、排尿筋（$p<0.01$）および周囲の血管（$p<0.05$）の近傍の交感神経の密度が有意に増加していました（Peeker, 2000）[5]。この増加は潰瘍型で、より顕著でした。LundebergらとHohenfellnerらは粘膜下と排尿筋において膀胱の神経線維の増加を認めており、Hohenfellnerらは増加した神経線維は交感神経性でありコリン作動性（副交感神経性）神経ではなかったとしています[6]。IC患者ではノルエピネフリンの尿中排泄量が増加しており、アドレナリン作動性交感神経を介した神経活動の亢進が示唆されます（Stein）。

これらの所見は、ICの臨床像とどう関連するのでしょうか。Hohenfellnerらは、Levineらがラット滑膜におい

---

[5] この研究では、免疫組織化学的手法を用いて、上皮細胞、排尿筋、周囲の血管の近くに分布する神経線維を検討した。神経ペプチドYとチロシンヒドロキシラーゼ（交感神経線維のマーカー）に反応し、サブスタンスP（知覚線維マーカー）に反応しない神経線維の分布を比較した。

[6] この研究では、免疫蛍光抗体法を用いて、粘膜下の神経線維を検討した。神経ペプチドである血管活性腸管ペプチドと神経ペプチドY（ともに交感神経線維のマーカー）に反応し、サブスタンスPまたはカルシトニン遺伝子関連ペプチド（知覚線維マーカー）に反応しない神経線維の分布を観察した。しかし、その後の研究では、粘膜下に増加した神経線維の大半は免疫組織化学的にはサブスタンスPとカルシトニン遺伝子関連ペプチドに対する抗体に反応することが示され、知覚線維であると結論されている。下記の章参照。

Fig.6-1 **Postulated pathogenetic Mechanism of Interstitial Cystitis**

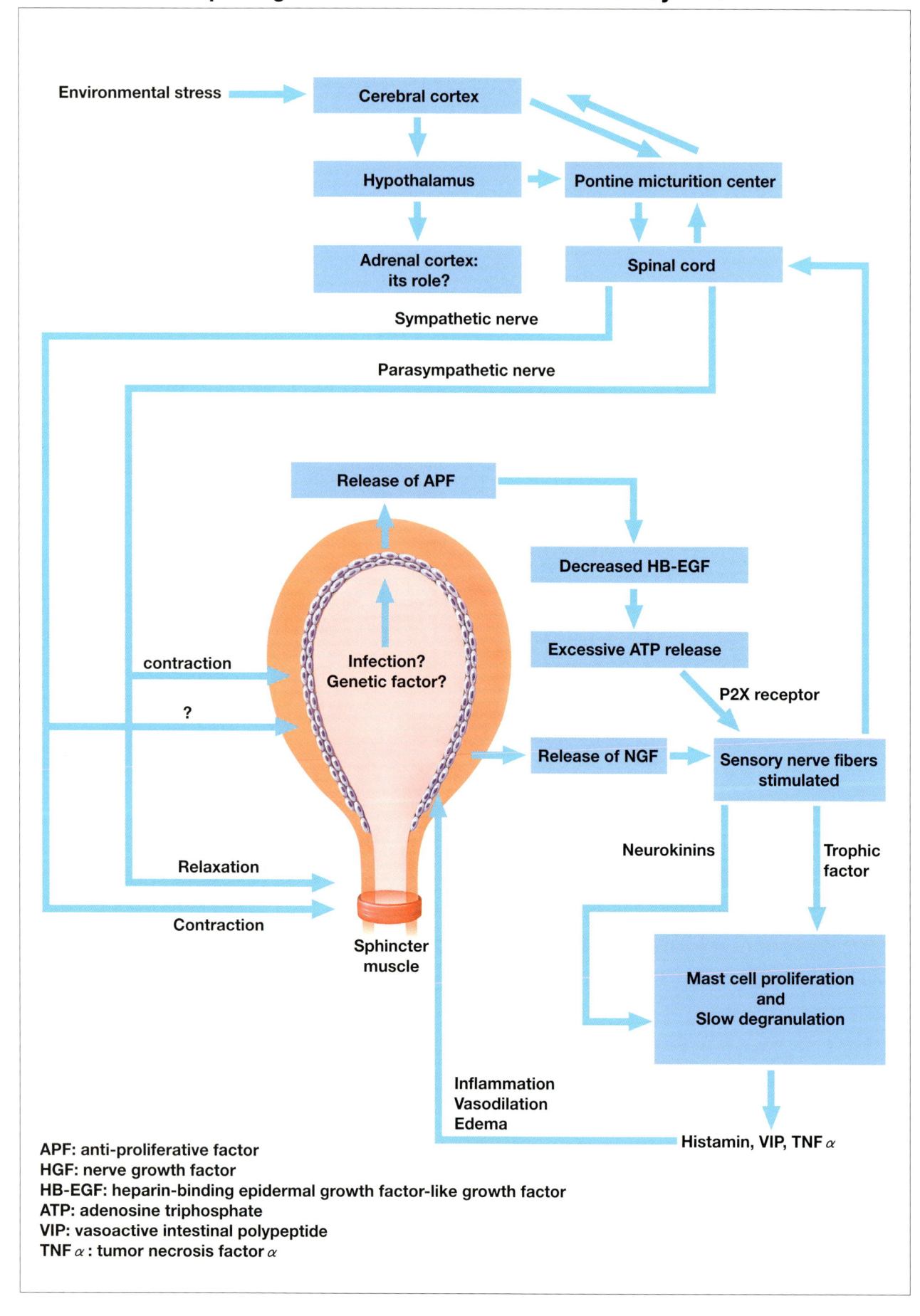

APF: anti-proliferative factor
HGF: nerve growth factor
HB-EGF: heparin-binding epidermal growth factor-like growth factor
ATP: adenosine triphosphate
VIP: vasoactive intestinal polypeptide
TNFα: tumor necrosis factor α

て観察した所見を引用し、交感神経の活動の亢進により局所の肥満細胞が増加するのではないかと推測しています（薬理学的機序については下記の章参照）。一方、Peekerら（2000）は説得力のある説明をしていません。

4．肥満細胞活性化とその後の神経原性炎症

この仮説は、今のところ最も魅力的なものです。この仮説を裏づけるのは、IC膀胱において、(1) 知覚神経線維と考えられる神経線維が（特に粘膜固有層において）増加していること、(2) 粘膜固有層（Christmas, Johansson）と排尿筋層（Fall, Johansson, Feltis, Kastrup, Lynes, Christmas）の肥満細胞が増加し血管や神経線維と密に関連していること、(3) さまざまな活性化段階にある肥満細胞がみられること、の3点です。

肥満細胞と神経が近接して存在することは、多くの種（species）の多数の臓器において報告されています（Keith）。膀胱粘膜下では肥満細胞がしばしば血管周囲に存在します（Christensen, Saban）。正常モルモット膀胱の研究では、肥満細胞がサブスタンスP（SP）とカルシトニン遺伝子関連ペプチド（calcitonin gene-related peptide：CGRP）に対する抗体に反応する神経線維（すなわち知覚神経と推定される神経線維）と並存するだけではなく、しばしば神経線維に完全に包まれて存在していました（Keith）。肥満細胞は粘膜下の毛細管を主とした血管周囲と排尿筋内に分布し、さらには膀胱壁の自律神経節内にもみられます。電子顕微鏡検査では、肥満細胞の葉状仮足は神経突起と接しています。Keithらは、肥満細胞と接している神経線維の大部分は無髄（C線維[7]と一致）で知覚線維神経に特異的なペプチドを有することから、これらは知覚神経線維であるとしています。

Theoharidesらが生検標本で肥満細胞を測定したところ、対照群（尿失禁と慢性細菌性膀胱炎）では平均10個/mm^2、膀胱癌では50個/mm^{2}であるのに対し、ICでは平均40個/mm^{2}でした。重要なことは、ICでは肥満細胞の90%は活性化（脱顆粒）していましたが、対照群と癌患者ではほとんどすべての細胞が非活性でした。IC患者の生検では、SPを有する神経線維が粘膜下に増加しており、

しばしば肥満細胞と近接していました（Pang, 1995）。電子顕微鏡では、これらの肥満細胞にはさまざまな活性段階の分泌顆粒が含まれていました。IC膀胱に存在する肥満細胞のメディエータ遊離の様式は、アナフィラキシーに典型的にみられ、爆発的なメディエータの遊離とは異なる独特のもののようです（Letourneau, 1996）。

ここで湧いてくる疑問は、何が肥満細胞を神経線維（ほとんどは知覚線維）の近くに引き付けるのか、肥満細胞の活性の引き金は何か、それは何を意味し、その後に何が生じるのか、神経線維の増殖を引き起こすのは何か、というようなものです。

A．刺激物質が遊離されて肥満細胞を引き付ける

Levineらは、ラット滑膜において、肥満細胞の数は交感神経線維と知覚神経線維の密度と正の相関があることを明らかにしました。カプサイシンで知覚神経を傷害した場合、またはグアネチジンで交感神経の節後神経を傷害した場合には、肥満細胞数は有意に低下しました。この結果から、神経線維が肥満細胞を引き付けて浸潤を促す作用（trophic influence）を有することが推測されます。

B．神経線維の増殖を引き起こすのは何か？

膀胱を含む多くの組織で、炎症に反応して神経増殖因子（NGF）の産生が増加します。Loweらは、慢性膀胱炎、原因不明の知覚性切迫、および、ICの16例の女性患者について、膀胱生検検体中のNGFの濃度をELISAを用いて測定し、これらの症例では対照群（腹圧性尿失禁）と比較してNGFが有意に高いこと（$p<0.05$）を示しました。免疫蛍光法ではNGFは上皮に存在し、その蛍光強度は原因不明の知覚性切迫で著明でした。

実験的には、Wistarラットの急性膀胱炎モデルで、膀胱炎発症3週後にNGFの増加がみられています。NGF増加は膀胱と骨盤神経叢の神経節でもみられ（$p<0.05$）、末梢神経の肥大（$p<0.05$）、後根神経節の肥大（L1-S1、$p<0.05$）、粘膜下と筋層の肥満細胞の増加（約7倍、$p<0.05$）も示されました（Dupont）。NGFは侵害受容性（nociceptive）の知覚神経を感作し（Dmitrieva）、感作された神経は先述のとおりSPとCGRPを放出します。NGFは逆行性軸索輸送を通じて骨盤神経節や後根神経節に到達します（Tuttle, Dupont, 1995）。

[7) 知覚線維はサイズと伝導速度によってA（アルファ、ベータ、ガンマ、デルタ）B、Cに分類される。デルタのサイズは3-5ミクロン、速度は6-30m/秒であるが、C線維はサイズ0.4-1.2ミクロン、速度は0.5-2.0m/秒である（Snell）。

しかし、これらの動物実験（Dupont, 2001, Bjorling, Lowe）での観察は、急性膀胱炎モデルに基づいており、ヒトのICにみられる反応と同様と考えるのは困難かもしれません。それはそれとして、動物実験の結果はヒトICの膀胱で起きている現象の裏づけともなっています。異なるのは、ICの炎症は慢性でほとんどの場合に軽度であることです。しかしながら、ICの膀胱の固有層で神経線維が増加し、活性化した肥満細胞が浸潤し、浮腫や血管の充血がみられることから、ICの発病にNGFが関与していることが支持されます。

C．肥満細胞の活性化の引き金は何か？

Spanosらは、ラットに精神的ストレス（動物を固定して動けなくする非外傷的のストレス）を与えると、30分以内に、膀胱に常在する肥満細胞の70％以上が光顕的・電顕的に脱顆粒を起こし活性化することを示しました。さらに、ストレスで誘導される膀胱の肥満細胞の活性化は、ラットに（知覚神経末端を破壊するために）カプサイシンを投与するとかなりの程度低下しました。この結果は、肥満細胞の活性化の一部は、知覚神経末端にあるSPやCGRPなどの神経ペプチドの遊離によることを示唆します。

膀胱からの求心性線維には、細径の有髄神経（Aデルタ線維）と無髄神経（C線維）があります[7]。Aデルタ線維は膀胱充満や壁の伸展を検知する機械受容器からの信号を主に伝達し、C線維は感染などの刺激状態がある場合に信号を伝達します。C線維には反射性の刺激伝達機能（reflux function）もあり、遠心性の興奮刺激は排尿を開始・促進します（Chancellor）。知覚神経が（尿路上皮障壁の欠陥により侵入した尿中の有害物質や炎症などにより）刺激を受けると、神経末端からニューロキニン（SP、ニューロキニンA、ニューロキニンB）が放出されます。SPは周囲の肥満細胞を直接的に活性化し（Keith, Bjorling, Suzuki）、その後の変化には肥満細胞の関与が重要です。このことは、肥満細胞が欠失したマウスの実験で明確になりました（Bjorling）。すなわち、SPやE. coliリポ多糖類（LPS）を膀胱内注入すると、炎症反応や浮腫、出血は正常マウスにおいてのみ誘導され、肥満細胞欠失マウスではみられませんでした。活性化した肥満細胞は、ヒスタミン、VIP（血管活性腸管ペプチド）、TNF（腫瘍壊死因子）-αなどの多くのサイトカインを放出します。VIPは毛細血管後静脈の血管拡張と血漿成分の管外遊出を引き起こします（Bjorling, Figini）。ニューロキニンはNK1受容体を介して作用しますが、毛細血管後細静脈にもこの受容体が発現していますので、SPは血管に直接作用することも十分考えられます（Moussaoui, Lembeck）。

現時点では、SPによる肥満細胞の活性化がNK1受容体を介したものか否かは不明です。しかし、NK1受容体の特異的拮抗物質であるRP 67580（Moussaoui）あるいは、CP-96, 345を静脈内投与すると、タキキニン誘導性の神経原性炎症（血漿の管外遊出）が阻止されることから、NK1受容体が炎症の促進過程に関与していることが想定されます（Lembeck）。

5．IC尿路上皮の抗増殖性因子（antiproliferative factor：APF）の合成とヘパリン結合性上皮成長因子様成長因子（low heparin-binding epidermal growth factor-like growth factor：HB-EGF）の合成低下、および、上皮下知覚神経末端のプリン受容体の発現増強

この最近の仮説は、KeayやChaiらのメリーランド大学のグループが提唱したものです。膀胱などの空洞臓器の裏打ちをしている上皮細胞は、伸展刺激（機械的変形）に反応してアデノシン三リン酸（ATP）を放出するという神経知覚様の機能を有しています。ヒトの尿路上皮細胞も、伸展に反応してATPを放出します。この放出は、対照群と比較してIC患者でより顕著でした（Kumar, Sun, 2001）。放出されたATPは、尿路上皮下にある知覚神経末端のプリン受容体（P2X）に作用します（Burnstock）。上皮細胞外に放出されたATPは、ICの上皮細胞を刺激してATP放出をさらに促進します。ATPが上皮のP2X受容体を刺激して新たにATPの放出を誘導するという意味では、ATPはオートクライン作用を持っています（Sun, 2006）。1996年にKeayらは、正常尿路上皮細胞の培養系を用いて、IC患者の尿中には抗増殖性因子（APF）があることを見出しました。さまざまな対照患者の尿中にはAFPはないか、あってもわずかでした（Keay, 1998）。APFは尿路上皮で産生され、HB-EGFの産生を阻害します（Keay, 2000）。続く研究で、SunとChai（2006）は、ICの尿路上皮からのATP放出が増加しているのはHB-EGFの産生が低いためで、培地にHB-EGFを添加しておけばATPの放出を低下させることができることを明らかにし

ました。さらに、細胞を非特異的なP2受容体の拮抗物質であるスラミンで処理した場合も、ATP放出が低下しました。スラミンはIC患者の治療薬として使えるかもしれません。Keayらのグループの研究成果の要点は、IC患者の尿路上皮では細胞外のATP信号伝達系が増強しており、これがスラミンとHB-EGFにより遮断できるということです。この画期的な研究の意義は、ICの発病に知覚系の伝達経路が重要な役割を果たしていることを示した点です。

以上に述べた情報に基づき、ICの発症機序を合理的に説明できる仮説として、次のようなものを提唱します。発病の引き金には2つあります。第1に、感受性の高い人において環境ストレスが引き金になること、第2に、膀胱粘膜への傷害（これには感染や遺伝的な背景に基づく異常（Keay, 2000）なども含みます）が尿路上皮の機能に変調をきたし、AFP合成を誘導し、これによりHB-EGFの産生が阻害されます。その結果、ATPを介した知覚伝達系が亢進し、知覚神経を刺激します（**Fig. 6-1**）。この刺激は排尿中枢に達し、そこから上行して早発尿意となり、下行して副交感神経系を活性化して排尿筋の収縮と括約筋の弛緩をもたらします。慢性炎症が持続すると、膀胱ではNGFの放出が常時増強された状態となり、知覚線維からのニューロキニン放出を促し、神経線維を増殖させます。神経末端からは誘引因子が放出され、それが肥満細胞を引き寄せます。肥満細胞はニューロキニンに反応して顆粒の内容物を少量ずつ放出します。肥満細胞から放出された物質は毛細血管後小静脈（postcapillary venule）を拡張して浮腫を生じます。

組織学的所見の項で述べたように、膀胱生検で固有層に著変のない（肥満細胞が増加しない）症例がかなりあります。そのような症例では、膀胱の刺激症状の発症機序をどう説明できるでしょうか。先に述べたように、血管内皮細胞にはNK1受容体が発現しており、知覚神経線維から放出されるSPやCGRPは、肥満細胞の関与なしに直接細静脈を刺激することができます。

References

1. Parsons CL, Stauffer C, and Schmidt JD. Bladder surface glycosamionoglycans: an efficient mechanism of environmental adaptation. Science, 208: 605-607, 1980.
2. Parsons CL, Boychuk D, Jones S, Hurst R, and Callahan H. Bladder surface glycosaminoglycans: an epithelial permeability barrier. J Urol, 143: 139-142, 1990.
3. Parsons CL, Lilly JD, and Stein P. Epithelial dysfunction in nonbacterial cystitis (interstitial cystitis). J Urol, 145: 732-735, 1991.
4. Parsons CL, Stein PC, Bidair M, and Lebow D. Abnormal sensitivity to intravesical potassium in interstitial cystitis and radiation cystitis. Neurourol Urodyn, 13:515-520, 1994.
5. Parsons CL, Greenberger M, Gabal L, Bidair M, and Barme G. The role of urinary potassium in the pathogenesis and diagnosis of interstitial cystitis. J Urol, 159: 1862-1866, 1998.
6. Parsons CL, Greene RA, Chung M, Stanford EJ, and Singh G. Abnormal urinary potassium metabolism in patients with interstitial cystitis. J Urol, 173: 1182-1185, 2005.
7. Parsons CL. Interstitial cystitis. Int J Urol, 3: 415-420, 1996.
8. Parsons CL, Schmidt JD, and Pollen JJ. Successful treatment of interstitial cystitis with sodium pentosanpolysulfate. J Urol, 130: 51- 53, 1983.
9. Parsons CL and Mulholland SG. Successful therapy of interstitial cystitis with pentosanpolysulfate. J Urol, 138: 513-516, 1987.
10. Chelsky MJ, Rosen SI, Knight LC, Maurer AH, Hanno PM, and Ruggieri MR. Bladder permeability in interstitial cystitis is similar to that of normal volunteers; direct measurement by transvesical absorption of ^{99m}technetium-diethylenetriaminepentaacetic acid. J Urol, 151: 346-349, 1994.
11. Erickson DR, Herb N, Ordille S, Harmon N, and Bhavanandan VP. A new direct test of bladder permeability. J Urol, 165: 914-915, 2001.
12. Teichman JM and Nielsen-Omeis BJ. Potassium leak test predicts outcome in interstitial cystitis. J Urol, 161: 1791-1796, 1999. .
13. Dixon JS, Holm-Bentzen M, Gilpin CJ, Gosling JA, Bostofte E, Hald T, and Larsen S. Electron microscopic investigation of the bladder urothelium and glycocalyx in patients with interstitial cystitis. J Urol, 135: 621-625, 1986.
14. Anderstrom CR, Fall M, and Johansson SL. Scanning electron microscopic findings in interstitial cystitis. Br J Urol, 63: 270-275, 1989.
15. Elbadawi AE and Light JK. Distinctive ultrastructural pathology of nonulcerative interstitial cystitis: new observations and their potential significance in pathogenesis. Urol Int, 56: 137-162, 1996.
16. Said JW, Van de Velde R, and Gillespie L. Immunopathology of interstitial cystitis. Mod Pathol, 2: 593-602, 1989.
17. Wilson CB, Leopard J, Nakamura RM, Cheresh DA, Stein PC, and Parsons CL. Selective type IV collagen defects in the urothelial basement membrane in interstitial cystitis. J Urol, 154: 1222-1226, 1995.
18. Ochs RL, Stein TW Jr, Peebles CL, Gittes RF and Tan EM. Autoantibodies in interstitial cystitis. J Urol, 151: 587-592, 1994.
19. Peters KM, Diokno AC, Steinert BW, Gonzalez JA. The efficacy of intravesical bacillus Calmette-Guerin in the treatment of interstitial cystitis: long-term followup. J Urol, 159: 1483-1486, 1998.
20. Erickson DR, Belchis DA, and Dabbs DJ. Inflammatory cell types and clinical features of interstitial cystitis. J Urol, 158: 790-793, 1997.
21. Christmas TJ and Bottazzo GF. Abnormal urothelial HLA-DR expression in interstitial cystitis. Clin Exp Immunol, 87: 450-454, 1992.
22. Robbins: Pathologic basis of disease. Kumar V, Abbas AK, Fausto N (eds). 7th ed, Elsevier Saunders, chapter 6, pp193-267, 2004.
23. Alagiri M, Chottiner S, Ratner V, Slade D, and Hanno PM. Interstitial cystitis: unexplained associations with other chronic disease and pain syndromes.
24. Erickson DR, Morgan KC, Ordille S, Keay SK, and Xie SX. Nonbladder related symptoms in patients with interstitial cystitis. J Urol, 166: 557- 562, 2001.
25. Kusek JW and Nyberg LM. The epidemiology of interstitial cystitis: is it time to expand our definition? Urology, 57(Suppl 6A): 95-99, 2001.
26. Zondervan KT, Yudkin PL, Vessey MP, Jenkinson CP, Dawes MG, Barlow DH, and Kennedy SH. Chronic pelvic pain in the community-Symptoms, investigations, and diagnoses Am J Obstet Gynecol, 184: 1149-1155, 2001.
27. Whitehead WE, Palsson O, and Jones KR. Systematic review of the comorbidity of irritable bowel syndrome with other disorders: What are the causes and implications? Gastroenterology, 122: 1140-1156, 2002.
28. Lynn RB and Friedman LS. Irritable bowel syndrome. N Engl J Med, 329: 1940-1945, 1993.
29. Azpiroz F, Dapoigny M, Pace F, Muller-Lissener S, Coremans G, Whorwell P, Stockbrugger RW, and Smout A. Nongastointestinal disorders in the irritable bowel syndrome. Digestion, 62: 66-72, 2000.
30. Clauw DJ and Chrousos GP. Chronic pain and fatigue syndromes: overlapping clinical and neuroendocrine features and potential pathogenetic mechanisms. Neuroimmunomodulation, 4: 134-153, 1997.
31. Holmes GP, Kaplan JE, Gantz NM, Komaroff AL, Schonberger LB, Straus SE, Jones JF, Dubois RE, Cunningham-Rundles C, and Pahwa F. Chronic fatigue syndrome: a working case definition. Ann Intern Med,108: 387-389, 1988.
32. Straus SE, Komaroff AL, and Wedner HJ. Chronic fatigue syndrome: point and counterpoint. J Infect Dis, 170; 1-6, 1994.
33. Buffington CA. Comorbidity of interstitial cystitis with other unexplained clinical conditions. J Urol, 172: 1242-1248, 2004.
34. Gunter J. Chronic pelvic pain: An integrated approach to diagnosis and treatment. Obstet Gynecol Surv, 58: 615-623, 2003.
35. Rothrock NE, Lutgendorf SK, and Kreder KJ. Coping strategies in patients with interstitial cystitis: Relationships with quality of life and depression. J Urol, 169: 233-236, 2003.
36. Valentino RJ, Miselis RR, and Pavcovich LA. Pontine regulation of pelvic viscera: pharmacological target for pelvic visceral dysfunctions. Trends Pharmacol Sci, 20: 253-260, 1999.
37. Imaki T, Nahan JL, Sawchenko PE, Rivier C, and Vale W. Differential regulation of corticotropin-releasing factor mRNA in rat brain regions by glucocorticoids and stress. J Neurosci 11: 585-599, 1991.
38. Imaki T, Vale W, and Sawchenko PE. Regulation of corticotropin-releasing factor mRNA in neuroendocrine and autonomic neurons by osmotic stimulation and volume loading. Neuroendocrinology, 56: 633-640, 1992.
39. Elam M, Thoren P, and Svensson TH. Locus coeruleus neurons and sympathetic nerves: Activstion by visceral afferents. Brain Res, 375: 117-125, 1986.
40. Page ME, Akaoka H, Aston-Jones G, and Valentino RJ. Bladder distention activates noradrenergic locus coeruleus neurons by an excitatory amino acid mechanism. Neuroscience, 51:555-563, 1992.
41. Lechner SM, Curtis AL, Brons R, and Valentino RJ. Locus coeruleus activation by colon distention: role of corticotropin-releasing factor and excitatory amino acids. Brain Res, 756: 114-124, 1997.
42. Reche A Jr, and Buffington CA. Increased tyrosine hydroxylase immunoractivity in the locus coeruleus of cats with interstitial cystitis. J Urol, 159: 1045-1048, 1998.
43. Lutgendorf SK, Kreder KJ, Rothrock NE, Hoffman A, Kirschbaum C, Sternberg EM, Zimmerman MB, and Ratliff TL. Diurnal cortisol variations and symptoms in patients with interstitial cystitis. J Urol, 167: 1338-1343, 2002.

44. Westropp JL, Welk KA, and Buffington CA. Small adrenal glands in cats with feline interstitial cystitis. J Urol, 170: 2494- 2497, 2003.
45. Irwin PP, James S, Watts L, Fleming LL, and Galloway NT. Abnormal pedal thermoregulation in interstitial cystitis. Neurourol Urodyn, 12: 139-144, 1993.
46. Peeker R, Aldenborg F, Dahlstrom A, Johansson SL, Li JY, and Fall M. Increased tyrosine hydroxylase immunoreactivity in bladder tissue from patients with classic and nonulcer interstitial cystitis. J Urol, 163: 1112-1115, 2000.
47. Lundeberg T, Liedberg H, Nordling L, Theodorsson E, Owzarski A, and Ekman P. Interstitial cystitis: correlation with nerve fibers, mast cells and histatmin. Br J Urol, 71: 427-429, 1993.
48. Hohenfellner M, Nunes L, Schmidt RA, Lampel A, Thuroff JW, and Tanagho EA. Interstitial cystitis: Increased sympathetic innervation and related neuropeptide synthesis. J Urol, 147: 587-591, 1992.
49. Stein PC, Torri A, and Parsons CL. Elevated urinary norepinephrine in interstitial cystitis. Urology, 53: 1140-1143, 1999.
50. Levine JD, Coderre TJ, Covinsky K, and Basbaum AI. Neural influences on synovial mast cell density in rat. J Neurosci Res, 26: 301-307, 1990.
51. Johansson SL and Fall M. Clinical features and spectrum of light microscopic changes in interstitial cystitis. J Urol, 143: 1118-1124, 1990.
52. Fall M, Johansson SL, and Aldenborg F. Chronic interstitial cystitis; a heterogeneous syndrome. J Urol, 137: 35-38, 1987.
53. Feltis JT, Perez-Marrero R, and Emerson LE. Increased mast cells of the bladder in suspected cases of interstitial cystitis: a possible disease marker. J Urol, 138; 42-43, 1987.
54. Kastrup J, Hald T, Larsen S, and Nielsen VG. Histamine content and mast cell count of detrusor muscle in patients with interstitial cystitis and other types of chronic cystitis. Br J Urol, 55: 495-500, 1983.
55. Lynes WL, Flynn SD, Shortliffe LD, Lemmers M, Zipser R, Roberts LJ II, and Stamey TA. Mast cell involvement in interstitial cystitis. J Urol, 138: 746-752, 1987.
56. Christmas TJ and Rode J. Characteristics of mast cells in normal bladder, bacterial cystitis and interstitial cystitis. Br J Urol, 68: 473-478, 1991.
57. Keith IM, Jin J, and Saban R. Nerve-mast cell interaction in normal guinea pig urinary bladder. J Comp Neurol, 363: 28-36. 1995.
58. Christensen MM, Keith I, Rhodes PR, Graziano FM, Madsen PO, Bruskewitz RC, and Saban R. A guinea pig model for study of bladder mast cell function: Histamine release and smooth muscle contraction. J Urol, 144: 1293-1300, 1990.
59. Saban R, Christensen M, Keith I, Graziano FM, Undem BJ, Aagaard J, Bjorling DE, and Bruskewitz RC. Experimental model for the study of bladder mast cell degranulation and smooth muscle contraction. Semin Urol, 9: 88-101,1991.
60. Theoharides TC, Sant GR, El-Mansoury M, Letourneau R, Ucci AA Jr, and Meares EM Jr. Activation of bladder mast cells in interstitial cystitis: a light and electron microscopic study. J Urol, 153: 629- 636, 1995.
61. Pang X, Marchand J, Sant GR, Kream RM, and Theoharides TC. Increased number of substance P positive nerve fibers in interstitial cystitis. Br J Urol, 75: 744-750, 1995.
62. Letourneau R, Pang X, Sant GR, and Theoharides TC. Intragranular activation of bladder mast cells and their association with nerve processes in interstitial cystitis. Br J Urol, 77: 41-54, 1996.
63. Lowe EM, Anand P, Terenghi G, Williams-Chestnut RE, Sinicropi DV, and Osborne JL. Increased nerve growth factor levels in the urinary bladder of women with idiopathic sensory urgency and interstitial cystitis. Br J Urol, 79: 572-577, 1997.
64. Dupont MC, Spitsbergen JM, Kim KB, Tuttle JB, and Steers WD. Histological and neurotrophic changes triggered by varying models of bladder inflammation. J Urol, 166: 1111-1118, 2001.
65. Dmitrieva N, Shelton D, Rice AS, and McMahon SB. The role of nerve growth factor in a model of visceral inflammation. Neuroscience, 78: 449-459, 1997.
66. Tuttle JB and Steers WD. Nerve growth factor responsiveness of cultured major pelvic ganglion neurons from the adult rat. Brain Res, 588: 29-40, 1992.
67. Dupont MC, Persson K, Spitsbergen J, Tuttle JB, and Steers WD. The neuronal response to bladder outlet obstruction, a role for NGF. Adv Exp Med Biol, 385: 41- 54, 1995.
68. Bjorling DE, Jerde TJ, Zine MJ, Busser BW, Saban MR, and Saban R. Mast cells mediate the severity of experimental cystitis in mice. J Urol, 162: 231-236, 1999.
69. Spanos C, Pang X, Ligris K, Letourneau R, Alferes L, Alexacos N, Sant GR, and Theoharides TC. Stress-induced bladder mast cell activation: Implications for interstitial cystitis. J Urol, 157: 669-672, 1997.
70. Snell RS. Clinical Neuroanatomy. 6th ed. Lippincott Williams and Wilkins. Baltimore, 2006, p 82.
71. Chancellor MB and de Groat WC. Intravesical capsaicin and resiniferatoxin therapy: spicing up the ways to treat the overactive bladder. J Urol, 162: 3-11, 1999.
72. Suzuki H, Miura S, Liu YY, Tsuchiya M, and Ishii H. Substance P induces degranulation of mast cells and leukocyte adhesion to venular endothelium. Peptides, 16: 1447-1452, 1995.
73. Figini M, Emanueli C, Grady EF, Kirkwood K, Payan DG, Ansel J, Gerard C, Geppetti P, and Bunnett N. Substance P and bradykinin stimulate plasma extravasation in the mouse gastrointestinal tract and pancreas. Am J Physiol, 272: G785-793, 1997.
74. Moussaoui SM, Montier F, Carruette A, Blanchard JC, Laduron PM, and Garret C. A non-peptide NK_1- receptor antagonist, RP 67580, inhibits neurogenic inflammation postsynaptically. Br J Paharmacol, 109: 259-264, 1993.
75. Lembeck F, Donnerer J, Tsuchiya M, and Nagahisa A. The non-peptide tachykinin antagonist, CP-96, 345, is a potent inhibitor of neurogenic inflammation. Br J Pharmacol, 105: 527-530, 1992.
76. Kumar V, Chapple CC, and Chess-Williams R. Characteristics of adenosine triphosphate release from porcine and human normal bladder. J Urol, 172: 744-747, 2004.
77. Sun Y, Keay S, De Deyne PG, and Chai TC. Augmented stretch activated adenosine triphosphate release from bladder uroepithelial cells in patients with interstitial cystitis. J Urol, 166: 1951-1956, 2001.
78. Burnstock G. Release of vasoactive substances from endothelial cells by shear stress and purinergic mechanosensory transduction. J Anat, 194: 335-342, 1999.
79. Sun Y and Chai TC. Augmented extracellular ATP signaling in bladder urothelial cells from patients with interstitial cystitis. Am J Physiol Cell Physiol, 290: C27-34, 2006
80. Keay S, Zhang CO, Trifillis AL, Hise MK, Hebel JR, Jacobs SC, and Warren JW. Decreased 3H-thymidine incorporation by human bladder epithelial cells following exposure to urine from interstitial cystitis patients. J Urol, 156: 2073-2078, 1996.
81. Keay S, Zhang CO, Hise MK, Hebel JR, Jacobs SC, Gordon D, Whitmore K, Bodison S, Gordon N, and Warren JW. A diagnostic in vitro urine assay for interstitial cystitis. Urology, 52: 974-978, 1998.
82. Keay S, Kleinberg M, Zhang CO, Hise MK, and Warren JW. Bladder epithelial cells from patients with interstitial cystitis produce an inhibitor of heparin-binding epidermal growth factor-like growth factor production. J Urol, 164: 2112-2118, 2000.

Question 7
間質性膀胱炎（IC）治療として、どのような方法が提唱されていますか？

Answer

　間質性膀胱炎（IC）の病因は不明であり、発病の機序は一部が解明されているにすぎないので、現状の治療は症状を軽減し寛解を達することを主眼にしています。さまざまな薬物治療や外科的治療があり、効果もさまざまです。

　薬物治療には、三環系抗うつ薬（アミトリプチリン）、抗コリン薬、抗ヒスタミン薬、シクロスポリンA、ペントサンサルフェートなどの内服治療、DMSO（ジメチルスルホキシド）の膀胱内注入などが試みられています。効果はある程度ありますが、かなりの副作用を伴うことも少なくありません。外科的治療には、膀胱水圧拡張術と膀胱摘出・尿路変更術があります。膀胱水圧拡張術の効果は一時的に終わることが多く、膀胱摘出・尿路変更術は疼痛の管理としては失敗に終わる可能性が高いです。

　現時点では、有望なデータはすべて動物実験に限られていますが、抗神経ペプチド療法が最も期待できるように思われます。仙髄神経を直接刺激する神経調整治療（neuromodulation）も、最近の報告では持続する効果が得られるといわれています。

Comments

　ヒトおよび動物実験である程度の効果が証明された治療法について述べます。

1．ジメチルスルホキシド（DMSO）膀胱内投与

　DMSOの膀胱内注入療法は、米国FDA（米国食品医薬品局）によりICに対して承認された最初の薬物治療で、それは1978年のことでした（Parkin）。機序は不明ですが、抗炎症作用、鎮痛作用、筋弛緩薬作用があると考えられています（Parkin）。肥満細胞からのヒスタミン遊離のコントロールには、関係ないようです（Stout）。症状改善は患者の50～90％にみられます（Parkin, Perez-Marrero, Stout）。DMSOの副作用は許容範囲で安全性も優れており（Parkin）、おそらくIC治療において最も広く使用されている膀胱内注入薬でしょう（Sant, Selo-Ojeme）。副作用としては、代謝産物である硫化ジメチルにより口内にニンニク様の臭気がすることです（Jacob）。

2．三環系抗うつ薬（アミトリプチリン）

　アミトリプチリンの効果はHannoとWeinにより報告されたのが最初です。近年、前向き無作為化プラセボ対照比較二重盲検試験が行われました（van Ophoven）。疼痛と尿意切迫感は、プラセボ群と比較してアミトリプチリン群で有意に改善しました（p<0.001）。排尿回数および機能的膀胱容量は、アミトリプチリン群で有意ではないもののかなりの改善を示しました（それぞれp=0.063、p=0.083）。アミトリプチリン群の最も多い副作用は口腔内乾燥でした（79％）。4か月のアミトリプチリン投与は、ICに対して有効かつ安全な治療のようです。

3．ペントサンポリサルフェート（PPS）の経口投与

　ペントサンポリサルフェート（PPS）の有効性の科学的根拠は、（Question 6に記したように）尿路上皮の障壁機能（barrier function）の欠陥がICの症状を引き起こすという考えによっています。FDAによって承認されている薬剤でもあります。

　PPSの経口投与（Parsons, 1983, 1987）、PPSの膀胱内注入（Bade）、ヘパリン膀胱内注入（Parsons, 1994B）などは、初期には良好な結果が報告されました。しかし、その後の二重盲検プラセボ対照比較試験では、効果を肯定するものもあれば、否定するものもあります。

　デンマークのHolm-Bentzenが1987年に報告した二重盲検比較試験によれば、症状、ウロダイナミクス、膀胱鏡所見および肥満細胞数の改善に関して、薬剤投与群・プラセボ群ともに試験前後で差はみられませんでした。1990年のParsonsグループからの報告（Mulholland）では、110例の患者がPPSを3か月以上経口投与され、PPS群では28％に全般的改善が得られ、対照群（13％）より有意な効果を示しました（p=0.03）。2003年にSantらが報告した多施設共同無作為化試験では、PPSの経口投与、ヒドロキシジン（抗ヒスタミン薬）の経口投与、PPSとヒドロキシジンの併用投与、プラセボ投与の4群を比較しました。いずれの群も奏効率は低く、群間に有意差はみられ

ませんでした。ヒドロキシジンの奏効率は投与群で31%、非投与群で20%でした（p=0.26）。PPSの奏効率は投与群（34%）が非投与群（18%）より高かったのですが、有意でなく傾向差に留まりました（p=0.064）。2005年にNickelらが報告した380例の試験では、3種類の用量でPPSの効果を検討しました。いずれの用量も臨床的に有意な効果がありましたが、用量間には差がなく、効果の発現には投与量より治療期間が重要であるように思われました。HwangらはMEDLINE、Excerpta Medica、および国際薬学文献抄録データベースを検索した結果、疼痛、尿意切迫感、頻尿に対してPPSはプラセボより有効であるが、夜間頻尿に対してはプラセボと有意差がないとしました。

要約すると、PPSは一部の患者に有効であるが、その効果の程度はわずかであると考えられます。非潰瘍型のIC患者では全例に尿路上皮の重度の障害がみられたとするElbadawiとLightの報告からすれば、GAG類似物質であるPPSを投与するだけで障壁機能が回復するとは考えにくいでしょう。

4．免疫抑制剤

免疫抑制剤は、免疫学的機序がICの発病に関与する可能性があるという根拠に基づいて検討されています。64名の患者を用いたフィンランドの前向きの無作為化試験では（Sairanen）、シクロスポリンA（CyA）1.5mg/kgを1日2回投与する群とPPS 100mgを1日3回投与する群に分け、治療開始から6か月後にCyA群は評価した臨床指標のすべてでPPS群より優れていました。しかし、この試験ではプラセボ群がありません。また、CyA群ではPPS群より副作用が多くみられました。

5．BCG膀胱内注入療法

この治療の始まったきっかけは、BCG注入がICの症状の軽減に有効であったという症例報告です（Zeidman）。続くPetersらの非盲検試験では、15例がBCG群に12例がプラセボ群に割り当てられ、奏効率はBCGで60%、プラセボ群で27%でした。2年間の追跡では、はじめに奏効した患者の89%（8/9）が追加治療なしで改善を維持していました。このデータに後押しされ、二重盲検プラセボ対照比較試験が実施されました（Mayer）。265例が無作為化され、34週における全般的奏効率は、BCG群で21%、プラセボ群で12%でした（p=0.062）。初期研究の成績に反し、期待を裏切る結果でした。Petersらの試験では、BCGが奏効しなかった患者は治療開始時の症状がより重篤でした。Mayerらも、対象者が重症の慢性患者であったことを踏まえて、BCGは重症な患者には効きにくいという同様の印象を述べています。

6．抗神経ペプチド療法

この治療の根拠は、ICの発病には知覚神経と肥満細胞の相互活性化が関連するという仮説です（Question 6参照）。知覚神経から伝達物質（SP、ガラニン、CGRP、一酸化窒素合成）が過剰に放出（Callsen-Cencic）され、それが肥満細胞を活性化してサイトカインを放出させ、サイトカインは血管透過性の亢進と炎症を引き起こします。現時点においては、データはすべて動物実験に限られています。しかし、これらの結果は有望であり、近いうちに臨床研究が発表されると期待できます。

Gonzalezらは、LPS（大腸菌のリポ多糖類）で誘導した急性膀胱炎のマウスモデルを用いて、抗炎症ペプチドRDP58（NH_2-arg-norleucine(nle)-nle-arg-nle-nle-nle-gly-tyr-$CONH_2$）が対照群と比較して炎症反応を有意に低下させることを示しました（p<0.05）。TNF（腫瘍壊死因子）-α、Substance P（SP）、NGFなどの産生も低下していました。マウスの慢性大腸炎モデルでも、同様にRDP58の抗炎症効果が証明されています（Murthy）。ヒトでは、RDP58の経口投与は化学療法剤による急性の消化管毒性の緩和にきわめて有効であるとされています（Zhao）。消化管毒性は、上皮細胞や浸潤白血球から産生されるTNF-αなどの炎症作用のあるサイトカインによって起こるのです。

同様のアプローチとしては、トウガラシの主たる辛味成分であるカプサイシンの膀胱内注入があります。カプサイシンは、求心性知覚神経細胞であるC神経線維を特異的に脱感作するニューロトキシンです。その類似物質で、より活性が高く副作用が少ないレシニフェラトキシンも使用されています（上記参照）（Chancellor）。

L-アルギニンが下部尿路症状と骨盤・膣・尿道痛の軽減に有効であるという報告もあります（Smith, Korting）。IC患者においては一酸化窒素合成が低下しており、一酸化窒素の欠乏は症状を悪化させる因子であると推定されます。そこで、一酸化窒素の前駆体であるアルギニンを投与し症状の緩和を狙うのです。

ニューロキニン-1（NK1）受容体の拮抗物質も、IC患者に有用な可能性があります。SPなどのタキキニンは求心性C神経線維から放出され、血管の拡張とタンパクの管外遊出を引き起こします。実験によると、NK1受容体の拮抗物質であるRP67580はSPが誘導する炎症性浮腫を軽減します（Wilsoncroft）。NK1に拮抗する治療戦略は検討

に値します。

7．仙髄神経調整療法

仙髄神経を直接刺激する神経調整療法は、慢性の下部尿路機能障害の治療法として1980年代に導入されました（Schmidt）。この治療の理論は、仙髄神経からの求心性刺激がspino-bulbo-spinal経路を介して橋排尿中枢を阻害することとされています（Comiter, de Groat）。この治療は、難治性の排尿筋過活動や非閉塞性排尿障害の治療によく使われています（Maher, Yokozuka）が、ICに効果があるともされています（Fall, 1985）。神経刺激装置の永久埋込み（Comiter, Peters）により、排尿症状が有意な改善が持続する（Maher, Peters, Comiter, Chai）などの報告が、最近多数見られます。

References
1. Parkin J, Shea C, and Sant GR. Intravesical dimethyl sulfoxide (DMSO) for interstitial cystitis-a practical approach. Urology, 49(Suppl 5A): 105-107, 1997.
2. Perez-Marrero R, Emerson LE, and Feltis JT. A controlled study of dimethylsulfoxide in interstitial cystitis. J Urol, 140: 36-39, 1988.
3. Stout L, Gerspach JM, Levy SM, Yun SK, Lad PM, Leach GE, and Zimmern PE. Dimethyl sulfoxide does not trigger urine histamine release in interstitial cystitis. Urology, 46: 653-656, 1995.
4. Jacob SW and Hershler R. Biological actions of dimethyl sulfoxide. Ann NY Acad Sci, 243: 497-503, 1975.
5. Sant GR. Intravesical 50% dimethyl sulfoxide (RIMSO-50) in treatment of interstitial cystitis. Urology, 29(Suppl): 17-21, 1987.
6. Selo-Ojeme DO and Onwude JL. Interstitial cystitis. J Obstet Gynaecol, 24: 216-225, 2004.
7. Hanno PM and Wein AJ. Medical trearment of interstitial cystitis (other than Rimso-50/Elmiron). Urology, 29 (Suppl): 22- 26, 1987.
8. van Ophoven A, Pokupic S, Heinecke A, and Hertle L. A prospective, randomized, placebo controlled, double-blind study of amitriptyline for the treatment of interstitial cystitis. J Urol, 172: 533-536, 2004.
9. Parsons CL, Schmidt JD, and Pollen JJ. Successful treatment of interstitial cystitis with sodium pentosanpolysulafte. J Urol, 130: 51-53, 1983.
10. Parsons CL and Mulholland SG. Successful therapy of interstitial cystitis with pentosanpolysulfate. J Urol, 138: 513-516, 1987.
11. Bade JJ, Mensink HJ, and Laseur M. Intravesical treatment of interstitial cystitis with a heparin analogue. Br J Urol, 75: 260, 1995.
12. Parsons CL, Housley T, Schmidt JD, and Lebow D. Treatment of interstitial cystitis with intravesical heparin. Br J Urol, 73: 504-507, 1994.
13. Holm-Bentzen M, Jacobsen F, Nerstrom B, Lose G, Kristensen JK, Pedersen RH, Krarup T, Feggetter J, Bates P, Barnard R, Larsen S, and Hald T. A prospective doubleblind clinically controlled multicenter trial of sodium pentosanpolysulfate in the treatment of interstitial cystitis and related painful bladder disease. J Urol, 138: 503-507, 1987.
14. Mulholland SG, Hanno P, Parsons CL, Sant GR, and Staskin DR. Pentosan polysulfate sodium fro therapy of interstitial cystitis. A double-blind placebo-controlled clinical study. Urology, 35: 552-558, 1990.
15. Sant GR, Propert KJ, Hanno PM, Burks D, Culkin D, Diokno AC, Hardy C, Landis JR, Mayer R, Madigan R, Messing EM, Peters K, Theoharides TC, Warren J, Wein AJ, Steers W, Kusek JW, Nyberg LM, and the Interstitial Cystitis Clinical Trials Group. A pilot clinical trial of oral pentosan polysulfate and oral hydroxyzine in patients with interstitial cystitis. J Urol, 170: 810-815, 2003.
16. Nickel JC, Barkin J, Forrest J, Mosbaugh PG, Hernandez-Graulau J, Kaufman D, Lloyd K, Evans RJ, Parsons CL, and Atkinson LE. Randomized, double-blind, dose-ranging study of pentosan polysulfate sodium for interstitial cystitis. Urology, 65: 654-658, 2005.
17. Hwang P, Auclair B, Beechinor D, Diment M, and Einarson TR. Efficacy of pentosan poly sulfate in the treatment of interstitial cystitis: a meta-analysis. Urology, 50: 39-43, 1997.
18. Elbadawi AE and Light JK. Distinctive ultrastructural pathology of nonulcerative interstitial cystitis: new observations and their potential significance in pathogenesis. Urol Int, 56: 137-162, 1996.
19. Sairanen J, Tammela TL, Leppilahti M, Multanen M, Paananen I, Lehtoranta K, and Ruutu M. Cyclosporine A and pentosan polysulfate sodium for the treatment of interstitial cystitis: A randomized comparative study. J Urol, 174: 2235-2238, 2005.
20. Zeidman EJ, Helfrick B, Pollard C, and Thompson IM. Bacillus Calmette-Guerin immunotherapy for refractory interstitial cystitis. Urology, 43: 121- 124, 1994.
21. Peters KM, Diokno AC, Steinert BW, and Gonzalez JA. The efficacy of intravesical Bacillus Calmette-Guerin in the treatment of interstitial cystitis: long-term followup. J Urol, 159: 1483-1486, 1998.
22. Mayer R, Propert KJ, Peters KM, Payne CK, Zhang Y, Burks D, Culkin DJ, Diokno A, Hanno P, Landis JR, Madigan R, Messing EM, Nickel JC, Sant GR, Warren J, Wein AJ, Kusek JW, Nyberg LM, Foster HE, and The Interstitial Cystitis Clinical Trials Group. J Urol, 173: 1186-1191, 2005.
23. Callsen-Cancic P and Mense S. Expression of neuropeptides and nitric oxide synthase in neurones innervating the inflamed rat bladder. J Auton Nerv Syst, 65: 33-44, 1997.
24. Gonzalez RR, Fong T, Belmar N, Saban M, Felsen D and Te A. Modulating bladder neuro-inflammation: RDP58, a novel anti-inflammatory peptide, decreases inflammation and nerve growth factor production in experimental cystitis. J Urol, 173: 630-634, 2005.
25. Murthy S, Flanigan A, Coppola D, and Buelow R. RDP58, a locally active TNF inhibitor, is effective in the dextran sulfate mouse model of chronic colitis. Inflamm Res, 51: 522-531, 2002.
26. Zhao J, Huang L, Belmar N, Buelow R, and Fong T. Oral RDP58 allows CPT-11 dose intensification for enhanced tumor response by decreasing gastrointestinal toxicity. Clin Cancer Res, 10: 2851-2859, 2004.
27. Chancellor MB and de Groat WC. Intravesical capsaicin and resiniferatoxin therapy: spicing up the ways to treat the overactive bladder. J Urol, 162: 3-11, 1999.
28. Smith SD, Wheeler MA, Foster HE Jr, and Weiss RM. Improvement in interstitial cystitis symptom scores during treatment with oral L-arginine. J Urol, 158: 703-708, 1997.
29. Korting GE, Smith SD, Wheeler MA, Weiss RM, and Foster HE Jr. A randomized double-blind trial of oral L-arginine for treatment of interstitial cystitis. J Urol, 161: 558-565, 1999.
30. Wilsoncroft P, Euzger H, and Brain SD. Effect of a neurokinin-1 (NK1) receptor antagonist on oedema formation induced by tachykinins, carrageenin and an allergic response in guinea-pig skin. Neuropeptides, 26: 405-411, 1994.
31. Schmidt RA, Senn E, and Tanagho EA. Functional evaluation of sacral nerve root integrity. Report of a technique. Urology, 35:388-392, 1990.
32. Comiter CV. Sacral neuromodulation for the symptomatic treatment of refractory interstitial cystitis: a prospective study. J Urol, 169: 1369-1373, 2003.
33. de Groat WC. Neuroanatomy and neurophysiology: innervation of the lower urinary tract. In: Female Urology, 2nd ed. Ed, S Raz. WB Saunders Co, Philadelphia, 1996, pp 28-42.
34. Maher CF, Carey MP. Dwyer PL, and Schluter PL. Percutaneous sacral nerve root neuromodulation for intractable interstitial cystitis. J Urol, 165: 884-886, 2001.
35. Yokozuka M, Namima T, Nakagawa H, Ichie M, and Handa Y. Effects and indications of sacral surface therapeutic electrical stimulation in refractory urinary incontinence. Clin Rehabil, 18: 899-907, 2004.
36. Fall M. Conservative management of chronic interstitial cystitis: transcutaneous electrical nerve stimulation and transurethral resection. J Urol, 133: 774-778, 1985.
37. Peters KM and Konstandt D. Sacral neuromodulation decreases narcotic requirements in refractory interstitial cystitis. BJU Int. 93: 777-779, 2004.
38. Chai TC, Zhang C, Warren JW, and Keay S. Percutaneous sacral third nerve root neurostimulation improves symptoms and normalizes urinary HB-EGF levels and anti proliferative activity in patients with interstitial cystitis. Urology, 55: 643-646, 2000.

Question 8

上部尿路の癌の臨床経過は、下部尿路の癌と異なるかどうか説明してください。対側腎および下部尿路に腫瘍が発生するリスクはどのくらいですか？ 逆に、はじめに下部尿路腫瘍が発生した患者における上部尿路腫瘍の発生リスクはどのくらいでしょうか？

Answer

　上部尿路に原発する尿路上皮新生物は少なく、尿路上皮新生物の約5％にすぎません。しかし、下部尿路（ほとんど膀胱）に発生する腫瘍とは異なり、その50％以上が低分化で進行癌です（T2以上）。

　対側腎に腫瘍が発生するリスクは1〜3％です。最近の研究によると、追跡期間が5年から15年へと延長すると、発生率はそれぞれ2.7％から6.5％へと上昇します。上部尿路腫瘍に続発する膀胱腫瘍の発生率は9〜48％です。続発する膀胱癌は、上部尿路癌が両側性の場合に有意に多くみられます。腎盂と尿管の両方に腫瘍があると、膀胱腫瘍がより多く発生する傾向があります。

　はじめに膀胱癌を生じた患者が上部尿路癌を生じる頻度は1〜4％です。このリスクは、膀胱尿管逆流、腫瘍の多発性（multiplicity）、再発性、再発までの期間、腫瘍の分化度（低分化）、上皮内癌の存在などの膀胱癌の病理学的特徴などが大きく関連します。膀胱を摘出しても、上部尿路癌の発生リスクは影響を受けません。再発性表在性腫瘍の既往がある患者、膀胱摘出の際に同時に切除した下部尿管に癌（上皮内癌を含む）があった患者では、膀胱摘出後に上部尿路癌が発生するリスクが高くなります。上部尿路癌の多くは低分化で病期が進行しているため、上部尿路癌のある患者では膀胱摘出を行っても予後は不良です。

　発生の危険因子のほとんどは、原発癌の細胞の上皮内移行や管腔内播種で説明できます。詳細については、尿路上皮腫瘍のクローン性について論じたQuestion 9をご参照ください。

Comments

　腎の尿路上皮新生物は少なく、原発性尿路上皮新生物のおよそ5％にすぎません（Murphy, Genega, Guinan, Melamed, Nocks）。尿管腫瘍の罹患率ははるかに低く、尿路上皮新生物全体の約1％です（Dudak）。

下部尿路腫瘍（主に膀胱）と上部尿路腫瘍（upper urinary tract:UUT）とでは、病理学的に、また臨床像に大きな相違があるのか？

　腎盂と尿管は、解剖学的構造は膀胱に似ていますが、粘膜固有層はまったくないかきわめて薄く、筋層は膀胱の筋層よりかなり薄くなっています（Olgac）。これらの差は、腫瘍の進行（浸潤）について考察する際に重要です。最近の米国癌病期診断システム合同委員会によると、pTaは「乳頭状非浸潤癌」、pT1は「腫瘍が上皮下結合組織に浸潤している」、pT2は「腫瘍が筋層に浸潤している」と定義され、腎盂のpT3は「腫瘍が筋層を超え、腎盂周囲の脂肪または腎実質に浸潤している」、尿管に限定したpT3は「腫瘍が筋層を超え、尿管周囲の脂肪に浸潤している」と定義、pT4は「腫瘍が隣接臓器に浸潤、または腎を貫いて腎周囲脂肪に浸潤している」と定義されています（AJCC）。TNM系は腎盂癌と尿管癌を1つの群にまとめています。腎盂と尿管は組織学的には似ていますが、腫瘍の壁貫通性浸潤がみられる場合には、尿管癌の予後は腎盂癌より不良です（Bloom, Batata, Heney）。この定義に留意しながら、腫瘍の頻度を病期とグレード別にみてみます。

　膀胱では、尿路上皮腫瘍の大半（およそ75〜80％）は表在性（pTa, pTis, pT1）で、高分化（PUNLMP、低グレードcarcinoma[1]）です。これらの腫瘍は乳頭状で、長年にわたり頻繁に再発することが特徴で、経過中に症例の10〜20％で筋層浸潤腫瘍が生じます。対照的に、全膀胱癌の残りの20％は浸潤癌（pT2）、5％は転移癌です（Reuter）。

---

[1] 一部諸家はpTisを表在性腫瘍群に含めているが、その生物学的潜在力は表在性腫瘍とは異なることを認識する必要がある。

Table 8-1 **Pathologic stage of Urothelial Neoplasms at Renal Pelvis**

Author (year)	N	Noninvasive pTa, pTis	pT1	pT2	pT3	pT4	Noninvasive Invasive	Superficial (≦ pT1) Deeply invasive (≧ pT2)
Johansson (1976)	94	21		17		56	0.29	—
Davis (1987)	46	8	8	9	21		0.21	0.53
Huben (1988)	54	10	18	14	12	—	0.23	1.07
Krogh (1991)	197	92		105			0.88	—
Guinan (1992)	607	21		285	176	125	0.03	—
Solsona (1997)	100	48	8		20	24	0.92	1.27
Hall (1998)	247	38	101	35	53	20	0.18	1.28
Kang (2003)	223		77	37	54	55	—	0.52
Olgac (2004)	123	42	23	14	39	5	0.52	1.12
Genega (2005)	102	50	20	4	19	9	0.96	2.18
Holmang (2006)[1]	201	89	35	19	51	7	0.79	1.45[2]
Perez-Montiel (2006)	42	8	4	4	23	3	0.2	0.40

1. Includes ureteral cancers of a total of 768 patients and 552 (72%) patients were dead at review and excluded.
2. This study includes contralateral upper urinary tract cancers which developed after initial nephroureterectomy.

これら後者の浸潤腫瘍には乳頭状腫瘍の既往がなく、充実性腫瘍で、一般に他部膀胱粘膜に上皮内癌を伴います(Knowles)。乳頭状表在性腫瘍は、臓器温存のため腫瘍切除のみを行い、局所的進行病期癌では膀胱全摘を行います。上部尿路腫瘍の尿管鏡治療は明らかに限局性である高分化腫瘍に対して行われていますが、高い再発率が問題になっています(15～53%)(Huffman)。低分化腫瘍では進行病期であることが多く、この治療は適応できません。このため、下部尿管膀胱cuff切除を伴う腎尿管切除術が標準治療になります。

腎盂の原発性尿路上皮腫瘍を分化度と病理学的病期(**Table 8-1**)により分類する報告が数件みられます。筋浸潤腫瘍(pT2以上)に対する表在性腫瘍(pTa, pTis, pT1)の比は0.5～2.1:1です。この比は膀胱でみられる比率の3:1よりはるかに低い値です。WHO/ISUP分類法を用いて、腎盂尿路上皮腫瘍を報告している最近の2件の研究では、悪性度の低い乳頭状尿路上皮新生物(PUNLMP)は記録されていません。Genegaらの症例87例中30例(34%)は高分化、残りの57例(66%)は低分化癌と分類されました。Olgacの症例130例では、高分化癌と低分化癌の発生率はそれぞれ29%と71%でした。このように、これらの報告では大半の症例が低分化癌として分類されました。しかし、1973年版WHO分類法により、Hallらは上部尿路におけるグレード1(これはPUNLMPに匹敵するとされます)の癌の発生率は9%と報告されました。報告ごとにいくらか差はみられるものの、診断時のUUT腫瘍は低分化で進行病期であることが多いと結論づけるほうが無難です(**Fig. 8-1**)。

UUT腫瘍は膀胱腫瘍に比べ、診断時のグレードが高く、病期が進行しているのはなぜか?

上部尿路腫瘍の発生率は膀胱腫瘍よりはるかに低く、

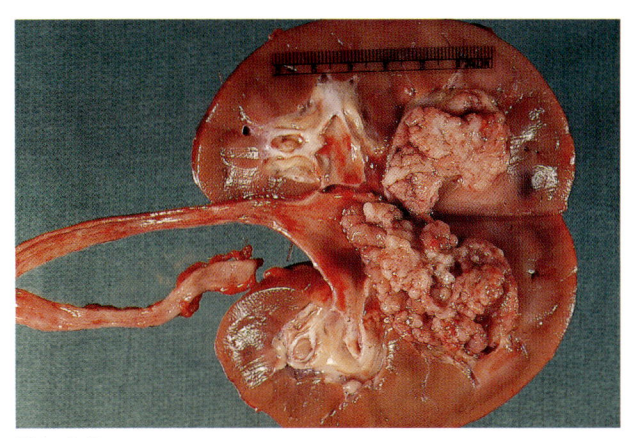

Fig. 8-1
腎盂の乳頭状尿路上皮癌を示す腎摘除標本。上部腎盂に腫瘍が広がっている。乳頭状構造が明らかである。

発見されたときに、その大半がすでに筋層に浸潤または筋層を超えていることは重要なことです。また、この独特な臨床的特徴はどのように説明できるでしょうか。

膀胱癌には疫学的にも実験的にも、複数の危険因子が関連しています（Kroft）。喫煙、特に紙巻タバコは尿路癌と明らかに関連しています。タバコの煙の中に、よく知られている膀胱発癌物質、2-ナフチルアミンと4-アミノビフェニールが存在します（IARC）（U.S. DHEW）。数件の症例比較コホート研究によると、全体的な相対危険率（relative risk）は、喫煙量に比例し、およそ2〜3程度です（U.S. DHEW）。肝における芳香族アミンのN-ヒドロキシル化が、肝と膀胱の両方の発癌における第一段階であることは、実験的データから裏づけられています。膀胱発癌物質のN-ヒドロキシ誘導体は、肝でグルクロン酸に抱合され、腎を通って膀胱に輸送されます（Kadlubar）。これらの抱合物の加水分解とN-ヒドロキシルアミンの遊離は、酸pH依存性であり酸性尿中で生じます（UICCテクニカルレポートシリーズ）。N-ヒドロキシルアミンは、尿路上皮に吸収され、最終代謝活性化を経てDNA結合体になり新生物の形質転換を誘導します。

筆者らは、膀胱の腫瘍罹患率が尿道前立腺部やUUTよりはるかに高い理由は、膀胱尿路上皮が尿中の発癌物質と常に接触しているためと考えています。リスクは尿中発癌物質とその曝露期間の関数であり、その結果、この関数は他部よりも高くなります。げっ歯類の膀胱では、腫瘍は背面よりも腹側壁に多くみられ、これはより長時間尿に接触することに起因すると考えられています（Dominick）。ヒトでは、粘膜全体が等しく新生物感受性を持ちますが、尿管口周囲の後外側領域が腫瘍好発発生部位です。膀胱で腫瘍が早期に発見される傾向があるのは、これらの腫瘍形態のほとんどが乳頭状で、中心に細い血管を有するデリケートな乳頭が、排尿に伴う膀胱収縮により、損傷されやすいためと考えられます。したがって、最も早く現れる症状は肉眼的血尿か顕微鏡的血尿で、多くみられるのは肉眼的血尿です。

膀胱腫瘍の大半は早期に発見され低グレードですが、同じ腫瘍サンプル内で組織学的に1つ以上のグレードが観察されることは珍しくありません。これは、連続的な遺伝子損傷がさらに悪性のサブクローン発生を導くことを示唆しています。Chengらによる最近の報告では腫瘍の不均一性（heterogeneity）が詳細に示されています。すなわち、Ta尿路上皮細胞腫瘍164例中52例は2種類のグレードからなっており、悪性である第2のグレードがみられる場合の予後は不良でした。

UUT腫瘍罹患率は、尿との接触時間が少ないと思われるため、はるかに低くなります。にもかかわらず、発見される腫瘍が低グレードである説明は困難です。UUT腫瘍は発見時膀胱腫瘍とは異なる分子遺伝学的変化があるという既説がありますが、さらなる検討を必要とする課題です。

UUT癌を有する患者で、対側腎に腫瘍が発生するリスクはどのくらいか？

異時性の両側性UUT腫瘍はまれで、推定罹患率は1〜3%です（Krogh, Charbit）。スウェーデン癌登録簿（Holmang）の患者768名中、中央値46か月後に対側UUT癌が発生した患者は24名（3.1%）でした。UUTの初期診断後に予測される罹患率は5年、10年、15年時でそれぞれ2.7%、5.8%、6.5%でした。膀胱癌発生頻度は一側性UUT癌患者と比較して、両側性UUT癌を有する患者で有意に多いという所見は重要です（83%対30%，$P<0.0001$）。これらの報告書は、この差の説明として次のいくつかの可能性を提示しています。まず、障害のある尿管口を通じた膀胱腫瘍の逆行性移植。次いで、尿路上皮発癌物質が多箇所部位に作用するフィールド効果、さらに遺伝性非腺腫性大腸癌患者においてUUT癌が発生するリスク（hereditary nonpolyposis colon cancer：HNPCC、いわゆるLynch症候群[Lynch]）です。この詳

細については、Question 9を参照してください。

UUT腫瘍を有する患者が膀胱腫瘍を発生するリスクはどのくらいか？

膀胱は尿路上皮癌が発生する主要な部位であるため、初期尿路上皮腫瘍がUUTにみられた患者でも発生率が高いと報告されているのは納得のいくことです。報告されている罹患率は9～48％です（Charbit, Kang, Krogh, Kakizoe）。腎盂と尿管の両方に生じたUUT腫瘍症例では、膀胱癌が発生する傾向がさらに強くなります（Kakizoe）。Habuchiらのデータ（Takahashi, 2001）は、膀胱に限定した再発性、または多発性腫瘍の大半が単クローンであるのに対し、これらの患者における膀胱腫瘍の約半数は新しい癌で、残りの半数が経尿管播種（すなわち単クローン起源）であることを示しています（Takahashi, 1998）。

膀胱癌既往がある患者が、UUT腫瘍を発生するリスクは？

膀胱癌患者では、尿道前立腺部を含む尿路の他部位に腫瘍を発生するリスクが高いことはよく知られています。多数の症例に基づく続発性UUT腫瘍の罹患率は0.7～4％と報告されています（Kirkali）。提示されている危険因子は、膀胱尿管逆流現象（Amar, De Torres Mateos, Palou, Mukamel）、BCG投与歴（Miller, Herr）、いわゆる再発を含む（Millan-Rodriguez, Shinka, Solsona, Hurle, Canales）多発性・高グレード腫瘍・上皮内癌の存在（Solsona, Hurle, Herr, Miller, Schwartz）などの原発性膀胱腫瘍の病理学的特徴、および膀胱発癌物質への職業曝露（染料工場従業員における膀胱癌など）が挙げられます（Shinka）。

1．膀胱尿管逆流現象

膀胱癌の経尿道的切除を繰り返すことにより、尿管口の逆流防止機能が傷害されます（Holmang）。膀胱尿管逆流現象がUUT腫瘍のリスク増と関連するかどうかについては賛否両論があります。提示されている機序は、機能不全の尿管口を介した膀胱腫瘍細胞の移植です。この仮説が正しければ、UUT腫瘍罹患率は逆流がみられるUUT部で高くなるはずです。

Palouらは、膀胱腫瘍患者における異時性UUT腫瘍の罹患率を1.5％と報告しています（1962名中30名）。この30名のうち18名は、逆行性膀胱造影で確認された膀胱尿管逆流現象を示していました。右側UUT腫瘍患者8名中5名に右側逆流がみられ、1名に左側逆流、残りの2名は両側性逆流でした。左側UUT腫瘍患者7名中5名は両側性逆流を呈し、2名は左側逆流でした。両側性UUT腫瘍患者3名中2名は両側性逆流でした。このように、逆流のみられる側と腫瘍が発生している側には関連がみられました。しかし、UUTをきたした患者30名中21名（70％）は複数の膀胱腫瘍をきたしており、21名（93％）に再発がみられたことに注意する必要があります（続発性UUT腫瘍発生に関する多発性の有意性については下記参照）。

Amarらは、逆流がみられない患者222名のうちUUT腫瘍をきたした患者が1名のみであったのに対し、逆流がみられる患者47名では3名がUUT腫瘍をきたしたと報告しています。したがって彼らは、逆流がある場合のUUT腫瘍発生リスクが15倍に上昇することに関連するという結論に至っています。統計学的比較は示されていませんが、筆者らの計算によると差は有意です（$p<0.002, \chi^2$検定）。しかし、3名の患者はそれぞれ、UUT腫瘍の発生前に膀胱腫瘍の再発を繰り返していました（複数回の再発の有意性については上記参照）。

De Torres Mateosらによると、表在性膀胱腫瘍患者288名において、経尿道的切除後に26％の患者に膀胱尿管逆流現象が生じました（腫瘍が尿管口近くに存在する患者に高い発生率がみられた[77％]）。UUT腫瘍罹患率は、逆流がみられない患者よりも逆流がみられる患者で有意に高い数値を示しました（20％対0.9％, $P<0.001$）。

一方、Mukamelらの観察では、一側性または両側性逆流がみられ、低グレード、低ステージ癌患者27名の18年までの追跡期間にUUT腫瘍は1例もみられませんでした。

Solsonaらは、平均78.3か月間追跡した患者172名の中間解析で、逆流がある患者とない患者のUUT腫瘍罹患率に有意差を認めませんでした。逆流が作用すると報告したこれらの論文は比較的古く、おそらく十分な統計解析をするには症例数が少なかったため、多変量解析を行っていません。

結論として、膀胱尿管逆流現象はUUT腫瘍のリスク増と関連する可能性があるが、逆流とUUT腫瘍発生に因果関係があると断言することはできないといえます。

2. BCG投与

BCGは、表在性乳頭状腫瘍と膀胱の上皮内癌に効果的な治療法です(Han)。この結果、患者の多くは膀胱機能を維持することができますが、尿路上皮腫瘍再発を定期的にモニターする必要があります(Herr)。いくつかのグループが、表在性膀胱腫瘍に対する膀胱内BCG治療後のUUT腫瘍罹患率は高いと報告しています。罹患率は13〜15%でした(Miller, Schwalb)。Millerらは、再発性表在性膀胱腫瘍のためにBCG療法を受けた患者82名の罹患率は13.4%と報告しました。BCG療法開始からUUT腫瘍診断までの期間の中央値は38か月でした(範囲、7〜124か月)。BCG投与の適応は、高グレード腫瘍の存在、T1腫瘍、多発性、併存する上皮内癌、先行膀胱内療法の無効、でした。

Schwalbらが報告したMemorial Sloan-Kettering癌センターの患者群において、BCG投与患者219名におけるUUT癌罹患率は14.6%で、罹患までの平均期間は44か月でした。このように、BCG療法はUUT腫瘍の明らかに高い罹患率と関連しているようにみえます。しかし、ここで引用した両グループにおいて、BCG投与患者に高グレードの病変および／またはTisがみられたことに注意する必要があります。Millerの患者群では、発生したUUT腫瘍はTisの有無にかかわらず、すべて低分化(グレード2と3)でした。これらの低分化膀胱癌は、おそらく膀胱外の尿路上皮新生物発生に影響します。BCG療法の成否は、尿路上皮との直接接触によって決まるわけですから(Ratliff)、膀胱尿管逆流現象がみられなければ、UUTの上皮は膀胱内に注入されたBCGに接触することはなく、したがってその効果が期待できません(Miller)。

上皮内癌の有病率と有意性を評価するため、Herrらは浸潤癌とび漫性上皮内癌のため切除された膀胱標本105例について詳細な病理検査を行いました。105名の患者中37名(35%)に、膀胱壁内部分を含む尿管の遠位8〜10cm部分の一部または全部に上皮内癌の存在が認められました。上皮内癌患者に適用したBCG投与は、膀胱粘膜および前立腺部尿道で著効を示すはずです。Herrの患者群では、膀胱のび漫性上皮内癌患者66名がBCG療法を受け、生検および尿細胞診検査で陰性となりました。1年以上にわたり、癌のエビデンスのなかったあと、患者の中には29%は遠位尿管上皮内癌の臨床的エビデンスを示しました。上皮内癌の病巣は高グレード尿路上皮細胞癌の発生源としての可能性が十分あります(詳細は下記参照)。

3. 膀胱癌の病理学的特徴

UUT腫瘍のリスクは、原発性膀胱癌の病理学的特徴と密接に関連していることを多くの研究者が指摘しています。危険因子はグレード、病期、腫瘍再発(多発性)、Tisの存在です。

Hurleらは、膀胱腫瘍を3つのリスク群に分類しました。低リスク群は原発性、単発性、高分化(グレード1と2)、早期(Ta, T1)の腫瘍を有する216名です。治療にはTUR(経尿道的腫瘍切除)のみを施行しています。中リスク群は、再発性または多発性表在性腫瘍を有する182名で、TUR後に化学療法を施行しています。高リスク群は、Tis、グレード3表在性腫瘍を有する患者、または膀胱内化学療法が無効で膀胱内BCG投与を行った193名です。中央値86か月の追跡後、UUT腫瘍は3群において、それぞれ0.9%、2.2%、9.8%に発生しました。低リスク群($p=0.0004$, オッズ比$=11.6$, 95%信頼区間[CI], 2.5-40.7)、中リスク群($p=0.004$, オッズ比$=4.8$, 95% CI, 1.5-17.2)、または両群($p=0.000006$, オッズ比$=7.3$, 95% CI, 2.6-20.3)と比較して、高リスク群のリスクは有意に高いものでした。

いくつかの報告では、多発性(主に異時性腫瘍であるが、同時性の複数の腫瘍も該当する)の既往が有意な危険因子として強調されています。Millan-Rodriguezらは、一次性表在性膀胱腫瘍の予後因子を1,529名の患者で評価しています。UUT腫瘍の総罹患率は2.6%でした。統計解析を考慮した独立変数は、pT病期、多発性、腫瘍サイズ、Tisの有無、UUT腫瘍の既往または同時性のUUT腫瘍、膀胱内BCG療法でした。リスク群は次の3群に分類されました。Ta期グレード1、または単発性のT1期グレード1の腫瘍を有する患者で構成される低リスク群。T1期グレード1、またはTa期グレード2の多発性腫瘍または単発性のT2期グレード2の腫瘍を有する患者で構成される中リスク群。さらにはT1期グレード2、Ta期グレード3またはT1期グレード3の多発性腫瘍、またはTisの存在がみられる患者で構成される高リスク群です。UUT腫瘍発生頻度は、低リスク群で0.6%、中リスク群で1.8%、高リスク群で4.1%でした($p=0.007$)。多変量解析によると、UUT腫瘍発生における有意な唯一の因子は膀胱腫瘍の多

発性でした（p<0.04, 相対リスク2.7, 95% CI, 1.06〜6.84）。

Canalesらは、中央値6年の追跡を行い、Ta尿路上皮癌切除を受けた患者375名のデータベースを検討しました。T1とTis腫瘍を有する患者は含まれていません。UUT腫瘍は最初の膀胱腫瘍から平均22か月後に13名（3.4％）に発生していました。再発までの期間も、膀胱腫瘍の再発回数も、UUT腫瘍の統計学的に有意な予測因子でした（多変量解析でそれぞれp<0.04と0.01）。12か月以内に2回以上再発した患者ではUUT腫瘍リスクは4.5倍でした。腫瘍の多発性（同時性と異時性の両方）とUUT腫瘍発生の関連を示唆するデータはPalouらも発表していますが、統計解析は行われていません。

危険因子としてTisの重要性については、多くの研究者が指摘しています。

Solsonaらは患者を4群に分類しました。最初の群は、表在性膀胱腫瘍はあるがTisのない患者789名です。第2群は、一次性Tisまたは表在性腫瘍を伴うTisを有する患者132名です。ベースラインにおいてTisの細胞学的エビデンスがある患者は含まれていません。第3群は、浸潤癌のため膀胱切除を受けた患者179名です。第4群は、Tisのため膀胱切除を受けた46名です。続発性のUUT腫瘍罹患率は、第1群で2.3％、第2群で21.2％、第3群で3.9％、第4群で17.4％でした。表在性膀胱癌を有するが、Tisがない群（第1群）とTisを有する群（第2群）の群間差は有意（p<0.001）で、浸潤癌のために膀胱切除を受けた群（第3群）とTisのため膀胱切除を受けた群（第4群）の群間差も有意でした（p<0.01）。膀胱Tisを有する患者（第1群）群で34名にUUTにTisの細胞学的エビデンスがみられました。この34名中23名でUUT腫瘍が発生し、その大半は遠位尿管に生じました。これはUUTの初発尿路上皮癌が圧倒的に腎盂腎杯に多いこと（69％）と顕著な対照をみせています（**Table 8-1**）。膀胱Tisを有する患者において、UUT腫瘍発生は予後に影響しませんでした。しかし多変量解析では、前立腺部尿道におけるTisの存在のみが、予後に負の影響を示しました。したがって、尿路上皮全体（腎盂、尿管、および尿道前立腺部）を浸す膀胱Tis（p=0.0001）と、前立腺部尿道を浸す膀胱Tis（p=0.007）は予後に負の影響を及ぼしました。

結論としてこれらの報告者は、上記所見に基づき、膀胱にTisが存在すると、上部尿路のTisと尿管、主に遠位部尿管に尿路上皮癌が発生する傾向が高いこと、次に、前立腺部尿道にTisが存在すると、予後に有意な負の影響をもたらすことを示しました。上皮内癌（Paget病様の播種を含む）の多中心性とび漫性は、複数部位における尿路上皮癌発生にとって重要な病因的要素です。この結論は、Tisのために膀胱切除を施行しても、続発性UUT腫瘍発生の割合が低下しないことからも裏づけられます（下記参照）。

Herrらも、膀胱上皮内癌患者において、UUT腫瘍はほとんど遠位尿管に発生することを観察しており、Paget病様の播種が病因的要素であることが推測されます。

4．膀胱切除によって、UUT腫瘍罹患率が低下するか？

報告されている膀胱切除後のUUT腫瘍罹患率は、2〜8.5％と報告されています（Malkowicz, Hastie, Mufti, Huguet-Perez, Zincke, Schellhammer, Balaji）。したがって、膀胱切除が行われていない患者で報告される罹患率との間に差はありません。一般に、膀胱切除後にUUTに発生する腫瘍は多発性の傾向がみられ、進行し、高グレードであるため、予後は不良となります（Malkowicz, Zincke, Balaji）。UUT腫瘍発生と関連する膀胱について報告されている危険因子は、多発性／再発性（Malkowicz, Huguet-Perez, Kenworthy）、Tisの存在（Malkowicz, Huguet-Perez, Zincke）、壁内部（intramural portion）または切除遠位端の尿管に浸潤腫瘍、またはTisがあることです（Malkowicz, Zincke, Balaji, Kenworthy, Huguet-Perez）。この結果、尿路上皮癌の初発としてUUT腫瘍が発生した患者における頻度と比較すると、膀胱腫瘍患者においては尿管遠位部に多くの腫瘍が発生しました。

Huguet-Perezらの研究では、膀胱切除後の総罹患率は4.5％（568名中26名）でした。しかし、罹患率はいくつかのサブグループ間で異なっています。表在性腫瘍の既往がない患者と比較して、浸潤癌発生前に表在性腫瘍の再発を繰り返したことがある患者では、有意に高い罹患率でした（p<0.0005）。続発性にUUT腫瘍をきたした場合の膀胱腫瘍では84％が高グレード、80％が多発性であり、膀胱の65％、前立腺部尿道の52％、遠位尿管の57％にTisがみられました。

要約すると、膀胱切除術を受けるような患者は、UUT腫瘍発生に関係するあらゆる種類の危険因子を備えてい

ることになります。したがって、UUT腫瘍の罹患率は膀胱切除をしない患者と変わりありません。UUT腫瘍が発生するときは、遠位尿管に発生し、多発性で進行病期である傾向がみられます。

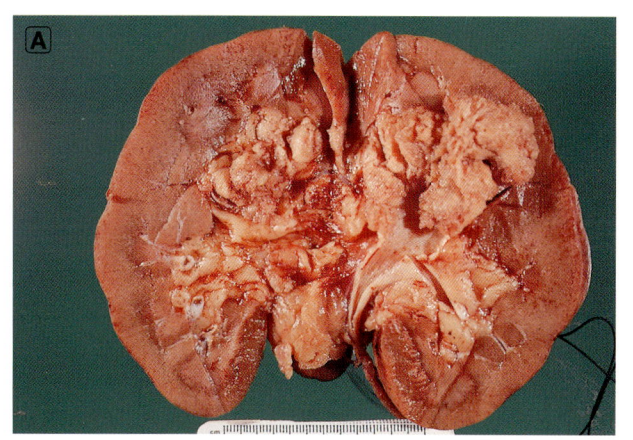

Fig. 8-2A, B
腎洞脂肪組織を侵した乳頭状尿路上皮細胞癌を示す腎摘除標本（**A**）。
Bでは、乳頭状形態のけば立った表面の様子が示されている。

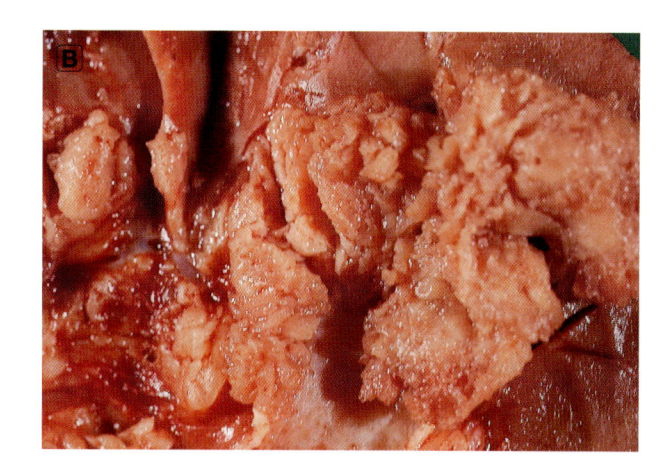

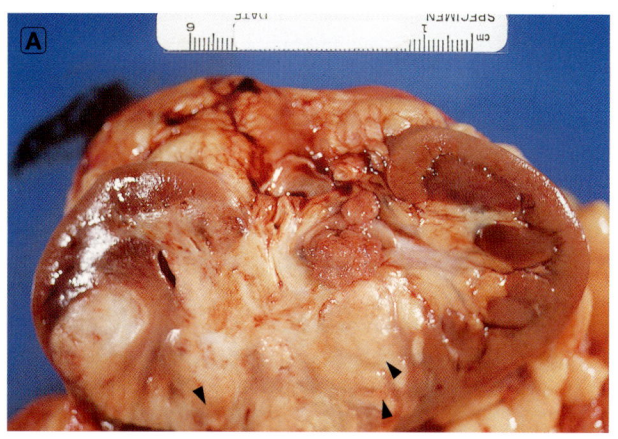

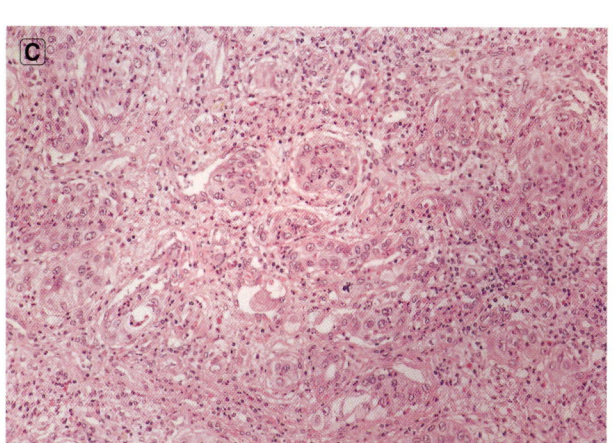

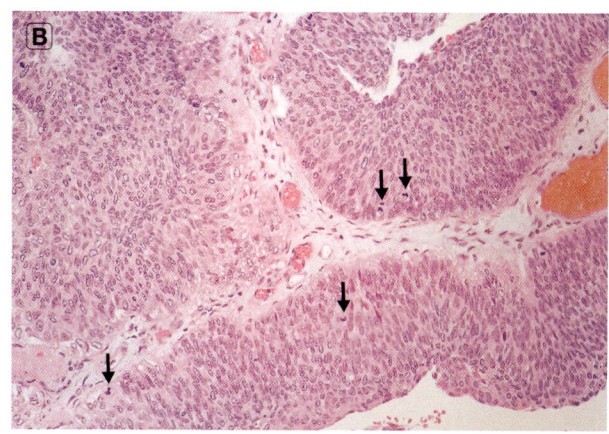

Fig. 8-3A, B, C
A:腎組織に広範囲に浸潤している（矢頭）腎盂の低分化尿路上皮細胞癌。
B:腎杯上皮が低分化尿路上皮細胞癌により置換されている。分裂像が多数みられる（矢印）。
C:このフィールドでは、尿路上皮細胞癌が腎組織に浸潤。

References

1. Murphy WM, Beckwith JB, and Farrow GM. Tumors of the kidney, bladder, and related urinary structures, Fascicle 11, 3rd series. In: Rosai J, Sobin LH, eds. Atlas of Tumor Pathology. Armed Forces Institutge of Pathology, Washington, DC,1994. pp 313-321.
2. Genega P, Vogelzang NJ, Randazzo R, Sener S, Chmiel J, and Fremgen A, and Sylvester J. renal pelvic cxancer: a review of 611 patients treated in Illinoi 1975-1985, 1992. Urology, 40: 393-399, 1992.
3. Guinan P, Chmiel J, Vogelzang NJ, Fremgen A, Randazzo R, Sylvester J, and Sener S. Renal pelvic cancer: A review of 611 patients treated in Illinois 1975-1985. Urology 40: 393-399, 1992.
4. Melamed MR and Reuter VE. Pathology and staging of urothelial tumors of the kidney and ureter. Urol Clin North Am, 20: 333-347, 1993.
5. Nocks BN, Heney NM, Daly JJ, Perrone TA, Groffin PP, and Prout GR Jr. Transitional cell carcinoma of renal pelvis. Urology, 19: 472-477, 1982.
6. Dudak SC, Soloway MS, and Neulander EZ. Management of upper tract transitional cell carcinoma: surgical management. In: Vogelzang NJ, Scardino PT, Shipley WU, Coffey DS, eds. Comprehensive Textbook of Genitourinary Oncology. Lippincott Williams & Wilkins, Philadelphia, 2000, pp 367-376.
7. Olgac S, Mazmdar M, Dalbagni G, and Reuter VE. Urothelial carcinoma of the renal pelvis. A clinocopathologic study of 130 cases. Am J Surg Pathol,28: 1545-1552, 2004.
8. AJCC Cancer Staging Manual. Chapter 36, Renal pelvis and ureter. 6th ed, Greene FL, Page DL, Fleming ID, Fritz AG, Balch CM, Haller DG, and Morrow M. eds., Springer-Verlag, New York, 2002.
9. Bloom NA, Vidone RA, and Lytton B. Primary carcinoma of the ureter: a report of 102 new cases. J Urol, 103: 590-598, 1970.
10. Reuter VE. The urothelial tract: renal pelvis, ureter, urinary bladder, and urethra. In: Steinberg SS. Diagnostic Surgical Pathology. 4th ed. Mills SE, Sr. ed. Lippincott Williams & Wilkins, Philadelphia, 2004, pp 2035-2081.
11. Knowles MA. What we could do now: molecular pathology of bladder cancer. Mol Pathol, 54: 215-221, 2001.
12. Huffman JL. Management of upper tract transitional cell carcinomas: endoscopic management. In: Vogelzang NJ, Scardino PT, Shipley WU, Coffey DS, eds. Comprehensive Textbook of Genitourinary Oncology. Lippincott Williams & Wilkins, 2000, pp 367-376.
13. Hall MC, Womack S, Sagalowsky AI, Carmody T, Erickstad MD, and Roehrborn CG. Prognostic factors, recurrence, and survival in transitional cell carcinoma of the upper urinary tract: a 30-year experience in 252 patients. Urology, 52: 594-601, 1998.
14. Kroft SH and Oyasu R. Biology of disease. Urinary bladder cancer: Mechanisms of development and progression. Lab Invest, 71: 158-174, 1994.
15. IARC Monographs on the evaluation of the carcinogenic risk of chemicals to humans supplement 1: Chemicals and industrial processes associated with cancer in humans. International Agency for Research on Cancer, Lyon, 1979.
16. U.S. DHEW. Smoking and health: A report of the Surgeon General, P.H.S. Publication 79-50066. Department of Health, Education and Welfare, Washington, DC, 1979.
17. Kadlubar FF, Miller JA, and Miller EC. Hepatic microsomal N-glucuronidation and nucleic acid binding of N-hydroxy arylamines in relation to urinary bladder carcinogenesis. Cancer Res, 37: 805-814, 1977.
18. Dominick MA, White MR, Sanderson TP, Van Vleet T, Cohen SM, Arnold LE, Cano M, Tannehill S, Moehlenkamp JD, Waites CR, and Schilling BE. Urothelial carcinogenesis in the urinary bladder of male rats treated with muraglitazar, a PPAR alpha/gamma agonist: Evidence for urolithiasis as the inciting event in the mode of action. Toxicol Pathol, 34: 903-920, 2006.
19. Bladder Cancer. UICC Technical Report Series-Vol. 60. Ed. P. Skrabanek and A Walsh. UICC, Geneva, 1981. pp. 118-143.
20. Cheng L, Neumann RM, Nehra A, Spotts BE, Weaver AL, and Bostwick BG. Cancer heterogeneity and its biologic implications in the grading of urothelial carcinoma. Cancer, 88: 1663-1670, 2000.
21. Krogh J, Kvist E, and Rye B. Transitional cell carcinoma of the upper urinary tract: prognostic variables and post-operative recurrences. Br J Urol, 67: 32-36, 1991.
22. Charbit L, Gendreau MC, Mee S, and Cukier J. Tumors of the upper urinary tract: 10 years of experience. J Urol, 146: 1243-1246, 1991.
23. Holmang S and Johansson SL. Bilateral metachronous ureteral and renal pelvic carcinomas: incidence, clinical presentation, histopathology, treatment and outcome. J Urol, 175: 69-73, 2006.
24. Lynch HT, Taylor RJ, Lynch JF, Knezetic JA, Barrows A, Fodde R, Wijnen J, and Wagner A. Multiple primary cancer, including transitional cell carcinoma of the upper uroepithelial tract in a multigeneration HNPCC family: molecular genetic, diagnostic, and management implications. Am J Gastroenterol, 98: 664-670, 2003.
25. Kang CH, Yu TJ, Hsieh HH, Yang JW, Shu K, Huang CC, Chiang PH, and Shiue YL. The development of bladder tumors and contralateral upper urinary tract tumors after primary transitional cell carcinoma of the upper urinary tract. Cancer, 98: 1620-1626, 2003.
26. Kakizoe T, Fujita J, Murase T, Matsumoto K, and Kishi K. Transitional cell carcinoma of the bladder in patients with renal pelvic and ureteral cancer. J Urol, 124: 17-19,1980.
27. Takahashi T, Kakehi Y, Mitsumori K, Akao T, Terachi T, Kato T, Ogawa O, and Habuchi T. Distinct microsatellite alterations in upper urinary tract tumors and subsequent bladder tumors. J Urol, 165: 672-677, 2001.
28. Takahashi T, Habuchi T, Kakehi Y, Mitsumori K, Akao T, Terachi T, and Yoshida O. Clonal and chronological genetic analysis of multifocal cancers of the bladder and upper urinary tract. Cancer res, 58: 5835-5841, 1998.
29. Kirkali Z and Tuzel E. Transitional cell carcinoma of the ureter and renal pelvis. Crit Rev Oncol Hematol, 47: 155-169, 2003.
30. Amar AD and Das S. Upper urinary tract transitional cell carcinoma in patients with bladder carcinoma and associated vesicoureteral refflux. J Urol, 133: 468-471, 1985.
31. De Torres Mateos JA, Banus Gassol JM, Palou Redorta J, and Morote Robles J. Vesicorenal reflux and upper urinary tract transitional cell carcinoma after transurethral resection of recurrent superficial bladder carcinoma. J Urol, 138: 49-51, 1987.
32. Palou J, Farina LA, Villavicencio H, and Vicente J. Upper tract urothelial tumor after transurethral resection for bladder tumor. Eur Urol, 21: 110-114, 1992.
33. Mukamel E, Nissenkorn I, Glanz I, Vilcovsky E, and Servadio C. Upper tract tumours in patients with vesico-ureteral reflux and recurrent bladder tumours. Eur Urol, 11: 6-8, 1985.
34. Miller EB, Eure GR, and Schellhammer PF. Upper tract transitional cell carcinoma following treatment of superficial bladder cancer with BCG. Urology, 42: 26-30, 1993.
35. Herr HW and Whitmore WF Jr. Ureteral carcinoma in situ after successful intravesical therapy for superficial bladder tumors: incidence, possible pathogenesis and management. J Urol, 138: 292-294, 1987.

36. Millan-Rodriguez F, Chechile-Toniolo G, Salvador-Bayarri J, Huguet-Perez J, and Vicente-Rodriguez J. Upper urinary tract tumors after primary superficial bladder tumors; prognostic factors and risk group. J Urol, 164: 1183-1187, 2000.
37. Shinka T, Uekado Y, Aoshi H, Hirano A, and Ohkawa T. Occurrence of uroepithelial tumors of the upper urinary tract after the initial diagnosis of bladder cancer. J Urol, 140: 745-748, 1988.
38. Solsona E, Iborra I, Ricos JV, Dumont R, Casanova JL, and Calabuig C. Upper urinary tract involvement in patients with bladder carcinoma in situ (Tis): its impact on management. Urology, 49: 347-352, 1997.
39. Hurle R, Losa A, Manzetti A, and Lembo A. Upper urinary tract tumors developing after treatment of superficial bladder cancer: 7-year follow-up of 591 consecutive patients. Urology, 53: 1144-1148, 1999.
40. Canales BK, Anderson JK, Premoli J, and Slaton JW. Risk factors for upper tract recurrence in patients undergoing long-term surveillance for stage Ta bladder cancer. J Urol, 175: 74-77, 2006.
41. Schwartz CB, Bekirov H, and Melman A. Urothelial tumors of upper tract following treatment of primary bladder transitional cell carcinoma. Urology, 40: 509-511, 1992.
42. Han RF and Pan JG. Can intravesical bacillus Calmette-Guerin reduce recurrence in patients with superficial bladder cancer? A meta-analysis of randomized trials. Urology, 67: 1216-1223, 2006.
43. Schwalb DA, Herr HW, Sogani PC, Russo P, Sheinfeld J, and Fair WR. Upper tract disease following intravesical BCG for superficial bladder cancer: Five year follow-up. J Urol, 147 (Suppl): 273A, 1992.
44. Ratliff TL. Bacillus Calmette-Guirin (BCG): machanism of action in superficial bladder cancer. Urology, 37 (Suppl 5): 8-11, 1991.
45. Malkowicz SB and Skinner DG. Development of upper tract carcinoma after cystectomy for bladder carcinoma. Urology, 36: 20-22, 1990.
46. Hastie KJ, Hamdy FC, Collins MC, and Williams JL. Upper tract tumours following cystectomyfor bladder cancer. Is routine intravenous urography worthwhile? Br J Urol, 67: 29-31. 1991.
47. Mufti GR, Gove JR, and Riddle PR. Nephroureterectomy after radical cystectomy. J Urol, 139: 588-589, 1988.
48. Huguet-Perez J, Palou J, Millan-Rodriguez F, Salvador-Bayarri J, Villavicencio-Mavrich H, and Vicente-Rodriguez J. Upper tract transitional cell carcinoma following cystectomy for bladder cancer. Eur Urol, 40: 318-323, 2001.
49. Zincke H, Garbeff PJ, and Beahrs JR. Upper urinary tract transitional cell cancer after radical cysytectomy for bladder cancer. J Urol, 131: 50-52, 1984.
50. Schellhammer PF and Whitmore WF Jr. Transitional cell carcinoma of the urethra in men having cystectomy for bladder cancer. J Urol, 115: 56-60, 1976.
51. Balaji KC, McGuire M, Grotas J, Grimaldi G, and Russo P. Upper tract recurrences following radical cystectomy: an analysis of prognostic factors, recurrence pattern and stage at presentation. J Urol, 162: 1603-1606, 1999.
52. Kenworthy P, Tanguay S, and Dinney CP. The risk of upper tract recurrence following cystectomy in patients with transitional cell carcinoma involving the distal ureter. J Urol, 155: 501-503, 1996.
53. Huguet-Perez J, Palou J, Millan-Rodriguez F, Salvador-Bayarri J, Villavicencio-Mavrich H, and Vicente-Rodriguez J. Upper tgract transitional cell carcinoma following cystectomy for bladder cancer, Eur Urol, 40: 318-323, 2001.

Question 9

多発性または再発性尿路上皮腫瘍は、単一の形質転換細胞に由来するのか、または複数の形質転換細胞に由来するのでしょうか？ 単一か複数かの違いの臨床的意義について説明してください。

Answer

現在、多発性または再発性尿路上皮腫瘍の起源に関しては、2つの仮説が考えられています。第1の仮説（クローン原性仮説）によると、腫瘍は単一の形質転換細胞の子孫であり、同細胞はさらに複数回の遺伝子変化を呈して増殖し、上皮内移行または管腔内播種によって、尿路上皮全体に広がると説明されています。第2の仮説（「フィールド・チェンジ（field change）」仮説）では、尿路上皮細胞は複数部位において悪性の形質転換が起こり、多巣性に腫瘍を形成するとされています。

筆者らは、いくつかの手法を用いた報告に基づいて、仮説1と2は両者ともヒト膀胱の発癌を説明しうると結論づけます。仮説1は、従来の発癌物質源曝露（主として喫煙）の結果生じる乳頭癌の大半に当てはまるようです。少数クローンの腫瘍発生（仮説2）に関与する基礎メカニズムは依然として不明ですが、発癌物質（芳香族アミン、放射線照射、喫煙など）への大量曝露が「フィールド・チェンジ」を誘発するのではないかと考えています。

Comments

尿路上皮腫瘍の特徴の1つは、同時性および異時性に多発することです。この現象の説明には、次の2つの仮説が提案されています。まず、発癌の第一段階として、最初の形質転換が複数の細胞に起きている「フィールド・チェンジ」仮説です。この仮説は、毎日数百万の尿路上皮細胞（特に膀胱の）が、尿中に存在する発癌物質に一様に曝露されているので納得できます。したがって、起源を別にする複数の腫瘍が同時性にまたは異時性に発生することが考えられます。もう1つの仮説は、単一の形質転換細胞が見かけ上、異なってみえる複数に存在する腫瘍の源になる（クローン由来[1]）というものです。単クローンの腫瘍であれば、最初の遺伝子変化は同一です。その後、形質転換細胞は遺伝子変化を蓄積し上皮内経路または管腔内播種によって他部に広がると考えます。したがって多発する新しい腫瘍発生源には、さまざまな遺伝子的相違とエピジェネティック的相違がみられます。

どちらが正しいのか、あるいは両説とも正しいのかに関して、いろいろと議論が交わされており、両仮説を裏づけるデータが発表されています。しかし、分子学的エビデンスに基づく研究により、尿路上皮腫瘍の大半は単クローン起源であることが指摘されています。この問題に強い関心をお持ちの読者は、Duggan, Habuchi（2005），Hafner（2002），Garciaによるレビュー論文を読まれるようお勧めします。Garciaの論文では、議論は尿路上皮腫瘍に限定されていません。

尿路上皮腫瘍が単クローンに由来するのか、または複数クローンに由来するのかの議論の重要性は、知見が明らかになれば、尿路上皮腫瘍の新たな予防戦略と腫瘍の分子標的個別治療戦略の確立が期待されるからです（Duggan, Habuchi, 2005, Denzinger）。

クローン性研究に用いられる方法は？

クローン性研究には、いくつかの手法が用いられています。これは2つの原理に基づいています。第1は複数の腫瘍すべてにおける細胞がすべて同型のX染色体不活化を示しているかどうか、第2は、すべての腫瘍が早期のマーカー変化とみなされている同一の遺伝的（対立遺伝子）変化（例、指紋）を共有しているかどうか、ということに基づいています。後者の研究には、さらにいくつかの手法が用いられます。より多くのマーカーを利用するほど、結論の信頼性は高まります。

1. X染色体不活化
　（X-chromosome inactivation）

本手法は、2つのX染色体の1つは、プロモーター領域内のシトシン残基メチル化の結果、早期胚発生中にそれ

---

[1] クローンとは共通の前駆細胞由来の細胞群と定義される。

ぞれの細胞で不活化されるという原則に基づいています（Lyon）。したがって、女性における正常組織は、母系または父系起源の活動性X染色体1個を有する細胞モザイクです。腫瘍が単クローンの起源であれば、すべての細胞が父系または母系起源の同型のX染色体を発現するはずで、これはDNAをメチル化感受性酵素（通常使用されるのはHpa IIまたはHhaI）で切断し、残りの対立遺伝子をヒトアンドロゲン受容体遺伝子などの多型X染色体結合マーカーにおいてPCR（ポリメラーゼ連鎖反応）で増幅することによって判定できます。

この方法の難点は、適用が女性患者の腫瘍に限定されるということです。ほかにも、腫瘍におけるDNAメチル化が不安定である可能性（Jones）や母系または父系の対立遺伝子が優先的に不活化される可能性（Mutter）についても注意する必要があります。もう1つの問題点は、尿路上皮を含むそれぞれの組織型は単一細胞由来でサイズが異なる「斑（patches）」を含んでいるため、領域的な不活化パターンが同一である可能性があることです（Garcia）。関連のない2つの腫瘍が、偶発的に同一のX染色体不活化の斑に発生した場合、その2つの腫瘍は単クローンの起源と誤認されるわけです。尿路上皮では、これらの斑のサイズは約120mm^{2}と推定され、約2×10^{6}個の細胞を含み、200～300個の創始細胞（founder cell）が膀胱形成に加わります（Tsai）。さらに、さまざまな斑は異なる腫瘍形成傾向を有している可能性があります（詳しい考察は以下参照）。

X染色体不活化法によってSidranskyらははじめて、(父系または母系起源のいずれかの)同一対立遺伝子が各患者の腫瘍すべてにおいて不活化され、複数の腫瘍は単一クローン性であることを強く示していることを証明し、さらに、同様の所見報告が続きました（Li, Diaz-Cano）。

2. ヘテロ接合性の消失
(loss of heterozygosity : LOH)

Knudsonの「トゥ・ヒット仮説（two-hit theory）」は、対立遺伝子欠損（LOH）領域をマッピングすることによって、腫瘍抑制遺伝子を同定しようとするものです。癌細胞における遺伝子欠損は、染色体の比較的大きな領域が失われることによって起きることがよくあります。この結果、癌細胞における腫瘍抑制遺伝子の1つは不活化点突然変異を呈する一方、第2の遺伝子は隣接遺伝子とともに消失します（Alberts）。膀胱癌細胞におけるある種の染色体領域、例えば9qは、早期かつ高頻度で失われることが知られているため、LOHはクローン性検定手段として使用されています。

腫瘍細胞のLOH検出には、マイクロサテライト分析が用いられています（Mao）。これは、2つのタイプの変化が検出できます。1つは、対立遺伝子欠損の結果としてのLOH、もう1つは、短縮か延長のいずれかによるマイクロサテライト反復の変化（マイクロサテライト不安定性を意味する[Habuchi, 2005]）によるものです。LOHにおけるパターンが同一であることは、腫瘍が単クローンの起源であることを示唆しています。第9染色体のLOHは、膀胱腫瘍で最も頻繁に同定される遺伝子変化で、尿路上皮腫瘍発生早期にみられる事象として認められています（Simoneau）。第9染色体は、細胞周期制御に関連する腫瘍抑制活性を伴う、複数の重要なサイクリン依存性キナーゼ阻害物質の部位です。膀胱腫瘍の約60～70％に、この染色体のいずれかの腕において、少なくとも1つの遺伝子座のLOHがみられます（Keen, Stadler, Simoneau）。腫瘍のLOHパターンの相違は多クローン性の可能性を高めますが、またLOH分析において適切な標識座が用いられなかった結果の可能性も排除できません。染色体の腕が部分的に消失している場合、複数のプローブ使用によって9q上に同一の染色体切断点が証明されれば、腫瘍の単クローン性に強力な裏づけが与えられます（Takahashi）。

Question 8で論じたように、尿路上皮癌は表在性乳頭状型と結節性浸潤型の2つのタイプに大別でき、明確に異なる進展様式が提示されています（Spruck）。通常、欠損を示し、腫瘍抑制遺伝子を含むと推定される領域はLOHにより同定されています（Knowles）。いくつかの変化は特殊な腫瘍の性質と関連しています。腫瘍開始（Ta），9p-[2]，9q-,Y-, 1q+, 17+、乳頭状増殖9q-（Richer, 1998）、Ta変化を加えたT1腫瘍2q-, 4p-, 4q-, 5q-, 6p-, 8p-, 10q-, 11p-, 11q-, 13q-, 17p-, 18q-, 3p+, 5p+, 6p+, 8q+, 10q+[3]，10q+, 17q+, 20q+そしてこれらに加えて、浸潤性表現型T2～4腫瘍15q-, 7p+, Xq+（Knowles, 1994, 2001, Simon, 1998, Richter, 1997, 1998, Hafner, Orlow, Zhao, Presti, Hovey）などです。

---

[2] －記号は消失を示し、＋記号は獲得を示す。
[3] 10q-と10q+は報告者により、両者とも浸潤性表現型として観察されている。

Table 9-1 **Clonal analysis of urothelial tumors**

Investigator (year)	Method used	Type of tumors		
		Superficial	Deeply invasive tumors	All types
Sidransky (1992)	X-chromosome inactivation		Yes	
Miyao (1993)	LOH(9p,9q,17p), p53 mutation			Yes
Habuchi (1993)	p53 mutation		Yes	
Xu (1996)	p53 mutation	Yes pTa,pT1, grade2 and 3		
Goto (1997)	p53 mutation			Yes
Takahashi (1998)	LOH and microsatellite alteration	Yes		
Li (1999)	X-chromosome inactivation	Yes		
Diaz-Cano (2000)	X-chromosome inactivation androgen receptor gene		Yes	
Hartmann (2000)	FISH(chromosomes 9,17) LOH(9q22,9p21,17p13)	Yes		
Hafner (2001)	LOH(9p,9q,p53), p53 mutation	Yes		
Denzinger (2006)	FISH LOH p53 mutation			Yes

3. 比較ゲノムハイブリダイゼーション
 (comparative genomic hybridization)

この手法は各染色体の獲得と消失を検出します (Brinkschmidt, Richter, 1998, Simon, 1998, 2001, Hover)。長所は、新鮮組織のDNAもパラフィン包埋腫瘍組織のDNAも使用でき、ハイブリダイゼーションキットが市販されていることです (Zhao)。数多くの染色体座に影響する複雑な変化 (欠損、追加、増幅) を可視化できます。それらの変化は、膀胱腫瘍のグレードによって異なります (Simon, 1998, 2001, Richter, 1997, 1998)。パターン変化の比較によって、基本になっている複数の腫瘍のクローン起源と段階的変化が推測されます (Simon, 2001)。

4. 蛍光 in situ ハイブリダイゼーション
 (fluorescence in situ hybridization : FISH)

この手法は、細胞遺伝学や腫瘍学研究にきわめて有用であることが明らかになっています (Jain)。ある染色体または染色体座を証明するため、例えば9p21のためのCDK12のようなプローブを染色体に結合させます。動原体と特異的遺伝子座のコピー数を、スライド上の全細胞で検定します。高感度ですが、無傷核と一定数の分析可能な細胞が必要で (Denzinger)、サブ染色体座は複数のマーカーが使用されなければ決定できません。

5. 抑制遺伝子の突然変異解析
 (mutational analysis of suppressor genes)

最もよく用いられているのはp53遺伝子です。突然変異の部位と変化のパターンはさまざまです。p53突然変異は上皮内癌の65％と乳頭状Ta腫瘍の3％にみられます (Spruck)。膀胱癌ではp53突然変異率は発癌物質に特異的な突然変異多発領域を示さないため、複数の腫瘍に

Results	Conclusions and comments
inactivation of same chromosome in all (13) tumors in 4 patients.	Monoclonal origin.
multiple tumors (13) judged to be clonal in each of 5 patients.	Concordance in clonality also observed in all 13 patients between bladder tumor and lymph node metastasis.
identical mutations in all tumors in each of 4 patients.	Monoclonal origin.
identical mutation in 21 of 22 tumors from 5 patients.	All but 1 of 22 are clonal.
9 patients had identical mutation in multiple tumors. 11patients had tumors with discordant mutations and 2 patients with mutation in one tumor and no mutation in another.	Both monoclonal and polyclonal origins of multiple tumors.
judged monoclonal in 20 of 25 patients (65 tumors).	At least 80% of 25 evaluable patients considered to have monoclonal tumors.
inactivation of same chromosome in all (35) tumors in 10 patients.	Monoclonal origin. In 4 of the 10 patients, bladder and uppers urinary tract tumors analyzed.
identical mutation in 37 of 39 patients.	All but 2 of 39 monoclonal. This study compares tumor cells located above and below musularis mucosa to look for intratumoral heterogeneity (one sample from each compartment studied).
judged monoclonal in 8 of 9 patients (44 tumors), oligoclonal in 1 (5 tumors).	A great majority of multiple bladder tumors are monoclonal, but recurrent tumors show additional genetic alterations.
9 of 14 patients (64%) judged to have tumors of clonal origin.	Clonal (64%) and oligoclonal (36%). Every patients had at least one tumor in the upper (renal pelvis ureter) and one lower (bladder,urethra) tumor. Four of 5 oligoclonal cases involved both upper and lower urinary tract.
overall, 4 of 6 carcinoma in situ samples showed LOH of 9p and 17p 13.1. All 9 tumor samples with deletion of identical alleles on 9p and 17p 13.1. All 7 analyzable tumor samples with deletion of 9p,9q and 17p 13.1 by FISH. Identical p53 mutation (in codon 281) in all 7 analyzable tumor samples.	Samples from a single bladder with multiple tumors demonstrate changes indicative of monoclonality. FISH analysis is sensitive in detecting LOH.

おける同一の突然変異は、単クローン由来のエビデンスと解釈されています（Xu, Habuchi, 1993, Goto）。しかし、Yasunagaらは芳香族アミン染料に曝露した患者に特異的な突然変異を発見しました。すなわち膀胱腫瘍の70％に、エクソン5（コドン151と152）に突然変異が発生しました。

突然変異部の同一性は、複数腫瘍が単クローン性であることを示唆しますが（Xu）、p53突然変異は腫瘍増殖の後期過程において起こるため、優勢クローンの異常増殖を示す結果とも考えられます。逆に、腫瘍間に多様な突然変異がみられても、これは必ずしも複数クローン性を意味するものではなく、腫瘍増殖過程における二次的変化とも考えられるわけです。この可能性は多発性の乳頭腫瘍の解析において重要です（Miyao, Spruck, Habuchi, 1992, Fujimoto）。クローン性におけるその役割を確証する確実なデータはありませんが、p53の状態は尿路上皮腫瘍の進化に関与しているように思われます。

膀胱腫瘍のクローン性に関して、研究者は何を発見したのか？ 報告されている頻度の信頼性はどうか？

結果と結論を **Table 9-1** に示します。日本のHabuchiらの報告はいくつかの染色体のサブ染色体の座を表す2～4の複数のマーカーを使用しているため、彼らのアプローチはデータの信頼性を高め、その結論に強力な裏づけがあります（Takahashi, 1998）。患者は3群に分類されました。群1は、腫瘍が同一のLOHパターンを呈する患者16名です。したがって、これらの患者の腫瘍は、すべて単一クローンとみなされました。群2は変化が一致していない患者9名からなり、このうち4名の複数腫瘍は

染色体座に同一の変化を示している（すなわち9p/9q）ため、同一クローン起源と判断され、不一致は後続の遺伝子変化と解釈されました。残る5名では、クローン性は確立できませんでした（とはいえ、より多くの早期遺伝子変化マーカーが用いられていれば、同一クローンであった可能性があります）。群3は、その腫瘍に検知可能なマイクロサテライト変化がみられない患者4名であったため、データは参考になる情報を含んでいません。

彼らは、評価可能な患者25名の中、少なくとも80％は、単クローン起源の複数の腫瘍を有していると結論づけました。さらに、患者5名において、遺伝子変化は少なくとも3年間にわたり、かなり安定していたという有用な補足的データを出しています。この所見は、長期追跡後に高分化の表在性腫瘍が浸潤性腫瘍に進行した患者の割合は10％にすぎなかった、という臨床的観察と一致しています（Greene）。

上部尿路と下部尿路に発生する多巣性の癌についてはQuestion 8で論じました。上部尿路癌を初発した患者が、腎摘出後に膀胱腫瘍を起こすリスクは48％という高さです（Kakizoe）。Habuchiらは、この2つのタイプの尿路上皮腫瘍の遺伝的相関について調べました（Takahashi, 2001）。膀胱に限局した再発性膀胱腫瘍は、評価可能症例19名中16名（84％）で単一クローン性と判断された一方、上部尿路癌に続発した膀胱腫瘍が単一クローン性であったのは、評価可能症例13名中わずか7名のみ（47％）でした。さらに、膀胱に限局した再発癌と比較して、腎摘出後に発生した膀胱腫瘍7例中6例で新たな遺伝子変化が認められました（$p<0.005$）。これらの所見は、上部尿路癌の初発患者に発生する膀胱腫瘍は「フィールド・チェンジ」と原腫瘍からの播種の両者によるものであり、したがって、上部尿路癌は膀胱腫瘍より遺伝子的に不安定であることを意味しています。

X染色体の不活化は、正しく行われれば、クローン性に決定的な結論をもたらすでしょう。研究されたすべての腫瘍で単クローンの起源であることが報告されています（Sidransky, Li, Diaz-Cano）。

複数の腫瘍のクローン性研究には、キメラ動物が有用と考えられます。強力な膀胱発癌物質N-ブチル-N-(4-ヒドロキシブチル)ニトロソアミンに曝露したキメラマウス（C3H/BALB/c）研究においてYamamotoら（1998）は、多発性腫瘍の起源は異なるが、それぞれの腫瘍は単クローンであることを観察しました。データは複数クローン仮説を支持していますが、腫瘍の遺伝的背景が同一であることが、必ずしも単クローン性を示すとは限らないことを認識する必要があります。これらの研究者も認識している特殊な問題は、動物は強力な膀胱発癌物質に高レベルで曝露されていることです。多クローン性腫瘍の発生に対する発癌物質量の作用について直接言及したヒトについての研究はありません。高レベルの発癌物質曝露により、少数クローンの腫瘍が発生することは考えられます。この点に関して、クローン性に関する研究は染料製造工場の労働者またはチェルノブイリ被曝者の腫瘍において検討する価値がありましょう（Yamamoto, 1999）。

近年、2つの研究グループ（Paiss, Cheng）が膀胱腫瘍に関して、多クローン性が高頻度にみられると主張しています。Paissの研究では、アンドロゲン受容体多型について、ヘテロ接合である女性患者27名が使われました。DNA源として、新鮮組織とホルマリン固定パラフィン包埋組織の両者が使用されています。腫瘍45例中16例は、多クローン性パターンを呈していました。研究した腫瘍はTa～T3の範囲でした。クローン性の状態と腫瘍の病期に相関性はみられませんでした。

Chengらも同じ手法を用いています。Paissらの研究とは異なり、このグループは女性患者18名の膀胱切除試料由来の筋浸潤腫瘍の腫瘍内クローン性を調べました。同じ腫瘍のさまざまな部分を代表する複数の腫瘍標本を、直接光顕鏡下で5μmの組織切片材料からとりました。情報のはっきりした患者9名中7名には、さまざまに異なるパターンの規則的なX染色体不活化がみられました。規則的な同一パターンのX染色体不活化を呈していた患者はわずか2名のみでした。両試験とも、技術上の問題が予期しない結果につながりうる可能性について、研究者は十分認識しており、その問題はなかったと結論しています。Paissらも、患者1名において、1つの腫瘍のさまざまな部分から採取された4つの標本は多クローン性であったと報告しています。

クローン性に関するこの矛盾した報告を調整するため、いくつかの可能性が考えられます。まず第1の可能性（単クローン性の発生を支持する仮説1）として、最初の遺伝子変化を伴う複数のクローンが、膀胱の複数部位で発生

します。突然変異事象が蓄積されて、クローンの1つは、ほかより優勢なクローンとして増殖します。このクローンの子孫は周囲の粘膜に、または管腔内移植として他部位に断続的に広がります。新たな遺伝的およびエピジェネティックな変化（過剰メチル化など）によって、乳頭腫瘍または異形成上皮が生じます（**Fig. 9-1A**）。

Fig.9-1 Proposed mechanisms of monoclonal and oligoclonal developments of urothelial tumors

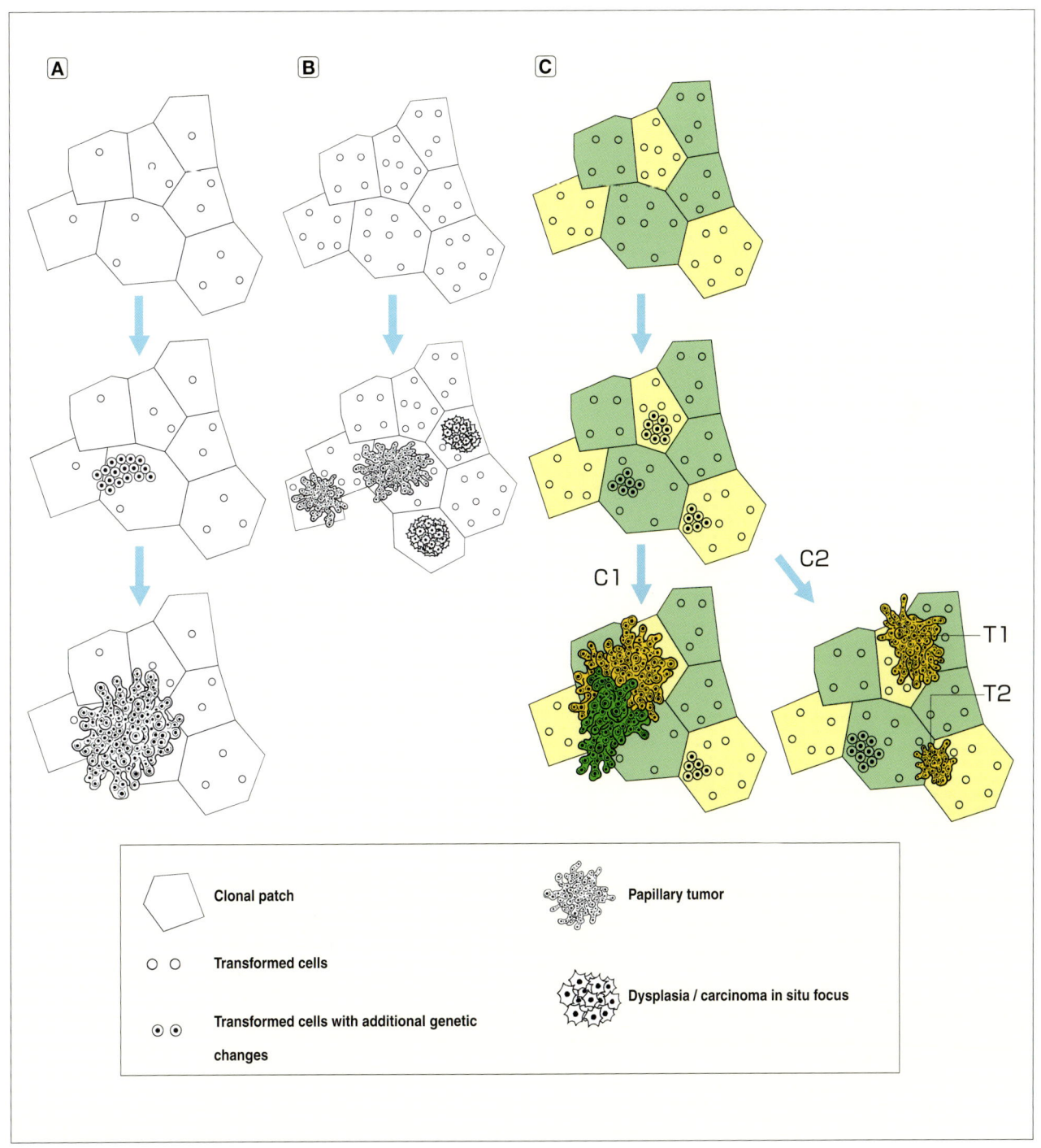

- Clonal patch
- Transformed cells
- Transformed cells with additional genetic changes
- Papillary tumor
- Dysplasia / carcinoma in situ focus

Fig. 9-1A, B, C
A：仮説1 モザイク模様に配置された2種類の斑からなる尿路上皮粘膜。
初期の腫瘍変化は少数の細胞を含んで、ランダムに分布して起こる（オープンな円）（上図）。付加的な遺伝性変質がその1個の細胞に起こり、そのクローン性拡大（中心に点のある円）（中央図）。遺伝性変質がさらに蓄積すると、結果として乳頭状の新生物となる（下図）。
B：仮説2 このモデルでは、複数の細胞がそれぞれ遺伝性変質を経て（上図）、複数の乳頭状の新生物や異形成および上皮内癌に移行する（下図）。
C：仮説3 C1：このモデルでは、異なる斑からの2つのクローンが進行性の遺伝性変質を経て（中央図）増殖し続け、最終的には衝突融合して単一腫瘍塊を形成する（下図）。C2：このモデルでは、同じ遺伝的背景を持つ2つのクローン（黄色に色づけられた斑由来の）が、2つの独立した腫瘍（T1, T2）を形成している（疑似単クローン性現象）。

第2の可能性（「フィールド・チェンジ」を支持する仮説2）は、高度の突然変異事象を被った複数のクローンが膀胱内に生じるというものです（**Fig. 9-1B**）。この状況は、長期間にわたって発癌物質に大量曝露した結果として、尿路上皮新生物を引き起こした患者に当てはまると思われます。キメラマウスモデルを使用したYamamotoらおよびPaissらの観察は、この範疇に該当するでしょう。

第3の可能性（仮説2の変種とみなされる仮説3）は、密接に隣接した2つのクローンが衝突の結果、単一腫瘍内で発生する（衝突）というものです（**Fig. 9-1C1**）。この仮説は、Chengらが報告した管腔内多クローン性を説明するものです。この事象が現実的に可能であるためには、莫大な数の細胞が発癌物質によって「大きな打撃を受ける」必要があります。しかし、上記のキメラマウス研究データ（Yamamoto, 1998）は、それぞれの腫瘍は多クローン性ですが、どの腫瘍にも腫瘍内多クローン性が証明されないため、この仮説の裏づけとはなりません。もう1つの可能性が存在します（**Fig. 9-1C2**）。それは、偶然同じ遺伝的背景を有する1つの斑の中の2つの細胞または隣接する斑のそれぞれ1つの細胞が悪性形質転換を呈し、続いてそれぞれのクローンが個別の腫瘍を形成すると（T1, T2）、これらの2つはX染色体不活化アッセイによる調査によって識別できないでしょう。したがって、それらは発生は個別であっても、単クローン性の起源と解釈されることになります（疑似単クローン性現象）。

要約すると、いくつかの現在使用可能な手法による報告に基づいて、仮説1と2はヒト膀胱の発癌を説明できるという結論になります。仮説1は従来の発癌物質（喫煙）への曝露後に発生する乳頭癌の大半に当てはまると考えられます。少数クローンの腫瘍の発生に関与する基礎メカニズム（仮説2）は、依然として不明ですが、強力な発癌物質（芳香族アミン、放射線とさらに喫煙など）への曝露は、「フィールド・チェンジ」を誘発するのではないかと考えられます。現実問題として腫瘍内少数クローン性は、上記の発表で示唆されているほど頻繁にみられる事象かどうかということです。

LOHアッセイもX染色体不活化法も、ともに潜在的な技術的欠陥がないわけではありません（Mutter, Tomlinson, Sieben）。研究の質をさらに高めるため、今後の研究では新鮮標本（可能であれば、またはパラフィン包埋組織が利用できれば、相当量の腫瘍DNA [Sieben]）および複数のマイクロサテライトプローブを利用するFISH解析や該当する場合はX染色体アッセイなどの複数の方法を使用する必要があるでしょう。

References

1. Duggan BJ, Gray SB, McKnight JJ, Watson CJ, Johnston SR, and Williamson KE. Oligoclonality in bladder cancer: the implication for molecular therapies. J Urol, 171: 419-425, 2004.
2. Habuchi T. Origin of multifocal carcinomas of the bladder and upper urinary tract: molecular analysis and clinical implication. Int J Urol, 12: 709-716, 2005.
3. Hafner C, Knuechel R, Stoehr R, and Hartmann A. Clonality of multifocal urothelial carcinomas: 10 years of molecular genetic studies. Int J Cancer,101: 1-6, 2002.
4. Garcia SB, Park HS, Novelli M, and Wright NA. Field cancerization, clonality, and epithelial stem cells: the spread of mutated clones in epithelial sheets. J Pathol, 187: 61-81, 1999.
5. Denzinger S, Mohren K, Knuechel R, Wild PJ, Burger M, Wieland WF, Hartmann A, and Stoehr R. Improved clonality analysis of multifocal bladder tumors by combination of histopathologic organ mapping, loss of heterozygosity, fluorescence in situ hybridization, and p53 analysis. Hum Pathol, 37: 143-151, 2006.
6. Lyon MF. X-chromosome inactivation and developmental patterns in mammals. Biol Rev Camb Philos Soc, 47: 1-35, 1972.
7. Jones PA and Buckley JD. The role of DNA methylation in cancer. Adv Cancer Res, 54: 1-23, 1990.
8. Mutter GL and Boynton KA. PCR bias in amplification of androgen receptor alleles, a trinucleotide repeat marker used in clonality studies. Nucleic Acids Res, 23:1411-1418, 1995.
9. Tsai YC, Simoneau AR, Spruck CH III, Nichols PW, Steven K, Buckley JD, and Jones PA. Mosaicism in human epithelium: macroscopic monoclonal patches cover the urothelium. J Urol, 153: 1697-1700, 1995.
10. Sidransky D, Frost P, Von Eschenbach A, Oyasu R, Preisinger AC, and Vogelstein B. Clonal origin bladder cancer. N Engl J Med, 326: 737-740, 1992.
11. Li M and Cannizzaro LA. Identical clonal origin of synchronous and metachronous low-grade, noninvasive papillary transitional cell carcinomas of the urinary tract. Hum Pathol, 30: 1197-1200, 1999.
12. Diaz-Cano SJ, Blanes A, Rubio J, Matilla A, and Wolfe HJ. Molecular evolution and intratumor heterogeneity by topographic compartments in muscle invasive transitional cell carcinoma of the urinary bladder. Lab Invest, 80: 279-289, 2000.
13. Knudson AG. Hereditary cancer: two hits revisited. J Cancer Res Clin Oncol, 122; 135-140, 1996.
14. Alberts B, Johnson A, Lewis J, Raff M, Roberts K, and Walter P. Molecular Biology of the Cell. 4th ed, Garland Science, New York, NY, 2002. Chap 23.

15. Mao L, Lee DJ, Tockman MS, Erozan YS, Askin F, and Sidransky D. Microsatellite alterations as clonal markers for the detection of human cancer. Proc Natl Acad Sci USA, 91: 9871-9875, 1994.

16. Simoneau AR, Spruck CH III, Gonzalez-Zulueta M, Gonzalgo ML, Chan MF, Tsai YC, Dean M, Steven K, Horn T, and Jones PA. Evidence for two tumor suppressor loci associated with proximal chromosome 9p to q and distal chromosome 9q in bladder cancer and the initial screening for GAS1 and PTC mutations. Cancer Res, 56: 5039-5043, 1996.

17. Keen AJ and Knowles MA. Definition of two regions of deletion on chromosome 9 in carcinoma of the bladder. Oncogene,9: 2083-2088, 1994.

18. Stadler WM, Sherman J, Bohlander SK, Roulston D, Dreyling M, Rukstalis D, and Olopade OI. Homozygous deletions within chromosomalm bands 9p21-22 in bladder cancer. Cancer Res, 54: 2060-2063, 1994.

19. Hafner C, Knuechel R, Zanardo L, Dietmaier W, Blaszyk H, Cheville J, Hofstaedter F, and Hartmann A. Evidence for oligoclonality and tumor spread by intraluminal seeding in multifocal urothelial carcinomas of the upper and lower urinary tract. Oncogene, 20: 4910-4915, 2001.

20. Takahashi T, Habuchi T, Kakehi Y, Mitsumori K, Akao T, Terachi T, and Yoshida O. Clonal and chronological genetic analysis of multifocal cancers of the bladder and upper urinary tract. Cancer Res, 58: 5835-5841, 1998.

21. Spruck CH III, Ohneseit PF, Gonzalez-Zulueta M, Esrig D, Miyao N, Tsai YC, Lerner SP, Schmutte C, Yang AS, Cote R, Dubeau L, Nichols PW, Hermann GG, Steven K, Horn T, Skinner DG, and Jones PA. Cancer Res, 54: 784-788, 1994.

22. Knowles MA, Elder PA, Williamson M, Cairns JP, Shaw ME, and Law MG. Allelotype of human bladder cancer. Cancer Res, 54: 531-538, 1994.

23. Knowles MA.What we could do now:molecular pathology of bladder cancer. Mol Pathol,54:215-221,2001.

24. Simon R, Eltze E, Schafer KL, Burger H, Semjonow A, Hertle L, Dockhorn-Dworniczak B, Terpe HJ, and Bocker W. Cytogenetic analysis of multifocal bladder cancer supports a monoclonal origin and intraepithelial spread of tumor cells. Cancer Res, 61: 355-362, 2001.

25. Simon R, Burger H, Brinkschmidt C, Bocker W, Hertle L, and Terpe HJ. Chromosomal aberrations associated with invasion of papillary superficial bladder cancer. J Pathol, 185: 345-351, 1998.

26. Richter J, Jiang F, Gorog JP, Sartorius G, Egenter C, Gasser TC, Moch H, Mihatsch MJ, and Sauter G. Marked genetic differences between stage pTa and stage pT1 papillary bladder cancer detected by comparative genomic hybridization. Cancer Res, 57: 2860-2864, 1997.

27. Richter J, Beffa L, Wagner U, Schraml P, Gasser TC, Moch H, Mihatsch MJ, and Sauter G. Patterns of chromosomal imbalances in advanced urinary bladder cancer detected by comparative genomic hybridization. Am J Pathol, 153: 1615-1621,1998.

28. Orlow I, Lianes P, Lacombe L, Dalbagni G, Reuter VE, and Cordon-Cardo C. Chromosome 9 allelic losses and microsatellite alterations in human bladder tumors. Cancer Res, 54: 2848-2851, 1994.

29. Zhao J, Richter J, Wagner U, Roth B, Schraml P, Zellweger T, Ackermann D, Schmidt U, Moch H, Mihatsch MJ, Gasser TC, and Sauter G. Chromosomal imbalances in noninvasive papillary bladder neoplasms (pTa). Cancer Res, 59: 4658-4661, 1999.

30. Presti JC Jr., Reuter VE, Galan T, Fair WR, and Gordon-Cardo C. Molecular genetic alterations in superficial and locally advanced human bladder cancer. Cancer Res, 51: 5405-5409, 1991.

31. Hovey RM,Chu L,Balasz M,DeVries S,Moore D, Sauter G,Carroll PR,and Waldman FM.Genetic alterations in primary bladder cancers and their metastases. Cancer Res,58:3555-3560,1999.

32. Brinkschmidt C, Christiansen H, Terpe HJ, Simon R, Boecker W, Lampert F, and Stoerkel S. Comparative genomic hybridization (GCH) analysis of neuroblastomas- an important methodological approach in paediatric tumour pathology. J Pathol, 181: 394-400, 1997.

33. Jain KK. Current status of fluorescent in-situ hybridisation. Med Device Technol, 15: 14-17, 2004.

34. Yasunaga Y, Nakanishi H, Naka N, Miki T, Tsujimura T, Itatani H, Okuyama A, and Aozasa K. Alterations of the p53 gene in occupational bladder cancer in workers exposed to aromatic amines. Lab Invest, 77: 677-684, 1997.

35. Xu X, Stower MJ, Reid IN, Garner RC, and Burns PA. Molecular screening of multifocal transitional cell carcinoma of the bladder using p53 mutations as biomarkers. Clin Cancer Res, 2: 1795-1800, 1996.

36. Habuchi T, Takahashi R, Yamada H, Kakehi Y, Sugiyama T, and Yoshida O. Metachronous multifocal development of urothelial cancers by intraluminal seeding. Lancet, 342: 1087-1088, 1993.

38. Miyao N, Tsai YC,Lerner SP, Olumi AF, Spruck C III, Gonzalez-Zulueta M, Nichols PW, Skinner DG, and Jones PA. Role of chromosome 9 in human bladder cancer. Cancer Res, 53: 4066-4070, 1993.

39. Habuchi T, Ogawa O, Kakehi Y, Ogura K, Koshiba M, Sugiyama T, and Yoshida O. Allelic loss of chromosome 17p in urothelial cancer: strong associaton with invasive phenotype. J Urol, 148: 1595-1599, 1992.

40. Fujimoto K, Yamada Y, Okajima E, Kakizoe T, Sasaki H, Sugimura T, and Terada M. Frequent association of p53 gene mutation in invasive bladder cancer. Cancer Res, 52: 1393-1398, 1992.

41. Greene LF, Hanash KA, and Farrow GM. Benign papilloma or papillary carcinoma of the bladder? J Urol, 110: 205- 207, 1973.

42. Kakizoe T, Fujita J, Murase T, Matsumoto K, and Kishi K. Transitional cell carcinoma of the bladder in patients with renal pelvic and ureteral cancer. Cancer Res, 124: 17-19,1980.

43. Takahashi T, Kakehi Y, Mitsumori K, Akao T, Terachi T, Kato T, Ogawa O, and Habuchi T. Distinct microsatellite alterations in upper urinary tract tumors and subsequent bladder tumors. J Urol, 165: 672-677, 2001.

44. Yamamoto S, Tatematsu M, Yamamoto M, Fukami H, and Fukushima S. Clonal analysis of urothelial carcinomas in C3H/HeN-BALB/c chimeric mice treated with N-butyl-N-(4-hydroxybutyl)nitrosamine. Carcinogenesis, 19: 855-860, 1998.

45. Yamamoto S, Romanenko A, Wei M, Masuda C, Zaparin W, Vinnichenko W, Vozianov A, Lee CCR, Morimura K, Wanibuchi H, Tada M, and Fukushima S. Specific p53 gene mutations in urinary bladder epithelium after the Chernobyl accident. Cancer Res, 59: 3606-3609, 1999.

46. Paiss T, Wohr G, Hautmann RE, Mattfeldt T, Muller M, Haeussler J, and Vogel W. Some tumors of the bladder are polyclonal in origin. J Urol, 167: 718-723, 2002.

47. Cheng L, Gu J, Ulbright TM, MacLennan GT, Sweeney CJ, Zhang S, Sanchez K, Koch MO, and Eble JN. Precise microdissection of human bladder tumor carcinomas reveals divergent tumor subclones in the same tumor. Cancer, 94: 104-110, 2002.

48. Tomlinson IP, Lambros MB, and Roylance RR. Loss of heterozygosity analysis: Practically and conceptually flawed? Genes Chromosomes Cancer, 34: 349-353, 2002.

49. Sieben NL, Ter Haar NT, Cornelisse CJ, Fleuren GJ, and Cleton-Jansen AM. PCR artifacts in LOH and MSI analysis of microdissected tumor cells. Hum Pathol, 31: 1414-1419, 2000.

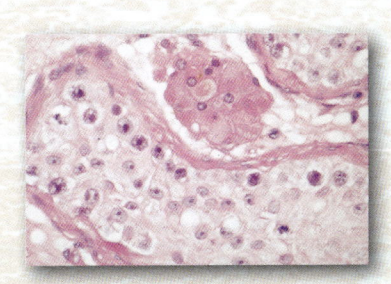

日常臨床の疑問に答える
泌尿器科臨床病理学 IV 精巣

Question 1

男性胚細胞腫瘍の最新の分類法、病理および悪性度について説明してください。小児と成人間における胚細胞腫瘍の差異についても討論してください。

Answer

　組織学的にみると、胚細胞腫瘍（germ cell tumor：GCT）は胎児発生初期とよく似ており、種々の異なった腫瘍群に分類されます。思春期以降における男性胚細胞腫瘍は、類表皮嚢胞以外すべて悪性です。GCTは精細管内部に存在し、休眠状態の未分化腫瘍細胞で分類不能の精細管内胚細胞腫瘍（intratubular germ cell neoplasia of unclassified type：IGCNU）から発生します。精上皮腫（セミノーマ）は浸潤性GCTの原型で、進行すると胎児性癌（embryonal carcinoma：EC）になり、さらに卵黄嚢腫瘍（yolk sac tumor：YST）、奇形腫、絨毛癌（CC）などのGCTの発生につながると考えられています。GCTの中で、セミノーマが最も多く、約50％を占めます。非セミノーマは単独の組織型として発生しますが、多くはセミノーマを含む複数の組織型が混在する形で発生します。

　幼少児に発生するGCTには2種類あり、奇形腫は良性ですが、奇形腫より多くみられるYSTは悪性です。どちらも成人GCTとは異なる未知の機序により発生し、IGCNUを伴うことはありません。成人GCTおよび思春期前GCTの組織発生学的機序に関する詳しい議論については、それぞれQuestion 2と3をご参照ください。

Comments

概論

　胚細胞腫瘍（GCT）で重要な問題はどのタイプの腫瘍が悪性で、どれが良性であるかということです。臨床像と治療法に基づき、男性胚細胞腫瘍を右記の群に分類しました（**Table 1-1**）。胚細胞腫瘍が複数のタイプの腫瘍から構成されているということ、その生物学的病態が性および発生時点の年齢によって異なる点が重要です。

　幼少児においては2種のGCTしか認められていません。奇形腫は良性ですが、卵黄嚢腫瘍（YST）は悪性です。成人では、すべてのGCTは悪性で、分化の方向や程度、すなわち分化の状態（セミノーマと精母細胞性セミノーマ［SS］）、胎児性（胎児性癌［EC］と奇形腫）、胚外性（YSTと絨毛癌［CC］）とは無関係に悪性です。唯一の例外は、類表皮嚢胞です。これは、ほかの精巣GCTとは組織発生が明白に異なり、良性です。"良性"の皮様嚢腫の存在については、疑問の余地があります。皮様嚢腫の多くは悪性奇形腫の成熟型部分の表現ととらえるのが妥当です。

精巣胚細胞腫瘍の病理像

　GCTの肉眼的および顕微鏡的形態に関しては、多くの教科書で詳細に説明されていますので、それらの最新版をご覧いただくとして（Ulbright, 1999, 2005, WHO of Tumours）、ここでは基本的病理像を簡単に述べます。

　思春期前および思春期後男性におけるGCT組織発生モデルを**Fig. 1-1**に示します。今日広く認められている見解では、分類不能の精細管内胚細胞腫瘍は、類表皮胞およびSSを除き、成人精巣における全GCTの前駆体であると考えられています。セミノーマからのEC発生のエビデンスは、組織学的/免疫組織化学的研究だけでなく染色体分析によっても裏づけられていますが（Oosterhuis, 1989, Faulkner, Tickoo）、これが唯一の分化形式か否か

Table 1-1 **Classification of male germ cell tumors (GCTs). Effect of age on clinical behavior.**

	Post-pubertal testis	Prepubertal testis
Malignant	Seminoma Non-seminomatous GCTs 　-Embryonal carcinoma 　-Yolk sac tumor 　-Teratoma, mature and immature 　-Choriocarcinoma 　-Secondary malignant transformation Spermatocytic seminoma[1]	Yolk sac tumor
Benign	Epidermoid cyst	Teratoma

[1] Although a great majority of spermatocytic seminomas reportedly behave benign, an authentic case of retroperitoneal lymph node metastasis has been reported (Matoska). In addition, rarely, the neoplasm may be accompanied by sarcomatous components (True).

Fig.1-1 Histogenesis of male germ cell tumors (GCTs)

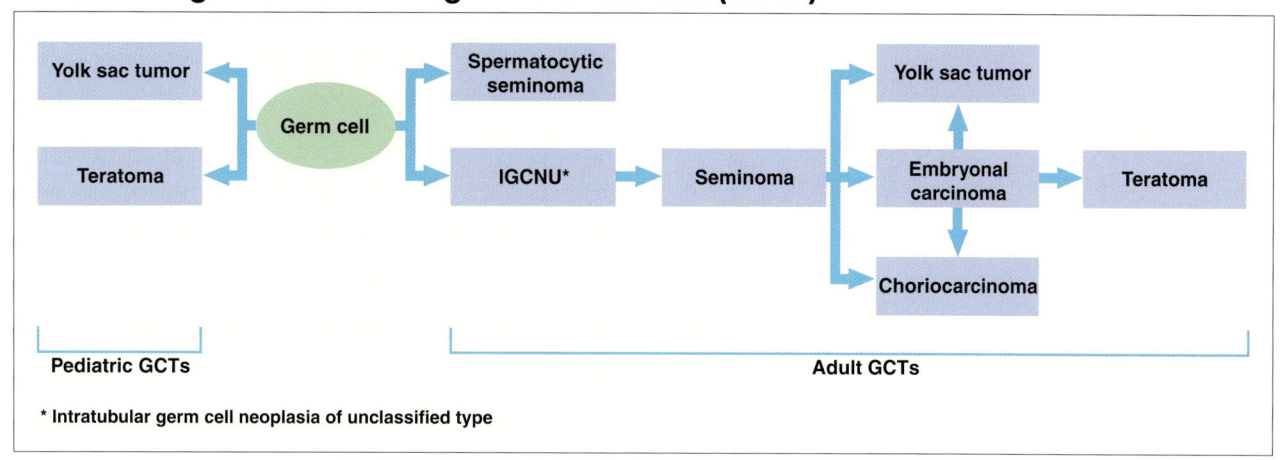

* Intratubular germ cell neoplasia of unclassified type

についてほ疑問もあります。**Fig.1-1**に示した順序が唯一のGCT発生ルートではなく、YSTがセミノーマから発生することも証明されています (Czaja)。報告では、約50％のGCTはセミノーマの単一組織、残りの50％は非セミノーマ型の単一組織型またはさまざまな組み合わせ（混合非セミノーマ型GCT）です。非セミノーマ型の中で、単一組織型として発現することが最も多いのはECです。奇形腫は単独で出現するより、他のGCT型と併存する方が多いです (Ulbright, 1999)。

Mosharafaらによると、精巣摘出検体2,589例のレビューにおいて、組み合わせの一番多いのは奇形腫とYSTでした。

分類不能の精細管内胚細胞腫瘍
(intratubular germ cell neoplasia of unclassified type : IGCNU)

Skakkebaekは1972年に初めて、不妊症男性2名の精巣内の異型細胞の存在について報告し、それが前駆体と推測しました。彼らは「上皮内癌 (carcinoma in situ)」という語を使用しましたが、この細胞は上皮の特徴を示しているわけではないので、「上皮内癌」の表現は適切ではありません。今日広く認められている用語はIGCNUです。Skakkebaekらによると、不妊症男性555名の逐次精巣生検合計812例中、精子減少症男性6名 (1.1%) にIGCNUがみられ、そのうち4名で、1.3～4.5年以内に進行性浸潤性GCTが発生しました (Skakkebaek, 1978)。IGCNUは、停留精巣の既往 (2～8%, Giwercman, Gondos, Krabbe, Pedersen)、精巣発育不全、および対側精巣に精巣GCTの既往を有する男性 (5%, Mumperow, von der Maase, Berthelsen) にもみられます。

IGCNUは、精細管基底部に沿って位置する大型明細胞（糖が豊富）から形成されます (**Fig.1-2A, B**)。核は丸く、精祖細胞核よりはるかに大きく (**Fig.1-2C**)、クロマチンが豊富で、明白な核小体1個を持っています。通常、精細管は萎縮しており、肥厚してヒアリン化した基底膜を伴い、生殖細胞を欠いています。多くの場合、セルトリ細胞のみが精細管基底部からやや離れた位置に残っています (**Fig.1-2A, B**)。時にライディッヒ細胞の集積が顕著にみられます (**Fig.1-2A**)。

免疫組織化学的には、IGCNU細胞は細胞膜に沿って胎盤性アルカリホスファターゼ (placental-like alkaline phosphatase : PLAP) 染色陽性細胞として認識されます (**Fig.1-2B**)。セルトリ細胞と生殖細胞はPLAP染色陰性です (**Fig.1-2C**)。

近年、OCT4がIGCNU、セミノーマおよびECに特異性の高いマーカーとして報告されており、成人YSTや成人奇形腫、SSおよび小児奇形腫と小児YSTを含むほかのGCTのマーカーでは発現しません (Looijenga, 2003, Jones, 2004)。OCT4は、マウスおよびヒト多能性ES細胞 (embryonic stem cell)、OCT4は原始胚細胞を含む胚細胞に発現する転写因子です。その発現は、分化過程で下方制御 (down-regulate) されます (Looijenga, 2003)。

精上皮腫
(seminoma : セミノーマ)

セミノーマは明確な腫瘍塊を形成し、灰色から淡い黄褐色の均質結節状の割面を示します (**Fig.1-3A, B, C**)。顕微鏡的には一様な円形細胞がシート状または房状に並

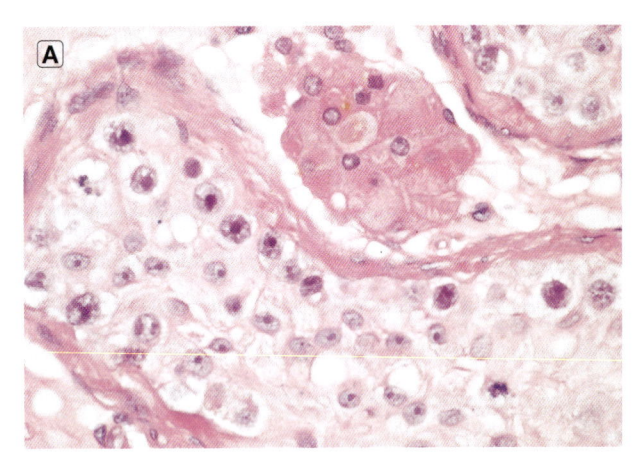

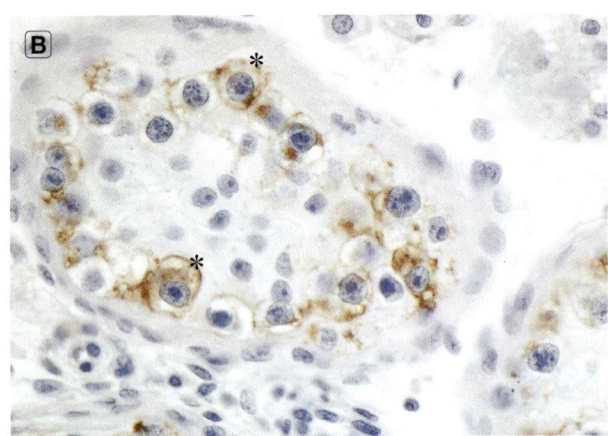

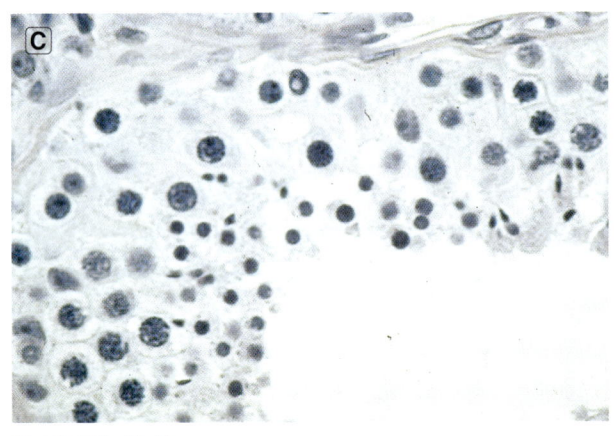

Fig.1-2A, B, C
分類不能の精細管内胚細胞腫瘍（IGCNU）。この25歳の男性は不妊のため、両側精巣生検を受けた。**A**：生検により、明色の細胞質と顕著な大型の核を伴う異型大型細胞（＊）を含む萎縮管が明らかになった。セルトリ細胞はちょうど異型細胞の内側にある。生殖細胞はみられなかった。一群のライディッヒ細胞が精細管の間に存在する。胎盤性アルカリホスファターゼ抗体は異型細胞（**B**）の細胞膜を染色するが、正常精細管内の胚細胞は染色されない（**C**）（正常生検例による）。

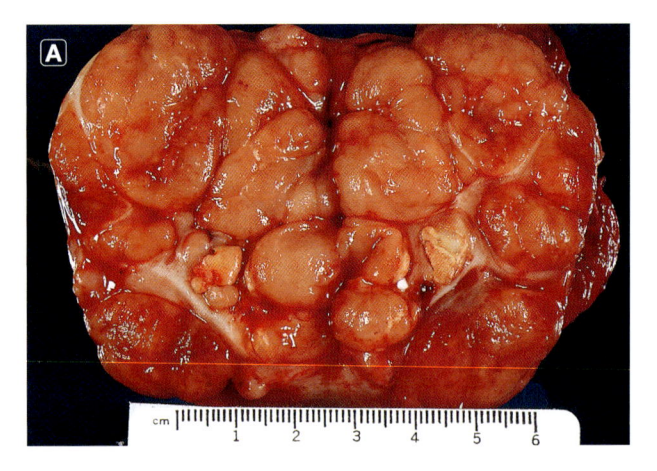

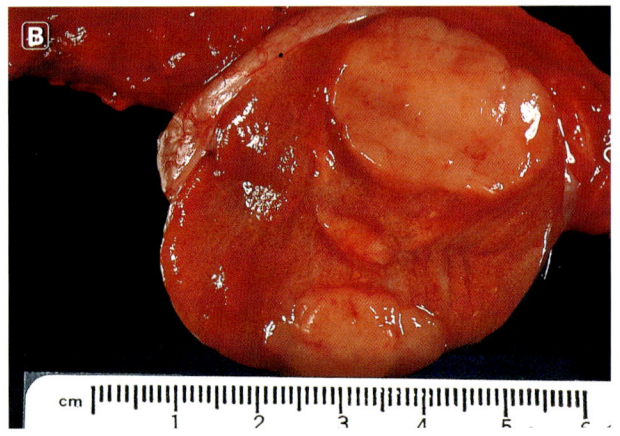

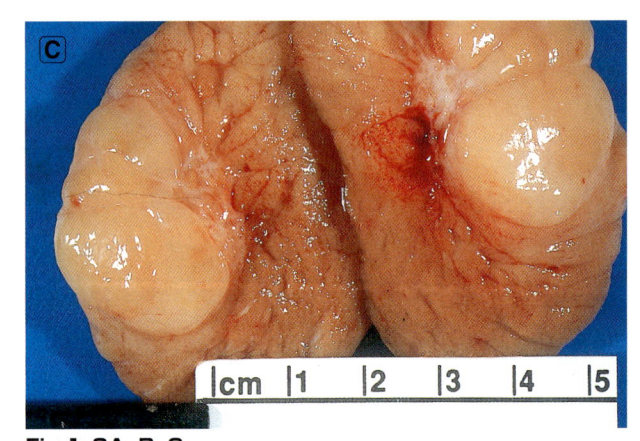

Fig.1-3A, B, C
単一組織型のセミノーマ。断面は多結節性（**A**）、または不連続で膨張する（**B**と**C**）黄褐色から灰色の腫瘍。

んでおり、リンパ球および形質細胞を含む繊細な線維状索状間質組織によって分割されています（**Fig.1-4A**）。肉芽腫性反応と線維化により（**Fig.1-4B**）、腫瘍細胞は小さい房状または繊細な束状に分散されることもあります（**Fig.1-4C**）。まれにセミノーマは、明らかな腫瘍を形成せずに精細管周囲に拡散して増殖することがあり（**Fig.1-4B**）、その際は臨床的に認識することがきわめて困難にな

ります（精細管間セミノーマ，Henley）。

　セミノーマ細胞は明色から淡色の細胞質を持っており（糖または脂質が豊富）、核分裂は容易に認識できます。細胞異型、大きい核、高い核分裂頻度、まばらなリンパ球などの所見を伴うセミノーマは退形成性セミノーマまたは非定型セミノーマと呼ばれています（注：現在この分類は認められていません）。その予後についてはさまざま

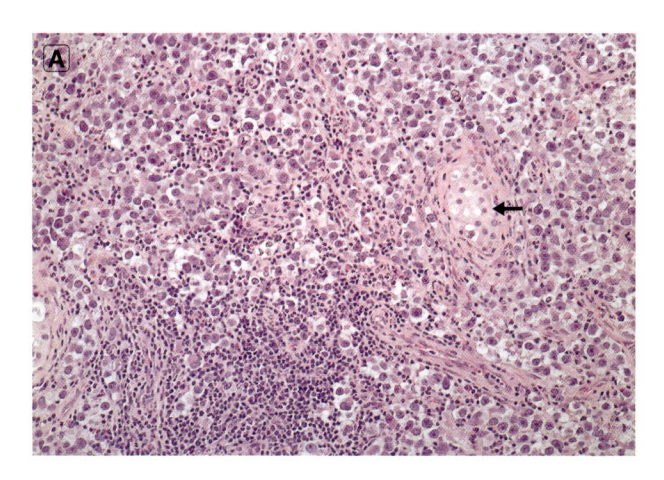

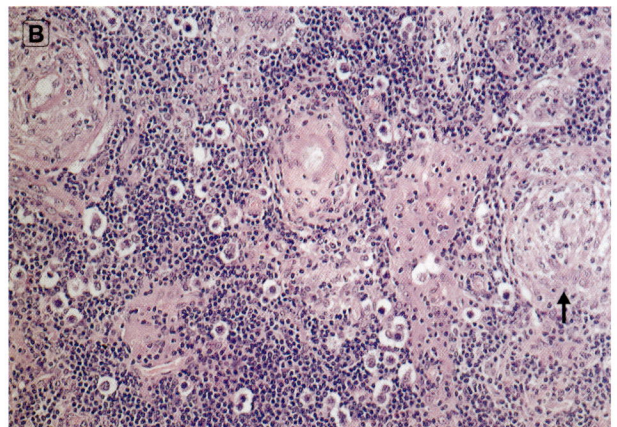

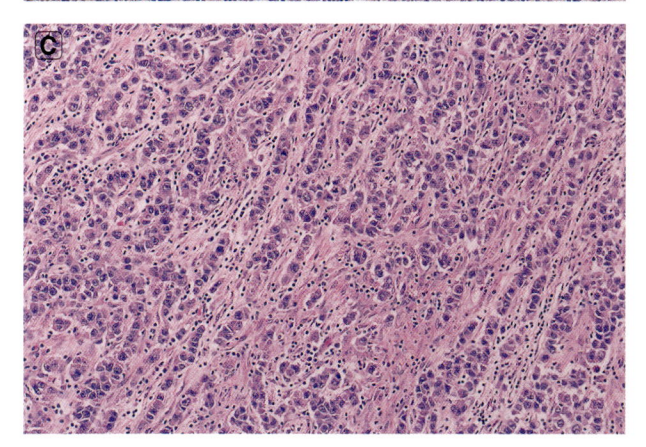

Fig. 1-4A, B, C
セミノーマ。
A：淡明色細胞質、大きい核、および顕著な核小体を伴う大型の腫瘍細胞はさまざまなサイズの集団になり、リンパ球で囲まれている。萎縮精細管は視野の右中央部（矢印）にある。
B：非乾酪性肉芽腫が視野の右側にある（矢印）。萎縮精細管の間にセミノーマ細胞が散在する。
C：この例では、セミノーマ細胞は、少数の散在するリンパ球とともに緩い線維性間質に小柱状に並んでいる。

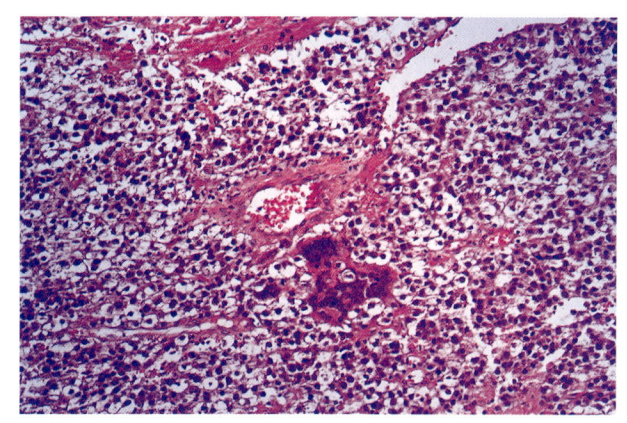

Fig. 1-5
合胞性栄養膜細胞（合胞体性巨細胞）を伴うセミノーマ。

な議論がされていますが、近年の報告によると、非定型セミノーマ患者は病期が進行して発見されており、より侵襲的で、ECへと進行する早期段階との報告があります（Tickoo）。この報告に含まれるほとんどの症例は、主要な癌センターが進行期の精巣癌患者群を選んで報告したものなので、選択バイアスがあるかもしれません。

陽性を示す免疫組織化学的マーカーとして、85～100％の症例で細胞膜が染色されるPLAP（Cheville, Ulbright, 1999）、90～95％の症例で細胞膜が染色されるc-kit（CD117）（Leroy, Tickoo）、100％の症例で核染色陽性のOCT4（Looijenga, 2003）の3種類です。合胞性栄養膜細胞はセミノーマの4～7％にみられ（**Fig. 1-5**）（Jacobsen）、ヒト絨毛性性腺刺激ホルモンベータサブユニット（HCGβ）抗体に免疫反応を示します。合胞性栄養膜細胞のセミノーマの存在はセミノーマの予後に影響を与えることはなく、また非セミノーマ性GCTの診断の根拠にもなりません。重要なことは絨毛癌（CC）との鑑別で、合胞性栄養膜細胞にCCへの分化、すなわち豊富な血管増殖と細胞性栄養膜細胞分化を伴わないかぎり、それをCCと呼ばないよう注意します。

胎児性癌
（embryonal carcinoma：EC）

ECは、GCTの第2の型です。細胞は上皮の特徴を獲得しており、サイトケラチンマーカー AE1/AE3に対し免疫反応陽性です（94～100％, Ferreiro, Cheville）。胎児性癌の細胞分化程度は胚発生において、胚盤を有する2週齢胚細胞分化に相当します。ECの非常にまれな亜型である多胎芽腫（polyembryoma）は、卵黄嚢成分と混合した胚盤様パターンを示します（**Fig. 1-6**）。

Mostofiの一連の症例において、ECが単独型として現れる症例は2.3％に過ぎませんでした。インディアナ大学の報告では、EC成分は混合型GCTの84％にみられ、YSTとの合併が最も多くみられました（Mosharafa）。

肉眼所見としてEC腫瘍は通常セミノーマより小さ

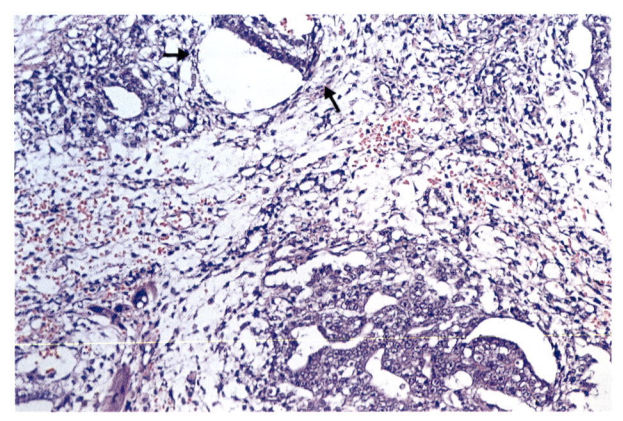

Fig.1-6
多胎芽腫。頂部中央の囊胞構造（矢印）は、約2週齢の胚芽にみられる胚盤と似ている。

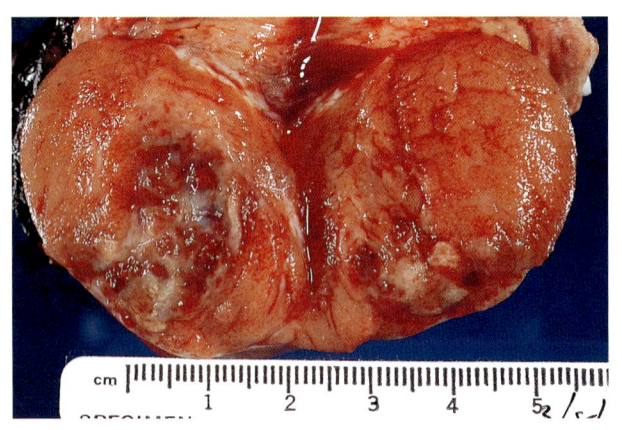

Fig.1-7
胎児性癌、単一組織型。腫瘍は断面中央の半分を占め、精巣の左半分には中央部に壊死がみられる。

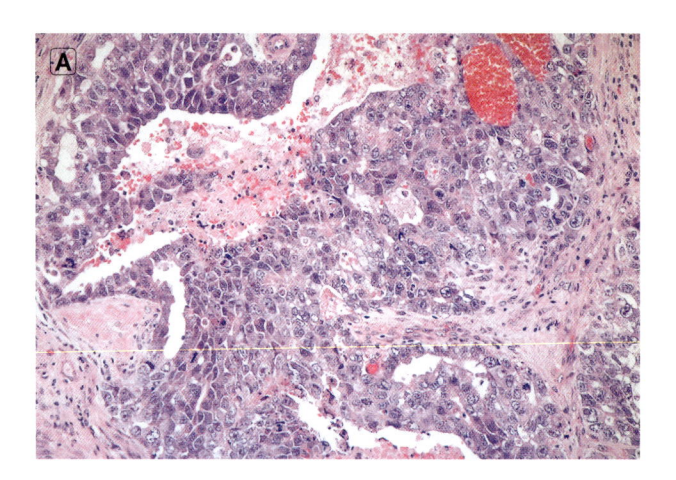

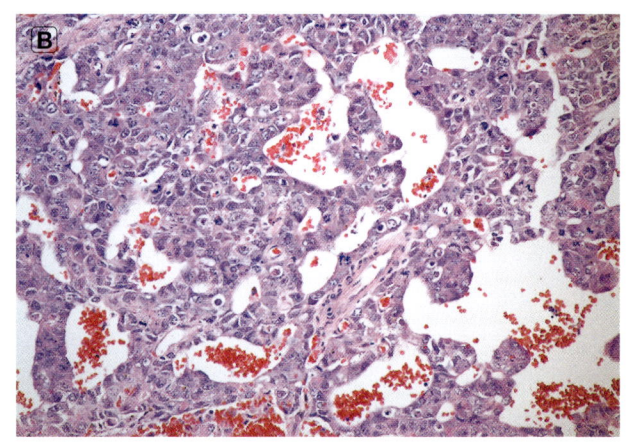

Fig.1-8A, B
胎児性癌。A：大型の両染性類上皮腫瘍細胞は大部分が密にシート状に並び、少量の線維性間質に囲まれている。壊死領域は左上隅。B：同じ症例のこの視野では、腫瘍細胞は不完全乳頭腺状パターンを形成しており、核分裂像が散見される。

く、割面は膨隆して灰色またはピンクないし黄褐色です（**Fig.1-7**）。壊死巣がみられることもあります。

顕微鏡所見として腫瘍細胞は大型未分化で、幾分か上皮様の外観を呈しています。また好塩基性、両染性から好酸球性までさまざまな細胞質を有しています。核は大きく不規則で、1つ以上の明確な核小体を有し、核分裂像は容易に確認されます。細胞配列は主に、充実性に集合した巣状パターン（**Fig.1-8A**）と乳頭状/管状パターン（**Fig.1-8B**）の2種の形態を示します。

間質は未分化の卵形から、紡錘形の細胞で構成され（**Fig.1-8B**）、リンパ球浸潤と肉芽腫性反応がみられることがありますが、セミノーマの場合ほど多くはありません。

免疫組織化学的には、EC細胞は通常サイトケラチンマーカー（pancytokeratines）（AE1/AE3）とCAM5.2で染色されますが、上皮膜抗原（EMA）には反応しません（Niehans）。セミノーマと識別するために有用な免疫組織化学的マーカーはCD30（ECでは86～100％陽性、セミノーマでは94％陰性、Cheville, Leroy, Jones）とCD117（c-kit）（セミノーマでは91％陽性、ECでは93％陰性、Leroy）です。

卵黄囊腫瘍
（yolk sac tumor：YST）（内胚葉洞腫瘍）

第3の非セミノーマ性GCTはYSTで、尿膜や卵黄囊、胚外間葉組織のような胚外膜と同程度の分化がみられます（Teilum）。

Teilumの観察によると、典型的な形態学的サブタイプ

---

1) Duvalがつくった用語である内胚葉洞（endodermal sinus）は、ラットとマウス胎盤固有の構造であることを指摘しておかねばならない。内胚葉洞は9日齢胎盤において、内臓内胚葉が壁側内胚葉のほうに反転して形成される（Gonzalez-Crussi）。YSTの特質、腎糸球体様構造は、中胚葉に囲まれている尿膜脈管が内部へ伸展する結果、上を覆う内胚葉上皮を引き上げる結果として花綱（festoon）様構造が形成される。内胚葉洞腫瘍の概念を描述する際、げっ歯類胎盤に関するTeilumの考え方は直接、ヒトに当てはめるというのではなく、内胚葉洞を1つのモデルとして、とらえる必要がある（Gonzalez-Crussi）。内胚葉の壁側は、ラミニンとIV型コラーゲンを含むReichert膜と呼ばれる厚い基底膜で支えられている（Laurie, A, B, C）。

の1つ、YSTの「腎糸球体様」構造（Schiller-Duval body）はラット胎盤の内胚葉洞構造と酷似していました[1]。そこで彼は、ヒト卵巣と精巣におけるこの型の腫瘍を胚体外膜腫瘍または内胚葉洞腫瘍とみなすべきであると考えました。今日では、内胚葉洞腫瘍ではなくYSTという用語が受容されています。YSTは小児精巣GCTの最も普遍的な型で、精巣奇形腫の4倍の頻度でみられます（Ulbright，1999）。小児のGCTについてはQuestion 3で論じます。

成人においてYSTが精巣GCTで単一成分としてみられることはきわめてまれで、ほとんどは混合型GCTとして出現します（Talerman）。YSTにはいくつかの組織学的特徴のあるパターンがみられ、Ulbright（1999）はそれを次の11型に分類しています。1．網状（reticular）（小囊胞性[microcystic]）；2．大囊胞性（macrocystic）；3．内胚葉洞（endodermal）（血管辺縁様[perivascular]，festoon）；4．乳頭状（papillary）；5．充実性（solid）；6．腺状-胞巣状（glandular-alveolar）（小腸および類内膜様[including intestinal and endometrioid-like]）；7．粘液腫様（myxomatous）；8．肉腫様（sarcomatoid）；9．多小胞状卵黄様（polyvesicular vitelline）；10．肝様（hepatoid）；11．壁状（parietral）。

このようなパターンが、さまざまな組み合わせで出現します。サブタイプ間の生物学的特性の差は不明です。重要なことは、これらの組織学的多様性をYSTの発現形式として認識することです。小囊胞性（網状）パターン（**Fig.1-9A**）は最も普通にみられ、空胞化した細胞が網状になっており、ヒアリン小球がよくみられます。小囊胞が融合すると大囊胞パターンがつくり出されます。

内胚葉洞パターン（**Fig.1-9B**）は、YSTの最も特徴的かつ典型的な組織です。これは、大きな核を持つ立方状細胞または円柱状細胞層に囲まれ、中心に小さい血管腔のある乳頭構造から構成されています（腎糸球体様構造またはSchiller-Duval body）。

乳頭状パターン（**Fig.1-9C**）では、立方細胞が繊細な線維血管性コア周囲に並び、微細な乳頭構造を形成します。

充実性パターン（**Fig.1-9D**）は、シート状に並んだ多角形な腫瘍細胞からなります（**Fig.1-9A**と**Fig.1-9D**は同一の腫瘍由来のものであることに注意）。

腺状および胞巣状パターンでは、腺構造は管状に並び、胞巣状パターンは粘液腫様間質に散在しています。これらの腺構造は、腸型腺および肝様細胞島などの内胚葉起源における、より分化した胚組織を示しています。

肝様パターン（**Fig.1-9E**）は、YSTの約20%（Ulbright，1986）でみられ、好酸性細胞群として現れ、通常アルファフェトプロテイン（AFP）陽性です。腺は腸型腺に似ていますが、周囲に平滑筋層がありません（Ulbright，1999）。まれに類内膜癌に似た腺管が卵巣のYSTではじめに報告されました（Clement）（**Fig.1-9F**）。Clementらが報告したこの細胞型は、7例中5例でAFP陽性で、CEA（癌胎児性抗原）も、検討された全6例において陽性でした。類内膜様腺または類内膜様子宮癌と類似しているにもかかわらず、AFPとCEAの表現はこれらの腺が腸型分化していることを意味しています。

多小胞状卵黄型（polyvesicular vitelline）（**Fig.1-9G**）は、粘液腫様の背景に散在する円形から卵形の囊胞からなり、囊胞は立方状から低い円柱状の細胞で覆われています。囊胞は時に躯幹部でくびれを示し、その為、2週齢の胚にみられる一次または二次卵黄囊に似た構造パターンをつくります。

壁側卵黄囊分化（parietal yolk sac differentiation）（**Fig.1-9H, I**）は、基底膜の好酸性が特徴です（Reichert膜。脚注1参照）。Ulbrightのシリーズにおいては、YSTの92%にみられました。最もよく現れるのは、網状または充実性タイプの腫瘍細胞間をつなぐ帯状、または硝子体として現れます。その膜はラミニンとIV型コラーゲン免疫染色陽性で、壁側卵黄囊の分化に伴うYSTに非常に特異的です（Ulbright，1999。脚注1も参照）。

どの型のYSTでも、特に網状/小囊胞型においては間質は粘液様で紡錘形細胞から構成されます（**Fig.1-9J**）。Teilumは、紡錘形細胞を伴う粘液様間質は胚外間葉組織（網状粘質）の再現とみなしました。紡錘形細胞から上皮細胞成分への移行が認められ、これらの紡錘形細胞はサイトケラチンを発現するという観察からMichaelらは、紡錘形細胞は上皮成分由来と考えました（Michael，1989）。さらに彼らは、間葉組織様成分は化学療法耐性の多能性細胞群であり、化学療法後に発生する肉腫の発生源と考えています（Question 4の体細胞型腫瘍発生[GCTの悪性転化]に関する考察参照）。

AFPはYSTにおいて高頻度で検出されますが、その細胞質のAFP染色は斑状のことが多く、染色は肝様細胞で

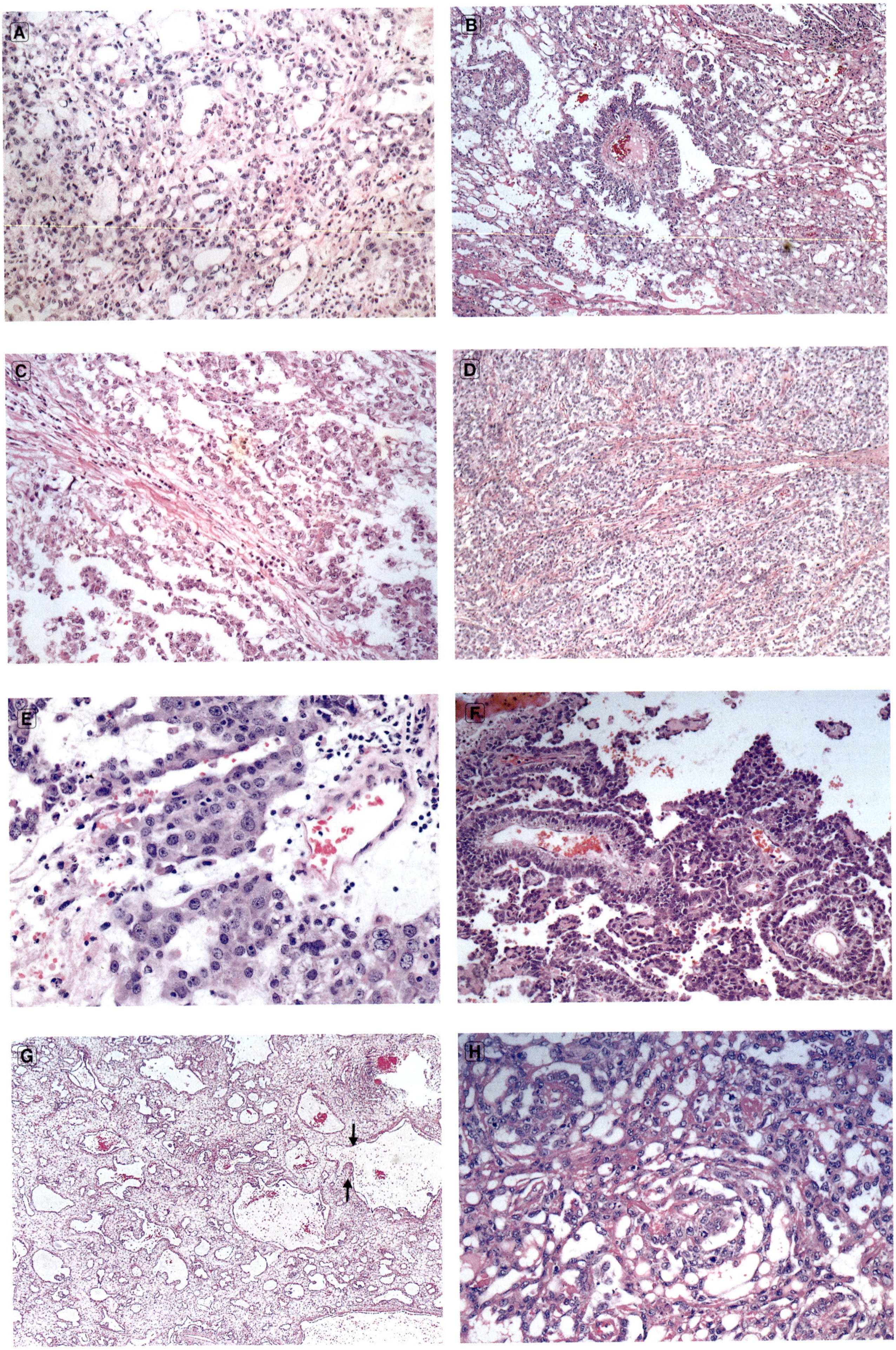
A
B
C
D
E
F
G
H

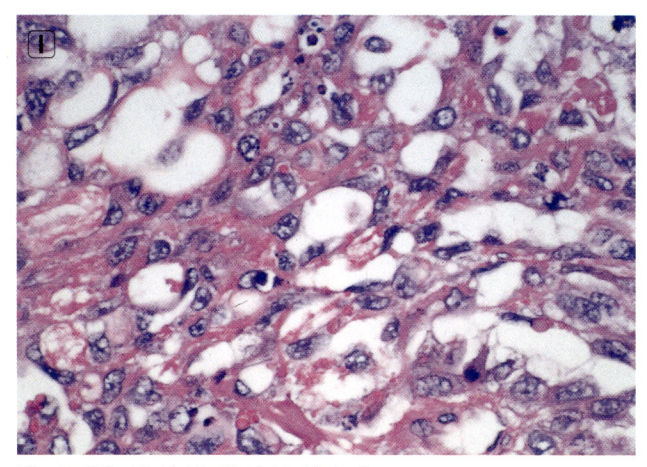

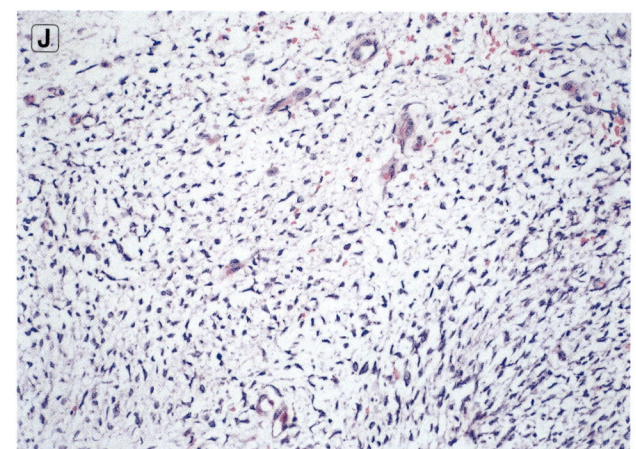

Fig.1-9A, B, C, D, E, F, G, H, I, J
さまざまな組織パターンの卵黄嚢腫瘍。**A**：小嚢胞（網状）パターン、最も一般的な型。空胞化腫瘍細胞が小嚢胞を形成。**B**：内胚葉洞パターン。内胚葉洞様の構造で、小嚢胞パターンの淡色腫瘍細胞をつなぐ薄い索に囲まれた血管（Schiller-Duval body）がある。一部の腫瘍細胞は充実性のシートを形成する。**C**：乳頭状パターン。**D**：充実性パターン。**E**：肝様パターン。円核と大型核小体のある好酸球は、類肝様分化を示す。**F**：類（子宮）内膜性パターン。長い柱状細胞が管乳頭状構造に並ぶ。核下空胞は、早期分泌相の子宮内膜腺空胞と似ている。**G**：多小胞状卵黄（polyvesicular vitelline）パターン。各サイズの嚢胞が粘液腫基質にある。いくつかの嚢胞は、約2週齢のヒト胚における一次および二次卵黄嚢形成を再現する奇妙な狭窄（矢印）を示している。**H, I**：壁側卵黄嚢分化（parietal yolk sac differentiation）：基底膜の好酸性ベルト（Reichert膜）が細胞間に分布している。ベルトはラミニンとⅣ型コラーゲンを含み、げっ歯類胎盤における壁側卵黄嚢分化と似ている。**H**では、Schiller-Duval bodyがいくつかみられる。**J**：網状粘質（magma reticulare）；紡錘形細胞が粘液腫基質に散在している。この細胞は、肉腫性細胞を発生させる化学療法耐性多能性細胞とみなされる。

は特に強く陽性です（Ulbright，1986）。もう1つの特徴的所見は、腫瘍細胞の細胞質にPAS陽性でジアスターゼに抵抗性、AFPには陰性の（Ulbright，1999）好酸性ヒアリン小球が存在することです。

奇形腫
（teratoma）

奇形腫は2層以上の胚細胞層（外胚葉、中胚葉、内胚葉の中の）由来で体細胞へと分化した細胞で構成され、構成細胞は成熟（成人型）または幼若（胎児型または胚型）のどちらかになります。繰り返し強調しますが、すべての成人男性奇形腫は細胞成熟度と無関係に悪性です（Leibovitch）。セミノーマと非セミノーマが高頻度でIGCNUを伴っているように、思春期以後の精巣に発生する奇形腫も80～88％の高頻度でIGCNUを併発しています（Manivel，1989，Simmonds）。これは思春期前の奇形腫では併発がないことと際立って異なる点です。一方、卵巣奇形腫においては幼若型であることは、思春期以降の患者における予後不良因子でありますが、成熟卵巣奇形腫は良性です。

精巣成熟奇形腫は、下層に平滑筋を伴う消化管（結腸）の腺成分、軟骨、神経、脳および表皮とその附属器などのような成人の器官構造に似た、分化した体細胞組織から構成されています（**Fig.1-10A, B**）。しかし、卵巣の奇形腫や思春期前の精巣奇形腫とは異なり、かなりの細胞異型や核分裂がみられます（**Fig.1-10B**）。幼若奇形腫（immature teratoma）の概念としては、卵巣においても成人型精巣奇形腫においても、胚様組織、特に神経上皮（neuroectoderm）の存在が必要です（**Fig.1-10C**）。単に胎児型組織の存在だけでは幼若奇形腫成分とみなすことはできません（Ulbright，1999）。幼若奇形腫成分が過剰増殖を示す場合には、「GCTの悪性転化」という概念が導入されます（すでに悪性である腫瘍内でのさらなる体細胞成分の二次的悪性化）。もし外科的に切除できなければ、化学療法耐性であるため、予後はきわめて不良です（Michael，1997）。この問題はQuestion 4で論じます。

皮様嚢腫と類表皮嚢胞
（dermoid cyst, epidermoid cyst）

厳密にいうと、これらは外胚葉起源組織からなる腫瘍ですが、類表皮嚢胞では皮膚附属器が欠けています。奇形腫とは異なり類表皮嚢胞（Price）は良性で、IGCNUも伴っていません（Manivel，Ulbright，2001，Simmonds）。

皮様嚢腫は良性であるといわれていますが、その性質については意見が分かれています。最近、UlbrightとSrigleyは、非外胚葉由来の組織構造を含む精巣皮様嚢腫の概念を展開しました。線毛上皮と胚細胞を伴う呼吸器型上皮および胚細胞と下層に平滑筋を伴う腸管型円柱上皮を含んだ症例（したがって3胚葉がすべて参加する）の

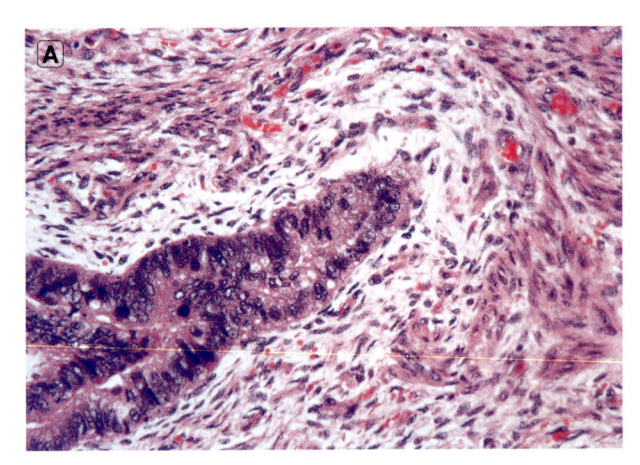

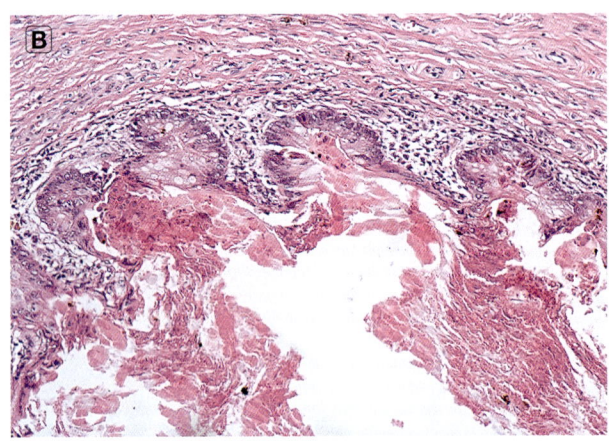

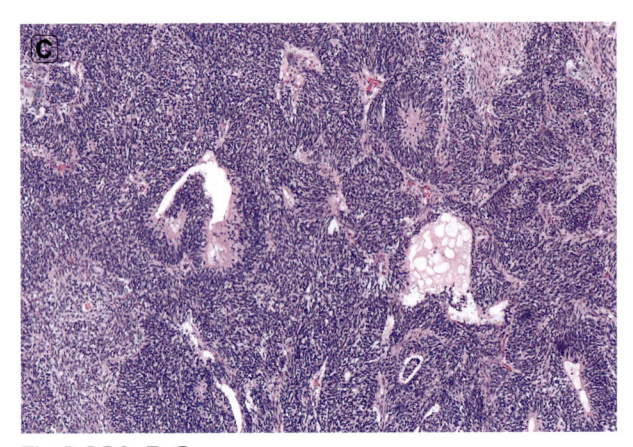

Fig.1-10A, B, C
奇形腫。**A**：平滑筋層に囲まれた腸陰窩と一致する腺構造。腺細胞は核が大きく高色素性で細胞学的異型が強い。一部細胞は核分裂中。**B**：円柱状の腺上皮細胞からの好酸球分泌物を含む囊胞性拡張腺。この病変は、精巣奇形腫の鎖骨下リンパ節転移である。**C**：47歳男性の幼若奇形腫の未分化神経上皮（未分化神経外胚葉性腫瘍）。管腔が未分化細胞（髄様上皮腫）に囲まれた多列上皮により裏打ちされている。これは幼若奇形腫巣である。

何例かを皮様囊腫として報告しています。細胞異型も、明らかな核分裂像もありませんでした。しかし、従来の成人精巣奇形腫と識別するために、UlbrightとSrigleyは「皮様囊腫」という用語をそのまま使用しています。少数の報告には選択バイアスの可能性があり、したがって低グレードの悪性腫瘍として転移を示す可能性が否定できません。筆者らの意見では、これらの症例は囊胞性奇形腫として分類すべきでしょう。成人男性における"良性精巣皮様囊腫"の診断は慎重を要し、注意深く追跡すべきです(Manivel, Ulbright, 2001, Simmonds)。

UlbrightとSrigleyは、思春期以後の精巣における精巣奇形腫発生に関して2つの経路を提唱しています。可能性の高いのはIGCNUからの発生であり、もう1つは非悪性胚細胞由来です(Ulbright, 2001)。

類表皮囊胞患者のほとんどは30代で、腫瘍は患者または担当医師によって偶然結節として発見されます(Price)。結節の精巣割面は、チーズ状物質を含有した囊胞です(**Fig.1-11A, B**)。その囊胞は層状のケラチン層で充満し、その囊胞壁は高分化型扁平上皮で覆われています(**Fig.1-11C**)。皮様囊腫では脂腺や毛囊などの皮膚附属器はみられません。

皮様囊腫の概念はUlbrightとSrigleyにより拡大されたものの、この腫瘍はどのようにして成人精巣奇形腫と区別するのでしょうか？現時点では皮様囊腫または類表皮囊胞に特徴的マーカーはなく、唯一の客観的基準は周囲の精細管にIGCNUを認めないことです。IGCNUの存在、欠如決定のため、周囲の実質を十分にサンプリングすることは外科病理医にとって必須です。

皮様囊腫という診断が下された際には、泌尿器科医は精巣摘除術ではなく部分切除術を行うでしょう。しかし、残念ながら、IGCNUはすべての成人精巣奇形腫において見いだせるわけではなく(Manivelによると88%)、IGCNUが見いだせなかったからといって、その腫瘍が良性であるという保証はありません。細胞異型の存在の有無は重要な補助的所見になるでしょう(**Fig.1-11D**)。いずれにしても綿密な経過観察が必要です。

絨毛癌
(choriocarcinoma：CC)

CCは精巣GCT中で最もまれな型であり、定義として、合胞性栄養膜細胞と細胞性栄養膜細胞の混合からなります。単一型としてみられることはきわめてまれです(0.3%, Mostofi)。CC領域を含んだ混合型GCTとして、GCTの8%にみられます(Ulbright, 1999)。

単一型CCの最も一般的な臨床像は、転移による症状です(Ulbright, 1999)。原発巣はきわめて小さいか、退縮しているため検出できないことさえあります。顕微鏡的

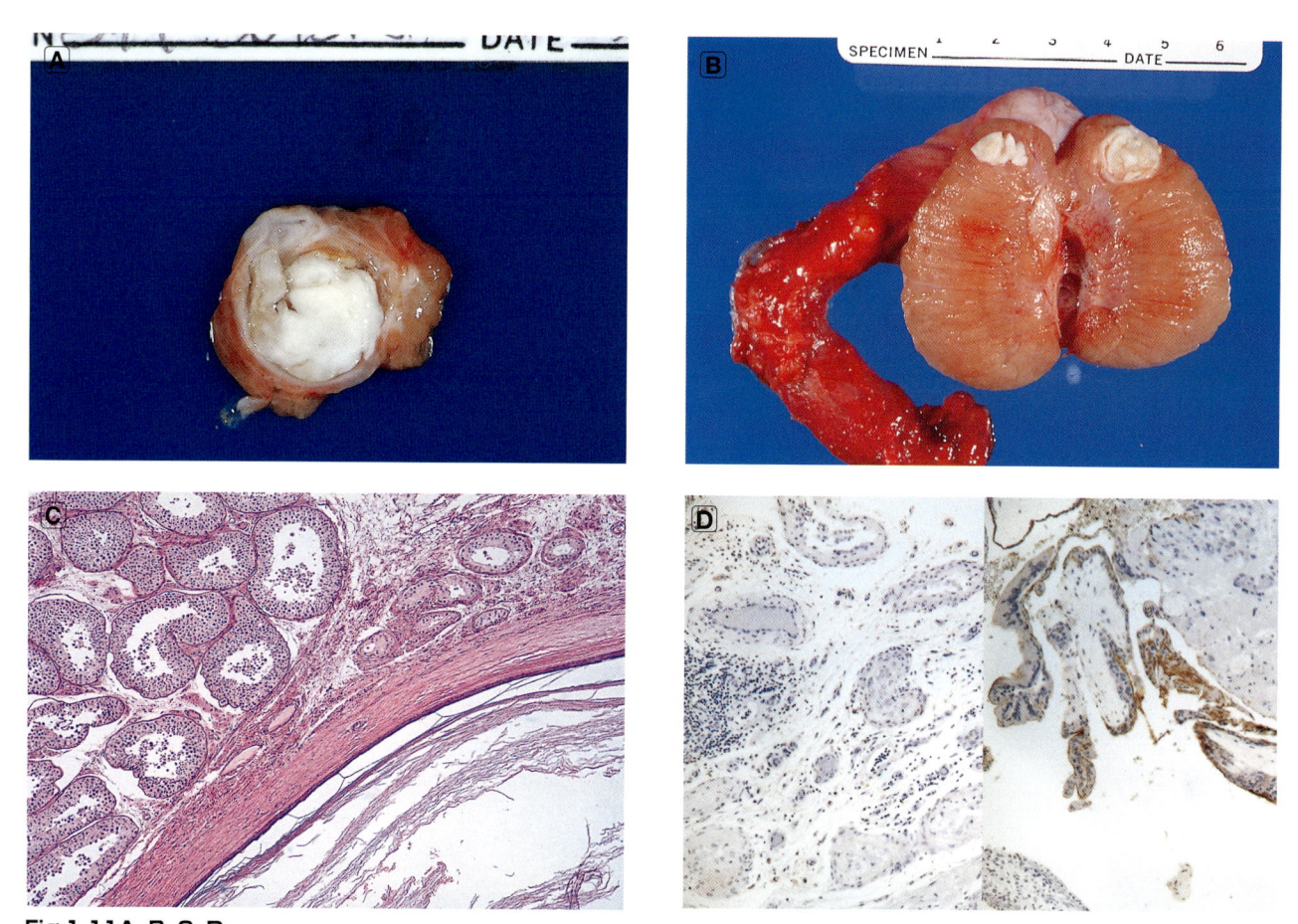

Fig.1-11A, B, C, D
類表皮嚢胞。**A**：精巣結節のある17歳男性。割面はケラチン物質で充満した被嚢性嚢胞が明白。**B**：チーズ状物質で充満したもう1つの類表皮嚢胞例。**C**：類表皮嚢胞。嚢胞の内皮は高分化扁平上皮。嚢胞腔は層状のケラチン物質を含む。毛嚢または汗腺などの皮膚附属器はみられない。したがってこれは類表皮嚢胞である。嚢胞周囲の精細管は異型胚細胞を伴わず正常な精子形成がみられることに注意。**D**：別の類表皮嚢胞例（表示なし）。隣接する精細管（左半分）は完全に萎縮しているが、胎盤性アルカリホスファターゼに対する免疫染色反応陰性により証明されるようにIGCNUを含まない。右半分は陽性対照（胎盤絨毛）。

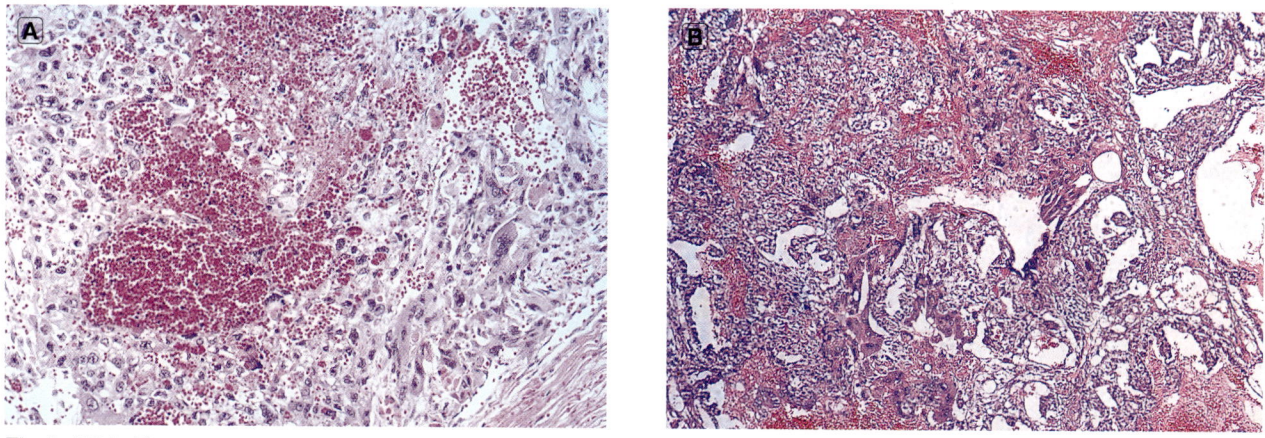

Fig.1-12A, B
絨毛癌（CC）。**A**：播種性GCTの52歳男性。生検によりCCが証明された。単核（細胞性栄養膜）細胞が写真中央部を占める。右側には少数の多核性の合胞性栄養膜細胞層の巨細胞。この細胞はヒト絨毛ゴナドトロピンベータ抗体に反応した（表示なし）。精巣起源と推測される。**B**：精巣GCTのCC病巣。

には、腫瘍は淡色の多核型細胞性栄養膜細胞のシートを形成し、その周囲を好酸性で多核性合胞性栄養膜細胞に囲まれています（**Fig.1-12A, B**）。出血や壊死巣が高頻度でみられます。

精母細胞性セミノーマ（spermatocytic seminoma：SS）

SSは精巣腫瘍において際立った特徴をもった独立した腫瘍であり、ほかのGCTと多くの点で異なります。セミノーマに比べて高齢患者にみられ（平均54歳）、精巣にのみ発生し、ほかのGCTやIGCNUを伴って発生すること

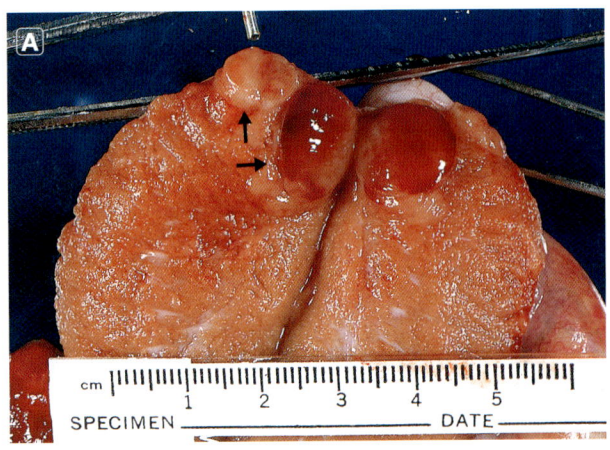

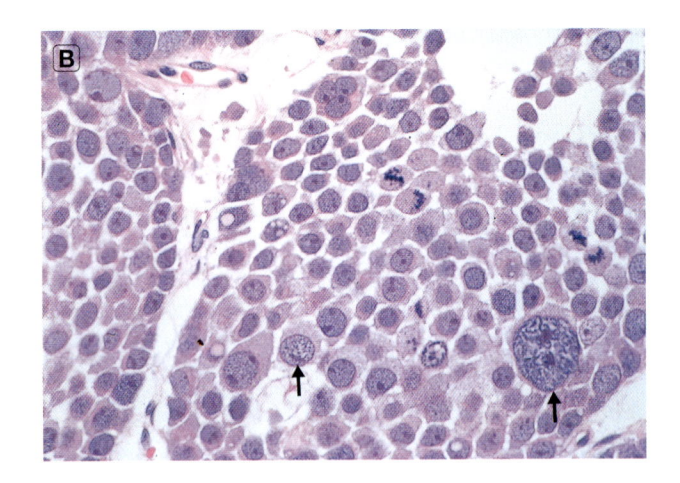

Fig.1-13A, B
24歳・男性（この年齢ではまれ）の精母細胞性セミノーマ（SS）。**A**：割面に2つの結節（矢印）がみえ、その1つは粘液様断面を呈している。**B**：顕微鏡検査による典型的なSS；小さい細胞質、丸い核、微細な粒状のクロマチンのある中型の細胞。2つの核（矢印）には、クロマチンが、Massonが正常な精母細胞減数分裂中に形成される核糸にたとえた線維状構造に並んでいる。大型の多核細胞が右側にある。多くの核分裂像がみられる。介在する間質は非常に少ない。肉眼写真にみられる粘液様物質はこの視野にはみられない。

はありません（Eble）。精巣摘除術が根治的治療法です。後腹膜リンパ節転移は1例のみ報告されているにすぎません（Matoska）。またセミノーマと異なり停留精巣での発生はありません。AFPおよびβHCGは、SS細胞では産生されません（Eble）。1946年に第1例目を報告したMassonは、SSが精母細胞に似た細胞から構成されていると考えました。

肉眼的には、SSの割面は黄褐色から灰色で粘液性表面を持つ境界明確な腫瘍です（**Fig.1-13A**）。組織学的には充実性腫瘍細胞のシートからなり、介在する間質は少量かまたは欠如しています。診断上の特徴は腫瘍細胞の大きさが顕著に異なることです。3種の細胞型がみられます。第1は、リンパ球に似た小型の暗色の核を持つ小型の細胞、第2の型は、やや好酸性細胞質に囲まれた微細顆粒状クロマチンを持つ丸い核を持つ中型の細胞、第3の型は、好酸性細胞質を豊富に含んだ単核または多核の大きい細胞です。そのクロマチンは独特のパターンを示し、正常な精母細胞の減数分裂時に形成される、Massonが「核糸（spiremes）」にたとえたフィラメント構造に類似します（**Fig.1-13B**）。核分裂は盛んで、精細管内増殖は普遍的にみられますが、IGCNUはみられません。

Takahashiらは、各細胞タイプのDNA量をフローサイトメトリーで測定しました。小さい細胞は2倍体（2C）またはほぼ2C、中サイズの細胞は2〜6C、大きい細胞は3〜18Cでした。いずれのケースにも1倍体DNAはみられませんでした。Takahashiらは結論として、これらの細胞は減数分裂に関与していないことと、小さい細胞は連続的な逐次倍数体化することにより大型細胞に転換していくと考えました。

免疫組織化学的反応もセミノーマと明らかに異なります。少数の散在性細胞を除き、SSはPLAP陰性です（Eble, Dekker）。先に述べたとおり、SSは精巣摘除術のみで予後良好な悪性度の低い腫瘍です。しかし、ほかのGCTと同様に、まれな二次性悪性転化が報告されています。肉腫様成分が典型的SSと共存しており、横紋筋肉腫はその1つです。遠隔転移はすべてこの肉腫成分によります（True）。

References
1. Tumours of the urinary system and genital organs. WHO Classification of Tumours. Ed. Eble JN, Sauter G, Epstein JI, and Sesterhenn IA. IARC Press, Lyon, 2006.
2. Ulbright TM. Germ cell tumors of the gonads: a selective review emphasizing problems in differential diagnosis, newly appreciated, and controversial issues. Mod Pathol, 18: S61-79, 2005.
3. Ulbright TM, Amin MB, and Young RH. Tumors of the testis, adnexa, spermatic cord, and scrotum. Atlas of Tumor Pathology, AFIP, Washington, DC, 1999, p 44.
4. Oosterhuis JW, Castedo SM, de Jong B, Cornelisse CJ, Dam A, Sleijfer DT, Schraffordt Koops H. Ploidy of primary germ cell tumors of the testis. Pathogenetic and clinical relevance. Lab Invest, 60: 14-21, 1989.
5. Faulkner SW, Leigh DA, Oosterhuis JW, Roelofs H, Looijenga LH, and Friedlander ML. Allelic losses in carcinoma in situ and testicular germ cell tumours of adolescents and adults: evidence suggestive of the linear progression model. Br J Cancer, 83: 729-736, 2000.

6. Tickoo SK, Hutchinson B, Bacik J, Mazumdar M, Motzer RJ, Bajorin DF, Bosl GJ, and Reuter VE. Testicular seminoma: a clinicopathologic and immunohistochemical study of 105 cases with special reference to seminomas with atypical features. Int J Surg Pathol, 10: 23-32, 2002.
7. Czaja JT and Ulbright TM. Evidence for the transformation of seminoma to yolk sac tumor, with histogenetic considerations. Am J Clin Pathol, 97: 468-477, 1992.
8. Mosharafa AA, Foster RS, Leibovich BC, Ulbright TM, Bihrle R, Einhorn LH, and Donohue JP. Histology in mixed germ cell tumors. Is there a favorite pairing? J Urol, 171: 1471-1473, 2004.
9. Skakkebaek NE. Abnormal morphology of germ cells in two infertile men. Acta Pathol Microbiol Scand (A), 80: 374-378, 1972.
10. Skakkebaek NE. Carcinoma in situ of the testis: frequency and relationship to invasive germ cell tumours in infertile men. Histopathology, 2: 157-170, 1978.
11. Giwercman A, Bruun E, Frimodt-Moller C, and Skakkebaek NE. Prevalence of carcinoma in situ and other histopathological abnormalities in testes of men with a history of cryptorchidism. J Urol,142: 998-1002.
12. Gondos B and Migliozzi JA. Intratubular germ cell neoplasia. Semin Diagn Pathol, 4: 292-303,1987.
13. Krabbe S, Skakkebaek NE, Berthelsen JG, Eyben FV, Volsted P, Mauritzen K, Eldrup J, and Nielsen AH. High incidence of undetected neoplasia in maldescended testes. Lancet, 1: 999-1000, 1979.
14. Pedersen KV, Boiesen P, and Zetterlund CG. Experience of screening for carcinoma-in-situ of the testis among young men with surgically corrected maldescended testes. Int J Androl, 10: 181-185, 1987.
15. Mumperow E, Lauke H, Holstein AF, and Hartmann M. Further practical experiences in the recognition and management of carcinoma in situ of the testis. Urol Int, 48: 162-166, 1992.
16. von der Maase H, Rorth M, Walbom-Jorgensen S, Sorensen BL, Christophersen IS, Hald T, Jacobsen GK, Berthelsen JG, Skakkebaek NE. Carcinoma in situ of contralateral testis in patients with testicular germ cell cancer: study of 27 cases in 500 patients. Br Med J, 293: 1398-1401, 1986.
17. Berthelsen JG, Skakkebaek NE, von der Maase H. Sorensen BL, and Mogensen P. Screening for carcinoma in situ of the contralateral testis in patients with germinal testicular cancer. Br Med J, 285: 1683-1686, 1982.
18. Looijenga LH, Stoop H, de Leeuw HP, de Gouveia Brazao CA, Gillis AJ, van Roozendaal KE, van Zoelen EJ, Weber RF, Wolffenbuttel KP, van Dekken H, Honecker F, Bokemeyer C, Perlman EJ, Schneider DT, Kononen J, Sauter G, and Oosterhuis JW. POU5F1 (OCT3/4) identifies cells with pluripotent potential in human germ cell tumors. Cancer Res, 63: 2244-2250, 2003.
19. Cheville JC, Rao S, Iczkowski KA, Lohse CM, and Pankratz VS. Cytokeratin expression in seminoma of the human testis. Am J Clin Pathol, 113: 583-588, 2000.
20. Ferreiro JA. Ber-H2 expression in testicular germ cell tumors. Hum Pathol,25: 522-524, 1994.
21. Leroy X, Augusto D, Leteurtre E, and Gosselin B. CD30 and CD117 (c-kit) used in combination are useful for distinguishing embryonal carcinoma from seminoma. J Histochem Cytochem, 50:283-285, 2002.
22. Henley JD, Young RH, Wade CL, and Ulbright TM. Seminomas with exclusive intertubular growth: a report of 12 clinically and grossly inconspicuous tumors. Am J Surg Pathol, 28: 1163-1168, 2004.
23. Sehested M and Jacobsen GK. Ultrastructure of syncytiotrophoblast-like cells in seminomas of the testis. Int J Androl, 10: 121-126, 1987.
24. Mostofi FK, Sesterhenn IA, and Davis CJ Jr. Developments in histopathology of testicular germ cell tumors. Semin Urol, 6: 171-188, 1988.
25. Niehans GA, Manivel JC, Copland GT, Scheithauer BW, and Wick MR. Immunohistochemistry of germ cell and trophoblastic neoplasms. Cancer, 62:1113-1123, 1988.
26. Jones TD, Ulbright TM, Eble JN, Baldridge LA, and Cheng L. OCT4 staining in testicular tumors: a sensitive and specific marker for seminoma and embryonal carcinoma. Am J Surg Pathol, 28: 935-940, 2004.
27. Teilum G. Endodermal sinus tumors of the ovary and testis. Comparative morphogenesis of the so-called mesoephroma ovarii (Schiller) and extraembryonic (yolk sac-allantoic) structures of the rat's placenta. Cancer, 12: 1092-1105, 1959.
28. Talerman A. The incidence of yolk sac tumor (endodermal sinus tumor) elements in germ cell tumors of the testis in adults. Cancer, 36: 211-215, 1975.
29. Gonzalez-Crussi F. The human yolk sac and yolk sac (endodermal sinus) tumors. Respectives in Padiatric Pathology, Vol. 5, Chapter 7. Eds: HS Rosenberg and RP Bolande. Chicago Year Book Medical Publisher, 1979, pp179-214.
30. Laurie GW and Leblond CP. Intracellular localization of basement membrane precursors in the endodermal cells of the rat parietal yolk sac. I. Ultrastructure and phosphatase activity of endodermal cells. J Histochem Cytochem, 30: 973-982, 1982 (A).
31. Laurie GW, Leblond CP, and Martin GR. Intracellular localization of basement membrane precursors in the endodermal cells of the rat parietal yolk sac. II. Immunostaining for type IV collagen and its precursors. J Histochem Cytochem, 30: 983-990, 1982 (B).
32. Laurie GW, Leblond CP, Martin GR, and Silver MH. Intracellular localization of basement membrane precursors in the endodermal cells of the rat parietal yolk sac. III. Immunostaining for laminin and its precursors. J Histochem Cytochem, 30: 991-998, 1982 (C).
33. Clement PB, Young RH, and Scully RE. Endometrioid-like variant of ovarian yolk sac tumor. A clinicopathological analysis of eight cases. Am J Surg Pathol,11: 767-778, 1987.
34. Ulbright TM, Roth LM, and Brodhecker CA. Yolk sac differentiation in germ cell tumors. A morphologic study of 50 cases with emphasis on hepatic, enteric, and parietal yolk sac features. Am J Surg Pathol, 10: 151-164, 1986.
35. Michael H, Ulbright TM, and Brodhecker CA. The pluripotential nature of the mesenchyme-like component of yolk sac tumor. Arch Pathol Lab Med, 113; 1115-1119, 1989.
36. Manivel JC, Reinberg Y, Niehans GA, and Fraley EE. Intratubular germ cell neoplasia in testicular teratomas and epidermoid cysts. Correlation with prognosis and possible biologic significance. Cancer, 64: 715-720, 1989.
37. Simmonds PD, Lee AH, Theaker JM, Tung K, Smart CJ, and Mead GM. Primary pure teratoma of the testis. J Urol, 155: 939-942, 1996.
38. Leibovitch I, Foster RS, Ulbright TM, and Donohue JP. Adult primary pure teratoma of the testis. The Indiana experience. Cancer, 75: 2244-2250, 1995.
39. Michael H, Hull MT, Ulbright TM, Foster RS, and Miller KD. Primitive neuroectodermal tumors arising in testicular germ cell neoplasms. Am J Surg Pathol, 21: 896-904, 1997.
40. Price EB Jr. Epidermoid cysts of the testis: a clinical and pathologic analysis of 69 cases from the testicular tumor registry. J Urol, 102: 708-713, 1969.
41. Ulbright TM and Srigley JR. Dermoid cyst of the testits: a study of five postpubertal cases, including a pilomatrixoma-like variant, with evidence supporting its separate classification from mature testicular teratoma. Am J Surg Pathol, 25: 788-793, 2001.
42. Mostofi FK and Price EB Jr. Tumor of the male genital system. Atlas of Tumor Pathology, 2nd series, Fascicle 8. Washington, D.C. Armed Forces Institute of Pathology, 1973.
43. Eble JN. Spermatocytic seminoma. Hum Pathol, 25: 1035-1042, 1994.
44. Matoska J, Ondrus D, and Hornak M. Metastatic spermatocytic seminoma. A case report with light microscopic ultrastructural, and immunohistochemical findings. Cancer, 62: 1197-1201, 1988.
45. Masson P. Etude sur le seminome. Rev Cancer Biol, 5: 361-387, 1946.
46. Takahashi H, Aizawa S, Konishi E, Furusato M, Kato, H, and Ashihara T. Cytofluoromatric analysis of spermatocytic seminoma. Cancer, 72: 549-552, 1993.
47. Dekker I, Rozeboom T, Delemarre J, Dam A, and Oosterhuis JW. Placental-like alkaline phosphatase and DNA flow cytometry in spermatocytic seminoma. Cancer, 69: 993-996, 1992.
48. True LD, Otis CN, Delprado W, Scully RE, and Rosai J. Spermatocytic seminoma of testis with sarcomatous transformation. A report of five cases. Am J Surg Pathol, 12: 75-82, 1988.

Question 2

精巣胚細胞腫瘍の発症機序は何ですか？　胚細胞腫瘍発生に特徴はありますか？

Answer

　胚細胞腫瘍（GCT）は、発生機序と臨床像の違いに基づいて、3群に分類されます。

　小児の卵黄嚢腫瘍（YST）と奇形腫からなる第1群は、早期の胚発生期の原始生殖細胞（primordial germ cell：PGC）から由来すると考えられ、成人に発生するGCTとは起源を異にします。小児奇形腫は良性で、染色体構成に異常はみられませんが、YSTは悪性で、染色体に異数性（aneuploidy）がみられます。

　成人セミノーマと非セミノーマからなる第2群は精細管内胚細胞腫瘍（IGCNU）に由来します。この細胞は染色体がほぼ4倍体です。その後逐次段階的に染色体数の減数に伴い、浸潤性を獲得しセミノーマ（hypertriploid）へ、次に非セミノーマ（hypotriploid）へと至ります。浸潤性増殖を伴う特徴的変化は同腕染色体12pの獲得または12p11.2-12p12.1領域の増幅です。これは、性腺外GCTおよびある種の卵巣GCTを含む成人GCTに特異的なマーカーです。この遺伝子およびこの遺伝子の特異的増幅部位はGCTに浸潤能力をもたらします。同腕染色体12pは成人GCTに非常に特異的なので、起源不明の腫瘍の中からGCTを識別するのに有用です。

　第3群は精母細胞性セミノーマ（SS）で、精祖細胞／精母細胞が起源とみなされています。9番染色体の獲得は必ずみられる所見でIGCNUや同腕染色体12pはみられないことなど、腫瘍発生上の違いが示されます。

Comments

　精巣の胚細胞腫瘍（GCT）は、さまざまな組織型の腫瘍からなります。臨床症状発現時の年齢および組織学的差異に基づくと、GCTは主要な3群に分類されます。新生児、乳児および小児に発生する卵黄嚢腫瘍（YST）と奇形腫からなる第1群。思春期と成人に発生するセミノーマと非セミノーマからなる第2群。より高齢者に発生する精母細胞性セミノーマ（SS）からなる第3群。1群および2群のGCTは、視床下部／松果体、頸部、縦隔、後腹膜および仙尾骨領域の身体正中線の性腺外部位に発生することもあります。この分布は卵黄嚢からgenital ridge（生殖隆起）に至る原始生殖細胞の移動経路に関係しています（Moore）。精母細胞性セミノーマは精巣外の組織ではみられません。

精巣GCTの起源

　思春期前年齢における性腺および性腺外GCT（第1群のGCT）は両者ともに、成人GCT（第2群GCT）を発生させる原始生殖細胞（PGC）ではなく、早期の胚発生期にみられるPGCに由来すると思われます（Ross, Schneider）。ゲノム刷り込みパターンを調べる研究は、GCTを発生させるPGC起源の評価方法の1つです。上記の考え方は、PGCはその発生中に遺伝されたゲノム刷り込みを消去して、新たに性特異的ゲノム刷り込み[1]パターンを確立し、次いで生殖隆起へ移動する間に、ゲノム刷り込み状態が確立するという前提に基づいています（Schneider）。マーカー遺伝子H19とIGF-2の消去が不完全であることは（成人GCTでは消去が完全であることと対照的に）、小児期GCTの発生が胚細胞移動期に始まるのに対し、成人精巣GCTの発生はPGC発生後期であることを示唆しています（Schneider）。Comparative genomic hybridization法で研究されているように良性である小児奇形腫では、染色体構成に異常はみられませんが、悪性であるYSTには染色体に異数性がみられます（Looijenga, 1999A）。

---

[1] ゲノム刷り込みとは、体細胞においていくつかの遺伝子の2つの対立遺伝子が父系または母系からの対立遺伝子遺伝によって、非対称的パターンに発現する現象である。CpGジヌクレオチドのDNAメチル化は刷り込みの最も重要な生化学的マーカーであり、父系と母系の対立遺伝子の識別が可能になる。父系ゲノムが胚外における分化を生じさせる一方、母系ゲノムは主に胚の成長を支える。その移動および成熟配偶子への分化の間、PGCは刷り込みの欠落が特徴的である。刷り込み遺伝子の中ではH19とIGF-2が最も広く研究されている。その2つは染色体11p15上に継承された遺伝子群の一部で、H19遺伝子下流に共通のエンハンサーを持っている。PGCが発生する際、PGCは継承された刷り込みを消去し、新しい性特異的刷り込みパターンを確立する。したがって、GCTが本来の細胞の刷り込み状態を保持すると、生殖隆起移動前のPGCから発生するGCTと減数分裂前胚細胞から発生するGCTとは消去された刷り込みを示すことになる（H19とIGF-2の両アレル発現）。一方、減数分裂に至ったPGCから発生したGCTは性特異的配偶子刷り込みパターンを示すと思われる（Schneider）。

SSの起源は、それがi（12p）（下記参照）（Rosenberg, 1998）を伴わず、さらにセミノーマ/非セミノーマ群の特徴である精細管内胚細胞腫瘍（IGCNU）（Soosay, Muller）も伴わないという点で、はっきりと識別できます。その起源は、精祖細胞/精母細胞型であるといわれており、それは第1群および第2群の起源細胞よりも成熟した段階の性腺細胞です。この結論は、SSと正常精子形成間の段階特異的マーカー遺伝子発現比較に基づいています（SCP1［対合期複合体蛋白質1］とSSX［X染色体上の滑膜肉腫］）（Stoop）。SSは父系パターンのゲノム刷り込みを示し、精祖細胞B期の顕著な形態学的特徴を有しています（Verkerk, Looijenga, 1999B）。さらにセミノーマと胎児性癌（EC）のマーカーである胎盤性アルカリホスファターゼ（PLAP）（Soosay）およびc-kitの出現を伴っていません（McIntyre）。

　細胞遺伝学的解析とComparative genomic hybridizationにより、SSでは染色体数の異常が明らかになり、9番染色体の獲得が必発する所見です（Rosenberg, 1998）。

　最も研究が進んでいるのは、セミノーマ/非セミノーマ群の遺伝的特徴であり、IGCNUと呼ばれる（Skakkebaeckらは上皮内癌と呼んでいる）前駆体細胞から発生することが明らかになっています。細胞は胎生期に精細管に移動した2倍体PGCに起源すると考えられており、今日広く知られているのはOosterhuisのモデルです（Oosterhuis, 1989, 2003）。OosterhuisらはGCTの倍数性に関する一連の研究において、GCT発生は「異形成」前駆体細胞の染色体の4倍体への倍数化によって始まり、その後逐次段階的に染色体の減少が生じ、セミノーマ（高3倍体）およびその後の他型のGCT（低3倍体）の発生に至ると示唆しました。この所見は、GCTはすべて（SSを除き）その進化過程でセミノーマ段階を通過するというFriedman提案のモデルを強力に裏づけます。その後の研究では、顕微鏡で認識できる最も初期の悪性腫瘍段階、すなわちIGCNUがすでにセミノーマと同じ高3倍体を持っていることが証明されました（Looijenga, 2000, Faulkner, Rosenberg, 2000, Summersgill, 2001）。DNAフローサイトメトリーのデータでもセミノーマは、高3倍体の染色体数を持ち、非セミノーマは低3倍体の染色体数が確認されています（Looijenga, 1999A, el-Naggar）。染色体分析により染色体（の一部分）の過剰および過少発現（染色体7、8、12、21、X染色体は過剰発現、染色体11、13、18、Y染色体は過少発現）が確認されています（van Echten）。

　しかしながら、この一般的なセミノーマ発生経路と相反する臨床的特徴は、ほとんどの非セミノーマ性GCTは若青年層に発現する一方、セミノーマの発生割合は10歳以上年上の成人男性に発現するというものです。非セミノーマ性GCTよりもセミノーマでc-kit突然変異が高頻度に起こるということもまた、一般的なセミノーマ発生源説を支持するものではありません。

　成人GCTに最もよくみられる構造的異常は、1982年にAtkinとBakerが初めて報告した同腕染色体12p（i[12p]）[2]（**Fig. 2-1**）で、セミノーマおよび非セミノーマで全GCTの約80%にみられます。また、一部の卵巣GCT（未分化胚細胞腫、YST、成熟型奇形腫）と性腺外GCTにおいても証明されています（Suijkerbuijk, 1992, de Bruin）。i（12p）のコピー数はセミノーマでも非セミノーマでも1細胞あたり1~4です（de Jong）。残りのいわゆるi（12p）-陰性精巣GCTにおいては、12pの過剰発現（12qと比較して）が、Fluorescence in situ hybridization（FISH）法（Suijkerbuijk, 1992, 1993, Rodriguez E, 1993）またはComparative genomic hybridization（Rodriguez S）により証明されました。特にGCTの10%で12p11.2-12p12.1領域の増幅が証明され（Suijkerbuijk, 1993, 1994, Mostert, Korn, Rao, Summersgill, 1998, Roelofs, Rodriguez, 2003）、これは主にi（12p）のないセミノーマで観察されました。興味深いことに、同一細胞に、この限定的な12p領域の増幅とi（12p）が同時にはみられなかったことです（Roelofs）。一方、IGCNU[3]では、これまで12番染色体の獲得も増幅も認められていません（Rosenberg, 2000, Summersgill, 2001）。これらの結果は、浸潤性GCTの発生には12p短腕に関してその過剰複製、またはその限定的な一部過剰発現という2つの機序が少なくともあることが推測されます（Roelofs）。

　i（12p）の高頻度出現とその部分領域の増幅は、この領域に位置する遺伝子（群）が浸潤性GCTへの進展に重要な役割を果たすことを意味しています。12p増幅がみられ

---

2) i（12p）は2本の同じ腕と同じ遺伝子を持つ染色体。腕は互いに鏡像関係。
3) Vosらの観察によると、核型分析で研究した3例中1例にi（12p）の複製が2個みられた。

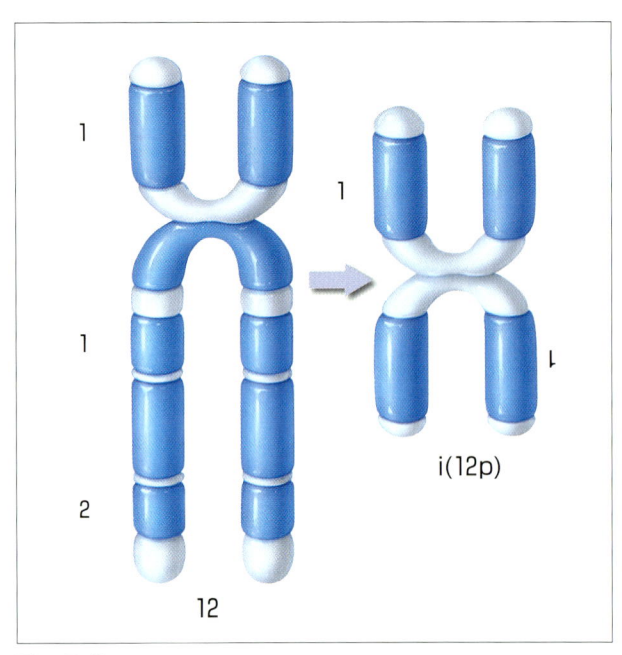

Fig. 2-1
同腕染色体12p、i(12p)。2つの同じp腕は鏡像関係。

るセミノーマでは、それがみられない場合に比べ、アポトーシスが低レベルです（Roelofs）。

　染色体12p上における候補遺伝子には、KRASとCCND2（サイクリンD2）があります。第3の候補遺伝子はMYCN（N-MYC）（染色体12p24.3上）です。頻度の低いもののKRASの突然変異が証明されています（11％、Olie）。一方、その位置は高頻度に増幅がみられる12p11.1-12p12.1領域であるため、増幅されたKRASは浸潤性増殖に関与している可能性があります（Roelofs）。癌原遺伝子（protooncogene）のMYCNとCCND2が過剰発現されていますが（Skotheim）、CCND2増幅におけるMycの直接的役割は形質細胞腫で証明されている（Mai）ため、GCTにおいても同様の役割が推測されます（Skotheim）。D型サイクリンの発現上昇とそれに伴う細胞同期のG1-S相への移行はRASシグナル伝達の下流で起こることに注目すべきです。網膜芽腫（RB1）癌抑制遺伝子が実質的にすべてのIGCNU、セミノーマおよびECで発現抑制を受けていることも注意すべきです（奇形腫では再発現する）（Strohmeyer）。その結果、その下流の転写因子であるE2Fは活性化し、細胞周期関連遺伝子を活性化させます（Skotheim）。

卵巣GCTにおけるi（12p）の発現

　卵巣GCTの大半は成熟した単一型の良性奇形腫ですが、幼若奇形腫は奇形腫以外のGCT（混合GCT）の随伴を時に伴い、若年者に発生する傾向があります。Poulosらは、12pテロメアおよびセントロメア（動原体）検出プローブを用いたFISH解析で卵巣奇形腫におけるi（12p）の存在を調べました。混合型GCT 6例中5例では、非奇形腫成分（ECを伴う、または伴わないYST）中にi（12p）が検出され、6例中4例では奇形腫成分からも検出されました。対照的に、5例の単一型卵巣成熟奇形腫と3例の単一型卵巣幼若奇形腫においては、i（12p）もそのほかの12p増幅形態もみられませんでした。このような結果は、混合型卵巣GCT内の奇形腫は単一型成熟奇形腫とは、その発生機序が異なり、成人男性精巣GCTの機序と同じであることが裏づけられます。

　i（12p）および染色体12p部分増幅の臨床的重要性は何でしょうか。目下わかっていることは、増幅の程度やKRASの突然変異の有無は、治療への反応や患者の予後を予測するものではないようです（Roelofs）。第2に、i（12p）および12p領域の一部の増幅は、GCT由来の二次性悪性腫瘍と考えられる横紋筋肉腫や未分化神経外胚葉性腫瘍（PNET）、白血病などでも特異的にみられるので、性腺外部位発生の分類不可能な悪性腫瘍において、i（12p）や12pの増幅の存在はGCT起源であるという診断に利用できます（Summersgill, 1998）。

References

1. Moore KL. The developing human. Clinically oriented embryology. 2nd Ed. WB Saunders, Philadelphia, 1977.
2. Ross JA, Schmidt PT, Perentesis JP, and Davies SM. Genomic imprinting of H19 and insulin-like growth factor-2 in pediatric germ cell tumors. Cancer, 85: 1389-1394, 1999.
3. Schneider DT, Schuster AE, Fritsch MK, Hu J, Olson T, Lauer S, Gobel U, and Perlman EJ. Multipoint imprinting analysis indicates a common precursor cell for gonadal and nongonadal pediatric germ cell tumors. Cancer Res, 61: 7268-7276, 2001.
4. Looijenga LH, de Munnik H, and Oosterhuis JW. A molecular model for the development of germ cell cancer. Int J Cancer, 83: 809-814, 1999A.
5. Rosenberg C, Mostert MC, Schut TB, van de Pol M, van Echten J, de Jong B, Raap AK, Tanke H, Oosterhuis JW, and Looijenga LH. Chromosomal constitution of human spermatocytic seminomas: comparative genomic hybridization supported by conventional and interphase cytogenetics. Genes Chromosomes Cancer, 23: 286-291, 1998.
6. Soosay GN, Bobrow L, Happerfield L, Parkinson MC. Morphology and immunohistochemistry of carcinoma in situ adjacent to testicular germ cell tumours in adults and children: implications for histogenesis. Histopathology, 19: 537-544, 1991.
7. Muller J, Skakkebaek NE, and Parkinson MC. The spermatocytic seminoma: views on pathogenesis. Int J Androl, 10: 147-156, 1987.
8. Stoop H, van Gurp R, de Krijger R, Geurts van Kessel A, Koberle B, Oosterhuis W, and Looijenga L. Reactivity of germ cell maturation stage-specific markers in spermatocytic seminoma: diagnostic and etiological implications. Lab Invest, 81: 919-928, 2001.
9. Verkerk AJ, Ariel I, Dekker MC, Schneider T, van Gurp RJ, de Groot N, Gillis AJ, Oosterhuis JW, Hochberg AA, and Looijenga LH. Unique expression patterns of H19 in human testicular cancers of different etiology. Oncogene, 14: 95-107, 1997.
10. Looijenga LH and Oosterhuis JW. Pathogenesis of testicular germ cell tumours. Rev Reprod, 4: 90-100, 1999B.
11. McIntyre A, Summersgill B, Grygalewicz B, Gillis AJ, Stoop J, van Gurp RJ, Dennis N, Fisher C, Huddart R, Cooper C, Clark J, Oosterhuis JW, Looijenga LH, and Shipley J. Amplification and overexpression of the KIT gene is associated with progression in the seminoma subtype of testicular germ cell tumors of adolescents and adults. Cancer Res, 65 : 8085-8089,2005.
12. Oosterhuis JW, Castedo SM, de Jong B, Cornelisse CJ, Dam A, Sleijfer DT, and Schraffordt Koops H. Ploidy of primary germ cell tumors of the testis. Pathogenetic and clinical relevance. Lab Invest, 60: 14-20, 1989.
13. Oosterhuis JW and Looijenga LH. Current views on the pathogenesis of testicular germ cell tumours and perspectives for future research: highlights of the 5th Copenhagen Workshop on Carcinoma in situ and Cancer of the Testis. APMIS, 111: 280-289, 2003.
14. Friedman NB. The comparative morphogenesis of extragenital and gonadal teratoid tumors. Cancer, 4: 265- 276, 1951.
15. Looijenga LH, Rosenberg C, van Gurp RJ, Geelen E, van Echten-Arends J, de Jong B, Mostert M, and Oosterhuis JW. Comparative genomic hybridization of microdissected samples from different stages in the development of a seminoma and a non-seminoma. J Pathol, 191: 187-192, 2000.
16. Faulkner SW, Leigh DA, Oosterhuis JW, Roelofs H, Looijenga LH, and Friedlander ML. Allelic losses in carcinoma in situ and testicular germ cell tumours of adolescents and adults: evidence in suggestive of the linear progression model. Br J Cancer, 83: 729-736, 2000.
17. Rosenberg C, Van Gurp RJ, Geelen H, Oosterhuis JW, and Looijenga LH. Overrepresentation of the short arm of chromosome 12 is related to invasive growth of human testicular seminomas and nonseminomas. Oncogene, 19: 5858-5862, 2000.
18. Summersgill B, Osin P, Lu YJ, Huddart R, and Shipley J. Chromosomal imbalances associated with carcinoma in situ and associated testicular germ cell tumours of adolescents and adults. Br J Cancer, 85: 213-220, 2001.
19. el-Naggar AK, Ro JY, McLemore D, Ayala AG, and Batsakis JG. DNA ploidy in testicular germ cell neoplasms. Histogenetic and clinical implications. Am J Surg Pathol, 16: 611-618, 1992.
20. van Echten J, Oosterhuis JW, Looijenga LH, van de Pol M, Wiersema J, te Meerman GJ, Schaffordt Koops H, Sleijfer DT, and de Jong B. No recurrent structural abnormalities apart from i(12p) in primary germ cell tumors of the adult testis. Genes Chromosomes Cancer, 14: 133-144, 1995.
21. Atkin NB and Baker MC. i(12p):specific chromosomal marker in seminoma and malignant teratoma of the testis? Cancer Genet Cytogenet, 10: 199-204, 1983.
22. Suijkerbuijk RF, Looijenga L, de Jong B, Oosterhuis JW, Cassiman JJ, and Geurts van Kessel A. Verification of isochromosome 12p and identification of other chromosome 12 aberrations in gonadal and extragonadal human germ cell tumors by bicolor double fluorescence in situ hybridization. Cancer Genet Cytogenet, 63: 8-16, 1992.
23. de Bruin TW, Slater RM, Defferrari R, Geurts van Kessel A, Suijkerbuijk RF, Jansen G, de Jong B, and Oosterhuis JW. Isochromosome 12p-positive pineal germ cell tumor. Cancer Res, 54: 1542-1544, 1994.
24. de Jong B, Oosterhuis JW, Castedo SM, Vos A, and te Meerman GJ. Pathogenesis of adult testicular germ cell tumors. A cytogenetic model. Cancer Genet Cytogenet, 48: 143-167, 1990.
25. Suijkerbuijk RF, Sinke RJ, Meloni AM, Parrington JM, van Echten J, de Jong B, Oosterhuis JW, Sandberg AA, and Geurts van Kessel A. Overrepresentation of chromosome 12p sequences and karyotypic evolution in i(12p)-negative testicular germ-cell tumors revealed by fluorescence in situ hybridization. Cancer Genet Cytogenet, 70: 85-93, 1993.
26. Rodriguez E, Houldsworth J, Reuter VE, Meltzer P, Zhang J, Trent JM, Bosl GJ, and Chaganti RS. Molecular cytogenetic analysis of i(12p)-negative human male germ cell tumors. Genes Chromosomes Cancer, 8: 230-236, 1993.
27. Rodriguez S, Jafer O, Goker H, Summersgill BM, Zafarana G, Gillis AJ, van Gurp RJ, Oosterhuis JW, Lu YJ, Huddart R, Cooper CS, Clark J, Looijenga LH, and Shipley JM. Expression profile of genes from 12p in testicular germ cell tumors of adolescents and adults associated with i(12p) and amplification at 12p11.2-p12.1. Oncogene, 22: 1880-1891, 2003.
28. Suijkerbuijk RF, Sinke RJ, Weghuis DE, Roque L, Forus A, Stellink F, Siepman A, van de Kaa C, Soares J, and Geurts van Kessel A. Amplification of chromosome subregion 12p11.2-p12.1 in a metastasis of an i(12p)-negative seminoma: relationship to tumor progression? Cancer Genet Cytogenet, 78: 145-152, 1994.
29. Mostert MM. van de Pol M, Olde Weghuis D, Suijkerbuijk RF, Geurts van Kessel A, van Echten J, Oosterhuis JW, and Looijenga LH. Comparative genomic hybridization of germ cell tumors of the adult testis: confirmation of karyotypic findings and identification of 12p-amplicon. Cancer Genet Cytogenet, 89: 146-152, 1996.
30. Korn WM, Oide Weghuis DE, Suijkerbuijk RF, Schmidt U, Otto T, du Manoir S, Geurts van Kessel A, Harstrick A, Seeber S, and Becher R. Detection of chromosomal DNA gains and losses in testicular germ cell tumors by comparative genomic hybridization. Genes Chromosomes Cancer, 17: 78-87, 1996.
31. Rao PH, Houldsworth J, Palanisamy N, Murty VV, Reuter VE, Motzer RJ, Bosl GJ, and Chaganti RS. Chromosomal amplification is associated with cisplatin resistance of human male germ cell tumors. Cancer Res, 58: 4260-4263, 1998.
32. Summersgill B, Goker H, Osin P, Huddart R, Horwich A, Fisher C, and Shipley J. Establishing germ cell origin of undifferentiated tumors by identifying gain of 12p material using comparative genomic hybridization analysis of paraffin-embedded samples. Diagn Mol Pathol, 7: 260-266, 1998.
33. Roelofs H, Mostert MC, Pompe K, Zafarana G, van Oorschot M, van Gurp RJ, Gillis AJ, Stoop H, Beverloo B, Oosterhuis JW, Bokemeyer C, and Looijenga LH. Restricted 12p amplification and RAS mutation in human germ cell tumors of the adult testis. Am J Pathol, 157: 1155-1166, 2000.
34. Vos A, Oosterhuis JW, de Jong B, Buist J, and Schraffordt Koops H. Cytogenetics of carcinoma in situ of the testis. Cancer Genet Cytogenet, 46: 75-81, 1990.
35. Summersgill B, Osin P, Lu YJ, Huddart R, and Shipley J. Chromosomal imbalances associated with carcinoma in situ and associated testicular germ cell tumours of adolescents and adults. Br J Cancer, 85: 213-220, 2001.
36. Olie RA, Looijenga LH, Boerrigter L, Top B, Rodenhuis S, Langeveld A, Mulder MP, and Oosterhuis JW. N- and KRAS mutations in primary testicular germ cell tumors: incidence and possible biological implications. Genes Chromosomes Cancer, 12: 110-116, 1995.
37. Skotheim RI and Lothe RA. The testicular germ cell tumour genome. APMIS, 111: 136-151, 2003.
38. Mai S, Hanley-Hyde J, Rainey GJ, Kushak TI, Paul JT, Littlewood TD, Mischak H, Stevens LM, Henderson DW, and Mushinski JF. Chromosomal and extrachromosomal instability of the cyclin D2 gene is induced by Myc overexpression. Neoplasia, 1: 241-252, 1999.
39. Strohmeyer T, Reissmann P, Cordon-Cardo C, Hartmann M, Ackermann R, and Slamon D. Correlation between retinoblastoma gene expression and differentiation in human testicular tumors. Proc Natl Acad Sci, USA, 88: 6662-6666, 1991.
40. Poulos C, Cheng L, Zhang S, Gersell DJ, and Ulbright TM. Analysis of ovarian teratomas for isochromosome 12p: evidence supporting a dual histogenetic pathway for teratomatous elements. Mod Pathol, 19: 766-771, 2006.

Question 3

乳児および小児に発生する胚細胞腫瘍は、思春期後の男性および女性の胚細胞腫瘍とどのように異なるのか解説してください。

■Answer

　小児群に発生する胚細胞腫瘍（GCT）は、いくつかの点で成人GCTと大きく異なります。まず、発生率が成人のそれよりはるかに低いこと、第2に、生後数年間は性腺外に発生する腫瘍の方が性腺腫瘍より多いことです。第3は、8歳以上の女児に発生する卵巣未分化胚細胞腫を除き、奇形腫と卵黄嚢腫瘍（YST）がこの年齢に発生する唯一のGCTです。腺外発生腫瘍の好発部位は仙尾骨部で、この部位では、奇形腫が主なものです。

　精巣においては、奇形腫よりYSTが多いのに対し、卵巣では奇形腫のほうが多く、成熟奇形腫は幼若奇形腫の2倍の頻度です。YSTは悪性で奇形腫は良性です。幼若奇形腫の存在はそれ自体が予後に影響するものではありませんが、重要なことは、幼若奇形腫は、YST病巣併存および病期の進行と高率に関連していることです。しかし、予後は総合的にみて良好です。思春期前精巣においては成人GCTの前駆体である精細管内胚細胞腫瘍は、奇形腫やYSTに隣接する精細管内に確認されず、成人GCTと思春期前GCTとでは発生機序の差異が示唆されます。

■Comments

　小児（思春期前）における胚細胞腫瘍（GCT）は、成人（厳密には思春期後）のそれと病理像において大きな違いがあります。主要な違いは以下のとおりです。

　まず、GCTは生後数年間では性腺外に好発します。第2に、卵巣の少数の未分化胚細胞腫（dysgerminoma）を除き、奇形腫と卵黄嚢腫瘍（YST）が唯一の型です。第3に、YSTは悪性ですが、精巣と性腺外部位に発生する奇形腫および卵巣奇形腫のほとんどは良性です[1]。一方、分化度にかかわらず成人の精巣奇形腫は悪性です。

　Ulbrightは、最近のレビューにおいて、小児と成人におけるGCTの生物学的差異の説明に合理的な（異論もあることでしょうが）組織発生学的分類法を提案しています（**Fig. 3-1**）。

Fig.3-1　Histogenesis of gonadal germ cell tumor in testis and Ovary
(adapted from Ulbright, 2005, with permission)

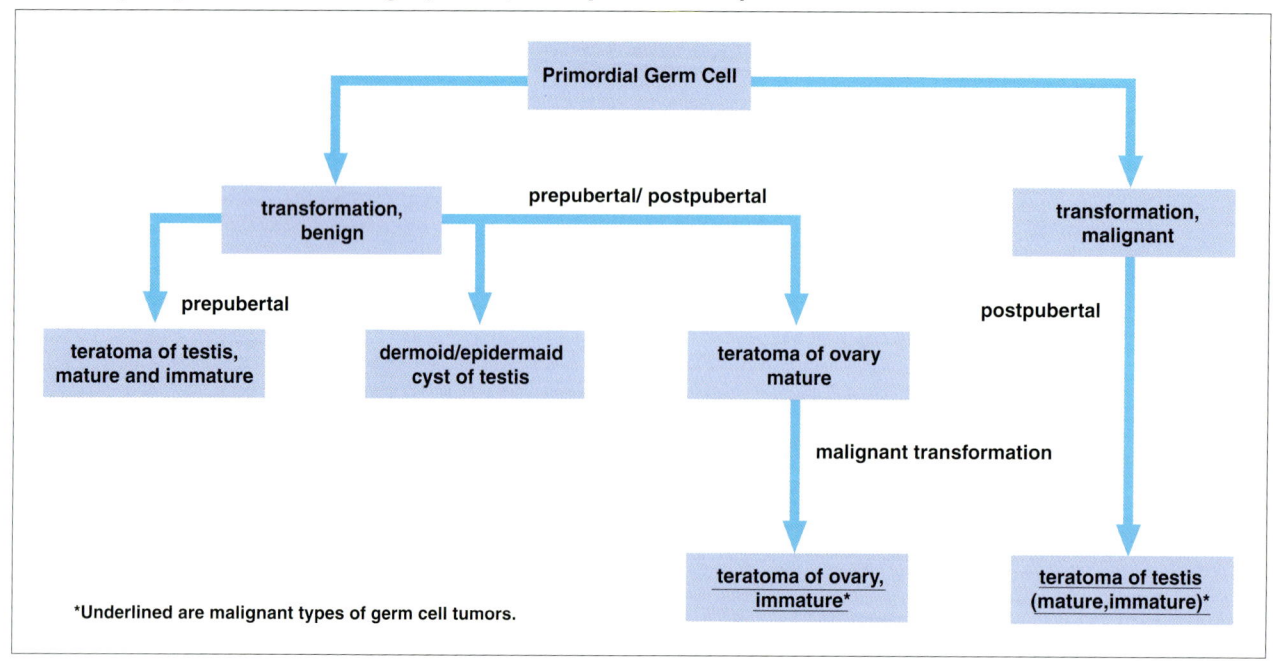

*Underlined are malignant types of germ cell tumors.

遺伝的発生機序における差異によって、良性と悪性という2種の性腺奇形腫型が生じます。良性腫瘍は「良性（形質転換されていない）」胚細胞由来で、通常の卵巣成熟奇形腫、思春期前の精巣奇形腫（性腺外奇形腫を含む）、精巣皮様嚢腫／類表皮嚢胞を含みます。思春期後の精巣奇形腫は、萎縮した精細管内に存在する悪性胚細胞（分類不能の精細管内胚細胞腫瘍[IGCNU]と認識される）に由来し、胎児性癌（EC）またはYSTなどの中間的形態を経て発生するので、悪性です。さらに、一部の性腺奇形腫は「奇形腫後の悪性転化」により、さらに悪性度を獲得します。そのような腫瘍は通常、女児および成人女性の卵巣に発生し生物学的には幼若型の組織量によってグレード1〜3に分類されます[1]。神経外胚葉組織やウィルムス腫瘍の芽体（blastema）などの幼若奇形腫成分も、思春期後の精巣奇形腫に発生することがあります。しかし、成人男子の奇形腫においては分化度と無関係にすでに悪性であるため、臨床的意義は存在しません（Ulbright, 2005）。彼の提案は、年齢、臓器、性による奇形腫の生物学的臨床像の違いを一応説明していますが、その差の原因である遺伝的基盤には言及していません。当然の疑問は、2種の奇形腫における遺伝的な違いは何かということです。思春期および若年女性の卵巣奇形腫が「良性」胚細胞由来で、幼若な成分が腫瘍をより進行が早いものにしているとすれば、なぜ思春期前精巣奇形腫の幼若型成分も奇形腫を同様に侵襲的なものにしないのでしょうか。思春期前におけるYSTと奇形腫との遺伝的差異は何でしょうか。

　思春期前の男性および女性における性腺ならびに性腺外GCTの生物学的特徴を、次のようにまとめます。

罹患率

　思春期前症例の全部位におけるGCTの罹患率についての報告はありません。思春期前における精巣GCTの罹患率は、思春期後の男性よりはるかに低値です（0.12対6.0/100,000, Reuter）。罹患率が高いのはYSTで、奇形腫と比べるとその比は6〜3対1と報告されています（Brosman, Grady, 1997, Weissbach）。しかし、英国での登録患者においては、YSTより奇形腫が多く報告されています（Marsden, 1981）。卵巣では未分化胚細胞腫が少数みられます（Marsden）。

腫瘍の部位とGCTの型

　小児の場合、GCTは性腺外により多く発生し（Dehner, Marsden, Harms）、発生率の高い順に、仙尾骨部（症例の42％）、卵巣（24％）、精巣（9％）、縦隔（7％）、中枢神経系（6％）、後腹膜（4％）となります（Dehner）。奇形腫は仙尾骨部に最も多くみられ（Marsden, Fraumeni）、2歳までの女児で4倍多くみられます（Fraumeni）。精巣においては、YSTが奇形腫よりはるかに多くみられます（Grady, 1997）。

　女児の奇形腫の発生では、二峰性年齢分布曲線がみられ、最初のピークは3歳以下で、次は8歳以後です。初めのピークは主に仙尾骨部に発生する奇形腫のためで、2つ目は卵巣奇形腫のためです（Fraumeni）。生後2年までの男児では、奇形腫は精巣より性腺外に多くみられます。その後の罹患率はいずれの部位でも思春期まで低いままです（Fraumeni）。

精巣のGCT

　奇形腫は精巣GCTの14〜22％で（Brosman, Grady, 1997, Weissbach）、YSTが奇形腫よりはるかに多く発生します（59〜86％, Grady, Brosman, Weissbach）。

卵巣のGCT

　奇形腫はYSTよりはるかに多く（Harms）、成熟奇形腫は幼若奇形腫の2倍です（Harms）。未分化胚細胞腫（卵巣でセミノーマに相当する腫瘍）は、思春期前GCTの約9％を占め、YST（単一組織型）の発生年齢24か月と対照的に、年長群（年齢中央値153か月）でみられます（Harms）。これはセミノーマが男性で思春期前の時期ではほとんどみられないことと対照的です。

YSTの臨床像

　YSTは悪性GCTです。思春期後のYSTとは対照的にほとんどの場合、単一の組織型として発症します。転移率は成人（61％, Weissbach）ほど高くありません（9％）[2]。

---

1) 卵巣幼若奇形腫は、その幼若レベルによって決定される。一般的に受け入れられているこの見解は、小児患者の幼若奇形腫には当てはまらない。信頼性の高い近年の研究によると、幼若性それ自体は予後に影響しないが、奇形腫の幼若度と有意に相関して発生するYSTが予後に悪影響をもたらすことが報告されている（Heifetz）。

2) 研究はボン（ドイツ）の登録簿とWeissbachらの、合計799のGCT症例に基づいている。大半はYST（566）と奇形腫（138）であるが、セミノーマ（37）を含む他の型も少数含む。成人男性GCTもボンの登録簿からの症例である。

米国小児科学会泌尿器部門のPrepubertal Testis Tumor Registry（思春期前精巣腫瘍登録）に記録されたYST患者212名中33名（16％）に転移がみられました（Grady, 1995）。

発生部位、性、年齢別の奇形腫の臨床像

カテゴリー的には、小児期の奇形腫は発生部位あるいは幼若型成分の存在にかかわらず良性で、完全摘出されれば良性の経過をたどることが広く認められています。

近年、小児腫瘍研究グループ／小児癌研究グループの共同研究により、これまでに取り上げられていない所見が報告されました。専門家による幼若奇形腫135例のレビューで、60例は単一組織型幼若奇形腫、75例は幼若奇形腫を成分とする奇形腫とYSTの混合型であることがわかりました。幼若奇形腫を神経および芽体成分比率でグレード分類すると、病期とYST病巣の存在（p<0.02）、およびグレードとYST病巣の存在（p<0.001）間に有意な相関性がみられました。幼若成分のグレードは予後には悪影響を与えませんが、YST病巣の存在が悪影響をもたらす原因であることがわかりました。2～6年の生存率は極めて良好であり（96％）、YSTの存在によって予後が決まります。奇形腫においてYST成分の存在が予後に悪影響を及ぼすことについては、Harmsらが以前に指摘しています。

先天性（周産期）奇形腫とは、子宮内で検出され生後1週以内に発見される奇形腫のことです。周産期腫瘍で最も多く、先天性新生物の37～53％を占めます（Heerema-McKenney）。先天性奇形腫は性腺外にみられる傾向が高く、その大半は仙尾骨部です。Heerema-McKenneyらが報告した胎児および新生児腫瘍22例の研究では、奇形腫のグレード（幼若型成分の割合）とYSTの存在は治療成績に悪い影響を与えていません。治療成績は主に、腫瘍の完全除去が可能かどうかによって決まります。

分類不能の精細管内胚細胞腫瘍（IGCNU）

思春期前GCTの分子生物学的機序が成人GCTと異なっているとすれば、思春期GCTにおいてIGCNUがあるかどうかが問われるわけですが、非常にまれか（Stamp）、存在しない（Manivel, Hawkins）と報告されています。例外は停留精巣（Krabbe, Dorman, Muller, 1984A）、男性の仮性半陰陽（Armstrong, Muller, 1984B）、および性腺発育障害（Muller, 1985）においてで、これらはすべて後に成人になってから浸潤性GCTを発生させることで知られています。

思春期前小児のGCT病巣周辺の精細管内にはしばしば、明細胞質と大型の核を持つさまざまな異型胚細胞のあることが知られていますが、この細胞は健常男児精巣にもみられ（Manivel）、免疫組織化学的には、胎盤性アルカリホスファターゼ（PLAP）で陰性で、ほとんどの研究者はIGCNUとみなしていません（Manivel, Soosay, Hartwick）。しかし、近年Renedoらは、PLAPに陰性を示し、p53とPCNAに陽性である異型細胞が、成熟奇形腫に隣接していると報告しており、Renedoらは、この細胞をIGCNUと同一であるとみなしています。一方、Huらが報告した症例は精巣YST（単一組織型）の15か月男児でした。腫瘍に隣接する精細管内に、グリコーゲンが豊富でPLAPが一部陽性、およびDNAに3倍体DNAを含む異型細胞がみられました。しかし、YST細胞は4倍体の染色体が最も多くみられました。Huらは、これらの細胞がごくわずかな精細管内増殖を示すにすぎないことから、通常の成人IGCNUと異なるIGCNUであると結論しました。この異型細胞の本態と、成人におけるIGCNUとの関連は、今日測定可能なIGCNUマーカーを利用すればより明らかになると思われます。Hawkinsらは、PLAPとIGCNUのもう1つのマーカーであるc-kitに対する抗体を用いて異型淡明細胞の特徴の解明を試みました（Rajpert-De Meyts, Jorgensen）。GCTに隣接した異型細胞28例中のいずれも、PLAPおよびc-kitには反応しませんでした。しかし7例中5例はPCNAに陽性を示し、p53は検討した2例にみられました。Huらは、小児GCTに隣接する胚細胞は増殖性であるが悪性細胞ではないと結論づけました。この結論はうなづけるところです。

要約すると、成人において形態学的および免疫組織化学的に定義されているIGCNUは思春期前精巣奇形腫またはYSTに隣接する精細管内には確認されず、したがって遺伝的機序は異なります。唯一の例外は、停留精巣や男性仮性半陰陽、および性腺発育障害を伴う異常精巣にみられるものです。これらの精巣にみられるIGCNUはおそらく成人型GCTの前駆体です。

References

1. Ulbright TM. Germ cell tumors of the gonads: a selective review emphasizing problems in differential diagnosis, newly appreciated, and controversial issues. Mod Pathol, 18: S61-S79, 2005.
2. Reuter VE. Origins and molecular biology of testicular germ cell tumors. Mod Pathol, 18: S51-S60, 2005.
3. Brosman SA. Testicular tumors in prepubertal children. Urology, 13: 581-588, 1979.
4. Dehner LP. Gonadal and extragonadal germ cell neoplasia of childhood. Hum Pathol, 14:493-511, 1983.
5. Marsden HB, Birch JM, and Swindell R. Germ cell tumours of childhood: a review of 137 cases. J Clin Pathol, 34: 879-883, 1981.
6. Fraumeni JF Jr, Li FP, and Dalager N. Teratomas in children: epidemiologic features. J Natl Cancer Inst, 51: 1425-1430, 1973.
7. Grady RW, Ross JH, and Kay R. Epidemiological features of testicular teratoma in a prepubertal population. J Urol, 158: 1191-1192, 1997.
8. Weissbach L, Altwein JE, and Stiens R. Germinal testicular tumors in childhood. Report of observations and literature review. Eur Urol, 10: 73-85, 1984.
9. Stamp IM, Barlebo H, Rix M, and Jacobsen GK. Intratubular germ cell neoplasia in an infantile testis with immature teratoma. Histopathology, 23: 99-100, 1993.
10. Manivel JC, Simonton S, Wold LE, and Dehner LP. Absence of intratubular germ cell neoplasia in testicular yolk sac tumors in children. A histochemical and immunohistochemical study. Arch Pathol Lab Med, 112: 641-645, 1988.
11. Hawkins E, Heifetz SA, Giller R, and Cushing B. The prepubertal testis (prenatal and postnatal): its relationship to intratubular germ cell neoplasia: a combined Pediatric Oncology Group and Children's Cancer Study Group. Hum Pathol, 28: 404-410, 1997.
12. Grady RW, Ross JH, and Kay R. Patterns of metastatic spread in prepubertal yolk sac tumor of the testis. J Urol, 153: 1259-1261, 1995.
13. Harms D and Janig U. Germ cell tumours of childhood. Report of 170 cases including 59 pure and partial yolk-sac tumours. Virchows Arch A Pathol Anat Histopathol, 409: 223-239, 1986.
14. Heifetz SA, Cushing B, Giller R, Shuster JJ, Stolar CJ, Vinocur CD, and Hawkins EP. Immature teratomas in children: pathologic considerations: a report from the combined Pediatric Oncology Group/Children's Cancer Group. Am J Surg Pathol, 22: 1115-1124, 1998.
15. Heerema-McKenney A, Harrison MR, Bratton B, Farrell J, and Zaloudek C. Congenital teratoma: a clinicopathologic study of 22 fetal and neonatal tumors. Am J Surg Pathol, 29: 29-38, 2005.
16. Krabbe S, Skakkebaek NE, Berthelsen JG, Eyben FV, Volsted P, Mauritzen K, Eldrup J, and Nielsen AH. High incidence of undetected neoplasia in maldescended testes. Lancet, 12: 999-1000, 1979.
17. Dorman S, Trainer TD, Lefke D, and Leadbetter G. Incipient germ cell tumor in a cryptorchid testis. Cancer, 44: 1357-1362, 1979.
18. Muller J, Skakkebaek NE, Nielsen OH, and Graem N. Cryptorchidism and testis cancer. Atypical infantile germ cells followed by carcinoma in situ and invasive carcinoma in adulthood. Cancer, 54: 629-634, 1984A.
19. Armstrong GR, Buckley CH, and Kelsey AM. Germ cell expression of placental alkaline phosphatase in male pseudohermaphroditism. Histopathology, 18: 541-547, 1991.
20. Muller J and Skakkebaek NE. Testicular carcinoma in situ in children with the androgen insensitivity (testicular feminisation) syndrome. Br Med J, 288: 1419-1420, 1984B.
21. Muller J, Skakkebaek NE, Ritzen M, Ploen L, and Petersen KE. Carcinoma in situ of the testis in children with 45, X/46, XY gonadal dysgenesis. J Pediatr, 106: 431-436, 1985.
22. Soosay GN, Bobrow L, Happerfield L, and Parkinson MC. Morphology and immunohistochemistry of carcinoma in situ adjacent to testicular germ cell tumours in adults and children: implications for histogenesis. Histopathology, 19: 537-544, 1991.
23. Hartwick W, Ro J, and Ordonez N. Testicular germ cell tumors under age 5: does intratubular germ cell neoplasia exist? Lab Invest 62: 43A, 1990.
24. Renedo DE and Trainer TD. Intratubular germ cell neoplasia (ITGCN) with p53 and PCNA expression and adjacent mature teratoma in an infant testis. An immunohistochemical and morphologic study with a review of the literature. Am J Surg Pathol, 18: 947-952, 1994.
25. Hu LM, Phillipson J, and Barsky SH. Intratubular germ cell neoplasia in infantile yolk sac tumor. Verification by tandem repeat sequence in situ hybridization. Diagn Mol Pathol, 1:118-128, 1992.
26. Rajpert-De Meyts E, and Skakkebaek NE. Expression of the c-kit protein product in carcinoma-in-situ and invasive testicular germ cell tumours. Int J Androl, 17: 85-92, 1994.
27. Jorgensen N, Rajpert-De Meyts E, Graem N, Muller J, Giwercman A, and Skakkebaek NE. Expression of immunohistochemical markers for testicular carcinoma in situ by normal human fetal germ cells. Lab Invest, 72: 223-231, 1995.

Question 4

胚細胞腫瘍の悪性転化(malignant transformation)または体細胞性悪性腫瘍(somatic type malignancy)について説明してください。それはどういう臨床的意義をもちますか？

Answer

　成人胚細胞腫瘍(GCT)の悪性転化とは、体細胞分化の新型腫瘍発生を指します。精巣腫瘍にみられるほか、シスプラチンを中心とした化学療法抵抗性のため、残存した後腹膜リンパ節転移巣にもみられます。最もよくみられる組織型は、横紋筋肉腫、そのほかの肉腫、未分化神経外胚葉性腫瘍(primitive neuroectodermal tumor：PNET)、および腺癌です。それらがGCT起源であることは、腫瘍細胞内のi(12p)染色体の存在により裏づけられています。

　臨床的には、腫瘍マーカーの改善にもかかわらず明らかに腫瘍が増大している場合に、悪性転化発生を疑う必要があります。手術で摘出できれば、治癒または長期生存が期待できます。進行期患者には、当該腫瘍に最適な化学療法を実施する必要があります。

Comments

　Question 1で述べたとおり、原始生殖細胞は思春期後男性に以下5つの基本型の胚細胞腫瘍(GCT)を発生させます。未分化で早期胚細胞の悪性腫瘍とみなされるセミノーマ、10日齢の胚〜12日齢接合体に相当する胎児性癌(EC)、発生途上のげっ歯類内胚葉洞構造様卵黄嚢腫瘍(YST)、胚外(胎盤)構造悪性腫瘍である絨毛癌(CC)、発生途上の胎児構造を有し、3種の胚細胞層(内胚葉、中胚葉、外胚葉)由来の細胞からなる奇形腫。

　奇形腫の構成はさまざまです。認識可能な組織や臓器構造が推測可能な高分化細胞からなる場合は、成熟奇形腫と呼ばれます。たとえば、腸粘膜とそれを裏打ちする平滑筋層、軟骨、骨、神経膠細胞、骨格筋細胞などに似た構造で構成されている場合です。

　一方、幼若奇形腫は胎児発生の早期細胞からなり、骨格筋は横紋筋芽細胞の段階で、また神経構造なら初期神経上皮段階ということです。このような幼若型細胞は幼若奇形腫の主たる構成要素で、ほかの幼若型または成熟型胚細胞成分と共存しています。

　ここで問題となるのはまれなケースですが、幼若奇形腫成分の一部が細胞学的悪性変化を起こし、浸潤性増殖を示すことです。GCTの組織内に悪性化した体細胞の過剰増殖が起こる場合には、悪性転化または体細胞性悪性転化を伴う奇形腫と呼ばれます。残念ながら、「悪性転化を伴う奇形腫」という用語は、基盤にある奇形腫成分が良性であるかのような間違った印象を与え、誤解をもたらしますが、何回も繰り返し強調してきたように、思春期後GCTの奇形腫は分化度にかかわらず、すべて悪性です(Leibovitch)。

　悪性転化は精巣腫瘍の約3％に発生し(Ahmed)、縦隔を含む性腺外部位にもみられます(Manivel, Motzer)。奇形腫のどの成分も二次悪性転化を生じる可能性がありますが、最も多いのは間葉系細胞由来で、上皮性腫瘍はまれです。よく報告される組織型は横紋筋肉腫、ほかに分類不能の肉腫(Fig. 4-1)、未分化神経外胚葉性腫瘍(PNET)(Fig. 4-2A, B, Fig. 4-3)、ならびに腺癌(Manivel, Motzer, Michael)です。

　報告頻度が低い組織型として骨肉腫、軟骨肉腫、神経芽細胞腫、血管肉腫、扁平上皮癌、リンパ腫、白血病(Manivel, Motzer, Ahlgren, Serrano-Olmo, Fuzesi)、腎芽細胞腫(Emerson)などがあります。

GCTにおける体細胞性悪性腫瘍発生の遺伝的ベースは何でしょうか？

　悪性転化は、既存奇形腫成分の悪性転化、全型発育能を持つ胚細胞(totipotentialな胚細胞)の悪性転化によって生じます(Ahmed, Little)。腫瘍が胚細胞起源であることはGCT成分、主に奇形腫またはYSTがほぼ全症例において共存することによっても裏づけられます(Motzer)。最も信憑性のあるエビデンスは、白血病細胞を含む悪性転化細胞においてi(12p)が存在することです(Ladanyi)。Motzerの報告では腺癌、PNET、肉腫およ

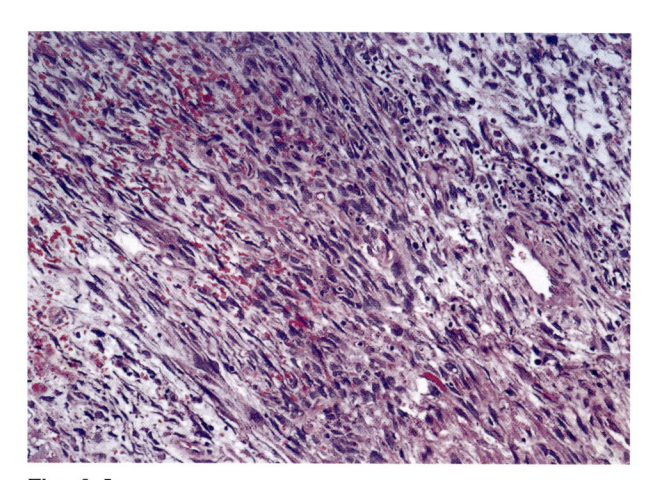

Fig. 4-1
精巣幼若奇形腫に発生したほかに分類不能の肉腫。

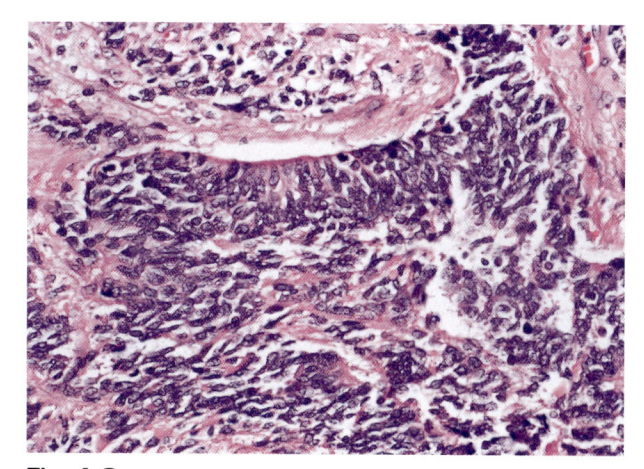

Fig. 4-3
進行期未分化神経外胚葉性腫瘍（PNET）を伴う精巣幼若奇形腫を呈する26歳男性。これは低分化神経上皮を伴う鼠径リンパ節への転移。

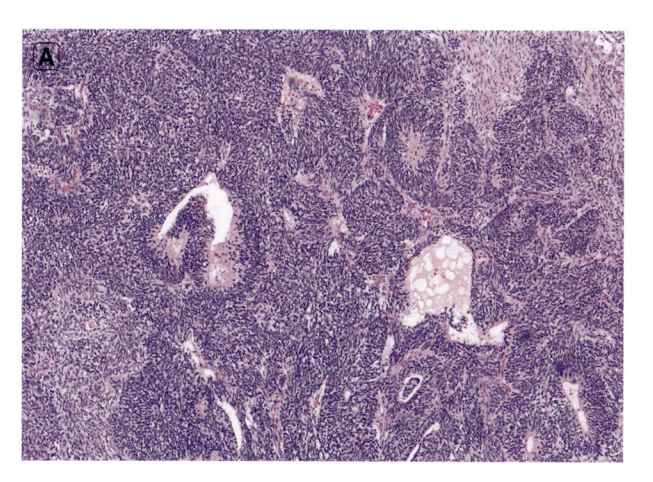

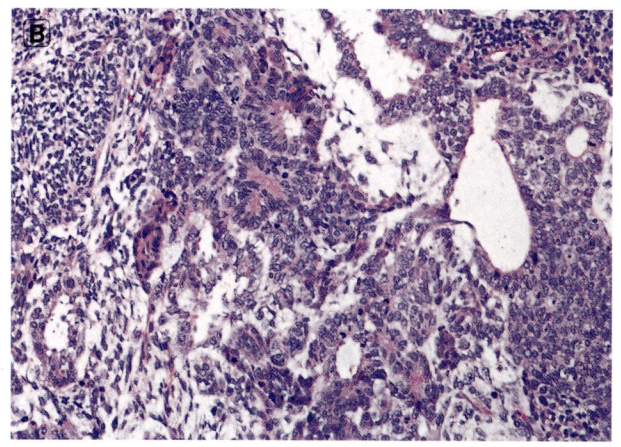

Fig. 4-2A, B
幼若奇形腫、卵黄嚢腫瘍（YST）および未分化神経外胚葉性腫瘍（PNET）を伴う混合型GCTの47歳男性。**A**：精巣のPNET病巣。管構造は未分化細胞（髄様上皮）が取り囲む偽層状上皮により裏打ちされている。**B**：後腹膜リンパ節34個中1個は転移陽性でPNETの像を呈していた。未分化神経管に似た幼若型神経上皮からなる。核分裂像が多数みられる。

び白血病を含む症例12例中11例で確認できました。

体細胞性悪性腫瘍の臨床的意義とは何でしょうか？

悪性転化は精巣、後腹膜リンパ節（Michael）に偶然みつかることもありますが、多くの場合シスプラチンを中心とした化学療法後の残存腫瘍などの摘出検体において発見されます（Little）。残留腫瘍の外科的切除は、シスプラチンを含む化学療法後に血中腫瘍マーカーが正常になった非セミノーマ性GCT患者に対して行われます。壊死巣または成熟奇形腫のみが存在する場合には追加治療は不要です。腫瘍マーカー値の低下または正常化しているにもかかわらず腫瘍が増大する場合は、growing teratoma（Bosl, 1997, Logothetis）または二次的な体細胞性悪性腫瘍（Motzer, Little）の増殖が考えられ、外科的切除標本は、体細胞性悪性腫瘍の有無を組織学的に調べることが絶対必要です。インディアナ大学のシリーズでは、プラチナベースの化学療法を受けた進行性GCT患者の約30％に画像診断で、後腹膜腫瘍の残存が明らかになりました。化学療法後に後腹膜リンパ節郭清を受けた患者557名中45名（8％）に、体細胞性悪性腫瘍と分類される腫瘍組織がありました。

このような患者の予後は、発見時の臨床病期によって決まります。精巣摘出または完全な後腹膜リンパ節郭清が行われれば、治癒または長期生存が期待できます（Motzer）。腫瘍がすでに広範囲に転移している場合は、当該腫瘍に最適な化学療法を選択する必要があります。

References

1. Leibovitch I, Foster RS, Ulbright TM, and Donohue JP. Adult primary pure teratoma of the testis. The Indiana experience. Cancer, 75: 2244-2250, 1995.
2. Ahmed T, Bosl GJ, and Hajdu SI. Teratoma with malignant transformation in germ cell tumors in men. Cancer, 56: 860-863, 1985.
3. Manivel C, Wick MR, Abenoza P, and Rosai J. The occurrence of sarcomatous components in primary mediastinal germ cell tumors. Am J Surg Pathol, 10: 711-717, 1986.
4. Motzer RJ, Amsterdam A, Prieto V, Sheinfeld J, Murty VV, Mazumdar M, Bosl GJ, Chaganti RS, and Reuter VE. Teratoma with malignant transformation: diverse malignant histologies arising in men with germ cell tumors. J Urol, 159: 133-138, 1998.
5. Michael H, Hull MT, Ulbright TM, Foster RS, and Miller KD. Primitive neuroectodermal tumors arising in testicular germ cell neoplasms. Am J Surg Pathol, 21: 896-904, 1997.
6. Ahlgren AD, Simrell CR, Triche TJ, Ozols R, and Barsky SH. Sarcoma arising in a residual testicular teratoma after cytoreductive chemotherapy. Cancer, 54: 2015-2018, 1984.
7. Serrano-Olmo J, Tang CK, Seidmon EJ, Ellison NE, Elfenbein IB, and Ming PM. Neuroblastoma as a prominent component of a mixed germ cell tumor of testis. Cancer, 72: 3271-3276, 1993.
8. Fuzesi L, Rixen H, and Kirschner-Hermanns R. Cytogenetic findings in a metastasizing primary testicular chondrosarcoma. Am J Surg Pathol, 17: 738-742, 1993.
9. Emerson RE, Ulbright TM, Zhang S, Foster RS, Eble JN, and Cheng L. Nephroblastoma arising in a germ cell tumor of testicular origin. Am J Surg Pathol, 28: 687-692, 2004.
10. Little JS Jr, Foster RS, Ulbright TM, and Donohue JP. Unusual neoplasms detected in testis cancer patients undergoing post-chemotherapy retroperitoneal lymphadenectomy. J Urol, 152: 1144-1149, 1994.
11. Ladanyi M, Samaniego F, Reuter VE, Motzer RJ, Jhanwar SC, Bosl GJ, and Chaganti RS. Cytogenetic and immunohistochemical evidence for the germ cell origin of a subset of acute leukemias associated with mediastinal germ cell tumors. J Natl Cancer Inst, 82: 221-227, 1990.
12. Bosl GJ and Motzer RJ. Testicular germ-cell cancer. N Engl J Med, 337: 242-253, 1997.
13. Logothetis CJ, Samuels ML, Trindade A, and Johnson DE. The growing teratoma syndrome. Cancer, 50: 1629-1635, 1982.

Question 5

縦隔または後腹膜腔に限局する胚細胞腫瘍がみられる場合、それが原発性性腺外胚細胞腫瘍か、精巣腫瘍の転移かはどのようにして決定しますか？ 診断を裏づけるためには、どのような根拠が必要ですか？

Answer

比較的若い男性において、後腹膜腔や縦隔に胚細胞腫瘍がはじめにみられる場合、精巣腫瘍の転移の可能性を常に考慮すべきです。

原始胚細胞が卵黄嚢から生殖隆起まで移動する間に、癌遺伝子により変異した胚細胞が、縦隔や後腹膜腔を含む性腺外の部位にとどまることがあります。したがって、まれですが原発性胚細胞腫瘍（GCT）が、これらの部位でも発生します。

後腹膜リンパ節は精巣GCTの最初の転移部位で、その後さらに頭側に広がります。したがって、後腹膜腔または縦隔に腫瘍がはじめて発見された場合には、精巣腫瘍の転移の可能性を考慮する必要があります。精巣腫瘍と後腹膜リンパ節転移の臨床的像がみられず、腫瘍が縦隔に限局している場合は、原発性縦隔腫瘍と考えてよいでしょう。一方、最初に後腹膜に腫瘍が発見された場合には、原発性後腹膜腫瘍か精巣腫瘍の転移のいずれかと考えられます。超音波検査によって、精巣に疑わしい病変が認められれば、病変のある精巣を切除する必要があります。浸潤性胚細胞腫瘍が発見されれば、後腹膜腔の腫瘍は転移です。腫瘍組織は認められないが、瘢痕組織が認められる場合は、瘢痕は後腹膜リンパ節に転移した後、退縮したGCTと判断することが妥当でしょう。この判断は精細管内GCTが併存していればさらに強化されます。精査にもかかわらず、瘢痕がみられず、単に精細管萎縮または精細管内GCTが唯一の所見である場合は、後腹膜腫瘍は確認のできない浸潤性精巣GCTの転移か、原発性後腹膜GCTのいずれかです。

Comments

思春期前年齢層とは対照的に、成人では、原発性性腺外胚細胞腫瘍はまれです。成人（思春期後）男性では、GCTの大多数は性腺に発生しますが、まれに原発性性腺外GCTが松果体、前縦隔、後腹膜腔に発生します。

精巣GCTで死亡した患者の剖検所見の研究報告で、いくつか興味深い事実が明らかになりました。すなわち、精巣腫瘍がセミノーマのみで構成されている患者中32〜44%は非セミノーマ成分からなる転移をきたしており、その転移部位は、後腹膜リンパ節（80%）、肺（73〜88%）、肝（72〜73%）、縦隔リンパ節（65%）、脳（30〜31%）、骨（30%）でした（Johnson, Bredael）。したがって、思春期後に性腺外にGCTを発症した場合、精巣GCTの転移の可能性を考慮する必要があります。

Bohleらは、最初に触診で精巣に腫瘤が認められず原発性性腺外GCTとして治療を受けた患者16名のレビューを行いました。性腺外腫瘍がGCTという診断は病理検査により全例で確認されています。後腹膜GCT患者12名中、10名で精巣原発が推測されました。すなわち1名では、切除精巣における瘢痕と分類不能の精細管内胚細胞腫瘍（IGCNU）、2名では瘢痕のみ、3名ではIGCNU、1名では奇形腫、残りの2名のうち、1名では精巣触診により萎縮が証明され、もう1名では組織検査で、萎縮のみが証明されました。対照的に、縦隔GCTを発症した4例ではいずれも超音波検査で疑わしい精巣病変は証明されませんでした。以上の所見に基づき、Bohleらは、原発性後腹膜GCTは精巣原発であると推測できるが、縦隔GCTは性腺外原発腫瘍とみなされると判断しました。

Chenらが報告した症例は、大きい後腹膜セミノーマを発症した30歳男性です。超音波検査により、正常サイズの右精巣に不均等なエコーパターンが明らかで、摘出された精巣には、広範囲なIGCNUが認められましたが、多数のパラフィンブロックを徹底的に顕微鏡的に検査したにもかかわらず、浸潤性腫瘍も瘢痕も認められませんでした。Chenらは、後腹膜腫瘍は精巣IGCNUの転移であると結論づけました。しかしこの症例のような場合、後腹膜腫瘍が原発腫瘍である疑問が残ります。

精巣触診または、超音波検査が陰性であれば、後腹膜腫瘍を原発腫瘍とみなして治療することは合理的でしょうか。そのような患者において、その後精巣GCTが発生するリスクはどれくらいでしょうか。原発性と考えられる性腺外GCTを発症した男性において、その後精巣にGCTを発症する頻度が近年報告されました。Hartmann

らは性腺外GCTとみなされた患者635名（縦隔341名、後腹膜283名、頸部リンパ節1名、部位不明10名）の記録を精査しました。原発性後腹膜GCTとみなされた283名中12名（4.2%）は、間隔中央値42か月で異時性精巣腫瘍を発症した一方、原発性縦隔GCTとみなされた341名では4名（1.1%）が間隔中央値69か月で異時性精巣GCTが発症しています。性腺外GCT患者において異時性精巣GCTを発症するリスクは、縦隔腫瘍でも（標準化発生率[SIR]=31）、後腹膜腫瘍でも（SIR=100）、年齢調整対照群と比較して統計学的に有意に高いことがわかりました。原発性後腹膜GCTに異時性精巣GCTが発症する累積リスクは14.2%、原発性縦隔GCTに伴うリスクは6.3%でした（両者間に有意差なし、p=0.18）。異時性精巣腫瘍と有意な関連は非セミノーマ性GCT患者（セミノーマと対照的に、SIR=75）で見られました。異時性精巣腫瘍を発症した患者16名の大半は、初発腫瘍が非セミノーマ性GCT（N=15）と診断されたのに対して、精巣GCTの大半はセミノーマと診断されました（N=11）。この研究では、性腺外GCTが異所性原発と判断される前に、どの程度精巣GCTの転移の可能性が検討されたかについては記載がありませんが、報告は多数の癌センターからの集積データですので、転移の可能性が否定される可能性は極めて高いと考えられます。異時性精巣GCTが2つの時間的間隔（最初は性腺外GCTの発症後約2.5～4年、次は約6～7.5年）で発生したことに興味がもたれます。短期間後に発生した異時性GCTの少なくとも一部は、実際は休止動態（dormant）の精巣GCTであり、それが後腹膜転移を引き起こしていた可能性があります。

性腺外GCT患者にIGCNUが観察されており、その頻度は縦隔GCT患者より後腹膜GCT患者に多くみられました（Hailemariam, Daugaard）。IGCNUと性腺外GCTが同時に存在することは、性腺外GCTは精巣原発腫瘍の転移である可能性がありますが、この2つは精巣に浸潤性増殖が証明されないかぎり、独立した腫瘍とも考えられます。

まれですが、精巣GCTが自然退縮し、瘢痕が形成されることはよく知られた現象です（**Fig. 5-1A, B, C**）。壊死に至る傾向はGCTの中で、絨毛癌（CC）が最も壊死になりやすく、胎児性癌（EC）、混合型GCTと続きます。精巣セミノーマでは退縮は珍しく、奇形腫ではおそらく発生しません（Tynski）。

BalzerとUlbrightは、腫瘍の50%以上から完全な瘢痕形成まで、種々の程度の退縮を示す精巣GCT 42例の解析を行いました。30例の患者に転移症状がみられ、7例には精巣に残存腫瘍がみられ、2例ではヒト絨毛性ゴナドトロピンが上昇し、1例は精巣の疼痛を訴えました。肉眼検査で37例中、33例に白色から黄褐色で0.6～2.4 cmの大きさの瘢痕が認められました。病変は16例で境界鮮明、9例で境界不鮮明または星状、4例で瘢痕ははっきりしませんでした。顕微鏡的には、症例の90%において瘢痕は単一結節状で、残りは多結節型でした。瘢痕外の所見としては全例に、ヒアリン化した基底膜（**Fig. 5-1**）、委縮した精細管にはセルトリ細胞のみがみられました。6例では、精細管内に不規則な形状で、異栄養性（組織傷害に続発する）石灰化が確認されました。22例の検体でIGCNUが瘢痕周囲に検出されました。一部の症例では、結節状に集積するライディッヒ細胞がみられ、瘢痕の内外には小結石型の石灰化がみられました。浸潤腫瘍の残存しない場合で、退縮したGCTを診断する際に最も有用な特徴はIGCNUの存在です。しかし、IGCNUが認められたのは48%にすぎませんでした。IGCNUが認められない場合は、瘢痕と萎縮のほかに、精細管内の石灰沈着、多数の小血管、ライディッヒ細胞の集合が退縮した精巣GCT診断の裏づけに有用な所見であると結論づけています。

瘢痕が存在する場合、鑑別診断として精巣梗塞を考慮する必要があります。梗塞は広範な萎縮巣を示さず多くの場合、多巣性で血管病変（血栓、血管炎）を伴っています。

もう1つ留意しなければならない病変は、結節を形成することなく、もっぱら精細管周囲増殖を特徴とする精巣腫瘍の症例です。この増殖パターンでは、腫瘍形成が明らかでないため、泌尿器科医と病理医両者ともに要注意の腫瘍タイプです（Henley）。Henleyの症例中、3例は不規則な"硬結領域"として認められ、ほかの3例で、変色領域としてみられました。顕微鏡的には、腫瘍細胞はリンパ球と組織球を伴い間質に浸潤していました。臨床的には3例は不妊症、2例は停留精、2例に転移、1例は精巣疼痛と萎縮が認められました（残りの4例の症状は不明）。いずれの患者においても、精巣に明確な腫瘤はみられなかったのが特徴です。超音波検査が行われた4例では、低エコー領域、腫瘤、石灰化、正常像が各1例にみられました。

臨床的に精巣外胚細胞腫瘍と診断された症例に対して、適切な治療（後腹膜腫瘍切除および／または化学療法）を行った後、注意深く経過観察する必要があります。頻度は低いのですが、一部の患者では異時性に精巣腫瘍が発生します。その2つのエピソードの間隔が短い（2～3年）場合、臨床的に確定できなかった精巣腫瘍が後腹膜腔に

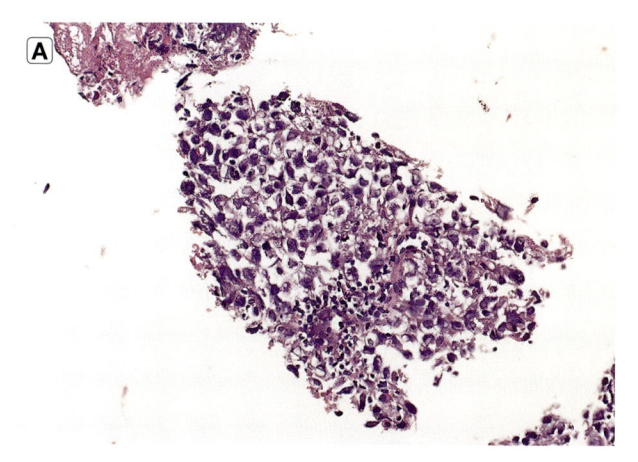

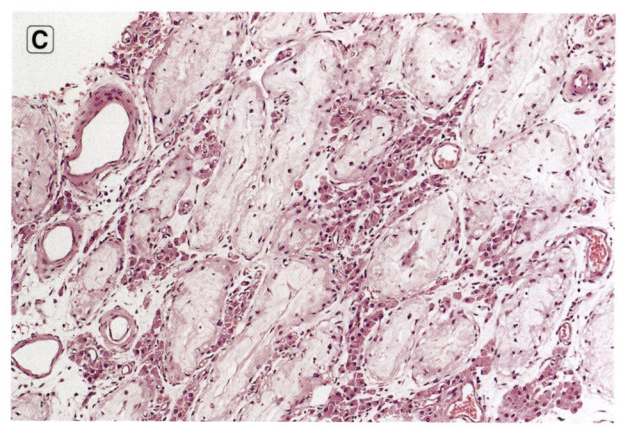

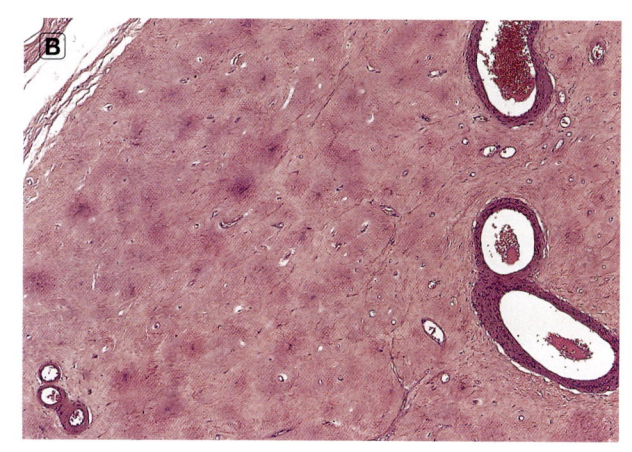

Fig. 5-1A, B, C
腹痛を初発症状とした54歳男性。CTスキャンにより後腹膜腔に腫瘤を認める。両側精巣は萎縮。超音波検査により右精巣に明確な腫瘤を認める。
A：後腹膜腫瘤の生検により胚細胞腫瘍（GCT）と考えられた。
B：右精巣摘出検体に限局性の白色瘢痕を認める。
C：瘢痕外部に、ライディッヒ細胞に囲まれ完全に萎縮した精細管。IGCNUは識別されない。シスプラチンベースの化学療法が奏効。切除した残存腫瘍は非セミノーマ性GCTであった。

広がっていた可能性があります。初発の後腹膜腫瘍から次の精巣腫瘍発症までの間隔が4年以上であれば、独立した2つのGCTが発症したと推論するのは合理的でしょう。

要約しますと、縦隔もしくは後腹膜GCTがみられる若年男性の場合、転移性精巣腫瘍の可能性を除外するために、積極的に検査が必要です。腫瘍が前部縦隔に明らかに限局され、後腹膜リンパ節転移の所見がない場合は、原発性縦隔GCTの可能性が最も高いと考えられます。

後腹膜腔にGCTを発症した場合、原発性か転移性かのいずれかで、最終診断は、疑わしい精巣病変が発見された場合、病理学的検査にゆだねられます。

References

1. Johnson DE, Appelt G, Samuels ML, and Luna M. Metastases from testicular carcinoma. Study of 78 autopsied cases. Urology, 8: 234-239, 1976.
2. Bredael JJ, Vugrin D, and Whitmore WF Jr. Autopsy findings in 154 patients with germ cell tumors of the testis. Cancer, 50: 548-551, 1982.
3. Bohle A, Studer UE, Sonntag RW, and Scheidegger JR. Primary or secondary extragonadal germ cell tumors? J Urol, 135: 939-943, 1986.
4. Chen KT and Cheng AC. Retroperitoneal seminoma and intratubular germ cell neoplasia. Hum Pathol, 20: 493-495, 1989.
5. Osterlind A, Berthelsen JG, Abildgaard N, Hansen SO, Hjalgrim H, Johansen B, Munck-Hansen J, and Rasmussen LH. Risk of bilateral testicular germ cell cancer in Denmark: 1960-1984. J Natl Cancer Inst, 83: 1391-1395, 1991.
6. Hartmann JT, Fossa SD, Nichols CR, Droz JP, Horwich A, Gerl A, Beyer J, Pont J, Fizazi K, Hecker H, Kanz L, Einhorn L, and Bokemeyer C. Incidence of metachronous testicular cancer in patients with extragonadal germ cell tumors. J Natl Cancer Inst, 93: 1733-1738, 2001
7. Hailemariam S, Engeler DS, Bannwart F, and Amin MB. Primary mediastinal germ cell tumor with intratubular germ cell neoplasia of the testis--further support for germ cell origin of these tumors: a case report. Cancer, 79: 1031-1036, 1997.
8. Daugaard G, Rorth M, von der Maase H, and Skakkebaek NE. Management of extragonadal germ-cell tumors and the significance of bilateral testicular biopsies. Ann Oncol, 3: 283-289, 1992.
9. Tynski Z and MacLennan GT. "Burnt-out" testicular germ cell tumors. J Urol, 174: 2013, 2005.
10. Balzer BL and Ulbright TM. Spontaneous regression of testicular germ cell tumors: an analysis of 42 cases. Am J Surg Pathol, 30: 858-865, 2006.
11. Henley JD, Young RH, Wade CL, and Ulbright TM. Seminomas with exclusive intertubular growth: a report of 12 clinically and grossly inconspicuous tumors. Am J Surg Pathol, 28: 1163-1168, 2004.

Question 6

精巣胚細胞腫瘍の晩期再発について解説してください。晩期再発に特徴的な病理学的変化や臨床像がありますか？

■ Answer

　胚細胞腫瘍（GCT）は、手術と化学療法で治癒可能な癌のモデルになっています。しかしながら患者の7～16％において再発がみられ、そのほとんどは1年以内に発生します。晩期再発（2年間の無病期間後に再発）はまれですが、患者の約4％に生じます。そのリスクは最初のGCTの病期、血清腫瘍マーカーの高値、精巣摘出検体に胎児性癌（EC）の存在、化学療法後に後腹膜リンパ節に奇形腫が残存することです。奇形腫は晩期再発で切除した組織に最もよくみられる型で、次が卵黄嚢腫瘍（YST）です。ほかの型がみられる頻度はさらに低くなります。

　晩期再発は、化学療法単独で治癒することはめったにありません。したがって最初に取り組むべき治療は切除手術です。晩期再発症例の約1/4では、さまざまな型の肉腫や癌腫を含む非GCT悪性腫瘍がみられます。組織学的に奇形腫のみの再発症例は予後がもっとも良好で、患者の約80％で再発がみられません。

■ Comments

　現在、精巣胚細胞腫瘍（GCT）は手術と化学療法で治癒可能な疾患です。早期の精巣GCTは精巣摘除術に続く、後腹膜リンパ節郭清術または経過観察を行い、再発の場合には、化学療法を行うことにより、95～100％の症例において治癒が可能です。無病期間2年以上の患者では、治癒率は99％とみなされます（Einhorn, 1990）。再発は7～16％にみられ、ほとんどは1年以内に起こります（Einhorn, 1981, Gerl）。

　晩期再発（2年間の無病期間後の再発）はまれですが、セミノーマおよび非セミノーマの両タイプの患者にみられます（Shahidi, Dieckmann）。その再発率は0.6％（Baniel, 1995A, Donohue）、1.5％（Borge）、4.1％（Shahidi）、4.3％（Gerl）から8％（Read）と報告されています。再発率は、進行病期（病期Ⅲ）の患者が含まれるか否かによって異なりますが、臨床病期Ⅰの患者では、晩期再発は1％未満と考えられています（Baniel, 1995A）。

晩期再発を予測する予後因子

　晩期再発と関連する可能性がある臨床像および病理像とはどんなものでしょうか。

1. 治療前GCTの病期と血清マーカー

　最初に臨床病期Ⅰ（病理学的病期Ⅰ、ⅡA、ⅡB）の患者では下記の因子：初発時の病期、奇形腫成分の有無を含む原発腫瘍の組織型、高マーカー値（AFPとHCG）のいずれにも統計的有意差は認められませんでした（Baniel, 1995B）。GCTのすべての病期を検討した報告では、晩期再発のリスクの高さを予測する際に、最初の病期の重要性が指摘されています（Shahidi, Dieckmann, Gerl）。Dieckmannらによるドイツのデータは、最初の病期が病期Ⅰより進行していた患者で再発率が高いことを指摘しています。Gerlらによると、晩期再発のリスクは医学研究評議会（MRC, 英国）が定めた一連のGCTのリスクと密接に関連し[1]、GCTの予後良好群ではそのリスクは有意に低いものでした（p<0.01）。血清マーカー初回時陽性は、MeadらおよびShahidiらによると、晩期再発の有意な予測因子でした（Shahidiらによる研究では多変量解析でp<0.035）。

2. 治療前の精巣GCTの組織型および初回化学療法後に残存するGCTの組織型

　MRCが提唱した晩期再発因子の1つは、切除した精巣腫瘍に胎児性癌（EC）がみられることです（Mead）。化学療法後の切除組織に成熟奇形腫が存在すれば、晩期再発のリスクになることが数件の報告で強調されています（Dieckmann, Shahidi, Tait, Loehrer）。特に、成熟奇

---

[1] 医学研究評議会（MRC）研究グループは、下記のカテゴリーが独立した晩期再発因子であることを示した。1.肝、骨または脳への転移の存在、2.腫瘍マーカー値の上昇（AFP>1,000 kU/LまたはHCG-βサブユニット>1,000 IU/L）、3.縦隔リンパ節の直径>5cm、4.肺転移数が20以上、5.高年齢、6.精巣腫瘍にECまたは線維組織が存在すること。予後良好患者の66％には、これらの特徴はいずれも認められなかった。予後不良群は、これらの特徴を少なくとも1つ有する患者と定義された（Mead）。

形腫の存在は晩期再発に有意な予測因子でした（p=0.000, Shahidi）。再発要因として化学療法後の成熟奇形腫それ自体が、より悪性度の高いGCTを誘導するのか、あるいは非GCTを誘導するのかは不明です。リスクの1つは、そのような奇形腫が非GCT成分と共存するということです（Loehrer, Michael）。

3．後腹膜リンパ節群の初回の不完全切除

インディアナ大学グループは、適切なテンプレートに基づく徹底的なリンパ組織の郭清は、GCTの外科的治療においてきわめて重要であり、後腹膜リンパ節郭清が初回時不完全であれば、晩期再発の有意な原因になることを強調しています（Baniel, 1995A, Donohue）。

彼らの経験では、1965～1989年までに初回の治療として、後腹膜リンパ節郭清術を受けた患者における晩期再発の再発率は0.6％でした（464名中3名。対象期間にはシスプラチン使用開始以前の期間も含まれることに注目）。患者3名はすべて、最初の後腹膜リンパ節郭清術時の病理学的病期Ⅱで、再発部位は胸部でした（Donohue）。

インディアナ大学のBanielらは、晩期再発の紹介例を個別に解析しました（Baniel, 1995A）。後腹膜に再発した患者の58％は、後腹膜リンパ郭清術後にアジュバント化学療法を受けていました。化学療法との併用によって新たな再発は食い止められたはずですから、晩期再発は関連リンパ組織の不十分な切除によるものと考えられました。

多数のグループによるデータが後腹膜リンパ節は晩期再発の最も頻度の高い部位であることを指摘し（Baniel, 1995A, B, Michael, Gerl, Dieckmann）、Banielらの主張を裏づけています。

Banielの論文（1995A）に関する論説においてMD Anderson Cancer CenterのDr. Swansonは、「晩期再発の多くがもとの部位と同じであるという事実は、不十分な後腹膜リンパ節郭清術が原因で、後腹膜リンパ節郭清術後のアジュバント化学療法はこれらの再発を防止できないということである。GCTの治療は、経験豊かな外科医と腫瘍専門医が行う必要がある。」とコメントしています。

4．早期再発および晩期再発の遺伝子発現

再発する腫瘍は、化学療法に不応性の腫瘍組織を有しているか、時間の経過とともに化学療法に抵抗性の強い腫瘍へと形質転換した可能性があります。後腹膜リンパ節転移において、非セミノーマ性GCTの遺伝子群を識別する試みが進行中です。早期再発と晩期再発との間に異なる遺伝子群の存在が報告されていますが、現時点において、それらの晩期再発における意義は不明です（Sugimura）。

遺伝子発現の研究をもとに、近年Zyngerらは、良性腫瘍、セミノーマもしくは大部分の胎児性癌（EC）成分にはなく、卵黄嚢腫瘍、絨毛癌、未熟奇形腫成分に存在する新しいGCTマーカーであるグリピカン（glypican）3を報告しました。これは、アルファ胎児性蛋白よりも、マーカーとして感度が高いようです。しかし、精巣GCTもしくは晩期再発を検出するためのグリピカン3の臨床的有用性については、さらなる研究が必要です。

5．晩期再発で切除した腫瘍の病理像

今日までに報告の中、最も経験豊かなインディアナ大学グループの91例に基づくデータを紹介します（Michael）。追跡可能な患者の90％は、精巣GCTという最初の診断から間もなく化学療法を受けています。化学療法を受けなかった患者のほとんどは、病期Ⅰでした。切除標本の解析では奇形腫が最も多く、患者の60％にみられました。20名（22％）では奇形腫が唯一の組織型でした。ほかの組織型のGCTと併存する奇形腫を除き、卵黄嚢腫瘍（YST）は、2番目に多い組織型でした（47％）。YSTは組織学的には異型で、主な型は腺様明細胞型、壁側型、多形型（Question1を参照）であり、しばしば非GCTとの鑑別診断が困難です。頻度は少ないのですが、GCTのほかの型としてECもみられ、まれにセミノーマと絨毛癌もみられました。著しい特徴は、患者の23％に非GCTが発生していることです。これは肉腫（横紋筋肉腫、骨肉腫、平滑筋肉腫、軟骨肉腫、未分化肉腫）と癌（ほとんどが腺癌）です。なお、ここで指摘したいことは、この様な異型悪性腫瘍は初期化学療法後の発症であり、これらは、はたして化学療法により誘発されたものか、あるいは化学療法に抵抗性腫瘍として晩期再発の原因になったのかどうかは目下不明です。

6. 晩期再発に関連する予後

再びMichaelらのデータによると、奇形腫のみを伴う晩期再発症例の予後が最良で、少なくとも最終の追跡時点において79%に再発がみられませんでした。ほかの組織型の腫瘍（YST、ほかのGCT、および／または非GCT）を伴う晩期再発の予後ははるかに不良で、再発なく生存する割合はわずか37%以下でした。病期Ⅲの患者では、YSTを伴うGCT患者は、YSTを伴わない患者より、シスプラチンを含む化学療法の効果が不良です（Logothetis）。この事実はすべて、新たな化学療法に対して、抵抗性が強いことを意味しています。しかしGerlらは、少数ですが化学療法があらかじめ実施された患者群で、追加化学療法が奏効する可能性があると報告しています。

晩期再発はどのように治療すればよいでしょうか。腫瘍マーカーが陰性の患者は、原則として外科的治療が最も妥当です。特に、成熟型奇形腫がみられる患者に適応となります。さらに、切除組織検査で非GCTの存在はその後の治療上考慮すべき重要な問題点です。切除断端が腫瘍陰性で、術後の腫瘍マーカーが正常化していれば、補助化学療法の意義はないでしょう（Gerl）。晩期再発は化学療法単独で治癒することはほとんどありませんし、その特徴として、化学療法に対して、ほぼ一様に耐性を示します。Banielの患者（1995A）では、晩期再発に対して化学療法単独治療で治癒したのは2例のみで、この2例の患者は以前にシスプラチンベースの化学療法を受けていませんでした。

晩期再発に対して主要な治療法は手術です（Baniel）。

一方Gerlらは、外科的切除後または切除不能腫瘍を有する患者には化学療法を優先しています。4サイクルの化学療法後に腫瘍マーカーが正常化しない場合は、限局性腫瘍の切除も検討すべきでしょう。

References

1. Einhorn LH. Treatment of testicular cancer: a new and improved model. J Clin Oncol, 8: 1777-1781, 1990.
2. Einhorn LH. Testicular cancer as a model for a curable neoplasm: The Richard and Hinda Rosenthal Foundation Award Lecture. Cancer Res, 41: 3275-3280, 1981.
3. Gerl A, Clemm C, Schmeller N, Hentrich M, Lamerz R, and Wilmanns W. Late relapse of germ cell tumors after cisplatin-based chemotherapy. Ann Oncol, 8: 41-47, 1997.
4. Shahidi M, Norman AR, Dearnaley DP, Nicholls J, Horwich A, and Huddart RA. Late recurrence in 1263 men with testicular germ cell tumors. Multivariate analysis of risk factors and implications for management. Cancer, 95: 520-530, 2002.
5. Dieckmann KP, Albers P, Classen J, De Wit M, Pichlmeier U, Rick O, Mullerleile U, and Kuczyk M. Late relapse of testicular germ cell neoplasms: a descriptive analysis of 122 cases. J Urol, 173: 824-829, 2005.
6. Donohue JP, Thornhill JA, Foster RS, Rowland RG, and Bihrle R. Primary retroperitoneal lymph node dissection in clinical stage A non-seminomatous germ cell testis cancer. Review of the Indiana University experience 1965-1989. Br J Urol, 71: 326-335, 1993.
7. Baniel J, Foster RS, Einhorn LH, and Donohue JP. Late relapse of clinical stage I testicular cancer. J Urol, 154: 1370-1372, 1995 A.
8. Borge N, Fossa SD, Ous S, Stenwig AE, and Lien HH. Late recurrence of testicular cancer. J Clin Oncol, 6: 1248-1253, 1988.
9. Read G, Stenning SP, Cullen MH, Parkinson MC, Horwich A, Kaye SB, and Cook PA. Medical Research Council prospective study of surveillance for stage I testicular teratoma. Medical Research Council Testicular Tumors Working Party. J Clin Oncol, 10: 1762-1768, 1992.
10. Baniel J, Foster RS, Gonin R, Messemer JE, Donohue JP, and Einhorn LH. Late relapse of testicular cancer. J Clin Oncol, 13: 1170-1176, 1995 B.
11. Mead GM, Stenning SP, Parkinson MC, Horwich A, Fossa SD, Wilkinson PM, Kaye SB, Newlands ES, and Cook PA. The second Medical Research Council study of prognostic factors in nonseminomatous germ cell tumor. Medical Research Council Testicular Tumour Working Party. J Clin Oncol, 10: 85-94, 1992.
12. Tait D, Peckham MJ, Hendry WF, and Goldstraw P. Post-chemotherapy surgery in advanced non-seminomatous germ-cell testicular tumours: the significance of histology with particular reference to differentiated (mature) teratoma. Br J Cancer, 50: 601-609, 1984.
13. Loehrer PJ, Mandelbaum I, Hui S, Clark S, Einhorn LH, Williams SD, and Donohue JP. Resection of thoracic and abdominal teratoma in patients after cisplatin-based chemotherapy for germ cell tumor. Late results. J Thorac Cardiovasc Surg, 92: 676-683, 1986.
14. Zynger DL, Dimov ND, Luan C, Teh BT, and Yang XJ. Glypican 3: a novel marker in testicular germ cell tumors. Am J Surg Pathol, 30: 1570-1575, 2006.
15. Michael H, Lucia J, Foster RS, and Ulbright TM. The pathology of late recurrence of testicular germ cell tumors. Am J Surg Pathol, 24: 257-273, 2000.
16. Swanson DA. Low stage testis cancer is still potentially lethal. J Urol, 154: 1376-1377, 1995.
17. Sugimura J, Foster RS, Cummings OW, Kort EJ, Takahashi M, Lavery TT, Furge KA, Einhorn LH, and Teh BT. Gene expression profiling of early-and late-relapse nonseminomatous germ cell tumor and primitive neuroectodermal tumor of the testis. Clin Cancer Res, 10: 2368-2378, 2004.
18. Logothetis CJ, Samuels ML, Trindade A, Grant C, Gomez L, and Ayala A. The prognostic significance of endodermal sinus tumor histology among patients treated for stage III nonseminomatous germ cell tumors of the testes. Cancer, 53: 122-128, 1984.

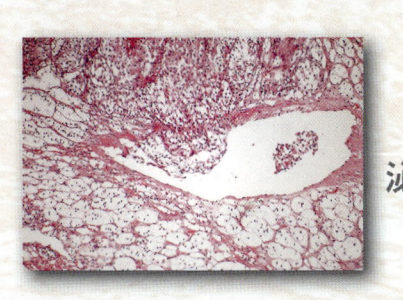

日常臨床の疑問に答える
泌尿器科臨床病理学

V 副腎

Question 1

副腎皮質腫瘍の良性と悪性を鑑別する病理学的基準は何ですか？鑑別診断ではどのような疾患を考慮すべきですか？　成人と小児で副腎皮質腫瘍の臨床像に重要な相違点がありますか？

Answer

　副腎皮質腫瘍で良性か悪性かの重要な判断基準のひとつは腫瘍の大きさです。100グラム以上の副腎皮質腫瘍は、90％以上が副腎皮質癌で、副腎皮質腺種では6％に過ぎません。出血および／または壊死が存在すると悪性が強く疑われます。

　悪性・良性の鑑別診断のため、Weissらの組織学的指標が一般に使用されています。9つの特徴のうち、3つ以上を満たすものを悪性とみなします。癌の中でも高倍率50視野あたり20個を超える核分裂像がみられる場合は、20個以下のものより悪性度が高いといえます。副腎皮質細胞癌との鑑別診断には、転移性癌（特に肺癌、腎細胞癌、肝細胞癌、黒色腫）が含まれるべきです。褐色細胞腫や神経節細胞腫も考慮の必要があります。

　副腎皮質腫瘍は小児ではまれで、ほとんどすべてが副腎皮質機能亢進症状を示し、男性化が主な症状です。Weissらが定めた顕微鏡的指標は小児腫瘍には適用されません。

Comments

　副腎腫瘍は、ほかの疾患のために行われた腹部CTで偶然発見されることが多く、臨床上の問題となってきています。0.6～1.3％の頻度で発見されるからです（Ross）。

　剖検の報告によると、偶発副腎皮質腺腫は剖検例の1.9～8.7％にみられます（Abecassis, Hedeland）。CT技術の改善に伴い副腎腫瘍が偶然発見される頻度がますます高まるでしょう（Ross）。副腎腫瘍の偶発発見率は上昇していますが、その中で、臨床的にホルモン活性を示す症例は比較的低いため、Rossらは、副腎ホルモン由来のマーカー検査は、発生頻度の比較的高い疾患のみ、あるいは臨床症状が副腎皮質機能亢進を思わせる症例にのみに限定するよう勧告しています。例えば、患者が高血圧の場合、スクリーニング検査は褐色細胞腫（VMA, メタネフリンまたはカテコールアミンの測定）またはアルドステロン産生腫瘍（血中カリウム濃度）について行われます。同様に、糖質コルチコイドまたはアンドロゲンのスクリーニングは、クッシング症候群または男性化を示唆する臨床像が認められる患者に限定すべきでしょう。

　泌尿器科医だけでなく外科病理医にとっても重大な関心は、切除した副腎皮質腫瘍が良性（副腎皮質腺腫, adrenocortical adenoma: ACA）であるのか、悪性（副腎皮質癌, adrenocortical carcinoma: ACC）であるのか、手術の前後に判断しなければならないことです。悪性である場合は、高グレードか低グレードか判定しなければなりません。副腎癌患者の多くは数年以内に死亡しますが、再発または転移が現れるまで長期間存命する症例もあります（Weiss, 1989）。

臨床所見

　ACCは、10歳以前と50代という2峰性のピークで発生します（Wooten）。患者の15％（Cohn）から38％（Venkatesh）では、転移が初発症状で、部位は肺、肝、腹膜、リンパ節、骨です（Venkatesh）。副腎皮質機能亢進症状は患者の26～76％にみられます（Lack）。クッシング症候群が最も多く、男性化を合併することもあります。単独所見としての原発性アルドステロン症は、1～6％にみられます（Lack, 1995）。

　最もよくみられる初期症状は、腹部または側腹部痛で、患者の30％で腹部腫瘍が触知できます（Venkatesh）。CT／超音波画像診断によると、副腎に限局しているACCは患者の30％にすぎません（Venkatesh）。CTスキャンでは、ACAは辺縁が整で境界明瞭な腫瘍で、内部は均質です（Lack, 1997）。男性化または女性化が単独またはクッシング症候群に合併する場合で、特に100グラム以上の大型腫瘍では、悪性が示唆されます（Cohn）。

副腎皮質腫瘍（adrenal cortical tumors）の肉眼所見

　ACCは、一般に大きな腫瘍です。ACC患者の70％で初回手術時に、腎、リンパ節、肝、横隔膜、および／または膵への浸潤がみられます（Cohn）。100グラム以上の腫瘍はACCが93％を占めていますが、ACAでは6％にすぎません（Sasano, 2006）。しかし、まれですが40グラム以下の腫瘍の中にも、転移するものもあります（LeFevre, Gandour）（**Fig.1-1A**, **Fig.1-2A**, **Fig.1-3**）。

　ACAは通常は50グラム未満で、多くは10～40グラム

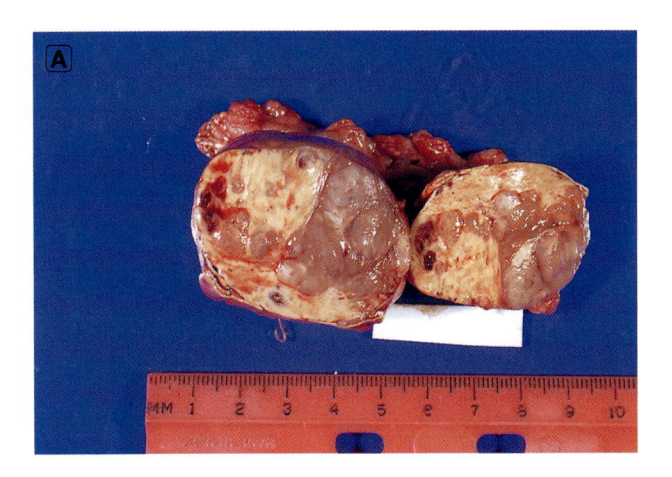

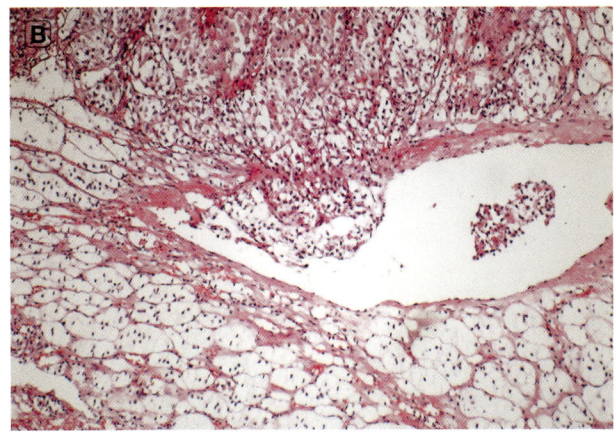

Fig.1-1A, B
肺転移を伴う副腎皮質癌。この女性はクッシング症候群と男性化の両方の症状を呈していた。腫瘍重量73グラム。
A：割面は暗褐色と黄色領域が明らかである。
B：顕微鏡的に、淡明の腫瘍細胞が肺胞状に並び、静脈への浸潤がみられる。

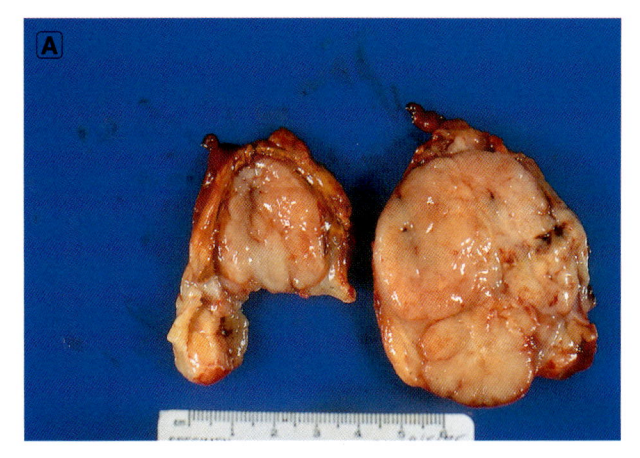

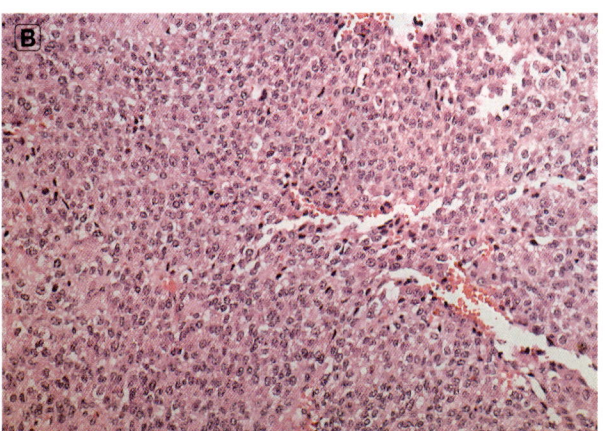

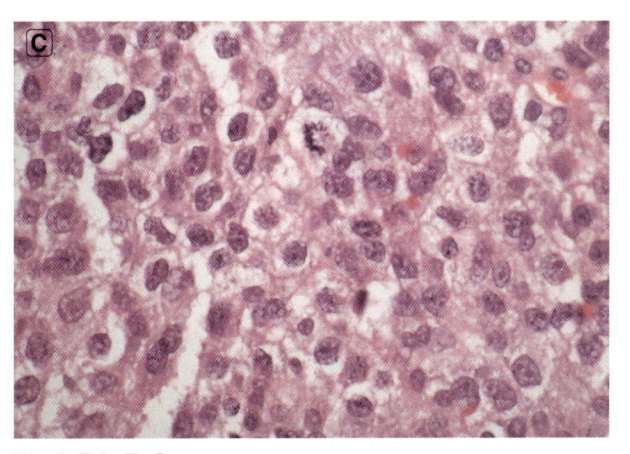

Fig.1-2A, B, C
A：副腎皮質癌症例、重量190グラム。腫瘍周囲の萎縮した皮質に注意。
B, C：淡色の好酸性細胞がシート状に並ぶ。Cでは有糸核分裂がみられる。

の範囲です（Neville）。割面の出血と壊死の存在は悪性の指標であり、嚢胞性変性を伴うことがあります（Sasano, 2006, Lack, 1997）。ACAの割面は均質な黄色（**Fig.1-4**）、または橙色がかった黄色です（**Fig.1-5**）。時に線維化と嚢胞性変化を伴う変性領域がみられますが、融合性壊死や区域全体の壊死はまれです（Lack, 1997）。

副腎皮質腫瘍の組織学的所見

　悪性と良性の腫瘍に共通してみられる特徴は、内皮層で裏打ちされた洞状の毛細血管で分割され、索状増殖か胞巣状または柱状に配列した大型細胞（正常な副腎皮質細胞より大きい）から構成されることです。細胞質は脂質空胞を含む淡明細胞から構成されることがもっとも多いのですが（**Fig.1-1B**）、好酸性細胞（**Fig.1-2B, C**）の場合もあります。両タイプとも、核内に偽封入体様構造とヒアリン小体を含んでいることがあります。重要なことは、内分泌臓器腫瘍一般に当てはまるように、核多形性（pleomorhism）と過色素性（hyperchromasia）は悪性腫瘍の根拠とはならず、腺腫にもみられることです。

　多くの研究者が悪性腫瘍の顕微鏡的指標を提案していますが、Weissらが提唱した基準が、今日広く使用されています（Weiss, 1984, 1989）。彼らは肉眼的な2つの特徴（重量とサイズ）のほかに、9つの病理組織学的特徴を提唱しました。

1．核の異型性が高い（腎細胞癌の評価に使用するFuhrman核異型度分類のグレード3と4）
2．高倍率視野（HPF）で核分裂像の個数が20個を超える

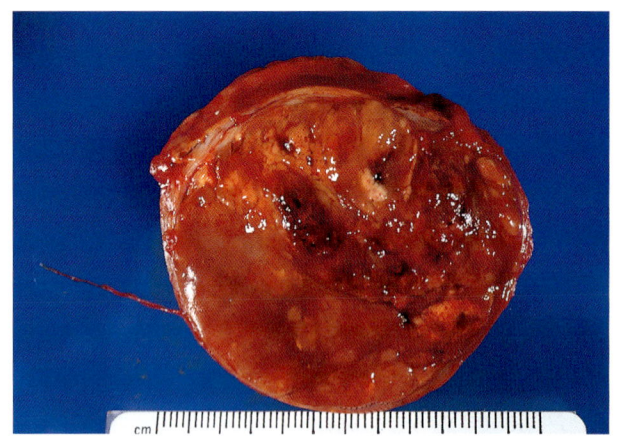

Fig.1-3
クッシング症候群を伴う副腎皮質癌例、重量110グラム。
出血と小さい壊死巣のある領域がみられる（中心上部）。

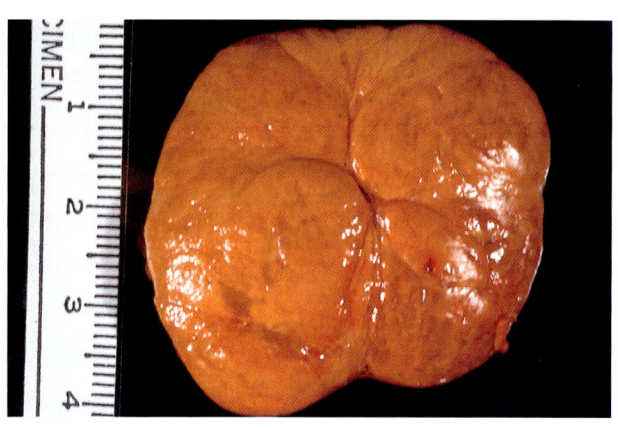

Fig.1-5
副腎皮質腺腫、重量28グラム。割面はやや膨らみ、表面は一様に橙色がかった黄色である。

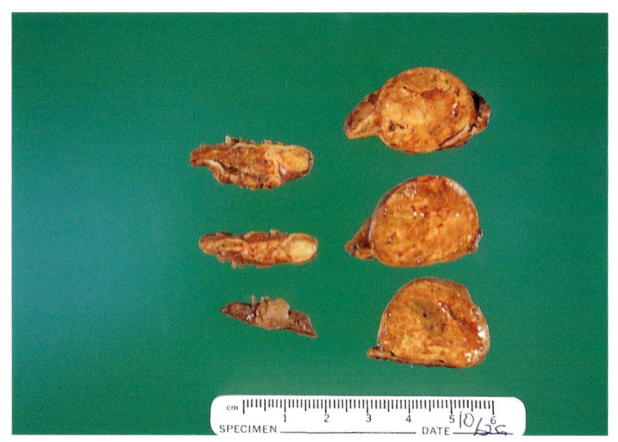

Fig.1-4
クッシング症候群を伴う副腎皮質腺腫症例。割面は均質で黄色である。

3．異型核分裂像がみられる
4．淡明細胞が占める割合が25％未満
5．び漫性構造
6．顕微鏡的壊死の有無
7．静脈への浸潤
8．毛細血管への浸潤
9．被膜浸潤。

核分裂は、核分裂像の多い10個の高視野領域を任意に選択し、その数をとります。Weissらは、上記の3つ以上の項目を満たす腫瘍は、癌とみなすべきであると結論づけました。さらに、HPFの50視野あたりの分裂像が20を超える場合、予後と強い相関関係がみられました。50視野あたり、分裂像が20を超える患者21名の平均生存期間は14か月でしたが、20以下の患者の平均生存期間は58か月でした（$p<0.02$）。

ACCとACAの鑑別診断のために検討されたほかのパラメーターとして、Ki67またはMiB-1（Vargas）を用いた細胞増殖指数、核小体形成領域（AgNORs）（Sasano, 1990）の判定、DNA倍数性分析（Suzuki）、ビメンチンとサイトケラチンの免疫組織化学的染色とがあります。これらの方法はいずれも、増殖指数以外、鑑別診断における意義は認められませんでした。高い平均増殖分画（細胞1,000個あたりのMiB-1陽性核数として表す）は腺腫で14.9、過形成で31.5、癌で208.1でした（Vargas）。p53免疫染色に対して良性病変のいずれも陰性でしたが、ACC症例20例中9例はp53免疫染色陽性でした（1％を超える核が染色された場合に陽性と判断）。著者らは、細胞1,000個あたり、80を超えるMiB-1染色陽性とp53染色陽性は悪性動態と強く相関すると結論づけています。

ACCとほかの悪性腫瘍との鑑別診断

鑑別診断としてここで取り上げるのは、副腎への転移性癌で、最もよくみられるのは肺癌の転位です。洞様血管で縁取られた明色の好酸性細胞が、索状または胞巣状に配列している顕微鏡的外観がACCと共通するためで、その他の悪性腫瘍、特に肝細胞癌、悪性黒色腫、腎細胞癌も考慮する必要があります。ACCに特異的な免疫組織化学的マーカーはありません。数多くのマーカーが検討されてきましたが、サイトケラチン、上皮膜抗原（EMA）、Ad4BP（副腎4結合タンパク質）を含め、有用なものは数種類に過ぎません。

ACCは、サイトケラチン陰性（Cote, Gaffey, Wick）、EMA陰性が特徴（Gaffey, Wick）ですが、腎細胞癌は両マーカーに陽性です（Gaffey, Wick, Medeiros）。サイトケラチンもEMAも肝細胞癌の大半に発現します（Gaffey）。

Ad4BPは、ステロイド産生に関与する酵素の発現を制御する転写因子です（Sasano, 1995）。その発現に関しては、Sasanoら（1995）の報告によれば、Ad4BPが発現したのはACCのみ（8/8例）で、腎細胞癌（0/20例）、肝細胞

癌（0/10例）、悪性黒色腫（0/8例）、またはさまざまなほかの型の腫瘍（肺大細胞癌［0/5例］、褐色細胞腫［0/3例］、卵巣［0/6例］および子宮［0/3例］の淡明細胞癌）のいずれにも発現は認められませんでした。Ad4BPはACCとほかの悪性腫瘍との鑑別に役立つようです。

臨床的に肝細胞癌が疑われる場合、肝細胞抗原の免疫組織学的染色はきわめて高感度であるため施行すべきです（Chu）。悪性黒色腫のマーカー（HMB45、S100）がACCとの鑑別に有用です。

小児の副腎皮質腫瘍

小児と成人の副腎皮質腫瘍には明確な相違があります。まず小児の副腎皮質腫瘍は成人と比較して、発生頻度がはるかに低いことです。さらに成人では女性対男性の比が1.5対1（Lack、1997）であるのとは対照的に、小児では男児より女児に3～5倍多くみられます（Ribeiro, Mendonca）。

成人ACCは症例の26～76％で機能亢進を示し、男性化を伴う場合も伴わない場合も含めてクッシング症候群が最も多い（Lack）のに対して、小児症例の90～100％が機能亢進を呈し、男性化が主な症状です（Ribeiro, Mendonca）。その一部はクッシング症候群も合併しています。

Weissら（1984）が定めた顕微鏡的指標では、小児副腎腫瘍では良好な経過をたどる多くの症例を過剰診断しがちです。腫瘍のサイズ（Ribeiro, Cagle）は予後不良因子です。

References

1. Ross NS and Aron DC. Hormonal evaluation of the patient with an incidentally discovered adrenal mass. N Engl J Med, 323: 1401-1405, 1990.
2. Abecassis M, McLoughlin MJ, Langer B, and Kudlow JE. Serendipitous adrenal masses: prevalence, significance, and management. Am J Surg, 149: 783-788, 1985.
3. Hedeland H, Ostberg G, and Hokfelt B. On the prevalence of adrenocortical adenomas in an autopsy material in relation to hypertension and diabetes. Acta Med Scand, 184: 211-214, 1968.
4. Weiss LM, Medeiros LJ, and Vickery AL Jr. Pathologic features of prognostic significance in adrenocortical carcinoma. Am J Surg Pathol, 13: 202-206, 1989.
5. Lack EE. Tumors of the adrenal gland and extra-adrenal paraganglia. Atlas of Tumor Pathology 19, Armed Forces Institute of Pathology, Washington, D. C. 1997.
6. Wooten MD and King DK. Adrenal cortical carcinoma. Epidemiology and treatment with mitotane and a review of the literature. Cancer, 72: 3145-3155, 1993.
7. Cohn K, Gottesman L, and Brennan M. Adrenocortical carcinoma. Surgery: 100: 1170-1177, 1986.
8. Venkatesh S, Hickey RC, Sellin RV, Fernandez JF, and Samaan NA. Adrenal cortical carcinoma. Cancer, 64: 765-769, 1989.
9. Lack EE and Travis WD. Diagnostic problems in surgical pathology of the adrenal glands. Mod Pathol, 8: 312-332, 1995.
10. Sasano H. Histopathology and immunohostochemistry of adrenal cortical adenoma and carcinoma. United States and Canadian Academy of Pathology 2006 Annual Meeting. February 11-16, 2006, Atlanta, Georgia.
11. LeFevre M, Gerard-Marchant R, Gubler JP, Chaussain JL, and Lemerle J. Adrenal cortical carcinoma in children: 42 patients treated from 1958 to 1980 at Villejuif. In Adrenal and Endocrine Tumoors in Children, ed by Humphrey GB, Grindey GB, Dehner LP, Acton RT and Pysher TJ. Boston, Martinus Nijhof, 1983, p 265.
12. Gandour MJ and Grizzle WE. A small adrenocortical carcinoma with aggressive behavior. An evaluation of criteria for malignancy. Arch Pathol Lab Med, 110: 1076-1079, 1986.
13. Neville AM and O'Hare MJ. Histopathology of the human adrenal cortex. Clin Endocrinol Metab, 14: 791-820, 1985.
14. Weiss LM. Comparative histologic study of 43 metastasizing and nonmetastasizing adrenocortical tumors. Am J Surg Pathol, 8: 163-169, 1984.
15. Fuhrman SA, Lasky LC, and Limas C. Prognostic significance of morphologic parameters in renal cell carcinoma. Am J Surg Pathol, 6: 655-663, 1982.
16. Sasano H, Saito Y, Sato I, Sasano N, and Nagura H. Nucleolar organizer regions in human adrenocortical disorders. Mod Pathol, 3: 591-595, 1990.
17. Kumar D and Kumar S. Adrenal cortical adenoma and adrenal metastasis of renal cell carcinoma: immunohistochemical and DNA ploidy analysis. Mod Pathol, 6: 36-41, 1993.
18. Suzuki T, Sasano H, Nisikawa T, Rhame J, Wilkinson DS, and Nagura H. Discerning malignancy in human adrenocortical neoplasms; utility of DNA flow cytometry and immunohistochemistry. Mod Pathol, 5: 224-231, 1992.
19. Vargas MP, Vargas HI, Kleiner DE, and Merino MJ. Adrenocortical neoplasms: role of prognostic markers MIB-1. P 53, and RB. Am J Surg Pathol, 21: 556-562, 1997.
20. Cote RJ, Cordon-Cardo C, Reuter VE, and Rosen PP. Immunopathology of adrenal and renal cortical tumors. Coordinated change in antigen expression is associated with neoplastic conversion in the adrenal cortex. Am J Pathol, 136: 1077-1084, 1990.
21. Gaffey MJ, Traweek ST, Mills SE, Travis WD, Lack EE, Medeiros LJ, and Weiss LM. Cytokeratin expression in adrenocortical neoplasia: an immunohistochemical and biochemical study with implications for the differential diagnosis of adrenocortical, hepatocellular, and renal cell carcinoma. Hum Pathol, 23: 144-153, 1992
22. Wick MR, Cherwitz DL, McGlennen RC, and Dehner LP. Adrenocortical carcinoma. An immunohistochemical comparison with renal cell carcinoma. Am J Pathol, 122: 343-352, 1986.
23. Medeiros LJ, Michie SA, Johnson DE, Warnke RA, and Weiss LM. An immunoperoxidase study of renal cell carcinomas: correlation with nuclear grade, cell type, and histologic pattern. Hum Pathol, 19: 980-987, 1988.
24. Sasano H, Shizawa S, Suzuki T, Takayama K, Fukaya T, Morohashi K, and Nagura H. Transcription factor adrenal 4 binding protein as a marker of adrenocortical malignancy. Hum Pathol, 26: 1154-1156, 1995.
25. Chu PG, Ishizawa S, Wu E, and Weiss LM. Hepatocyte antigen as a marker of hepatocellular carcinoma: an immunohistochemical comparison to carcinoembryonic antigen, CD10, and alpha-fetoprotein. Am J Surg Pathol, 26: 978-988, 2002.
26. Ribeiro RC, Sandrini Neto RS, Schell MJ, Lacerda L, Sambaio GA, and Cat I. Adrenocortical carcinoma in children: a study of 40 cases. J Clin Oncol, 8: 67-74, 1990.
27. Mendonca BB, Lucon AM, Menezes CA, Saldanha LB, Latronico AC, Zerbini C, Madureira G, Domenice S, Albergaria MA, Camargo MHA, Halpern A, Liberman B, Arnhold IJP, Bloise W, Andriolo A, Nicolau W, Silva FAQ, Wroclaski E, Arap S, and Wajchenberg BL. Clinical, hormonal and pathological findings in a comparative study of adrenocortical neoplasms in childhood and adulthood. J Urol, 154: 2004-2009, 1995.
28. Cagle PT, Hough AJ, Pysher TJ, Page DL, Johnson EH, Kirkland RT, Holcombe JH, and Hawkins EP. Comparison of adrenal cortical tumors in children and adults. Cancer, 57: 2235-2237, 1986.

Question 2

患者が副腎皮質機能亢進の臨床像を呈している場合、副腎皮質の病理学的所見はどのようなものですか？

Answer

　副腎の主な機能性疾患は、副腎皮質機能（コルチゾン発生）亢進症、高アルドステロン症、男性化／女性化の3つです。いずれも副腎皮質の腺腫、癌または汎性・結節性の副腎皮質過形成により生じます。

　クッシング症候群（副腎皮質機能亢進症）は最も多く、顕微鏡的または肉眼で認識されるサイズの下垂体腺腫から放出される副腎皮質刺激ホルモン（ACTH）の刺激による両側副腎皮質過形成（クッシング病）が主な原因です（70%）。クッシング症候群のもう1つの原因として異所性ACTH分泌があります。その頻度は低く（約10%）、非下垂体性腫瘍、肺小細胞癌、気管支カルチノイド腫瘍などに由来します。副腎皮質腺腫と癌（約10～20%）は、ACTH非依存性副腎皮質機能亢進症の原因の大半を占め、クッシング症候群を引き起こす原発性皮質過形成はまれです。

　副腎由来の高アルドステロン症は、主にアルドステロン産生副腎皮質腺腫で、まれに癌や原発性副腎皮質過形成が原因です。

　男性化または女性化を伴う副腎皮質腫瘍は、悪性の可能性があります。小児における副腎皮質腫瘍の大多数は機能亢進性で、男性化を伴いさらにクッシング症候群を伴う場合もあります。

Comments

　副腎皮質における主な病理学的変化は、び漫性または結節性の過形成、腺腫および癌の3つです。これらの変化が、機能性であるか否かは、症状を誘発するだけの量のホルモンを産生しているか否かによります。

　Sasanoらは、偶然発見された副腎皮質病変は、副腎皮質ステロイド産生に関与する酵素すべてに対しての免疫組織反応を示すので、コルチゾールとそのほかの副腎皮質ステロイド合成能力を持つが、症状をもたらす量ではないのではないかという見解を述べています（Sasano, 1991）。しかしD'Agataらは、副腎皮質癌は、ステロイド産生能が比較的低いといっています（D'Agata）。

　副腎皮質の機能亢進は、副腎皮質機能亢進症（クッシング症候群）、高アルドステロン症、男性化／女性化の3群に分類されます。

副腎皮質機能亢進症 (hypercortisolism)（cushing's syndrome：クッシング症候群）

　外因性糖質コルチコイドによるクッシング症候群を除き、Orthは630例のクッシング症候群を発症機序に基づき、下記の3群に分類しています。

　最も多いのは、副腎皮質刺激ホルモン（ACTH）依存性で、これには（1）下垂体腺腫によるクッシング症（68%）、（2）異所性ACTH症候群（ほとんどは肺小細胞癌由来であるが、肺カルチノイド腫瘍や膵内分泌腫瘍なども含まれる）（12%）、（3）異所性ACTH放出ホルモン症候群（臨床的に異所性ACTH症候群と識別できない）（<1%）があります。

　第2の群は、ACTH非依存性のクッシング症候群です。これには、（1）副腎皮質腺腫（10%）、（2）副腎皮質癌（8%）、小結節性過形成（1%）、大結節性過形成（<1%）があります。

　第3の群は、疑似クッシング症候群で、うつ病（1%）とアルコール依存症（<1%）が含まれます。

　原発性副腎皮質過形成はまれです。2つの型の原発性両側性副腎皮質過形成がクッシング症候群との関連で報告されています。第1は、高齢者にみられる大結節性副腎皮質病（massive macronodular adrenocortical disease：MMAD）（**Fig. 2-1A, B**）で（Stratakis）、結節は通常直径が3mm以上です。

　第2の型、原発性色素沈着結節性副腎皮質病は（primary pigmented nodular adrenal disease：PPNAD, 小結節性副腎皮質病としても知られ[Stratakis, Travis]）しばしば

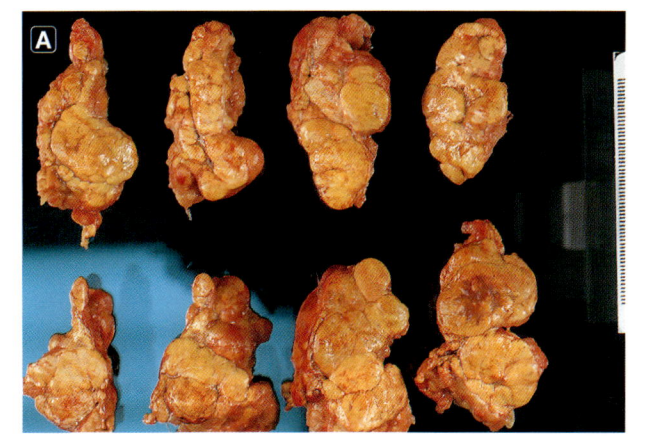

Fig. 2-1A, B
両側性大結節性副腎皮質過形成（MMAD）。クッシング症候群を示す47歳女性。

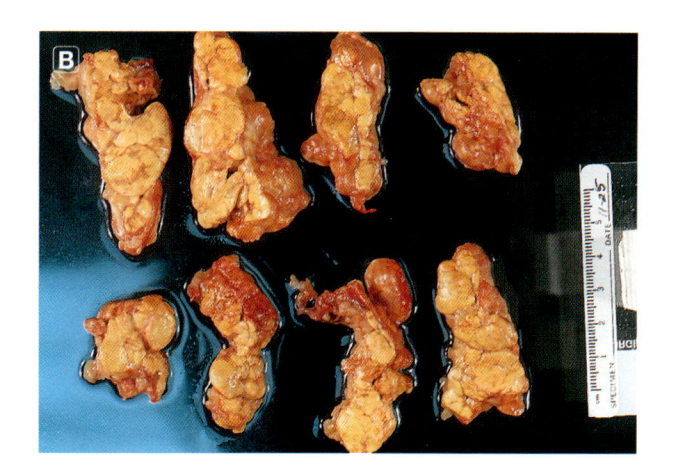

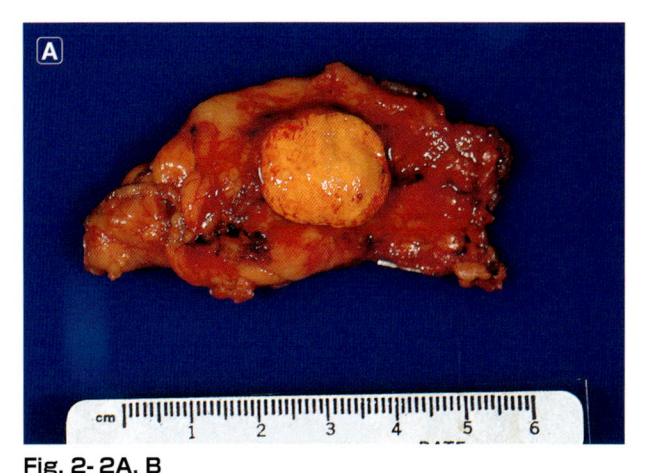

Fig. 2-2A, B
高アルドステロン症を伴う副腎皮質腺腫。輪郭の明確な黄色腫瘍。顕微鏡的には、繊細な洞様毛細血管が周囲を取り巻き、胞巣状に並んだ淡明細胞で構成されている。

Carney complex[1]と一部を形成しています。これは小児と30歳未満の若年成人に発症します。クッシング症候群を伴う大結節性過形成は、多発性内分泌腺腫（多発性内分泌腺腫I型，MEN I）を伴う患者に生じることもあります（Miyagawa）。

高アルドステロン症
(hyperaldosteronism) (Conn's syndrome：コン症候群)

原発性アルドステロン症を引き起こす可能性のある病変は、"黒色"腺腫を含む皮質腺腫（Caplan, Cohen）、び漫性および／または小結節性副腎皮質過形成、まれにMEN I（Ballard）にみられる副腎皮質腺腫です（**Fig. 2-2A, B**）。Mayo Clinicの報告によると、腺腫は高アルドステロン症の54％を占め、両側副腎皮質過形成が45％を占めていました（Young）。

男性化または女性化
(virilization or feminization)

副腎における原因は先天性副腎過形成、副腎皮質腺腫、癌です。男性化または女性化を伴う副腎皮質腫瘍はまれで、悪性の可能性があります（Lack）。小児における副腎皮質腫瘍の大多数は男性化を呈します。

結論として、副腎皮質機能亢進の原因はさまざまです。副腎皮質病変の組織学的検査から副腎皮質過形成の原因、副腎皮質腺腫の機能病態、機能性であった場合に産生されるホルモンの種類を推測することは不可能です。

---

1) 優性遺伝の疾患複合体で、胃の平滑筋肉腫、肺軟骨腫、副腎外傍神経節腫、心臓粘液腫、皮膚粘液腫、粘液腫様の乳房線維腺腫、クッシング症候群、皮膚の黒子、青色母斑、精巣大細胞性石灰化セルトリ細胞腫からなる（Carney, 1977, 1986, Manthos）。

References

1. Sasano H, Suzuki T, Sano T, Kameya T, Sasano N, and Nagura H. Adrenocortical oncocytoma. A true nonfunctioning aderecortical tumor. Am J Surg Pathol, 15: 949-956, 1991.
2. Suzuki T, Sasano H, Sawai T, Tsunoda K, Nisikawa T, Abe K, Yoshinaga K, and Nagura H. Small adrenocortical tumors without apparent clinical endocrine abnormalities. Immunolocalization of steroidogenic enzymes. Pathol Res Pract, 188; 883-889, 1992.
3. D'Agata R, Malozowski S, Barkan A, Cassorla F, and Loriaux D. Steroid biosynthesis in human adrenal tumors. Horm Metab Res, 19: 386-388, 1987.
4. Caplan RH and Virata RL. Functional black adenoma of the adrenal cortex. A rare cause of primary aldosteronism. Am J Clin Pathol, 62: 97-103, 1974.
5. Cohen RJ, Brits R, Phillips JI, and Botha JR. Primary hyperaldosteronism due to a functional black (pigmented) adenoma of the adrenal cortex. Arch Pathol Lab Med, 115: 813-815, 1991.
6. Ballard HS, Frame B, and Hartsock RJ. Familial multiple endocrine adenoma-peptic ulcer complex. Medicine, 43: 481-516, 1964.
7. Young WF Jr, Hogan MJ, Klee GG, Grant CS, and van Heerden JA. Primary aldosteronism: diagnosis and treatment. Mayo Clin Proc, 65: 96-110, 1990.
8. Orth DN. Cushing's syndrome. N Engl J Med, 332: 791-803, 1995.
9. Stratakis CA and Kirschner LS. Clinical and genetic analysis of primary bilateral adrenal diseases (micro- and macronodular disease) leading to Cushing syndrome. Horm Metab Res, 30: 456-463, 1998.
10. Travis WD, Tsokos M, Doppman JL, Nieman L, Chrousos GP, Cutler GB Jr, Loriaux DL, and Norton JA. Primary pigmented nodular adrenocortical disease. A light and electron microscopic study of eight cases. Am J Surg Pathol, 13: 921-930, 1989.
11. Carney JA, Sheps SG, Go VL, and Gordon H. The triad of gastric leiomyosarcoma, functioning extra-adrenal paraganglioma and pulmonary chondroma. N Engl J Med, 296: 1517-1518, 1977.
12. Carney JA, Hruska LS, Beauchamp GD, and Gordon H. Dominant inheritance of the complex of myxomas, spotty pigmentation, and endocrine overactivity. Mayo Clin Proc, 61: 165-172, 1986.
13. Manthos CL, Sutherland RS, Sims JE, and Perloff JJ. Carney's complex in a patient with hormone-producing Sertoli cell tumor of the testicle. J Urol, 150: 1511-1512, 1993.
14. Miyagawa K, Ishibashi M, Kasuga M, Kanazawa Y, Yamaji T, and Takaku F. Multiple endocrine neoplasia type I with Cushing's disease, primary hyperparathyroidism, and insulin-glucagonoma. Cancer, 61: 1232-1236, 1988.
15. Lack EE. Tumors of the adrenal gland and extra-adrenal paraganglia. Atlas of Tumor Pathology 19, AFIP, Washington, D. C. 1997.

Question 3

褐色細胞腫とパラガングリオーマの違いは何ですか？ 褐色細胞腫を構成要素とする家族性症候群とは何ですか？ 褐色細胞腫で悪性を示唆する病理像は何ですか？

Answer

　褐色細胞腫やパラガングリオーマという用語は、しばしば同じ意味で使用されますが、形態学的および機能的側面からみても、同一のものです。副腎髄質から発生するパラガングリオーマは、褐色細胞腫と呼ばれます。ほとんどの褐色細胞腫やパラガングリオーマは、カテコールアミン（エピネフリンとノルエピネフリン）を合成、分泌する機能を有しています。副腎髄質は、傍神経節系も関与する交感神経副腎－神経内分泌系に属します。

　褐色細胞腫の大多数は散在的に発生しますが、多発性内分泌腺腫タイプ2Aと2B、von Hippel-Lindau病、von Recklinghausen病、Sturge-Weber病を含む、いくつかの家族性症候群に関連して発生することがあります。（副腎の）褐色細胞腫のうち、約10％が悪性です。（副腎外の）パラガングリオーマでは悪性である頻度は高く、14～80％となっています。

　広範囲の周囲組織への浸潤があれば、悪性褐色細胞腫の可能性が高いのですが、確実な悪性の診断は転移の存在です。さらに悪性を疑わせる特徴は、腫瘍重量が高いこと、広範囲の壊死、副腎外に腫瘍が存在することです。褐色細胞腫もしくはパラガングリオーマにおける核異型性は悪性を示すものではありません。

Comments

　交感神経副腎－神経内分泌系は、交感神経系と関連し、傍神経節と副腎髄質からなる複合体です。傍神経節はクロム親和性細胞と呼ばれる特殊な神経堤細胞（neural crest cells）の集積で、副腎髄質外に発生し、ほとんどが交感神経幹の神経節および側副腹部神経節の被膜にきわめて近接し、またはその内部に存在しています（Lack）。この細胞がそのように命名された理由は、クロム酸カリウム（ツェンカー固定液）に曝露すると茶黒色を呈するためで、交感神経系の節前神経線維からのシグナルに反応してカテコールアミンを合成し分泌します（Kumar）。

　副腎髄質はカテコールアミン（エピネフリンとノルエピネフリン）の重要な分泌源で血管系に内分泌されます。副腎外傍神経節系成分は、解剖学的分布、神経支配、顕微鏡的構造に基づき次の4群：1. branchiomeric（鰓弓神経）、2. intravagal（迷走神経内）、3. aortico-sympathetic（大動脈－交感神経）、4. visceral-autonomic（内臓－自律神経）（Glenner）に分類されます。

　branchiomeric傍神経節とintravagal傍神経節から発生する腫瘍は、通常クロム親和性陰性でほとんどが非機能性です（Whalen, Enzinger）。

　副腎髄質の最も重要な病変は腫瘍で、クロム親和性細胞の腫瘍（褐色細胞腫）と神経芽腫と成熟した神経節腫とがあります。

　aortico-sympathetic傍神経節は、腎動脈から腸骨動脈分岐部までの大動脈に沿ってみられ、Zuckerkandl器官もこの領域にある傍神経節です。

　visceral-autonomic傍神経節は、血管や膀胱などの臓器に関連して存在する明確には定義されていない群です（Whalen）。aortico-sympatheticとvisceral-autonomic傍神経節から生じる腫瘍は、ほとんどの場合クロム親和性陽性で機能性です（Kliewer, Whalen）。

　傍神経節系由来の腫瘍の命名については、GlennerとGrimleyの報告以前は混乱していました。EnzingerとWeissは次のように述べています。「最も合理的なアプローチは、パラガングリオーマをその解剖学的部位にしたがって命名し、さらに機能的活性が臨床的に証明されるか否かを考慮することである。したがって通常、非機能性の頸動脈小体腫瘍は"頸動脈小体パラガングリオーマ、非機能性"と命名される」。この定義に従えば、膀胱パラガングリオーマは、"パラガングリオーマ、機能性"と呼ばれることになります。

　しかし、ほかの研究者は、機能性を強調しています。したがって、膀胱の機能性パラガングリオーマは、副腎外褐色細胞腫と呼ばれることになり、非機能性腫瘍はパラガングリオーマと呼ばれます。機能性に基づく腫瘍の命名は合理的に聞こえますが、必ずしもすべての副腎褐色細胞腫が機能性ではないこと、副腎外パラガングリオーマの機能性が必ずしも、臨床的に明白ではないことに注

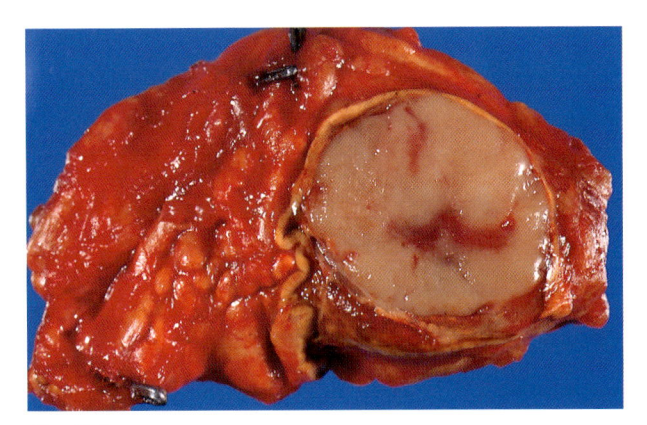

Fig. 3-1
褐色細胞腫。典型的な灰色から明黄褐色の割面をもつ境界鮮明な腫瘍である。

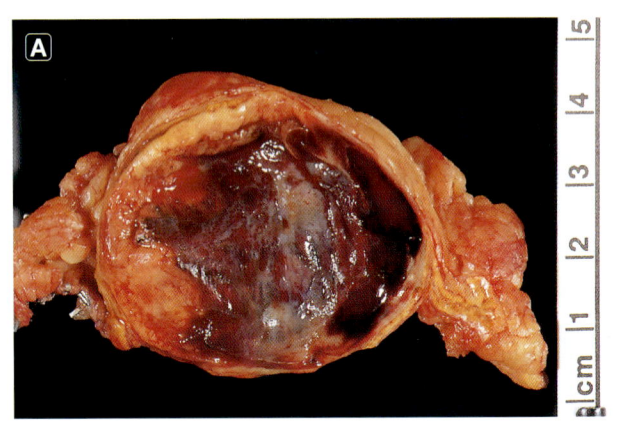

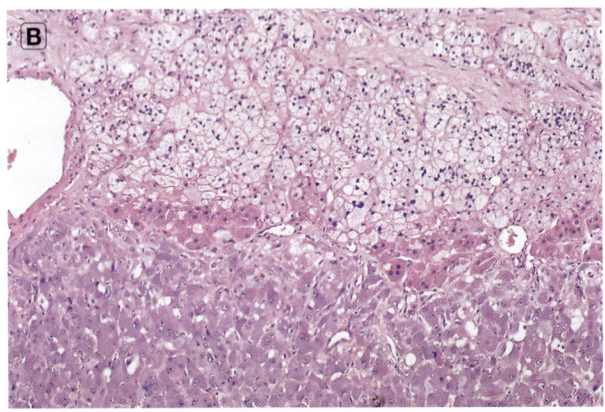

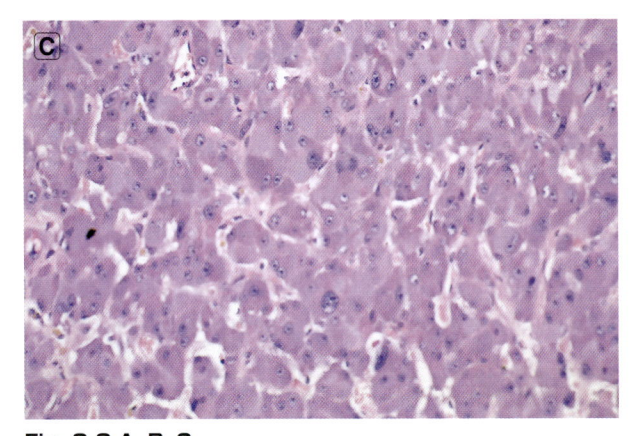

Fig. 3-2 A, B, C
A：褐色細胞腫。割面に広範囲の出血が明らかである。正常な副腎組織が写真の下部に認められる。
B，C：腫瘍は網状層上の被膜を伴わず境界鮮明（好酸性細胞の細い帯状になっている）。oncocyte好塩基性細胞が、薄く吻合状小柱パターンに配列している。核の大きさと形状は多様である。

意する必要があります。

いずれにせよ、副腎外褐色細胞腫という命名が文献で使用されています（Whalen, Lack, 1997）。機能状態がわかっていない病理の観点からすれば、一番適当なのは、副腎の腫瘍に対して褐色細胞腫という用語を用い、副腎外の腫瘍に対してはパラガングリオーマを用いることです。

副腎褐色細胞腫（adrenal pheochromocytoma）とその顕著な特徴

定義：褐色細胞腫は、副腎髄質のクロム親和性細胞から発生するパラガングリオーマです。

悪性と良性の臨床経過をたどる副腎褐色細胞腫の病理学的側面

正常な副腎髄質と傍神経節は、2種の細胞から構成されます。すなわち、巣状に並び、カテコールアミンを貯蔵する神経分泌顆粒を含有する主細胞と、主細胞の集団を囲む支持細胞です。主細胞は免疫組織学的に、ニューロン特異的エノラーゼ（NSE）（Lloyd, 1984）やクロモグラニンA（Lack, 1997, Lloyd, 1985）などの神経内分泌マーカー抗体に陽性ですが、支持細胞はS-100タンパク質（Kliewer, Unger, Lloyd, 1985）抗体に陽性であるので容易に識別されます。褐色細胞腫も主細胞と支持細胞から構成されます。両者の比は腫瘍によって異なります。その重要性について後に述べます。

臨床的に悪性褐色細胞腫はまれです。広範囲な周囲への浸潤は悪性を強く示唆し、さらに確実には転移の存在です。悪性褐色細胞腫の頻度は2.4〜14%です（Melicow, Modlin, Remine, van Heerden, Medeiros）。

腫瘍周囲への浸潤がみられない場合、悪性の臨床経過を推測できる病理学的特徴は何でしょうか？褐色細胞腫の典型的な肉眼的外観を**Fig. 3-1**, 3-2, 3-3, 3-4に示します。良性腫瘍（臨床経過に基づく）のサイズは、通常直径が5cm未満、灰色から黄褐色で、割面はやや隆起してしばしば出血の結果、暗褐色を呈します。数多くの報告にもかかわらず、悪性の診断を予測できる信頼性の高い病理学的基準はまだみつかってません。Medeirosらは、副腎褐色細胞腫60例に基づいて、悪性腫瘍は大きく（平均重量759グラム vs. 良性腫瘍156グラム）、壊死が広範囲(100% vs. 51%)である傾向があり、悪性腫瘍はすべて小型細胞で形成されると報告しました。

Linnoilaらは、十分なフォローアップの情報がある褐色細胞腫98例について報告しています（臨床的に良性64例、

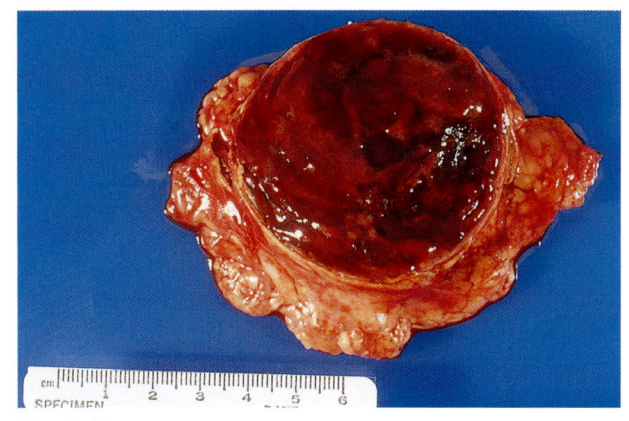

Fig. 3-3
褐色細胞腫。割面には斑状ないし融合状の出血域がみられる。副腎皮質の薄い縁に注目。腫瘍は臨床的に良性である。

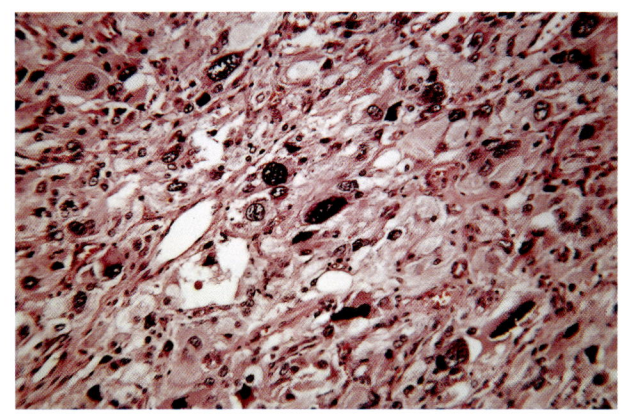

Fig. 3-4
顕著な細胞多形を呈する褐色細胞腫。臨床的に良性である。

悪性34例、副腎75例、副腎外21例[1])。判別のパラメーターには、非組織学的パラメーター(年齢、性別、人種、部位、サイズ、充実性 vs. 囊胞性、単独性 vs. 粗い結節性／多結節性)と組織学的所見(構造、壊死、核分裂の頻度、核の過色素性[hyperchromasia]／多形性[pleomorphism]、浸潤、強度の周囲への浸潤および／あるいは脈管浸潤、細胞質ヒアリン小球の存在、神経節細胞に類似した細胞学的特徴、コロイド様タンパク性物質)の16項目を選択しました。データについては、ロジスティック回帰分析を行いました。その結果、悪性腫瘍に多くみられる特徴は、男性であること($p=0.002$、両側p値)、副腎外に存在すること($p<0.0001$)、腫瘍重量の高値(平均383グラム vs. 非悪性腫瘍73グラム)、融合性の腫瘍壊死、脈管浸潤および／または高度な周囲浸潤の存在でした。細胞質内ヒアリン小球は良性腫瘍と悪性腫瘍のそれぞれ59％と32％にみられました($p=0.001$)。16のパラメーター中4つ、すなわち副腎外発生と、原発腫瘍の不規則な結節性、融合性腫瘍壊死、ヒアリン小球がないことが悪性を示唆する最もよい予測因子でした。

1) ほかの2例の部位は述べられていない。

家族性症候群に伴う副腎褐色細胞腫 (adrenal pheochromocytomas in association with familial syndromes)

副腎褐色細胞腫の大半は散在的に発生しますが、その約10％はいくつかの家族性症候群の1疾患として発生します。

(1) MEN(多発性内分泌腫瘍)type 2A(甲状腺髄様癌とC細胞過形成、副腎褐色細胞腫と副腎髄質過形成、副甲状腺過形成)、

(2) MEN type 2B(甲状腺髄様癌とC細胞過形成、褐色細胞腫と副腎髄質過形成、粘膜神経腫、血管腫症、Marfan様の症候群)、

(3) von Hippel-Lindau病(腎、肝、膵および精巣上体嚢胞、腎細胞癌、褐色細胞腫、血管腫症、小脳血管芽腫)、

(4) von Recklinghausen病(神経線維腫症、皮膚のカフェオレ斑点、神経鞘腫、髄膜腫、神経膠腫、褐色細胞腫)、

(5) Sturge-Weber症候群(第5脳神経分布の海綿状血管腫、褐色細胞腫)(Kumar)。

散在性褐色細胞腫の約95％は単独性で、わずか5％が両側性であるのに対し家族性では、腫瘍の50％以上が両側性です(Lack)。

褐色細胞腫・神経芽腫混合腫瘍 (composite pheochromocytoma)

これは褐色細胞腫のまれな変異型で、神経芽腫、神経節芽細胞腫、または神経節腫などが同時にみられる場合です(**Fig. 3-5**)。この型は交感神経副腎パラガングリオーマの3％にみられ、Linnoilaの報告では、全4例とも副腎に一側性の単独性腫瘍として発生しました。

原始神経外胚葉細胞は、クロム親和性芽球と神経芽細胞という2種の細胞源とみなされています(Lack, 1997)。クロム親和性芽球は成熟するにつれて、副腎の髄質細胞になり、神経芽細胞は神経節細胞とシュワン細胞の源となります。したがって、腫瘍の二方向性分化が起こる可能性は十分考えられるわけです。Linnoilaの症例では、4例中1例は臨床的に悪性でした。

副腎外パラガングリオーマ (extraadrenal paragangliomas)

散在性褐色細胞腫の5〜10％は副腎外に発生し(Lack, 1997)、そのほとんどは腹腔内に位置しています。最も多いのは上部傍大動脈領域で、副腎に隣接するものを含みます。2番目に多いのは下部傍大動脈領域です。この部位にある腫瘍のほとんどは、Zuckerkandl臓器の遺残から

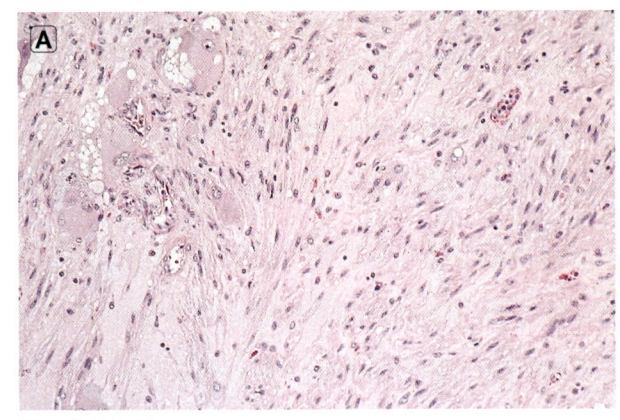

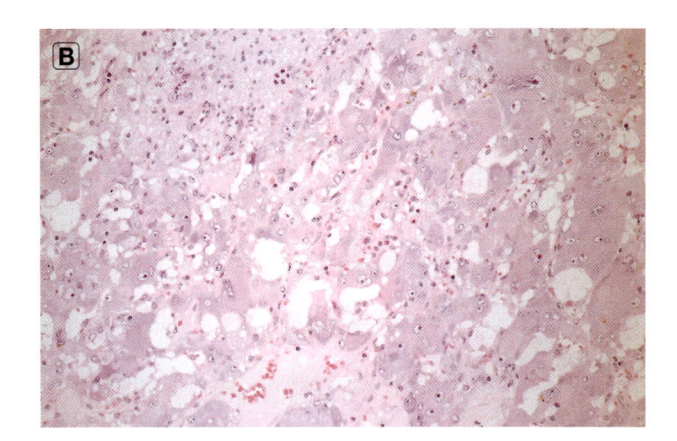

Fig. 3-5A, B
副腎の褐色細胞腫と神経節腫の混成腫瘍。
A：この神経節腫の一部では、シュワン細胞間質内に神経節細胞が明瞭に識別できる。
B：この視野では好塩基性褐色細胞腫細胞はニューロンまたは神経節細胞に類似しており、吻合パターンを呈している。小さいシュワン細胞巣がみられる。

発生します。第3領域は、膀胱に発生するものです（Fries）。カテコールアミン過剰分泌症状が25〜86％に報告されています（Lack, 1980, Hayes, Sclafani）。

副腎外パラガングリオーマの病態として、前述のように悪性腫瘍の頻度は14〜50％です（Melicow, van Heerden, ReMine, Scott, Lack, 1980, Hayes, Sclafani）。上述のLinnoilaの症例では、副腎外パラガングリオーマ21例中17例（80％）は臨床的に悪性でした。

副腎褐色細胞腫（Unger）と副腎外パラガングリオーマ（Kliewer）において支持細胞の欠陥は、悪性の臨床経過をたどることを意味すると一部の研究者は報告しています。

References

1. Lack EE. Tumors of the adrenal gland and extra-adrenal paraganglia. Atlas of Tumor Pathology 19, Armed Forces Institute of Pathology, Washington, D. C. 1997.
2. Kumar V, Abbas AH, and Fausto N. Robbin's pathologic basis of disease. 7th ed, Elsevier Saunders, Philadelphia, PA, 2005. p 1218-1219.
3. Glenner GG and Grimley PM. Tumors of the extra-adrenal paraganglion system (including chemorecetors). In: Atlas of Tumor Pathology. Washington, D.C.: Armed Forces Institute of Pathology., fascicle 9, 1974. p 1.
4. Whalen RK, Althausen AF, and Daniels GH. Extra-adrenal pheochromocytoma. J Urol, 147: 1-10, 1992.
5. Enzinger FM and Weiss SW. Soft tissue tumors. 3rd ed, Mosby, St Louis, MO, 1995, p 965.
6. Kliewer KE and Cochran AJ. A review of the histology, ultrastructure, immunohistology, and molecular biology of extra adrenal paragangliomas. Arch Pathol Lab Med, 113: 1209-1218, 1989.
7. Lloyd RV, Shapiro B, Sisson JC, Kalff V, Thompson NW, and Beierwaltes WA. An immunohistochemical study of pheochromocytomas. Arch Pathol Lab Med, 108: 541-544, 1984.
8. Unger P, Hoffman K, Pertsemlidis D, Thung S, Wolfe D, and Kaneko M. S100 protein-positive sustentacular cells in malignant and locally aggressive adrenal pheochromocytomas. Arch Pathol Lab Med, 115: 484-487, 1991.
9. Lloyd RV, Blaivas M, and Wilson BS. Distribution of chromogranin and S100 protein in normal and abnormal adrenal medullary tissues. Arch Pathol Lab Med, 109: 633-635, 1985.
10. Melicow MM. One hundred cases of pheochromocytoma (107 tumors) at the Columbia-Presbyterian Medical Center, 1926-1976: a clinicopathological analysis. Cancer, 40: 1987-2004, 1977.
11. Modlin IM, Farndon JR, Shepherd A, Johnston ID, Kennedy TL, Montgomery DA, and Welbourn RB. Phaeochromocytomas in 72 patients: clinical and diagnostic features, treatment and long term results. Br J Surg, 66:456-465, 1979.
12. Remine WH, Chong GC, Van Heerden JA, Sheps SG, and Harrison EG Jr. Current management of pheochromocytoma. Ann Surg, 179: 740-748, 1974.
13. van Heerden JA, Sheps SG, Hamberger B, Sheedy PF II, Poston JG, and ReMine WH. Pheochromocytoma: current status and changing trends. Surgery, 91: 367-373, 1982.
14. Medeiros LJ, Wolf BC, Balogh K, and Federman M. Adrenal pheochromocytoma: a clinicopathologic review of 60 cases. Hum Pathol, 16: 580-589, 1985.
15. Linnoila RI, Keiser HR, Steinberg SM, and Lack EE. Histopathology of benign versus malignant sympathoadrenal paragangliomas: clinicopathologic study of 120 cases including unusual histologic features. Hum Pathol, 21: 1168-1180, 1990.
16. Fries JG and Chamberlin JA. Extra-adrenal pheochromocytoma: literature review and report of a cervical pheochromocytoma. Surgery, 63: 268-279, 1968.
17. Lack EE, Cubilla AL, Woodruff JM, and Lieberman PH. Extra-adrenal paragangliomas of the retroperitoneum: A clinicopathologic study of 12 tumors. Am J Surg Pathol, 4: 109-120, 1980.
18. Hayes WS, Davidson AJ, Grimley PM, and Hartman DS. Extraadrenal retroperitoneal paraganglioma: clinical, pathologic, and CT findings. AJR Am J Roentgenol, 155: 1247-1250, 1990.
19. Sclafani LM, Woodruff JM, and Brennan MF. Extraadrenal retroperitoneal paragangliomas: natural history and response to treatment. Surgery, 108: 1124-1130, 1990.
20. Scott HW Jr and Halter SA. Oncologic aspects of pheochromocytoma: the importance of follow-up. Surgery, 96: 1061-1066, 1984.

日常臨床の疑問に答える 泌尿器科臨床病理学

索 引

あ
悪性転化、胚細胞腫瘍の …… 229, 242, 243
　── 二次 …… 232, 242

い
異型小腺構造増殖（ASAP）、前立腺の …… 85
異型腺構造、癌の疑いあるも確定診断に至らず、前立腺の …… 85
医原性外科的切除縁陽性（医原性PSM）、前立腺標本の …… 22, 26, 29, 42
移行領域（TZ）、前立腺の
　　　…… 15-17, 30, 36, 62, 63, 70, 72, 182

お
オンコサイトーマ、腎臓の
　　　…… 88, 93, 98, 100, 102, 103

か
褐色細胞腫
　── 家族性症候群に伴う …… 261
　── 神経芽腫混合腫瘍 …… 261
　── 副腎の …… 252, 255, 259-262
顆粒細胞腎細胞癌 …… 88, 93
癌
　── 移行領域（TZ）の
　　　…… 15, 17, 31-33, 34, 36
　── 高グレード（CaHG）、膀胱の
　　　…… 160-166, 168
　── 前立腺の
　　　…… 19, 20, 22, 28, 30, 33, 37, 39, 42, 43, 47, 49, 50-53, 56, 61, 63-65, 67, 68, 69, 73, 75, 79-81, 83, 120, 182
　── 低グレード（CaLG）、膀胱の …… 160-168
　── ベリニ（Bellini）管の …… 104
間質性膀胱炎（IC）
　　　…… 184-189, 191-197, 200-202
　── の鑑別診断 …… 184, 188
　── の症状
　　　…… 184, 185, 188, 191-193, 200
　── の組織学的所見
　　　…… 184, 186, 187, 197
　── の治療 …… 192, 197, 200-202
　── の病因と発病機序 …… 184, 191, 200
　── の膀胱鏡検査所見 …… 184-186
　── の免疫学的機序 …… 192, 201
管状嚢胞癌、腎臓の …… 104-106
鑑別診断
　── 淡明細胞腎細胞癌／乳頭状腎細胞癌と嫌色素腎細胞癌／オンコサイトーマ
　　　…… 121
　── 淡明細胞腎細胞癌と乳頭状腎細胞癌
　　　…… 119
　── 乳頭状腎細胞癌と嫌色素腎細胞癌／オンコサイトーマ …… 122

き
奇形腫
　── 小児の …… 223, 234, 240
　── 成熟（成人型）
　　　…… 229, 235, 236, 238-240, 242, 243, 248-250
　── 成人精巣の …… 230
　── 幼若（胎児型・胚型）
　　　…… 229, 230, 236, 238-240, 242, 243
　── 卵巣の …… 229, 235, 236, 238, 239

く クローン原性仮説、尿路上皮腫瘍の …… 212

け 経口投与、ペントサンポリサルフェート（PPS）、間質性膀胱炎への …… 191, 192, 200, 201
血管筋脂肪腫（AML）、腎臓の
　　…… 88, 93, 151-156
血管周囲類上皮細胞腫（PEComa）
　　…… 151-155
結節性硬化症（TSC）…… 151-153, 156
嫌色素腎細胞癌
　　…… 88, 90, 93, 97, 100-102, 108, 111,
　　115, 119-122, 132, 136, 140, 145, 148

こ 高アルドステロン症 …… 256, 257
抗神経ペプチド療法、間質性膀胱炎の
　　…… 200, 201

し 集合管癌 …… 88, 104-106, 115, 120, 122, 123
　── 高異型度、古典型 …… 104, 105, 123
絨毛癌（CC）、精巣の
　　…… 222, 225, 230, 231, 242, 246, 249
腫瘍内微小血管浸潤、腎細胞癌の …… 134
小細胞癌、膀胱の …… 176-178
小児の副腎皮質腫瘍 …… 252, 255
上皮性・間質性混合腫瘍、腎臓の
　　…… 136, 137, 139, 140
腎芽腫、嚢胞性部分的分化型
　　…… 136, 140
神経線維周囲浸潤（PN1）、前立腺癌の
　　…… 19-21
神経内分泌（NE）細胞、前立腺の …… 47-54
腎原性化生 …… 179
腎細胞癌
　　…… 88-90, 93-95, 96-99, 100-102, 104,
　　107, 108-110, 111, 112, 114-116, 119-123,
　　126, 128-130, 131, 132, 134, 136-141,

し 　　142-145, 148, 149, 152, 154-156, 252-254,
　　261
── 顆粒細胞 …… 88, 93
── 血液透析由来 …… 136, 140
── 嫌色素
　　…… 88, 90, 93, 97, 100-102, 108, 111,
　　115, 116, 119-122, 132, 136, 140, 145, 148
── 後天性嚢胞に併発する（ARCD）
　　…… 136, 140
── 髄様 …… 88, 104, 105
── 生存に影響する因子 …… 88, 89
── 多房性嚢胞状 …… 95, 136-138
── 淡明細胞
　　…… 88-90, 93-95, 96, 97, 100, 101, 108,
　　109, 111-112, 114-116, 119-122, 132, 134,
　　136-140, 143-145, 148
── 肉腫様 …… 107, 108-110, 155
── 乳頭状（好染性）
　　…… 65, 88-90, 93, 96-99, 104, 107, 108,
　　111, 114-116, 119-123, 140, 141, 143-145,
　　148
── 分類不能型
　　…… 88, 89, 99, 108, 110, 116, 120, 132
── Fuhrman grade分類
　　…… 89-91, 94, 95, 98, 99, 101, 103, 109,
　　132, 134, 135, 137, 147, 148, 253
── PRCC-TFE3 …… 116
── VHL遺伝子に無関係な淡明細胞
　　…… 114
── Xp11.2 …… 88, 116
腎性腺腫 …… 65, 179, 180
腎洞　…… 104, 126, 131-133, 134, 209
腎洞浸潤、腎細胞癌による
　　…… 126, 129, 131-133, 134
腎嚢胞 …… 136
腎髄様癌 …… 88, 104, 105

せ

精細管内異型胚細胞、思春期前の精巣における
　　…… 240

精上皮腫（セミノーマ）、精巣の
　　…… 222-226, 229, 231, 234-236, 239, 240, 242, 245, 246, 248, 249

精阜　…… 16-17

精母細胞性セミノーマ（SS）、精巣の
　　…… 222, 231, 232, 234

腺癌
　—— 腺房状、前立腺の　…… 56-60, 67, 73
　—— 前立腺　…… 179, 181-183
　—— 淡明細胞　…… 181
　—— 導管、前立腺の　…… 56-60, 83

腺腫
　—— 乳頭状、腎臓の　…… 96, 114, 145

腺房状腺癌、前立腺の　…… 56-60, 67, 73

前立腺外進展（EPE）　…… 19, 42-44

前立腺癌
　　…… 19, 20, 22, 28, 30, 33, 37, 39, 42, 43, 47, 49, 50-53, 56, 61, 63-65, 67, 68, 69, 73, 75, 79-81, 83, 120, 182

前立腺神経内分泌（NE）細胞　…… 47-54

前立腺腺癌　…… 179, 181-183

前立腺全摘
　　…… 17, 19, 20, 22-25, 27-29, 31, 33, 37, 40, 42-44, 50, 58, 59, 64, 68, 73, 79-82

前立腺針生検コア（PNB）
　　…… 19, 20, 37, 40, 41, 61-65, 69, 73, 74, 76, 79, 81, 83
　—— extended　…… 70

前立腺被膜　…… 12-14

た

体細胞性悪性腫瘍、胚細胞腫瘍の
　　…… 242, 243

胎児性癌（EC）、精巣の
　　…… 222, 223, 225, 226, 235, 236, 239, 242, 246, 248, 249

多胎芽腫、精巣の　…… 225, 226

た

多房性腎嚢胞（CN）　…… 136-138

多房性嚢胞状腎細胞癌　…… 95, 136-138

炭酸脱水酵素IX
　—— 免疫組織化学、腎臓の　…… 119-121

淡明細胞腎細胞癌
　　…… 88-90, 93-95, 96, 97, 100, 101, 108, 109, 111, 112, 114-116, 119-122, 132, 134, 136-140, 143-145, 148

淡明細胞腺癌、下部尿路の　…… 181

て

低悪性度乳頭状尿路上皮新生物（PUNLMP）
　　…… 160-168

デノビエ筋膜　…… 12

と

疼痛性膀胱症候群　…… 184

同腕染色体（i）12p、胚細胞腫瘍の
　　…… 234-236

な

内反性乳頭腫（IP）、尿路の　…… 170, 171, 174

に

肉腫様腎細胞癌　…… 107, 108-110, 155

乳頭腫
　—— 内反性（IP）　…… 170, 171, 174
　—— 尿路上皮　…… 161, 166

乳頭状（好染性）腎細胞癌
　　…… 65, 88, 96-99, 104, 107, 108, 111, 114-116, 119-123, 140, 141, 143, 144, 145, 148

乳頭状腺腫、腎臓の　…… 96, 114, 145

尿路上皮癌
　—— 内反増殖パターンを伴う
　　…… 170, 173, 174
　—— nested variant　…… 172, 173

尿路上皮細胞癌
　—— 淡明細胞の特徴を持つ　…… 181

に 尿路上皮腫瘍
　　── 再発性 …… 212
　　── 多発性 …… 212

ね 粘液様管状紡錘形細胞癌、腎臓の
　　…… 88, 104, 106, 107

の 嚢胞
　　── 腎臓の …… 136
　　── 多房性嚢胞状腎細胞癌
　　　　…… 95, 136-138
嚢胞性腎腫（CN）…… 136-140
嚢胞性部分的分化型腎芽腫 …… 136, 139, 140

は 胚細胞腫瘍（GCT）
　　── 後腹膜腔 …… 245-247
　　── 縦隔 …… 234, 239, 242, 245-247
　　── 小児精巣の …… 227
　　── 成人精巣の …… 222, 234
　　── 二次悪性転化 …… 232, 242
　　── 分類法 …… 222, 238
パラガングリオーマ …… 93, 259-262
ハンナー潰瘍、膀胱の …… 185, 186

ひ 非定型的腺腫様過形成（AAH）、
前立腺の …… 182
被膜外進展 …… 14, 21, 24, 38, 39, 43
肥満細胞、間質性膀胱炎における
　　…… 186-189, 191, 192, 195-197, 200, 201
皮様嚢腫、精巣の …… 222, 229, 230

ふ フィールド・チェンジ（field change）仮説、尿路上皮
腫瘍の …… 212, 216, 218
副腎皮質機能亢進症 …… 256

ふ 副腎皮質腫瘍 …… 252, 253, 255
　　── 癌 …… 253-254, 256, 257
　　── 鑑別診断 …… 252, 254
　　── 小児の …… 252, 255
　　── 成人と小児 …… 252, 255
　　── 腺腫 …… 252-254, 256, 257
　　── 組織学的所見 …… 253
　　── 肉眼所見 …… 252
部分的分化型腎芽腫 …… 136, 139, 140
分類不能の精細管内胚細胞腫瘍（IGCNU）
　　…… 222-224, 239, 240, 245

へ 辺縁領域（PZ）、前立腺の …… 15-17

め 免疫組織化学的マーカー
　　── 腎細胞腫瘍の鑑別診断 …… 119
　　── 精巣腫瘍の …… 225, 226

ら 卵黄嚢腫瘍（YST）、精巣の
　　…… 222, 223, 225-227, 234-236, 238-240,
　　242, 243, 248-250

り リンパ管筋腫、肺の …… 151, 152

る 類上皮性血管筋脂肪腫、腎臓の
　　…… 155, 156
類表皮嚢胞、精巣の …… 222, 229-231, 239

A
AMACR（alpha-methylacyl coenzyme A racemase）…… 61, 64, 65, 86, 107, 119-124

B
Birt-Hogg-Dube（BHD）症候群 …… 100, 115
Bosniak 分類、腎囊胞の …… 136, 137

C
CD10、免疫組織化学、腎臓の
　　　…… 106, 107, 119, 121, 123, 124, 139
c-KIT、腎臓の
　──の変異、乳頭状腎細胞癌の
　　　…… 114, 115
　──免疫組織化学 …… 119, 121, 123
c-MET 遺伝子の変異、乳頭状腎細胞癌
　　　…… 114

E
E-cadherin、免疫組織化学、腎臓の
　　　…… 119, 121-123
EpCam、免疫組織化学、腎臓の
　　　…… 119, 122, 123
extended 生検 …… 70

F
FH（フマラーゼ）変異、腎細胞癌の …… 115
Fuhrman grade 分類、腎細胞癌の
　　　…… 89-91, 94, 95, 98, 99, 101, 103, 109, 132, 134, 135, 137, 147, 148, 253

G
Gleason "pattern" と "grade" …… 79
Gleason score
　　　…… 15, 17, 19-21, 23-25, 30-33, 34-36, 37-41, 42, 43, 52, 53, 58-60, 62-64, 69-72, 74, 79-81, 83
GST-α、免疫組織化学、腎臓の
　　　…… 119, 120, 123

H
hamartin、血管筋脂肪腫の …… 153
high-grade PIN（HGPIN）
　　　…… 31-33, 61, 62, 64, 65, 67, 68, 73-78
HMB45、血管筋脂肪腫における反応
　　　…… 151-153, 155, 156

M
malignant transformation …… 242
metanephric adenoma …… 88

N
N-cadherin、免疫組織化学、腎臓の
　　　…… 119, 121, 123

P
parvalbumin …… 119, 121, 123, 124
PRCC-TFE3 腎細胞癌 …… 116

R
renal carcinoma with Xp11.2 translocation
　　　…… 88

S
"sugar" tumor、肺の …… 151-153

T
tuberin、血管筋脂肪腫の …… 153
TZ 癌 …… 15, 17, 31-33, 34, 36

V
VHL 遺伝子 …… 95, 111-115
　──の機能 …… 112
　──の不活化 …… 111

W
WHO 分類 …… 88, 93, 160-168, 172, 176, 204
　──腎腫瘍 …… 88
　──泌尿器系の …… 160

日常臨床の疑問に答える
泌尿器科臨床病理学

2008年8月1日　初版第1刷発行

［著　者］大保亮一　吉田　修　荒井陽一
［発行人］赤土正幸
［発行所］株式会社インターメディカ
　　　　　〒102-0072 東京都千代田区飯田橋2-14-2
　　　　　TEL. 03-3234-9559
　　　　　FAX. 03-3239-3066
　　　　　URL. http://www.intermedica.co.jp

［印　刷］凸版印刷株式会社
ISBN978-4-89996-189-5

定価はカバーに表示してあります。